TRAITÉ PRATIQUE

DES

MALADIES DE L'OREILLE

OU

LEÇONS CLINIQUES SUR LES AFFECTIONS DE CET ORGANE

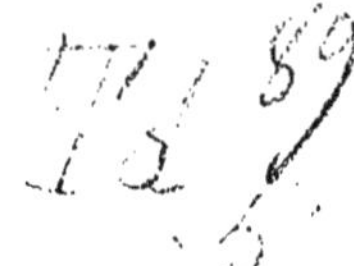

CORBEIL. — TYP. ET STÉR. DE CRÉTÉ FILS.

TRAITÉ PRATIQUE

DES

MALADIES DE L'OREILLE

LEÇONS CLINIQUES SUR LES AFFECTIONS DE CET ORGANE

PAR

LE Dr C. MIOT

PROFESSEUR LIBRE DE CLINIQUE ET DE PATHOLOGIE SPÉCIALE

AVEC 18 GRAVURES DANS LE TEXTE

et 4 planches chromolithographiées

REPRÉSENTANT 38 FIGURES

PARIS

F. SAVY, LIBRAIRE-ÉDITEUR

24, RUE HAUTEFEUILLE, 24

1871

A

M. LE DR RICHET

PROFESSEUR DE CLINIQUE CHIRURGICALE

A LA FACULTÉ DE PARIS

MEMBRE DE L'ACADÉMIE NATIONALE DE MÉDECINE

OFFICIER DE LA LÉGION D'HONNEUR, ETC., ETC.

Hommage respectueux de l'auteur.

Placé depuis neuf années dans des conditions spéciales pour étudier les maladies de l'oreille, j'ai observé un grand nombre de malades. Les connaissances que j'ai acquises m'ont permis de faire des conférences à ma clinique pendant les années 1867-1869. Ce sont elles que je publie aujourd'hui sous la forme d'un traité pratique.

J'ai abrégé beaucoup l'anatomie et la physiologie de l'oreille, si bien traitées dans certains ouvrages connus. Puis j'ai abordé l'étude de la pathologie auriculaire en général, en ayant soin de signaler principalement les détails véritablement utiles à la pratique auriculaire.

Après l'étude de la pathologie générale, j'ai décrit les diverses affections de l'organe de l'ouïe, en attachant un soin particulier aux parties : *diagnostic* et *traitement*.

J'ai complété ce traité, en y ajoutant des articles nouveaux ou à peine ébauchés par les spécialistes français, comme par exemple ceux qui sont intitulés : Inflammation interstitielle de la caisse, tympan artificiel, taches calcaires du tympan, adhérences du tympan aux parties voisines, déformations osseuses du conduit.

Pour compléter le diagnostic, j'ai fait placer à la fin de l'ouvrage 4 planches en chromolithographie, représentant 38 dessins que j'ai faits d'après nature.

Les tympans ne sont pas tous de même dimension; les uns ont 11 millim., les autres 22 millim. dans leur plus grand diamètre, un peu plus ou un peu moins.

J'ai donné à ces dessins des dimensions différentes, pour rendre certains détails pathologiques plus nets et savoir quelle sera la grandeur à donner à mes dessins.

Dans le courant de cet ouvrage, en parlant des perceptions crânienne et auditive, j'ai adopté des abréviations qui pourraient embarrasser le lecteur. Perc. crân.; cr. g.; cr. dr.; b.; ass. b.; moyen; faible; o, veulent dire que le malade entend bien, assez bien, moyennement, faiblement la montre ou ne l'entend pas, lorsqu'elle est appliquée sur le crâne d'une manière générale ou sur ses parties : gauche ou droite.

Perc. aur.; or. g.; or. dr. b.; 2 mètres; 1 mètre; 10 centimètres; faible au contact; o, veulent dire que le malade entend bien la montre lorsqu'elle est placée à une distance normale de l'oreille, ou seulement à 2 mètres, 1 mètre, 10 centim.; faible au contact; o, lorsque la montre appuyée sur le pavillon est faiblement ou pas entendue.

Telles sont les indications indispensables que je devais donner au lecteur.

31 Juillet 1871.

C. M.

TRAITÉ

DES

MALADIES DE L'OREILLE

DE L'ANATOMIE DE L'OREILLE.

Dans cette leçon et celles qui suivront, je me propose d'étudier avec vous, d'une manière générale, l'anatomie et la physiologie de l'oreille, sans lesquelles il est impossible de se rendre compte des maladies de cet organe.

Les connaissances que vous possédez déjà m'engagent à m'arrêter peu de temps sur un sujet longuement décrit dans les traités d'anatomie. J'entrerai ensuite dans quelques considérations générales sur la symptomatologie, l'étiologie, le diagnostic, le pronostic et le traitement des affections auriculaires. Ces premières notions acquises, nous étudierons les maladies de l'oreille apportant ou non un trouble à l'audition, les moyens de les reconnaître, de les améliorer ou de les guérir. Mais comme il vous serait peu profitable d'entendre des descriptions sans avoir d'exemples sous les yeux, je soumettrai à votre examen autant de malades que je le pourrai.

Je vous exercerai en même temps à toutes les manœuvres qui peuvent vous servir soit dans le diagnostic, soit dans le traitement. Heureux si mes efforts peuvent vous être utiles.

Un des sens les plus précieux qui ait été donné à l'homme, l'ouïe, nous met en relation avec les sons extérieurs au moyen d'un organe, l'oreille.

Cet organe est formé de trois parties essentiellement distinctes :

L'oreille externe, l'oreille moyenne et l'oreille interne.

La première comprend le pavillon et le conduit auditif externe; la seconde, la caisse du tympan et deux diverticulums, l'un en arrière, l'apophyse mastoïde, l'autre en avant, la trompe d'Eustache; la troisième se compose enfin du vestibule, du limaçon et des canaux demi-circulaires.

Ces parties sont d'autant plus délicates, plus profondément cachées et mieux protégées, qu'elles sont plus utiles et plus indispensables. On les voit successivement disparaître dans la série des êtres, en passant par des transformations insensibles. L'oreille interne cependant persiste encore, même à l'état d'ébauche, lorsqu'à la place de l'organe du sens de l'ouïe on ne trouve plus qu'une ampoule informe dans laquelle nage le nerf auditif.

Le pavillon, qui est la partie la plus extérieure, la plus visible de l'oreille, est très-variable de forme, d'étendue, de couleur et d'obliquité. Il présente la forme générale que vous connaissez tous, et ressemble à une conque dont la surface est sillonnée de dépressions et de saillies auxquelles on a donné différents noms.

On remarque d'abord le tragus, saillie située au devant du méat auditif. Celui-ci est placé au fond d'une dépression profonde, appelée conque, divisée en deux parties inégales par une saillie assez prononcée. Celle-ci se porte en avant, en haut et en arrière pour former en se recourbant une partie de la circonférence du pavillon et va se terminer près de son extrémité inférieure ou lobule.

En arrière du tragus et sur le même plan que lui, on voit une éminence appelée antitragus, et dépendant de cette portion la plus large et la plus inégale du pavillon, qu'on nomme anthélix.

Le pavillon est constitué par des pièces cartilagineuses reliées entre elles par des fibres lamineuses, mues par des muscles, nourries par des vaisseaux, animées par des nerfs.

La peau qui recouvre ces parties renferme des follicules pileux, des glandes sébacées, des glandes sudorifères.

Le pavillon de même que le conduit auditif externe et la trompe d'Eustache se développe lentement et n'acquiert ses dimensions définitives qu'à un âge déjà éloigné de la naissance.

Conduit auditif externe. — Le conduit auditif externe B (fig. 1), généralement sinueux, est fermé à son extrémité interne par une cloison mince tendue obliquement : la membrane du tympan. Il est formé de deux parties ayant une longueur de 3

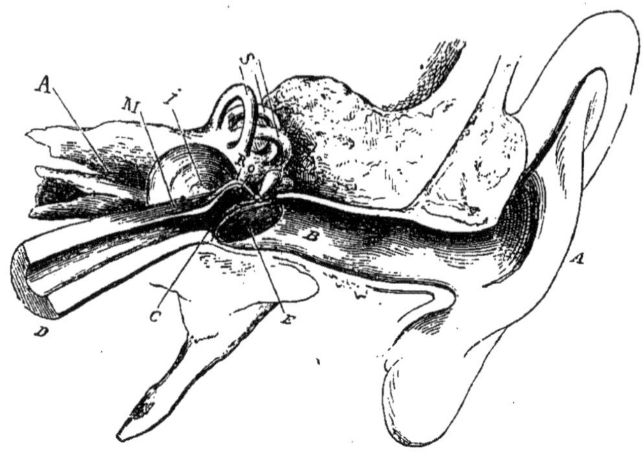

Fig. 1.

à 4 centimètres ; l'une externe, fibro-cartilagineuse, l'autre interne, osseuse. Soudées l'une à l'autre, ces parties forment un conduit sinueux dont les courbures ont été comparées à celles d'une S italique. On doit se rappeler que la partie fibro-cartilagineuse, la seule mobile, pouvant se redresser lorsqu'on tire le pavillon en dehors et un peu en arrière, le conduit sinueux est transformé en un canal presque rectiligne dans lequel il est facile d'introduire des instruments.

Les diamètres et la forme du conduit sont très-variables ; cependant le diamètre vertical est presque toujours le plus considérable.

Cette disposition anatomique a été mise à profit par Malgaigne pour l'extraction des corps étrangers. Elle indique aussi de quelle façon il faut introduire les spéculums bivalves ou les monovalves de forme ovalaire.

Structure du conduit. — Le conduit est formé par une partie fibro-cartilagineuse, qui présente des incisures comblées par du tissu élastique. La peau qui recouvre le pavillon s'amincit d'autant plus qu'elle se rapproche davantage de la membrane du tympan, et adhère fortement au périoste qui tapisse le tissu osseux. C'est ce qui explique pourquoi l'inflammation de la peau gagne facilement le périoste, produit dans ces tissus un étranglement qui détermine des douleurs très-violentes, et pourquoi il faut inciser ces tissus dès qu'ils sont douloureux et épaissis. On trouve dans l'épaisseur de ceux qui doublent le conduit des follicules pileux, des glandes sébacées, des glandes cérumineuses, des vaisseaux et des nerfs. L'existence de ces glandes et de ces follicules indique comment on peut rencontrer dans le conduit des tumeurs sébacées et des poils pouvant rendre difficile l'examen du conduit et du tympan.

M. le professeur Troeltsch a pu constater l'existence de glandes cérumineuses dans la peau qui tapisse la paroi supérieure du conduit jusqu'au tympan. Ce fait explique comment le cérumen peut s'amasser vers la membrane, la déformer de dehors en dedans, et même prendre son empreinte. Ce contact prolongé peut, au bout d'un temps variable, produire une inflammation et une perforation de la membrane (Ribes).

La peau du conduit est alimentée par des vaisseaux que fournit l'artère auriculaire postérieure.

Les parois latérales et inférieures reçoivent des vaisseaux de l'artère parotidienne. Tous ces vaisseaux, avant d'arriver à la membrane du tympan, forment une couronne parallèle à la circonférence du tympan. De là, on voit partir des rameaux qui se dirigent vers le centre de la membrane, en s'anastomosant pendant leur trajet, ou à leur extrémité terminale, à l'ombilic.

Ces vaisseaux, bien visibles, dans les myringites scrofuleuses par exemple, ne le sont pas à l'état ordinaire. Cependant il en est quelques-uns qui suivent le bord postérieur du manche du marteau et apparaissent sous la forme de lignes d'un beau rouge carmin, lorsqu'on fait exécuter quelques mouvements à la membrane du tympan, ou lorsqu'on excite un peu la circulation locale de quelque manière que ce soit.

La peau du conduit est très-sensible, car elle est animée par des filets nombreux qui viennent du plexus cervical, du nerf auriculo-temporal et du pneumogastrique; celui-ci envoyant des rameaux aux parois supérieure et postérieure.

Rapports du conduit. — Les rapports du conduit sont très-variables chez les jeunes sujets et les adultes; car, chez le nouveau-né, la portion osseuse de ce canal existant à l'état rudimentaire se développe peu à peu et affecte les rapports qu'elle a chez l'adulte.

Toynbee le premier en a fait remarquer l'importance en montrant, par des faits pathologiques et par la disposition même de la région, comment des inflammations siégeant dans le conduit pouvaient gagner les parties avoisinantes.

Rapports de la paroi supérieure. — A la naissance, la paroi supérieure est représentée par une dépression à laquelle correspond une lamelle osseuse excessivement mince. Celle-ci augmente d'épaisseur au fur et à mesure qu'elle s'accroît pour former la paroi supérieure du conduit ; cependant elle est généralement peu épaisse et renferme souvent du tissu spongieux dont la plupart des cellules communiquent avec la caisse et l'apophyse mastoïde.

Cette paroi correspond à la fosse cérébrale moyenne et sépare la cavité du conduit de la cavité crânienne.

La très-faible épaisseur de cette paroi, sa structure spongieuse chez l'enfant, l'existence de cellules tympaniques chez l'adulte font bien comprendre comment l'inflammation profonde des parois du conduit auditif peut se transmettre au cerveau.

Par conséquent on devrait, plus souvent qu'on ne le fait, examiner les oreilles des enfants, lorsque des symptômes morbides indiquent une affection de l'encéphale ou de ses enveloppes (Troeltsch).

Paroi postérieure. — Elle est séparée de la fosse sigmoïde du sinus transverse par une lame osseuse, mince, dont le centre renferme des cellules dépendant de celles de l'apophyse mastoïde.

Par là, on voit facilement comment l'inflammation des parois du conduit en général et des parois postéro-supérieures en particulier, peut déterminer dans ces points une ostéo-phlébite, une carie, une méningite, ainsi que le dit le professeur Troeltsch.

Paroi antéro-inférieure. — Cette paroi, ordinairement assez mince, forme le plafond de l'articulation temporo-maxillaire et n'est séparée du condyle que par un cartilage interarticulaire mince.

Il en résulte que des violences exercées sur le menton peuvent fracturer cette paroi, déchirer le tympan, fracturerle rocher et déterminer une inflammation qui peut disparaître, ou entraîner la surdité ou la mort. On rencontre quelquefois, chez les personnes édentées, une usure de la paroi antéro-inférieure attribuée, selon Toynbee, à la pression exercée sur l'os, par une masse de cérumen; selon Hyrtl, au frottement du condyle.

Le professeur Troeltsch dit que ces endroits amincis, ces perforations, se trouvent placés vers les points non ossifiés du conduit chez les enfants. On pourra donc penser que, dans certains cas de perforation de la paroi antérieure, il y a eu là un arrêt de développement, surtout quand les personnes qui présentent cette lésion ont encore leurs dents.

Oreille moyenne. — L'étude de l'oreille moyenne est excessivement importante, aussi bien au point de vue anatomique qu'au point de vue pratique. Je prendrai pour guide, dans ma description, les écrits de Toynbee et ceux du professeur Troeltsch, dont je vous recommande tout particulièrement la lecture.

L'oreille moyenne comprend la caisse du tympan *c* (fig. 1), et deux diverticulums très-importants, l'apophyse mastoïde et la trompe d'Eustache D.

Caisse du tympan. — La caisse du tympan, située à la base du rocher, a une forme assez mal déterminée. Certains auteurs l'ont comparée à un cylindre dont les bases seraient très-rapprochées, d'autres à une lentille biconcave (Sappey), ou plus naturellement à un tambour. On peut lui considérer quatre faces et deux extrémités. Les faces ou parois sont : la paroi supérieure, la paroi externe, la paroi inférieure, la paroi interne.

Paroi supérieure. — Elle forme le plafond de la caisse du tympan, présente ordinairement peu d'épaisseur et une translucidité parfois très-grande. Il arrive exceptionnellement qu'elle offre une solution de continuité recouverte par la dure-mère, qui forme alors en ce point le plafond de la caisse.

Cette paroi, formée généralement par du tissu compacte, renferme souvent du tissu spongieux; elle présente à son union avec la portion écailleuse du temporal une suture remarquable par le grand nombre d'artérioles qui la traversent. Ces vaisseaux, et le tissu cellulaire qui les double, sont les uns plus nombreux, les autres plus abondants chez les enfants que chez les adultes.

La face supérieure de cette paroi est recouverte par les méninges et présente des sillons que suivent des branches de l'artère méningée moyenne.

Ces variétés de structure, ces rapports anatomiques expliquent comment une inflammation peut se transmettre au cerveau et déterminer des accidents mortels.

Paroi externe. — La paroi externe est formée en grande partie par la membrane du tympan E (fig. 1) et E (fig. 2), dont l'obliquité varie jusqu'à un certain âge. Cette membrane oblique de haut en bas et de dehors en dedans présente une concavité extérieure assez profonde; elle est irrégulièrement circulaire, car son diamètre vertical de 11 millimètres dépasse de 1 millimètre seulement son diamètre transversal. Elle adhère à un anneau osseux distinct des parties osseuses chez le fœtus et se confondant avec elles peu de temps après la naissance.

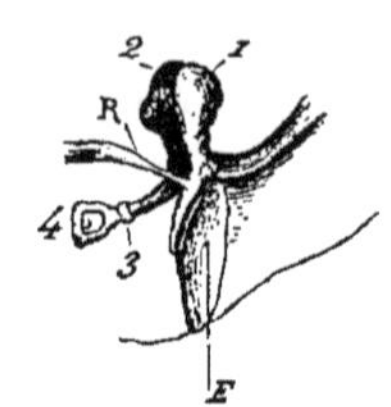

Fig. 2.

Elle est parfaitement unie à l'anneau osseux, si ce n'est au niveau de l'apophyse externe du marteau. En ce point elle est directement continuée par la peau du conduit. On pourrait croire d'après ce peu de résistance apparente sur ce point qu'un ébranlement violent doit en déterminer la rupture.

Il en est rarement ainsi, tandis qu'on voit souvent des solutions de continuité exister en arrière, quelquefois en avant du manche du marteau.

Structure. — Le tympan se compose de trois couches : une couche externe ou cutanée ; une couche moyenne ou fibreuse; une couche interne ou muqueuse.

On a cru, jusqu'à ces derniers temps, que la couche cutanée était formée seulement par l'épiderme; mais Tonybee et Troeltsch ont démontré l'existence du derme dans l'intérieur duquel il n'y a ni glandes ni papilles.

Cette couche, assez épaisse chez l'enfant, donne au tympan une coloration plus blanchâtre que chez l'adulte.

Lorsqu'elle est le siége d'un état pathologique, elle subit des transformations telles qu'elle change complétement la physionomie de la membrane et lui donne des aspects très-divers.

Couche moyenne. — La couche moyenne, qui est translucide et résistante, constitue le squelette du tympan. On y trouve deux espèces de fibres fortement unies entre elles. Les unes rayonnées forment un plan externe, les autres circulaires forment un plan interne.

Ces dernières, très-abondantes à une petite distance de la circonférence tympanique, forment une couche très-résistante; c'est ce qui explique pourquoi, dans les destructions incomplètes du tympan, il reste souvent une bande circulaire tenant au cadre osseux.

La couche moyenne résistante et élastique peut s'allonger sous l'influence d'une pression exercée sur elle.

Cette propriété de se laisser distendre, que possèdent les fibres qui forment cette couche, explique comment le tympan peut, sans se rompre, contracter des adhérences avec les différentes parties de la caisse.

La couche fibreuse, au milieu de laquelle est en partie placé le manche du marteau, envoie en arrière du col de cet os, du côté de l'oreille moyenne, un prolongement qui s'y insère. Ce repli, dont le bord libre est côtoyé par la corde du tympan, est troué; il sert à fixer le marteau et a été appelé : bourse postérieure par le professeur Troeltsch. Celle-ci retient parfois des mucosités, et il peut s'établir des adhérences entre elle et les parties voisines.

Couche muqueuse. — La couche muqueuse de la membrane du tympan, mince à l'état physiologique, s'épaissit considérablement lorsqu'elle est affectée par certains états pathologiques comme la suppuration de la caisse.

Lorsque cet épaississement a lieu, il commence par les parties périphériques de la membrane, et donne à toutes les parties atteintes par le processus morbide des teintes d'un gris opaque plus ou moins blanchâtre, parfois jaunâtre.

La membrane muqueuse contracte souvent des adhérences avec des parties différentes de la caisse.

Vaisseaux du tympan. — Les vaisseaux qu'on remarque dans l'épaisseur de la membrane du tympan sont des artères et des veines venant de deux sources différentes. Les uns sont fournis par des vaisseaux de l'oreille externe, les autres par ceux de l'oreille moyenne. Ces deux plans de vaisseaux sont placés dans les couches cutanée et muqueuse de la membrane; ils sont séparés l'un de l'autre par la couche fibreuse qui en est dépourvue, et communiquent entre eux seulement à la périphérie du tympan.

Les artères offrent une disposition qui est à peu près la même pour les veines.

Plan interne ou muqueux. — De la partie supérieure du tympan, on voit le tronc tympanique commun longer irrégulièrement le manche du marteau dont il contourne l'extrémité inférieure. Il est formé :

1° Par la réunion des branches que le tympan reçoit de l'artère maxillaire interne;

2° Par l'artère tympanique provenant de l'artère stylo-mastoïdienne.

Ces vaisseaux forment, à la périphérie de la membrane, un cercle tortueux envoyant à toute la membrane des rameaux qui s'anastomosent entre eux et avec le tronc tympanique.

On avait généralement admis jusqu'à présent, comme dit le professeur Troeltsch, que les plus gros vaisseaux naissaient de l'artère stylo-mastoïdienne. Mais cet anatomiste distingué a démontré le premier que la membrane du tympan devait surtout sa vascularité aux artères du conduit, c'est-à-dire à l'artère auriculaire postérieure et aux artères parotidiennes.

Plan externe ou cutané. — Ces vaisseaux envoient à la couche cutanée du tympan des rameaux qui affectent à peu près la même disposition que ceux qui forment le plan interne.

Cette disposition des vaisseaux prouve que, si l'on veut combattre une inflammation du conduit auditif externe ou de la membrane du tympan par des émissions sanguines locales, il faut placer les sangsues en avant de l'oreille. Si, au contraire, il y a une inflammation de la couche muqueuse, il faut placer les sangsues en arrière de l'oreille.

La membrane du tympan reçoit de la branche auriculo-temporale des rameaux nerveux qui donnent à sa couche cutanée une sensibilité exquise; sa couche muqueuse étant à peine sensible et sa couche fibreuse étant dépourvue de sensibilité.

Paroi inférieure. — La paroi inférieure est généralement assez épaisse ; exceptionnellement, elle est parfois très-mince.

Le voisinage qu'affecte cette paroi avec le golfe de la veine jugulaire a été pour Toynbee le sujet de réflexions pratiques importantes, lorsqu'il a fait remarquer qu'elle constitue la paroi supérieure du canal dans lequel passe la veine jugulaire. C'est sur cette paroi que séjourne le pus lorsqu'il y a une suppuration de l'oreille moyenne. Il peut en résulter une pyohémie, une phlébite, une carie, une hémorrhagie mortelle, comme Toynbee et Troeltsch l'ont fait remarquer. Le pus baigne toujours la paroi inférieure qui est la paroi la plus déclive de la caisse du tympan.

Paroi interne. — La paroi interne présente des parties différentes dont il est important de se rappeler la physionomie pour les reconnaître lorsqu'elles ont été modifiées par un état pathologique. Il est donc utile, après avoir plus ou moins détruit le tympan sur des préparations anatomiques, de s'exercer à voir l'intérieur de la caisse et de remarquer que les parties visibles sont variables d'aspect et d'étendue, selon les sujets. Cette différence tient au développement, à la largeur et surtout à l'incurvation des parois de la portion osseuse du conduit.

Si l'on a négligé ces études préliminaires, on prendra facilement une partie pour une autre, et, dans quelques cas pathologiques, il sera impossible de s'y reconnaître.

La partie la plus apparente, la plus large, la plus facile à voir est un mamelon osseux, appelé promontoire, dont la forme et le volume sont très-variables. Au-dessus et au niveau des parties postérieures du promontoire, on remarque une ouverture ovale fermée par une membrane, c'est la fenêtre ovale sur laquelle est placée la base d'un osselet qu'on appelle étrier.

Bien que la fenêtre ovale soit au niveau de la partie postéro-supérieure de la circonférence tympanique, on la voit difficilement en regardant l'intérieur de la caisse à travers le méat auditif. Mais comme l'étrier est dirigé en bas et en avant, comme il fait une légère saillie au-dessus du promontoire, il est souvent facile de voir le sommet de cet osselet.

On peut même, d'après le professeur Triquet, distinguer les deux branches de l'enclume. Derrière la fenêtre ovale, se trouve une petite saillie allongée ; c'est la pyramide qui donne passage au muscle de l'étrier. Au-dessous du promontoire et un peu en arrière d'une ligne verticale passant par la fenêtre ovale, on voit une ouverture allongée qui représente la fenêtre ronde. Celle-ci a été appelée aussi fenêtre du limaçon, parce qu'elle fait communiquer la cavité de la caisse avec la cavité de la rampe tympanique du limaçon. Elle est fermée par une membrane que Scarpa a nommée tympan secondaire.

Les autres parties de la paroi interne de la caisse offrent peu d'intérêt, je n'en parle pas. La paroi interne est longée par le nerf facial qui passe dans l'aqueduc de Fallope. Quelquefois il existe des pertes de substance ; et le névrilème est en contact immédiat avec la muqueuse de la caisse. C'est ce qui explique comment des inflammations de la caisse peuvent causer une paralysie des muscles de la face.

Extrémité postérieure. — L'extrémité postérieure de la caisse présente plusieurs ouvertures dont une est destinée au passage de la corde du tympan, et dont les autres établissent une communication assez large entre la caisse et les cellules mastoïdiennes. Celles-ci, réunies à la partie la plus postérieure des cavités de l'oreille, forment une saillie allongée verticalement et appelée : *Apophyse mastoïde.*

Cette dernière, peu développée chez l'enfant, est formée par de petites cellules qui grandissent peu à peu, et acquièrent chez le vieillard un développement assez considérable. Les cellules les plus grandes chez l'adulte se rencontrent généralement dans la moitié inférieure de l'apophyse. La face interne de l'os est côtoyée par le canal longeant le sinus transverse.

Ces dispositions anatomiques sont importantes à connaître lorsqu'on fait la trépanation de l'apophyse mastoïde. La vaste communication des cellules avec la caisse explique comment l'air circule dans leur intérieur, et comment l'inflammation qui les gagne parfois peut produire une osteïte, une carie, une ulcération des parois du sinus transverse et déterminer des accidents graves.

Extrémité antérieure. — A l'extrémité antérieure de la caisse, on remarque l'ouverture tympanique de la trompe d'Eustache, près de laquelle il existe, sur la paroi externe, une fente appelée scissure de Glaser. Dans cette scissure, s'engagent la grosse apophyse du marteau et les fibres ligamenteuses qui la fixent en cet endroit.

La trompe d'Eustache D (fig. 1) est un long tube ostéo-fibro-cartilagineux dirigé en avant, en dedans et en bas chez l'adulte, transversalement chez l'enfant.

Elle sert à établir une libre communication entre l'arrière-cavité des fosses nasales et la cavité de la caisse.

Sa longueur a 36 à 40 millimètres et sa portion osseuse seule en a 12.

Elle est formée, d'après Valsava, de deux troncs de cône réunis par leur petite base, et aplatis d'avant en arrière.

Il en résulte un calibre de forme ovale et de diamètres fort différents.

Les diamètres minimum, seuls importants à connaître, sont au point d'union des deux troncs de cône : le diamètre vertical a 2 millimètres, et le diamètre horizontal 1 millimètre.

La trompe n'est pas rectiligne, elle forme un angle obtus dirigé en bas et un peu en avant.

L'orifice guttural ou pavillon, peu saillant chez l'enfant, présente ordinairement, chez l'adulte, un rebord postérieur assez prononcé, et donne au doigt qui le touche une sensation dure, élastique, cartilagineuse, caractéristique.

Le professeur Troeltsch a attiré l'attention sur le relâchement de la portion fibro-cartilagineuse de la trompe, relâchement qui peut occasionner une surdité en s'opposant au passage libre de l'air dans l'oreille moyenne.

Le pavillon de la trompe est situé très-peu au-dessous de l'arête de l'angle formé par la paroi externe des fosses nasales et le cornet inférieur. Il a aussi des rapports importants avec le bord postérieur de la cloison, lorsqu'on veut le prendre pour point de repère dans le cathétérisme de la trompe.

Si l'on place une tige mince dans une position transversale, de manière à ce qu'elle passe par le centre des deux orifices gutturaux des trompes, on voit qu'elle touche presque le bord postérieur de la cloison. On doit donc en conclure qu'il sera nécessaire, après avoir porté le bec de la sonde jusque vers le bord postérieur de la cloison, de le diriger directement en dehors, pour pénétrer dans le méat de la trompe.

Les deux méats sont distants l'un de l'autre de 25 à 30 millimètres. Cette donnée est d'un grand secours quand on est obligé de faire exceptionnellement le cathétérisme par la narine opposée.

DES OSSELETS DE L'OUÏE.

Les osselets de l'ouïe, au nombre de quatre, sont, en allant du tympan à la fenêtre ovale, le marteau 1, l'enclume 2, l'os lenticulaire 3 (espèce d'os sésamoïde manquant assez souvent), et l'étrier 4 (fig. 2). Ils forment une chaîne composée de segments unis entre eux par des liens résistants et mus par des muscles.

Comme vous connaissez ces divers détails, je me contenterai de vous rappeler les principaux.

Le marteau, dont le manche est en partie situé entre les deux plans de la couche fibreuse du tympan, présente, sur la partie postéro-interne de sa tête, une surface qui s'articule avec une partie correspondante de l'enclume.

La tête répond à une lame osseuse située au-dessus de la circonférence du tympan. L'apophyse grêle ou antérieure, placée en partie dans la scissure de Glaser, est entourée d'une synoviale qui rend plus faciles ses mouvements de glissement et de rotation et donne attache au muscle externe du marteau.

La courte apophyse, ou apophyse externe placée un peu au-dessous de la partie supérieure du cadre osseux du tympan, soulève cette membrane et proémine en dehors, où elle apparaît à la surface externe de la membrane; c'est elle qu'on doit prendre pour point de repère, lorsqu'on examine le tympan.

L'enclume présente un corps et deux branches : l'une supérieure, l'autre inférieure. Le corps aplati de dedans en dehors présente à sa partie antérieure une facette sinueuse et profonde, destinée à s'articuler avec la fossette du corps du marteau.

La branche supérieure courte et assez volumineuse se dirige directement en arrière.

La branche inférieure, plus longue que la branche supérieure, est verticale et s'articule avec l'os lenticulaire.

Ce dernier osselet sert de trait d'union entre l'enclume et l'étrier avec lesquels il s'articule. Son existence a été mise en doute par plusieurs anatomistes, parce qu'il est souvent soudé à l'enclume, parfois à l'étrier, d'autres fois à ces deux osselets.

Monsieur le professeur Sappey (1) dit que cette soudure, simple ou double, ne diffère pas de celle qui réunit chez les vieillards les divers os du crâne, et qu'elle est aussi le résultat d'une altération sénile.

Cet anatomiste distingué aurait pu ajouter que la soudure de l'os lenticulaire dépend souvent d'une cause pathologique.

L'étrier, situé horizontalement entre l'os lenticulaire et la fenêtre ovale, a une tête, un col, deux branches et une base. La tête présente une facette qui s'articule avec l'os lenticulaire, et donne insertion dans sa partie postérieure au muscle de l'étrier.

Le col, très-court, relie la tête aux branches. Les branches, opposées l'une à l'autre par leur concavité, ont une courbure comparable à celles des branches d'un étrier ordinaire.

De ces deux branches, l'une est antérieure, moins longue et moins courbe que la postérieure.

La base de l'étrier est formée par une lame osseuse plus petite que la fenêtre ovale, dans laquelle elle est enclavée, et à laquelle elle est unie par des liens articulaires.

Ligaments. — Les osselets sont maintenus en place par des ligaments qui les fixent aux parties de la caisse où ils sont placés.

Le marteau est maintenu par deux ligaments : l'un supérieur, allant presque verticalement de la tête du marteau à la paroi supérieure de la caisse du tympan; l'autre, externe, se dirigeant de la partie postéro-supérieure du cadre osseux du tympan à la partie supérieure du manche du marteau.

L'enclume est fixée aux parties supérieures de la caisse par des liens assez forts, partant de sa branche supérieure et allant s'insérer aux parties osseuses correspondantes.

La base de l'étrier est maintenue dans la fenêtre ovale O (fig. 1), par des fibres ligamenteuses. Les osselets sont unis entre eux par des liens formant une espèce de capsule fibreuse, et recouverts par la muqueuse qui tapisse les parois de la caisse. Ils sont mus par trois muscles dont deux s'insèrent au marteau et sont désignés d'après leur insertion : muscle externe du marteau, muscle interne du marteau; le troisième s'insère à l'étrier.

(1) *Traité d'anatomie descriptive*. Paris, 1853.

Muscle externe du marteau. — Ce muscle, fixé d'une part à l'épine du sphénoïde, et à la portion fibro-cartilagineuse de la trompe d'Eustache, longe la scissure de Glaser, au-dessous de laquelle il est situé, et va s'insérer à l'apophyse antérieure du marteau. Ce muscle, dont la nature musculaire n'est pas bien démontrée, sert à maintenir la membrane dans un état de tension convenable.

Des anatomistes, comme monsieur le professeur Sappey, admettent que ce muscle, de nature musculaire, attire le marteau en avant et en dehors, lorsqu'il se contracte, et par conséquent relâche la membrane du tympan.

Muscle interne du marteau m. — Le muscle interne du marteau s'insère, par sa portion musculaire, à l'angle rentrant du temporal à l'épine du sphénoïde et à la portion cartilagineuse de la trompe d'Eustache. Il se place au-dessus et en dedans de la portion osseuse de la trompe, après s'être engagé dans le canal qui lui est réservé, pénètre dans la caisse dont il suit la paroi interne. Au niveau du col du marteau, il se réfléchit en dehors pour s'insérer au côté interne du manche du marteau, un peu au-dessous de l'apophyse antérieure. Cette partie tendineuse R (fig. 2), est entourée d'un manchon formé par des fibres élastiques.

Le muscle interne du marteau, lorsqu'il se contracte, tire le manche du marteau en dedans ; par conséquent il tend la membrane du tympan. Pendant ce mouvement le corps du marteau, porté en dehors, entraîne la tête de l'enclume, dont la branche verticale est portée en dedans, et fait pénétrer plus avant la base de l'étrier dans la fenêtre ovale.

La muqueuse, tapissant les diverses parties formant l'oreille moyenne, présente une structure et une physionomie variées. A l'orifice pharyngien de la trompe, la muqueuse est exactement semblable à celle qui tapisse l'arrière-cavité des fosses nasales; mais, à mesure qu'elle tapisse des parties plus profondément situées, elle est lisse, mince et paraît ressembler à une membrane séreuse.

Vers l'orifice tympanique du tube d'Eustache, elle conserve les mêmes caractères; mais elle augmente d'épaisseur, devient plus vasculaire, et renferme, d'après le professeur Troeltsch, des glandes mucipares acineuses.

La muqueuse tapissant la caisse est mince, lisse, intimement unie au périoste et ne renferme aucune glande, si ce n'est près de l'orifice tympanique de la trompe, où l'on trouve assez souvent une glande en forme de grappe signalée par le professeur Troeltsch.

La muqueuse, si mince à l'état normal, peut augmenter de volume et combler la cavité de la caisse. Elle peut aussi contracter des adhérences avec les osselets, ou avec d'autres parties de la caisse. Vous en verrez de nombreux exemples.

La muqueuse, tapissant les cellules mastoïdiennes, est mince et n'offre aucune particularité intéressante.

DE L'OREILLE INTERNE.

L'oreille interne, profondément cachée dans le rocher, est située en dedans et un peu en arrière de la caisse de tympan. Elle est formée de deux parties très-distinctes : l'une osseuse, l'autre molle et membraneuse, affectant la même forme que la précédente. De là les noms de *labyrinthe osseux* et de *labyrinthe membraneux*.

L'oreille interne présente comme l'oreille moyenne un espace assez limité appelé vestibule ; espèce de carrefour où viennent aboutir des canaux de formes différentes. Cette cavité irrégulièrement ovoïde, un peu aplatie de dehors en dedans, est placée entre la caisse du tympan et le conduit auditif interne A. On remarque en arrière, en dedans et au-dessus du vestibule, trois tubes osseux qu'on appelle canaux demi-circulaires S.

Dans l'intérieur du vestibule et des canaux demi-circulaires osseux, il y a des parties molles dont la forme est exactement semblable à celle des parties qui les renferment. On leur a donné le nom de labyrinthe membraneux qui représente en miniature le labyrinthe osseux.

Le vestibule et les canaux demi-circulaires membraneux ne sont pas en contact avec la surface intérieure des parois osseuses correspondantes ; ils en sont un peu éloignés et y sont fixés en certains points par des prolongements vasculaires ou nerveux.

Ils sont clos de toute part et renferment un liquide dans leur intérieur.

Le vestibule membraneux diffère du vestibule osseux qui est une seule et même cavité par la disposition. Il est divisé en deux parties : l'une plus grande, l'autre plus petite, renfermant de petits cristaux un peu adhérents à la surface intérieure des vestibules membraneux. Chaque canal demi-circulaire membraneux présente une ampoule comme son correspondant osseux.

Les divisions du nerf auditif vont des parois du labyrinthe osseux à celles du labyrinthe membraneux, en traversant le liquide renfermé dans le labyrinthe osseux. Elles se terminent en des points différents du labyrinthe membraneux sous la forme de renflements qui sont au nombre de cinq ; un pour chaque division du vestibule, et un pour chaque ampoule de canal demi-circulaire.

Les renflements situés dans les vestibules membraneux sont tapissés par un épithélium dans lequel sont insérées des fibres nerveuses en très-grand nombre. Sur l'épithélium, on remarque des otolithes ou cristaux allongés très-fins qui y adhèrent. Ces cristaux sont destinés à provoquer une excitation mécanique dans la masse nerveuse à chaque mouvement brusque du liquide renfermé dans le labyrinthe.

L'intérieur de l'ampoule de chaque canal demi-circulaire est tapissé par un épithélium dont la surface est hérissée de filaments petits, roides, évidemment très-propres à suivre les mouvements du liquide, et par suite à produire une excitation mécanique dans les cordons nerveux qui touchent leur base.

Le limaçon I, ainsi nommé parce qu'il a la forme de la coquille de ce gastéropode, est placé en avant du vestibule. Il présente une cavité séparée en deux parties bien distinctes, par une cloison qui n'existe plus à son sommet, de telle sorte que les deux parties se confondent en une seule et communiquent largement entre elles.

L'une des parties aboutit au vestibule ; on l'appelle *rampe vestibulaire ;* l'autre, appelée *rampe tympanique*, aboutit à la fenêtre ronde.

La cloison est formée de deux parties différentes : 1° par une cannelure osseuse qui fait une légère saillie tout autour de l'axe du limaçon et présente naturellement deux lèvres, à chacune desquelles est fixée une lame membraneuse allant à la paroi opposée. Entre chaque lame existe un espace vide appelé rampe moyenne.

L'intérieur du limaçon est rempli par un liquide.

Les rameaux du nerf auditif pénètrent par l'axe du limaçon dans la substance osseuse; de là ils vont aux lames membraneuses aboutir à des prolongements découverts par le marquis de Corti, et ceux-ci destinés à entrer en vibrations sont les terminaisons du nerf auditif.

Les rameaux nerveux terminaux se bifurquent; les uns ascendants, les autres descendants, forment des pinceaux nerveux comparables chacun à une corde de piano capable de vibrer sous l'influence d'un son déterminé (Helmholtz).

PHYSIOLOGIE DE L'OREILLE.

Le sens de l'ouïe est celui qui nous donne la notion du son (1).

Aussi, lorsque des vibrations sonores viennent ébranler le nerf acoustique, il y a perception d'un bruit quelconque et dont nous pouvons apprécier la nature.

Le bruit diffère du son, parce qu'on ne peut pas apprécier le premier, tandis que le second a une valeur musicale. Il n'y a pas entre eux une différence très-nette, cependant elle existe.

Un bruit ou un son est produit par des oscillations plus ou moins rapides qu'il est facile de constater par l'expérience.

On a démontré : 1° que le son se transmet inégalement dans différents milieux et que ceux-ci le transmettent d'autant mieux qu'ils sont plus denses; 2° que le son ne se propage pas dans le vide; qu'il se transmet bien, dans l'air, mieux dans les liquides et avec plus de facilité encore dans les solides ; 3° que, toutes les fois que le son se transmet dans les gaz, il ne se propage pas dans toute la masse en même temps, mais seulement dans une certaine étendue; qu'il se transmet très-facilement des liquides aux gaz, que ces deux milieux soient ou non séparés par une membrane.

J'ai l'intention de vous donner un exposé simple et facile

(1) *Physiologie* de Béclard.

de la physiologie de l'organe de l'ouïe qui, jointe à vos connaissances acquises, vous facilitera l'étude des phénomènes physiologiques dont cet organe est le siége.

Nous aurons à étudier le phénomène qui se produit lorsqu'un bruit frappe notre oreille et *émeut* le nerf auditif. Mais, auparavant, il est nécessaire de connaître le rôle que joue chaque partie constituante de l'organe de l'ouïe.

RÔLE DU PAVILLON.

La disposition même du pavillon de l'oreille semble nous rendre compte de ses usages, car, si nous passons en revue la série animale, nous voyons que le pavillon est très-mobile et très-développé chez les animaux dont l'ouïe est excellente. Nous pouvons donc dire que cette partie de l'oreille n'est pas indispensable à l'audition ; elle est un accessoire de perfectionnement servant à rendre les sons plus nets.

RÔLE DU CONDUIT.

Le conduit auditif externe vient compléter le cornet acoustique, dont le pavillon de l'oreille représente l'extrémité évasée. Il sert à la concentration des ondes sonores.

On s'est souvent demandé pourquoi le conduit auditif était pourvu de poils dont la présence peut diminuer l'audition. Ces appendices cornés servent à tamiser l'air entrant dans le conduit et s'opposent à la libre entrée des corps étrangers. Bien qu'ils paraissent troubler l'état fonctionnel de l'oreille, ils sont cependant utiles.

RÔLE DU TYMPAN.

La membrane du tympan est destinée à recevoir les ondes sonores et à les transmettre beaucoup mieux qu'un corps solide, lorsqu'elle a un degré de tension convenable.

D'après les découvertes de J. Müller, une membrane comme celle du tympan, en contact avec l'air des deux côtés, paraît transmettre beaucoup mieux les vibrations que si elle était en contact avec d'autres milieux.

Pour vibrer, la membrane du tympan doit présenter une

certaine tension déterminée par des cordes musculaires élastiques qui sont les muscles interne et externe du marteau et le muscle de l'étrier.

Mais, lorsqu'elle est perforée, par exemple, l'audition est compromise à des degrés variables. D'après les recherches de M. Bonnafont, les sons ne sont pas également perçus lorsque la perforation siége à la partie postérieure ou à la partie antérieure de la membrane ; ce fait ne me paraît pas bien démontré.

Lorsque la perforation siége à la partie postérieure, dit M. Bonnafont, les sons graves sont mal perçus ; mais lorsqu'elle intéresse la partie antérieure de la membrane, les sons aigus sont moins bien entendus.

La membrane du tympan est soumise à des modes de vibrations très-compliqués qu'il me paraît impossible d'analyser complétement.

RÔLE DE LA CAISSE DU TYMPAN.

La caisse du tympan renferme des osselets et de l'air destinés à entrer en mouvement ou en vibration sous l'influence des mouvements de la membrane du tympan.

Toynbee, par des expériences très-ingénieuses, a prouvé jusqu'à quel point les ondes sonores sont arrêtées par la variation des plans articulaires de la chaîne des osselets. Il a aussi démontré que l'air de la caisse transmettait les vibrations à l'oreille interne.

OSSELETS ET MUSCLES DES OSSELETS.

Les osselets servent à transmettre les sons à l'oreille interne. Ils sont liés entre eux par des liens articulaires qui leur permettent de former une chaîne présentant une rigidité proportionnelle à la contraction des muscles qui la font mouvoir.

Ceux-ci, au nombre de trois, ont des actions différentes. Le muscle externe ou le ligament tenseur du tympan est élastique ; il sert à maintenir la membrane dans un certain état de tension.

Le muscle interne du tympan, de nature véritablement musculaire, tend, lorsqu'il se contracte, la membrane du tympan, selon la plupart des physiologistes, ou seulement sa partie postérieure selon d'autres.

Pendant ce mouvement la tête du marteau se porte en dehors; elle entraîne la tête de l'enclume dont l'extrémité inférieure de la grande branche tend à faire rentrer la base de l'étrier dans le vestibule.

Le muscle de l'étrier tire le sommet de l'étrier en bas, en arrière et un peu en dehors, de telle sorte que la base de cet os exécute un léger mouvement de bascule par lequel la base tend à sortir de la fenêtre ovale par sa partie antérieure plus que par sa partie postérieure.

Pendant ce triple mouvement, la longue branche de l'enclume est portée en dehors; sa tête projetée légèrement en dedans entraîne celle du marteau, il en résulte que le manche du marteau est porté en dehors et que la membrane du tympan est relâchée.

Ces deux muscles (muscle réfléchi du marteau et muscle de l'étrier) ont donc un rôle analogue à celui de l'iris dont les fibres circulaires représentent le muscle réfléchi et dont les fibres rayonnées représentent le muscle de l'étrier.

Par conséquent, le premier de ces muscles met la membrane dans des conditions convenables pour vibrer sous l'influence des sons aigus, et le deuxième pour vibrer sous l'influence des sons graves. Ces muscles, rarement sous l'influence de la volonté, sont animés par le nerf facial, le muscle de l'étrier recevant en outre la branche motrice de la cinquième paire.

Trompe d'Eustache. — Elle sert à établir une libre communication entre l'arrière-cavité des fosses nasales et la caisse du tympan; elle sert aussi à l'écoulement des mucosités dans le pharynx. Ce tube servant d'insertion à des muscles est fermé d'ordinaire par suite de l'accolement de ses parois; mais à chaque contraction musculaire déterminée par la déglutition, la trompe s'entr'ouvre pour laisser passer l'air qui se renouvelle souvent.

De cette manière, une pression égale existe sur les deux faces de la membrane du tympan.

Lorsque la trompe est rétrécie ou obturée par du mucus, un polype ou d'autres corps étrangers, l'air de la caisse est peu à peu résorbé, et la pression devient inégale sur les deux faces de la membrane, les ondes sonores ne sont plus transmises à l'oreille interne.

Henle a dit que la trompe d'Eustache remplit le rôle des trous dont est percée une table de violon et qui sert à faire rendre un son plein à l'instrument.

Il y aurait donc résonnance de la caisse, de la trompe et de l'air contenu dans leur intérieur. Cette hypothèse paraît peu admissible à cause du diamètre du tube et des masses musculaires qui doublent une partie de la trompe; elle est cependant admise par Müller.

La trompe d'Eustache me paraît remplir des fonctions beaucoup plus simples et servir à l'écoulement des mucosités et au passage de l'air.

RÔLE DES CELLULES MASTOÏDIENNES.

Les cellules mastoïdiennes sont des diverticulums qui emmagasinent l'air et prolongent la durée de l'impression auditive. Elles sont très-développées chez certains animaux, où elles s'étendent dans les temporaux et l'occipital, afin de servir au perfectionnement de l'ouïe.

On a dit qu'elles pouvaient servir au rétablissement de l'ouïe dans les cas où la surdité est déterminée par une obstruction incurable de la trompe d'Eustache. (Voir le chapitre de la perforation de l'apophyse mastoïdienne.)

TRAJET DES SONS DANS L'OREILLE.

Les ondes sonores pénètrent dans le conduit auditif et vont frapper la membrane du tympan. Celle-ci se met dans un état de tension convenable pour vibrer à l'unisson du son et transmettre les vibrations à la chaîne des osselets et à l'air de la caisse du tympan. Alors, le liquide ainsi que la poussière pierreuse et les soies roides renfermés dans l'oreille interne transmettent leurs vibrations aux fibres nerveuses voisines; et, comme chaque pinceau nerveux représente une corde vibratoire dans l'hypothèse d'un savant illustre, M. Helmholtz, il en résulte qu'une fibre donnée transmet seulement au cerveau l'onde sonore correspondante au son pour lequel cet appendice est accordé. Dans cette hypothèse ingénieuse qui paraît vraie, il y a une décomposition du son telle que chaque son simple fait vibrer une seule fibre nerveuse; c'est pourquoi on s'explique la merveilleuse faculté que possède l'oreille de distinguer un grand nombre de sons fort différents, successifs ou simultanés.

SYMPTOMATOLOGIE.

Les symptômes indiquant un état morbide de l'appareil auditif offrent une grande variété.

Ils sont physiologiques ou subjectifs, anatomiques ou objectifs ; les premiers étant beaucoup moins importants que les seconds. Celui qui frappe le plus et qu'on rencontre le plus souvent, parmi les symptômes physiologiques, est la surdité.

Celle-ci, après être survenue à un haut degré dans une oreille, passe souvent inaperçue et le malade constate par hasard l'affaiblissement de cet organe.

La surdité étant un symptôme important, il était nécessaire de pouvoir en apprécier la valeur en cherchant à évaluer la portée auditive. Malgré des recherches nombreuses et persévérantes, on n'a pas encore obtenu de résultats complets.

Cependant, on est parvenu au moyen d'acoumètres de différent genre, à acquérir des données précieuses sur le degré d'audition du malade soumis à l'examen.

Ces acoumètres permettent d'apprécier approximativement l'audition chez les adultes; mais chez les jeunes enfants, il est impossible d'avoir une idée nette du degré de surdité, lorsqu'on veut en mesurer l'intensité au moyen d'un acoumètre ; alors, on reconnaît beaucoup mieux la surdité à la manière dont le jeune malade entend les bruits ou la parole.

Chez certains malades, l'audition est plus complète pour la parole que pour les sons ou les bruits. Chez d'autres, la surdité est fort prononcée et ne leur empêche pas d'entendre parfaitement les sons musicaux.

Ces anomalies tiennent évidemment à des lésions spéciales qui n'ont pas encore été indiquées.

Douleur. — La douleur existe toujours lorsqu'il y a une inflammation de l'appareil auditif ou d'une de ses parties. C'est ainsi que dans les inflammations du conduit auditif externe, elle se fait sentir surtout à la région du tragus.

Dans les inflammations de l'oreille moyenne, la douleur occupe toute la partie correspondante de la tête, et revient par accès dont la violence est en rapport avec l'intensité de l'inflammation.

Lorsque les cellules mastoïdiennes sont enflammées, la douleur siége dans la région mastoïdienne et les parties environnantes.

Dans l'inflammation de l'oreille interne, la douleur est vive et rappelle celle de la méningite.

Quand la douleur est déterminée par une otalgie, elle est lancinante, aiguë, intermittente ; dans les phlegmasies elle est pongitive, pulsative et continue, avec des exacerbations surtout le soir. Lorsque les os participent à l'inflammation, elle est profonde, térébrante.

Dans les inflammations chroniques la douleur est remplacée souvent par une sensation de gêne, d'oreille bouchée, comme dans l'inflammation chronique de la trompe ; ou par une sensation d'oreille pleine, lourde, comme dans l'inflammation chronique de la trompe et de la caisse.

Un symptôme indiqué par le docteur Triquet et qu'on remarque parfois dans les inflammations du tympan, du labyrinthe, et dans certaines surdités nerveuses est l'exaltation de l'ouïe.

Dans les inflammations chroniques de l'oreille, dans les surdités séniles, on remarque souvent une diminution variable de la sensibilité du nerf auditif dont il est important de tenir compte pour le pronostic des maladies de l'oreille. Lorsque l'insensibilité n'est pas très-avancée, on peut quelquefois la modifier en excitant le nerf par des ébranlements variables, par des vapeurs excitantes ou un courant électrique continu. Mais cette activité nouvelle disparaît souvent peu de temps après la cause qui l'a produite.

Des bourdonnements. — Les bourdonnements se rencontrent isolément ou accompagnés par d'autres symptômes morbides graves ou légers. Tantôt ils sont rares, intermittents, légers et n'inquiètent pas le malade ; tantôt ils sont tumultueux, continuels et troublent son repos. Ces bruits fort variables peuvent être comparés à des bourdonnements d'insectes, à des sifflements métalliques ou autres, à des chants d'oiseaux, à des battements, à des bruits de coquillage, etc.

Cette variété de bourdonnements a engagé les auteurs à les classer. C'est ainsi que le célèbre Itard les a divisés en deux classes : les uns produits dans l'appareil auditif conformes aux lois de la physique et de la physiologie ; les autres dépendant d'une impression imaginaire ou ayant eu une cause réelle. Mais cette classification tout à fait théorique était beaucoup trop vague.

C'est pourquoi Triquet a admis deux classes de bourdonnements. Dans la première il range les bourdonnements produits par les maladies de l'oreille. Dans la seconde, ceux qui résultent d'affections indépendantes de celles de cet organe.

Boudet, de Lyon, a divisé les bourdonnements en trois classes distinctes. Dans la première, il comprend les bourdonnements déterminés par une affection de l'organe auditif. Dans la deuxième, les bourdonnements dus à une congestion de l'encéphale. Dans la troisième, les bourdonnements vasculaires.

Ces classifications, moins vagues que celles d'Itard, ne sont pas complètes, parce qu'on ne possède pas de données certaines sur un certain genre d'affections de l'oreille : comme, par exemple, la surdité nerveuse, la surdité héréditaire.

Quoi qu'il en soit, ces auteurs ont fait faire à cette question quelques progrès. La classification de Boudet étant plus complète, je l'adopterai.

Les bourdonnements dépendant d'un état morbide de l'oreille sont déterminés par un obstacle placé accidentellement dans le conduit (corps étranger), ou produit dans l'organe lui-même (bouchon cérumineux, bouchon épidermique), ou par une otite externe.

On les voit aussi naître pendant le cours des inflammations de l'oreille moyenne et de l'oreille interne. Mais la plupart du temps il est impossible, contrairement à ce qu'on aurait pu croire, de conclure, d'après la variété du bourdonnement, à l'existence d'une affection plutôt que d'une autre.

Triquet a affirmé qu'on pouvait être certain de l'existence d'un bourdonnement toutes les fois que le manche du marteau était injecté ; mais les faits cliniques prouvent jusqu'à l'évidence que le manche du marteau peut être injecté sans qu'il existe le moindre bourdonnement. Par conséquent, lorsqu'il y aura injection du manche du marteau, on ne devra pas toujours penser à l'existence d'un bourdonnement et à une hypérémie des oreilles moyenne et externe.

Quelle est la cause des bourdonnements symptomatiques d'un état hypérémique de l'organe de l'ouïe?

On l'a expliquée de différentes manières. La théorie proposée par Duverney et admise par Triquet me paraît la plus exacte.

Duverney attribue les bourdonnements à l'afflux du sang dans les capillaires artériels du limaçon et des canaux demi-circulaires, afflux de sang causant un ébranlement des dernières divisions du nerf auditif.

A l'état physiologique, les sons ébranlent la membrane du tympan, les osselets et les ramuscules nerveux de l'oreille interne qui sont impressionnés par les oscillations du liquide de Cotugno.

A l'état pathologique, la circulation des vaisseaux grêles de ces ramuscules nerveux augmente énormément. Il en résulte un ébranlement anormal des filets nerveux et par suite des bruits fort variables connus sous le nom de bourdonnements.

Bourdonnements vasculaires. — Les bourdonnements vasculaires sont dus à plusieurs causes qu'il est important d'indiquer. Boudet a reconnu que le bourdonnement pouvait avoir son siége dans la veine jugulaire chez des malades très-anémiques, être continuel et présenter des variations en rapport avec le degré d'activité de la circulation.

Cet habile observateur a reconnu qu'on distinguait un bruit de souffle dans la veine jugulaire, en auscultant ce vaisseau, et qu'il cessait lorsqu'on le comprimait. On constate aussi l'existence de bourdonnements produits par des battements d'anévrismes.

Les bourdonnements qui surviennent à la suite d'une suppression menstruelle, d'une hypérémie des méninges ou du cerveau, qui sont déterminés par l'hystérie, ou une émotion vive, sont très-probablement dus à une hypérémie de l'organe de l'ouïe, et peuvent être expliqués par la théorie de Duverney. Les bourdonnements, comme nous venons de le dire, étant sous la dépendance d'une foule d'affections, sont d'un bien faible secours dans le diagnostic des maladies de l'oreille.

Ils sont très-incommodes pour le malade, mais n'offrent aucun danger par eux-mêmes.

Ils paraissent et disparaissent parfois seuls; d'autres fois ils durent pendant longtemps, quelquefois pendant toute la vie. Dans ces cas on peut assurer qu'ils étaient déterminés par une affection tout à fait au-dessus des ressources de l'art.

Lorsqu'on veut tenter de les faire disparaître, il faut donc, d'après tout ce que j'ai dit, combattre l'affection initiale.

Étiologie. — Les affections de l'oreille, beaucoup plus communes qu'on ne le pense généralement, naissent à la suite de causes fort nombreuses qui sont prédisposantes ou déterminantes. Parmi les premières, on remarque les saisons, les climats, le tempérament, l'âge, l'hérédité, le sexe, les professions, les fièvres graves, la goutte, la syphilis, le rhumatisme.

Parmi les deuxièmes on doit citer le froid sec ou humide agissant localement, les coups, les chutes, les plaies, les parasites. Les fièvres produisent une inflammation de la muqueuse naso-pharyngienne, pouvant s'étendre jusqu'à l'intérieur de la caisse du tympan et gagner l'oreille interne ou le cerveau.

Saisons. — L'influence des saisons sur la fréquence des maladies de l'oreille est très-évidente. Ainsi pendant l'hiver, l'automne et le printemps, les surdités sont beaucoup plus fréquentes que pendant l'été; et celles qui existent sont aggravées par suite de refroidissements auxquels l'organe est exposé.

Climat. — C'est ainsi que dans tous les pays froids et humides, comme l'Angleterre, la Belgique, la Hollande, il y a une grande quantité de sourds; tandis qu'en Espagne et dans les pays chauds le nombre en est beaucoup moins considérable.

Tempérament. — Les tempéraments exercent une grande influence sur la fréquence, la gravité et la durée des affections de l'oreille. C'est pourquoi on voit fréquemment dans le jeune âge, où l'on remarque si souvent le tempérament lymphatique à des degrés divers, des suppurations de l'oreille et des destructions plus ou moins complètes d'une partie de l'organe, le tympan par exemple.

Le tempérament sanguin est celui qui, après le tempérament lymphatique, prédispose le plus aux affections auriculaires. Mais au lieu d'être la cause de surdités pendant le jeune âge, c'est pendant l'âge adulte ou la vieillesse qu'on les remarque.

Après le tempérament sanguin vient le tempérament nerveux souvent allié au tempérament lymphatique. Les surdités qu'il amène d'une manière plus ou moins directe deviennent de moins en moins communes, à mesure que l'étude de l'anatomie pathologique diminue le nombre des surdités nerveuses.

Age. — L'âge exerce une influence fâcheuse sur les nerfs acoustiques comme sur tout l'organisme.

A mesure que nous avançons vers le but final, notre constitution s'affaiblit, nos facultés se ralentissent, nos sens s'émoussent à ce point que le plus ordinairement, dans l'extrême vieillesse, notre corps, luttant inutilement contre l'âge qui l'accable, se traîne jusqu'au dernier moment d'une manière presque automatique.

Le sens de l'ouïe, à cette époque de la vie, est souvent plus émoussé que les autres, parce qu'il est très-exposé aux agents extérieurs et que ses maladies, lorsqu'elles ne sont pas douloureuses, sont trop longtemps négligées.

Hérédité. — L'hérédité est une cause puissante de surdité ou de surdi-mutité. On voit des familles dans lesquelles l'ouïe est naturellement faible et qui sont prédisposées à la surdité.

Dans d'autres, les personnes deviennent sourdes à un certain âge, comme par exemple entre vingt et trente ans, sans que la moindre douleur, le moindre bourdonnement, aient annoncé l'invasion de l'état morbide. Le plus souvent une des oreilles devient paresseuse, est frappée de paralysie et l'autre suit tôt ou tard les mêmes phases.

Quand une seule oreille est frappée de surdité, la personne affectée s'en aperçoit par hasard lorsque, par exemple, on lui parle à voix basse de ce côté.

La surdi-mutité se rencontre très-souvent aussi dans une même famille sans qu'on puisse dire comment elle est venue.

Il est curieux de remarquer que, jusqu'à présent, on n'a pas vu un seul exemple d'enfant sourd-muet, né de parents sourds-muets.

Sexe. — Le sexe exerce une influence en rapport avec les exigences sociales. C'est ainsi que l'homme, plus exposé par tempérament et par profession aux influences extérieures, est plus souvent atteint que la femme.

Professions. — Les professions exercent sur l'audition une influence variable. Toutes celles qui soumettent l'homme à des variations brusques de température, à des ébranlements énergiques, l'exposent à contracter des affections auriculaires.

Il n'est donc pas étonnant de voir les cochers, par exemple, les artilleurs, les ouvriers travaillant dans les ateliers de machines, être frappés de surdité : les premiers par suite d'une otite contractée par le froid ; les seconds par suite d'une rupture de tympan ou d'un ébranlement considérable émoussant peu à peu la sensibilité du nerf.

Les gens ayant une grande contention d'esprit, comme les banquiers, les hommes de bureau, sont exposés à devenir sourds dans leur vieillesse par suite de la congestion sanguine de l'encéphale et des organes environnants.

Causes déterminantes. — Le froid appliqué localement, ou ayant agi sur tout l'organisme, détermine des inflammations vives de l'oreille, comme par exemple des otites catarrhales, ou des otites rhumatismales.

Celles-ci sont très-douloureuses, très-graves et causent souvent une surdité complète ou fort avancée dans un laps de temps fort court.

Causes traumatiques. — Les coups, les chutes, les plaies, troublent la fonctionnalité de l'organe de l'ouïe en produisant une congestion, une apoplexie ou un épanchement de sang dans une des parties des oreilles moyenne ou interne, ou bien en amenant des solutions de continuité fort graves, comme la fracture du rocher, par exemple.

L'énumération de ces causes suffit seule pour en montrer la gravité extrême dans certains cas.

La syphilis paraît affecter le sens de l'ouïe beaucoup moins souvent qu'on aurait pu le supposer. Les surdités qu'elle détermine sont dues à des inflammations de la muqueuse naso-pharyngienne, et produisent des lésions graves lorsqu'elles ne sont pas traitées convenablement.

La goutte, d'après Itard et Triquet, peut causer la surdité par suite de la perforation du tympan et de la chute des osselets moins l'étrier. Généralement la perforation est petite, centrale, et donne passage aux osselets couverts de concrétions tophacées.

Diathèse tuberculeuse. — La diathèse tuberculeuse détermine parfois des écoulements de l'oreille qu'on a attribués à des fontes purulentes de matière tuberculeuse renfermée dans une partie du temporal. Cependant, il n'y a pas encore un assez grand nombre de faits bien constatés pour juger la question.

Les parasites causent des excitations qui agissent désavantageusement, par action réflexe, sur les nerfs de l'oreille, et déterminent une surdité qu'on fait disparaître facilement en détruisant la cause.

Itard cite des exemples curieux comme celui d'une jeune fille sourde, tourmentée aussi par une démangeaison dans le nez, et qui guérit après avoir expulsé un grand nombre de lombrics.

Diagnostic. — Le diagnostic des maladies de l'oreille a acquis une grande importance depuis les travaux récents d'otologie. On a compris combien les instruments, les appareils, les méthodes employés auparavant, étaient inférieurs à tout ce que nous possédons aujourd'hui. Cependant, malgré toutes les recherches nouvelles, il est impossible d'explorer convenablement l'oreille interne.

Nous verrons que par la perception crânienne, et divers symptômes physiologiques, on peut acquérir parfois des données précieuses pour poser un diagnostic.

Pour explorer l'organe de l'ouïe, on a besoin d'instruments ou d'appareils variés dont on doit apprendre le maniement. Il faut s'exercer à voir les parties normales, à en connaître les divers aspects avant de se livrer à l'étude clinique des malades.

Continuant à observer ici un ordre logique que j'ai suivi dans la description anatomique de l'organe de l'ouïe, je diviserai mon sujet en quatre parties, puis j'entrerai dans quelques considérations sur l'exploitation de l'oreille, sur l'aspect des parties normales.

Première partie. — Dans la première partie, je parlerai des instruments ou appareils destinés à l'exploration de l'oreille externe, c'est-à-dire des spéculums et des appareils à éclairage, en vous en faisant connaître les avantages et les inconvénients.

Deuxième partie. — Dans la deuxième partie, je vous parlerai des instruments et des procédés employés pour en faciliter l'emploi pendant l'exploration de l'oreille moyenne.

Troisième partie. — La troisième partie comprendra l'auscultation de l'oreille moyenne et les perceptions crânienne et auditive.

Quatrième partie. — Dans le quatrième chapitre, je décrirai l'état normal des parties de l'oreille externe de la région naso-pharyngienne, et je vous indiquerai la marche à suivre dans l'examen d'un malade affecté de surdité.

Première partie. — *Du spéculum.* — L'invention du spéculum, d'après quelques indications assez vagues, paraît remonter à une époque très-éloignée; mais c'est seulement vers le commencement du quatorzième siècle, qu'on peut lire certaines descriptions assez nettes de cet instrument.

Vers 1580, Fabrice de Hilden imagina un instrument dont il parle assez longuement et qu'il paraît avoir employé d'une manière méthodique et rationnelle. Cependant cet instrument présentait de nombreuses imperfections. Il n'en a pas moins été instructif en servant de modèle aux praticiens qui en ont fait construire depuis.

L'instrument de Fabrice a été décrit dans un mémoire couronné en 1763 par l'Académie nationale de médecine.

Je n'entreprendrai pas de vous représenter tous les spéculums connus; je me contenterai de les diviser en quatre genres, d'en décrire quelques espèces, et d'établir entre eux un parallèle, de manière à en faire mieux ressortir les avantages et les inconvénients.

Il existe quatre genres de spéculums :

1er GENRE	....	Les spéculums bivalves.
2e	—	Les spéculums pleins.
3e	—	Les spéculums trivalves.
4e	—	Les spéculums pneumatiques.

Spéculums bivalves. — On peut les diviser en deux espèces, savoir :

Première espèce, spéculums bivalves à branches.

Seconde espèce, spéculums bivalves sans branches.

Dans la première espèce, on place les spéculums de Fabrice de Hilden, d'Itard, de Kramer, de Blanchet, de Garrigou-Désarènes, de C. Miot. Dans la seconde espèce, les spéculums de Bonnafont, Garrigou-Désarènes, C. Miot.

Spéculum de Fabrice de Hilden. — Il se compose de deux valves assez longues, grosses, épaisses, formant par leur réunion un tronc de cône allongé. Elles sont supportées par des branches de forme pyramidale assez massives, et formant avec celles-ci une obliquité assez faible. Itard, le premier, le modifia beaucoup en faisant aplatir le tronc de cône formé par les valves et mettre des branches plus légères, mais trop courtes et dépourvues d'obliquité. Ce spéculum, bien que plus léger, plus élégant, présente des valves trop larges.

D'après l'idée de Kramer, on a rétréci les valves pour leur faire franchir facilement le méat auditif dans la plupart des cas. Cependant les branches du spéculum de Kramer sont trop courtes et n'ont pas l'obliquité nécessaire.

Je ne sais pas si je dois signaler une modification faite à plaisir par Triquet. Elle consiste dans l'adaptation, à l'extrémité libre des branches, d'une règle graduée en millimètres et destinée à mesurer l'écartement des valves et par suite la largeur du conduit. Ce perfectionnement, si c'en est un, ne me paraît d'aucune utilité.

Blanchet a imaginé un spéculum comparable à un cône dont la base serait brusquement évasée. Les branches sont trop courtes et perpendiculaires aux valves. La forme conique des valves facilite l'introduction de l'instrument dans le conduit, mais rend celui-ci plus difficile à maintenir en place lorsqu'on en écarte les valves.

Spéculum du docteur Garrigou-Désarènes. — Ce spéculum, dont l'écartement des valves est limité, est muni d'un écran percé d'un trou central. Cet écran placé en regard du pavillon de l'instrument est destiné à laisser passer seulement les rayons lumineux qui doivent éclairer les parties profondes du conduit auditif.

Les modifications apportées dans cet instrument (écartement limité et écran) me paraissent tout à fait inutiles. L'écran est inutile, parce que l'excès des rayons lumineux ne nuit pas à l'examen des parties profondes de l'oreille. Il est nuisible parce qu'il rend plus difficile le maniement des instruments dans le conduit.

Spéculum du docteur C. Miot. — La disposition et les proportions des spéculums bivalves construits jusqu'à présent me paraissant mauvaises, je crois utile d'indiquer les conditions auxquelles doit satisfaire cet instrument pour qu'il soit bien fait.

Valves. — Elles doivent présenter une étroitesse, une largeur, une longueur et une résistance suffisantes.

Trop étroites, elles n'éloignent pas assez l'une de l'autre les surfaces de la portion fibro-cartilagineuse du conduit.

Trop larges, elles ne peuvent pas être introduites dans les conduits un peu étroits, ou être écartées suffisamment l'une de l'autre ; leur écartement exagéré causant de la douleur au malade.

Trop courtes, elles ne redressent pas assez la portion extensible du conduit.

Trop longues, elles deviennent incommodes, puisqu'il est souvent inutile d'introduire le spéculum à une grande profondeur pour maintenir les parois assez redressées et écartées. Du reste, si l'on enfonçait beaucoup l'instrument, on irait heurter la partie osseuse, inextensible, du conduit, et l'on déterminerait des douleurs inutiles.

Les valves doivent être assez résistantes sans présenter trop d'épaisseur, parce qu'elles diminuent d'autant le calibre du conduit. Leur surface intérieure doit être polie, très-brillante, parce qu'elle agit comme un miroir réflecteur. Alors les rayons qui tombent sur elle sont réfléchis et augmentent l'éclairage. Cette surface ne doit être dépolie, ou recouverte d'un vernis, que dans le cas où les rayons de la source lumineuse sont très-intenses, comme ceux du soleil, par exemple. Réunies, les valves doivent former un cylindre aplati sur les côtés, et non pas un cône, parce qu'elles ressortent du conduit lorsqu'on les écarte l'une de l'autre.

Branches. — Elles doivent être rigides, résistantes, sans être trop grosses, fortement coudées et obliques par rapport à l'axe longitudinal des valves.

Il est à remarquer que la plupart des spéculums bivalves ont des branches perpendiculaires ou peu obliques et courtes. Avec cette disposition, elles se trouvent trop rapprochées de la tête du malade et gênent la main qui applique l'instrument.

Ces généralités posées, il me reste à vous décrire mon otoscope (fig. 3), dont le dernier modèle, que j'emploie exclusivement à tout autre, a été construit dans les ateliers de M. Galante.

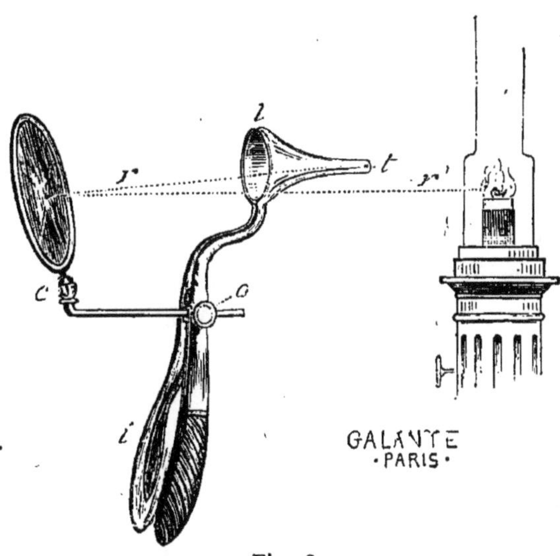

Fig. 3.

Il se compose de deux parties bien distinctes :

1° d'un spéculum de forme spéciale T*l*; 2° d'un miroir concave R de 12 centimètres de foyer fixé aux branches du speculum.

Le spéculum est bivalve. Chacune des valves se compose d'une partie rétrécie T, à surface intérieure brillante, et d'une autre très-évasée *l* à surface intérieure noircie ou dépolie.

Les deux branches *i*, supportant les valves, sont articulées : L'une d'elles est percée d'un trou dans lequel est maintenu, au moyen d'une vis *o*, une tige munie d'une genouillère *c*, permettant à un miroir réflecteur concave R qu'elle supporte, de s'incliner dans toutes les directions.

Le miroir a un certain diamètre et un certain foyer, de manière à utiliser tous les rayons réfléchis et à pouvoir faire correspondre approximativement ce foyer aux parties que l'on veut éclairer. On y parvient facilement en faisant glisser la tige qui soutient le miroir.

Cet appareil présente les avantages suivants :

1° Il est plus simple, plus léger, plus portatif, moins coûteux, d'un maniement plus facile que les appareils connus;

2° La lumière réfléchie qu'il donne est excellente ;

3° Avec une source lumineuse même assez faible, il permet de bien voir l'oreille externe.

Mode d'emploi. — Lorsqu'on veut examiner le conduit auditif externe gauche, par exemple, on fait asseoir le malade de manière à ce qu'il tourne le dos à la lampe préalablement placée à la hauteur de sa tête, qui doit être légèrement penchée et tournée à droite, c'est-à-dire du côté opposé au médecin. On saisit le pavillon avec la main droite, on le porte en dehors en haut et en arrière, puis, tenant dans la main gauche l'instrument, on l'introduit dans le méat. Aussitôt qu'il a pénétré suffisamment, on laisse le pavillon et l'on incline le miroir avec la main droite devenue libre, de manière à diriger les rayons lumineux dans le conduit. On écarte alors un peu les valves du spéculum pour voir si elles ont pénétré assez avant et si elles sont dans une position convenable ; si elles sont bien placées, on en exagère l'écartement qui permet à l'observateur de distinguer la surface du conduit et celle du tympan.

Veut-on examiner l'oreille droite, on place le malade de manière à ce qu'il regarde la lampe et que sa tête légèrement penchée soit tournée un peu à droite, c'est-à-dire du côté du médecin.

Pour l'examen des deux oreilles, le médecin doit être assis à côté du malade. Cet examen peut cependant se faire le malade et le médecin étant debout, pourvu que la lampe soit toujours à la hauteur voulue.

Modes d'emploi des spéculums bivalves à branches en général. — L'application du spéculum, sans être difficile, exige une certaine habitude que l'on acquiert par la pratique.

Fabrice de Hilden avait compris qu'il était important de prescrire quelques règles auxquelles Kramer et Ménière en ont ajouté d'autres.

Pour appliquer convenablement le spéculum, on tire le pavillon de l'oreille en dehors et un peu en arrière de manière à diminuer ou à faire disparaître la courbure de la portion fibro-cartilagineuse du conduit. Les sinuosités de ce canal ayant été ainsi diminuées, on prend le spéculum avec la main restée libre, on l'introduit doucement dans l'oreille en ayant soin de faire correspondre chaque valve de l'instrument aux parois antérieure et postérieure. Ensuite on pousse lentement l'instrument de peur d'aller heurter la portion osseuse. Ménière dit que quelquefois, le conduit étant très-large, l'instrument pénètre dans la partie osseuse, s'y arc-boute et rend plus facile le redressement du conduit.

Ce fait est rare, parce que le contact d'un spéculum bivalve dans la portion osseuse est toujours douloureux, à plus forte raison quand on écarte les valves.

Lorsque l'instrument a été introduit à une certaine profondeur, il ne reste plus qu'à presser graduellement sur les branches ; alors les valves s'écartent peu à peu et dilatent à mesure la portion extensible du conduit auquel on donne toute la largeur possible. Cet élargissement obtenu, il suffit d'employer un éclairage convenable pour voir tous les détails que présente l'oreille externe et le tympan.

Il est des cas où, malgré la largeur du conduit, les parois osseuses fortement incurvées rendent très-difficile et même impossible l'examen complet du tympan et des parties qui l'avoisinent. Quelquefois vous ferez disparaître cette difficulté en portant le pavillon de l'instrument en haut pour voir les parties inférieures, en bas pour voir les parties supérieures.

Dans certains cas, le conduit étant étroit et ses parois très-incurvées, il sera impossible de voir une grande partie de la membrane. Mais comme on pourra toujours distinguer le manche du marteau et les parties correspondantes du tympan, il sera possible de juger du degré de concavité de la membrane, de sa couleur, ainsi que de l'étendue et de la forme du triangle lumineux.

Dans d'autres cas, assez rares du reste, la portion fibro-cartilagineuse du conduit, aplatie d'avant en arrière et rigide, ne peut pas être écartée sans douleur. Il est donc nécessaire d'agir doucement et de se contenter d'un léger élargissement ; car avec un éclairage convenable et un examen minutieux, attentif, vous ne tarderez pas à voir, dans la première séance ou après quelques tentatives, des détails que vous n'aviez pas aperçus tout d'abord.

Lorsque des pellicules ou des masses de cérumen deviennent un obstacle à la vision, il faut les enlever soit avec une pince coudée comme celle que vous voyez (fig. 4), soit avec le stylet explorateur, garni à son extrémité libre d'une mince couche de coton, soit au moyen d'une irrigation d'eau tiède.

Des spéculums bivalves sans branches. — Le premier instrument de ce genre a été inventé par le docteur Bonnafont qui a indiqué en détail ses avantages.

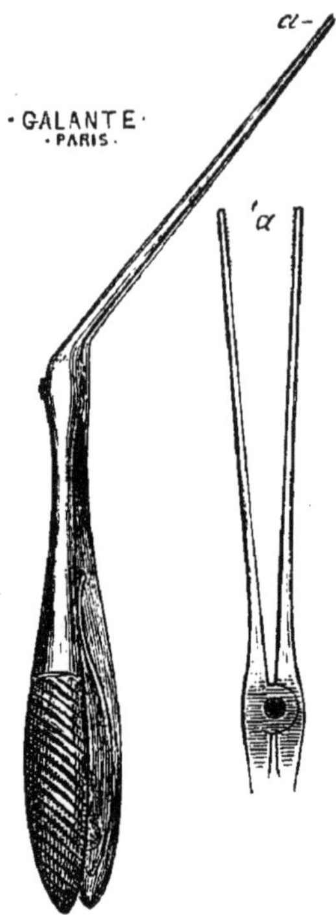

Fig. 4.

Il se compose, comme vous voyez, de deux valves longues, déprimées à leur partie moyenne où elles sont articulées étroites à leur extrémité auriculaire. Une vis de pression traversant un arc métallique écarte ou rapproche les deux valves par un mouvement de bascule.

D'après l'auteur (1), il a sur le spéculum d'Itard les avantages suivants :

1° Il est plus petit, plus léger et d'une introduction plus facile dans le conduit auditif ;

2° Il tient seul dans le conduit, lorsqu'il a été suffisamment

(1) Bonnafont, *Traité théor. des maladies de l'oreille et de l'audition.* Paris, 1860.

dilaté par la pression et peut suivre ainsi tous les mouvements de la tête du malade, sans occasionner aucune douleur comme cela a lieu avec le spéculum à branches;

3° En tenant seul dans l'oreille, il donne la liberté aux deux mains de l'opérateur, et rend ainsi beaucoup plus faciles des opérations qu'il peut être urgent de pratiquer dans les conduits auditifs.

Spéculum du docteur Garrigou-Désarènes. — Cet instrument se compose de deux valves convexes, ayant chacune une branche courte et légère. L'une d'elles est percée d'un trou dont une partie des bords butte contre les crans de la crémaillère qui le traverse. Cette crémaillère étant fixée à l'autre tige, cet écartement mécanique a l'inconvénient de ne pas donner toujours l'organe de toute la largeur du conduit.

Spéculum du docteur Camille Miot (fig. 5). — Il se compose de deux valves A et B munies de tiges très-petites qui sont réunies entre elles au moyen d'une charnière C.

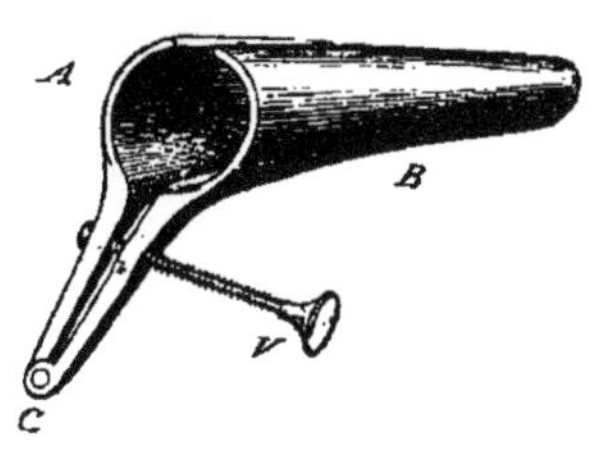

Fig. 5.

Les tiges sont traversées par une vis V, qui est fixée à l'une d'elles et se meut dans le pas de vis dont est percée l'autre. Les valves s'écartent en pressant les parois du conduit sur une grande surface et ne causent pas de douleurs.

SPÉCULUMS PLEINS.

Ces instruments ne diffèrent entre eux que par leur forme générale qui peut être ovale, cylindrique ou conique et dont la section est ovale ou circulaire. Ils présentent à peu près les mêmes avantages et les mêmes inconvénients.

La matière différente qu'on emploie pour leur construction (corne, ivoire, argent, maillechort, caoutchouc durci, verre), est à peu près indifférente.

Le premier spéculum plein, qui paraît avoir été imaginé par Neubourg, est un simple entonnoir de corne. Depuis cette époque, plusieurs médecins en ont fait construire qui portent leur nom. Je citerai ceux de Wilde, de Grubert, de Toynbee, de Politzer, qui diffèrent peu les uns des autres.

Celui de Politzer est en caoutchouc durci. Il représente les formes combinées du spéculum de Wilde et de Toynbee, est le plus commode de tous et a été presque généralement adopté en Allemagne et en Angleterre, avec cette différence qu'on le préfère en métal parce qu'il est plus durable et qu'on le nettoie plus facilement.

Le spéculum plein doit donc avoir la forme de celui de *Politzer*, il doit être léger, avoir des parois minces, mais résistantes, et une extrémité auriculaire taillée à bords mousses et arrondis.

Tout dernièrement j'ai employé des spéculums pleins en verre (fig. 6). Ils sont très-légers, inattaquables par les caustiques, très-peu coûteux ; mais ils ont l'inconvénient d'avoir des parois un peu trop épaisses.

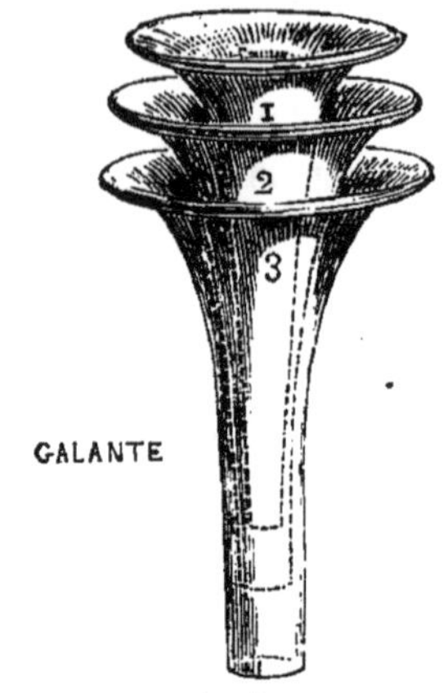

Fig. 6.

Mode d'emploi. — D'après le professeur Troeltsch, « on introduit le spéculum plein, par un léger mouvement de rotation, pendant que le pavillon est tiré en arrière et en haut, pour donner au conduit une direction rectiligne.

Si le spéculum est arrivé à une profondeur suffisante, on en soutient le bord inférieur avec le pouce, pendant que le pavillon est maintenu entre l'index et le médius, de cette façon, on peut mouvoir le tube dans différentes directions pour examiner complétement la membrane du tympan, et le conduit auditif sur toutes leurs faces et leurs bords. La faute la plus commune qu'on commet dans cet examen, c'est qu'on n'introduit pas assez profondément l'entonnoir, et qu'on ne tire pas suffisamment le conduit auditif en haut, de cette façon on ne peut voir que la paroi du conduit auditif, ou tout au plus la partie supéro-postérieure du tympan (1).

(1) Troeltsch, *Maladies de l'oreille ;* trad. par le docteur Sengel de Forbach. Paris, 1864.

PARALLÈLE ENTRE LES SPÉCULUMS BIVALVES

A BRANCHES, BIVALVES SANS BRANCHES, PLEINS.

Pendant longtemps le spéculum bivalve fut employé presque exclusivement. Depuis quelques années il cède le pas au spéculum plein, généralement employé en Allemagne et en Angleterre. Je crois donc utile de comparer entre eux ces trois genres de spéculums et d'en indiquer les avantages et les inconvénients.

Le spéculum bivalve dilate parfaitement la portion fibro-cartilagineuse du conduit auditif; laisse aux rayons lumineux, aux rayons visuels et aux instruments une voie beaucoup plus large ; il en résulte une vue d'ensemble parfaite, et une introduction plus facile des instruments qui servent à faire les pansements ou les opérations. On peut écarter les valves proportionnellement à la largeur du conduit.

On leur a adressé différents reproches qui me paraissent plus spécieux que réels.

On a dit :

1° Que les spéculums bivalves sont d'une introduction plus douloureuse que les spéculums pleins.

En effet, on fait naître une douleur variable si l'on écarte les valves brusquement, après les avoir introduites dans le conduit. Mais si l'on a soin de leur imprimer un mouvement moelleux, progressif, l'écartement se fait sans douleur.

Quand même il y aurait une douleur légère, elle est insignifiante, en comparaison des avantages réels que présente cet instrument sur tous les autres.

Le spéculum bivalve sans branches, presque aussi facile à introduire que le spéculum à branches, cause plus facilement de la douleur lorsqu'on en écarte les valves.

On le conçoit sans peine, car la main qui tient l'instrument n'a pas une sensation bien nette, puisque l'écartement des valves se fait au moyen d'une force rigide. Mais comme la force agit d'une manière progressive, le malade éprouve une douleur croissante qu'il est facile de faire disparaître avant qu'elle soit devenue très-vive.

2° Lorsque l'instrument est ouvert, des pellicules épidermiques, des parcelles de cérumen, en se plaçant entre ses valves, deviennent un obstacle insignifiant à l'examen du fond de l'oreille externe. On enlève très-facilement ces corps étrangers avec une petite pince ou une petite tige coudée très-peu garnie de coton.

Les poils, lorsqu'ils sont en grand nombre, sont les seuls obstacles rendant parfois l'examen impossible. Cependant il suffit presque toujours de prendre une tige coudée, garnie de coton, et trempée dans la glycérine, de l'introduire dans le conduit et de lui faire exécuter des mouvements de rotation. De cette manière la plus grande partie des poils adhérant aux parois du conduit ou étant repoussés vers elles permettent de faire un examen suffisant.

Vous avez vous-mêmes, Messieurs, rencontré des cas semblables à ma clinique, et vous avez vu que l'on a pu examiner ces malades, malgré la grande quantité de poils implantés à la surface du conduit.

3° Le spéculum bivalve exige l'emploi d'une main. Cette objection est naïve, tant elle est vraie. Mais il est excessivement rare que l'on ait besoin des deux mains, et, dans le cours de votre pratique, il est probable que vous ne rencontrerez pas de cas semblables.

Si l'on veut laisser les deux mains libres, on se sert d'un spéculum bivalve sans branches; leurs avantages étant à peu près les mêmes que ceux des spéculums pleins.

Cependant le spéculum du docteur Bonnafont, présentant à son milieu un rétrécissement invariable, me paraît inférieur aux deux autres.

On doit ajouter que ces derniers instruments, tenant seuls dans le conduit, lui restent moins parallèles, et qu'il n'est pas très-facile d'en varier l'obliquité lorsqu'on veut examiner les différentes surfaces du conduit. Leur application est plus longue que celle des spéculums bivalves.

Spéculum pleins. — Pour que leur introduction soit facile, il faut ordinairement que leur diamètre soit assez inférieur à celui du conduit, il en résulte que l'on perd volontairement un grand espace.

Si le spéculum a un diamètre égal à celui du conduit, on

l'introduit avec facilité lorsque le canal est peu tortueux, peu sensible et a des parois souples.

Il arrive assez souvent que l'on pousse le spéculum jusque dans la portion osseuse, il en résulte une douleur au moins égale à celle que produit l'application brusque d'un spéculum bivalve.

Lorsque la portion fibro-cartilagineuse est résistante, rigide et qu'il existe un rétrécissement marqué en forme de fente, on ne peut introduire qu'un spéculum d'un petit calibre, ce qui fait perdre un espace considérable.

Si l'on veut employer un spéculum plein un peu trop gros, on refoule la partie rétrécie, et le rétrécissement est exagéré.

Si l'on prend alors un spéculum bivalve, on l'insinue facilement à travers le rétrécissement et, en, écartant mollement, progressivement ses valves, on obtient un écartement plus considérable que celui qui a été obtenu avec le spéculum plein.

Lorsqu'il existe des pellicules et des parcelles de cérumen, elles fuient devant l'instrument et forment à son extrémité auriculaire un anneau d'autant plus saillant qu'il y a plus de matières étrangères, et qu'on les refoule plus profondément. Il en résulte un rétrécissement variable que l'on fait disparaître, il est vrai, de la même manière que dans le cas où l'on emploie le spéculum bivalve, mais avec moins de facilité.

Lorsqu'il existe un feutrage formé par des poils, le spéculum plein offre un avantage réel sur tous les autres; c'est le seul qu'on puisse vraiment lui reconnaître.

Mais cette grande quantité de poils s'opposant à un examen sérieux se rencontre rarement.

Le spéculum plein de même que le spéculum bivalve sans branches peut aussi être employé lorsqu'on désire montrer, sans fatigue, un malade à un grand nombre de personnes.

De tout ce qui précède vous voyez, Messieurs, qu'on doit préférer le spéculum bivalve à branches : vous avez tous reconnu les avantages du spéculum otoscope.

Lorsque le conduit est assez large, vous pouvez employer le spéculum plein en verre fabriqué dans les ateliers de M. Galante, il est commode et d'un prix très-minime; mais ses parois sont trop épaisses.

Spéculum trivalve. — Il a été inventé et fabriqué en Angleterre, mais il est peu connu et a été abandonné.

Je vous en ai parlé pour mémoire seulement.

Spéculum pneumatique (fig. 7). — Le spéculum pneumatique, inventé en 1864 par un praticien ingénieux, M. le docteur

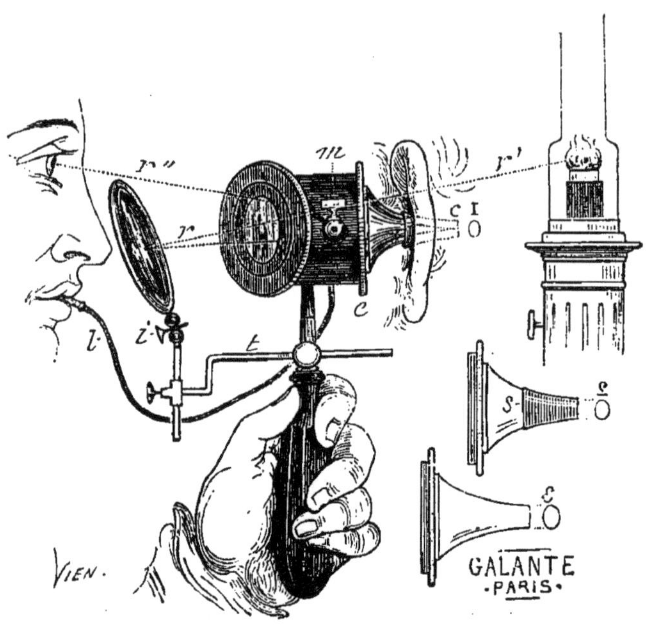

Fig. 7.

Siégle de Stuttgard, est destiné à faire varier la pression exercée sur la face extérieure du tympan.

Il se compose d'un cylindre dont une extrémité coupée perpendiculairement est munie d'un tube spéculum et dont l'extrémité opposée taillée obliquement est hermétiquement fermée au moyen d'un disque en verre.

Sur les parois latérales du cylindre, on remarque un tube creux auquel est fixé un tube en caoutchouc servant au passage de l'air. J'ai modifié cet appareil de la manière suivante. Le tube spéculum a été transformé en un tronc de cône réfléchissant dans le conduit une quantité plus grande de rayons lumineux.

L'ajutage auquel est fixé le tube L a été muni d'un robinet destiné à établir ou à intercepter toute communication entre l'intérieur de l'appareil et l'air extérieur.

Le disque en verre a été enchâssé dans un anneau portant un pas de vis et pouvant être vissé ou dévissé à volonté. Cette disposition permet de transformer le spéculum pneumatique en un excellent otoscope laissant le passage libre aux instruments. Au tube tronc de cône M on a fixé un manche supportant un miroir en verre argenté R.

Mode d'emploi. — Avant d'appliquer l'appareil, on revêt le tube spéculum d'un manchon en caoutchouc S de manière à rendre plus complète l'occlusion du conduit auditif.

Parfois il n'est pas nécessaire de se servir du revêtement en caoutchouc, qui rend cette partie de l'instrument, plus volumineuse et moins glissante. Pour bien se rendre compte des mouvements qui se passent lorsqu'on soumet le tympan à des pressions variables au moyen du spéculum pneumatique, on peut faire l'expérience suivante : on prépare une oreille d'homme de manière à enlever la plus grande partie de la paroi supérieure de la caisse afin de pouvoir examiner les mouvements de la chaîne des osselets produits par les mouvements du tympan. On enlève la plus grande partie des canaux demi-circulaires, et l'on ouvre le vestibule de manière à ne léser ni la base de l'étrier ni la fenêtre ovale.

Voyons ce qui se passe à l'état normal, puis à l'état pathologique.

Lorsqu'on refoule de l'air dans le conduit auditif externe, la membrane du tympan se porte vers l'intérieur de la caisse. En même temps le manche du marteau se porte en dedans et légèrement en arrière ; la tête du marteau se porte en dehors, c'est-à-dire s'applique contre la partie de la paroi externe correspondante de la caisse. La tête de l'enclume suivant les mouvements de la tête du marteau, la grande branche se porte en dedans, exerce une pression sur le sommet de l'étrier dont la base pénètre dans la fenêtre ovale.

Cependant l'extrémité postéro-inférieure de la base de l'étrier paraît saillir très-légèrement plus du côté du vestibule que son extrémité antéro-supérieure.

Lorsqu'on aspire l'air renfermé dans le conduit auditif externe, la membrane du tympan se porte en dehors ; le manche du marteau se porte en dehors, et un peu en avant.

La tête du marteau se portant en dedans, c'est-à-dire vers la paroi interne de la caisse, la tête de l'enclume exécute le même mouvement. Sa grande branche se porte en dehors, attire la base de l'étrier et tend à la faire sortir de la fenêtre ovale, l'extrémité postéro-inférieure un peu plus que l'extrémité antéro-supérieure.

Les mouvements du marteau, se faisant de dehors en dedans ou de dedans en dehors, sont beaucoup plus difficiles à constater que s'ils avaient lieu d'avant en arrière.

Après avoir introduit l'instrument dans le conduit et en avoir suffisamment éclairé l'intérieur au moyen du miroir réflecteur, si l'on veut augmenter la pression sur la surface extérieure du tympan, on place dans la bouche l'extrémité libre du tube en caoutchouc, puis on insuffle lentement, dans l'appareil, une certaine quantité d'air. Celui-ci se répand dans le conduit et exerce sur le tympan une pression proportionnelle à la quantité d'air insufflé. A mesure que la pression augmente, la concavité du tympan s'exagère ; et l'on voit le manche du marteau, exécutant un double mouvement, se porter en dedans et un peu en arrière. Pendant ce mouvement, on voit la partie du tympan comprise entre la partie supérieure du conduit et l'apophyse externe exécuter des mouvements indiquant une mobilité du col du marteau et de la tête de cet os.

Cette mobilité, facile à constater dans l'état physiologique, acquiert une grande importance parce qu'elle indique un état normal dans les mouvements de l'articulation du marteau et de l'enclume.

Il est important de bien distinguer les mouvements de cette partie de la membrane afin de ne pas les confondre avec une espèce de tremblement de cette partie désignée et du manche du marteau rendu immobile par suite d'ankylose ou d'une cause quelconque. Lorsque la membrane du tympan et l'articulation du marteau et de l'enclume ont une mobilité physiologique, toute la membrane est ébranlée et entraîne le manche du marteau.

Mais comme le tympan, à cause de son élasticité, peut avoir des mouvements plus étendus que ceux du manche du marteau, il est porté plus facilement vers la paroi interne de la caisse lorsqu'on refoule de l'air dans le conduit. Il en résulte que des détails nouveaux apparaissent à la surface de la membrane.

Par conséquent si le tympan est projeté un peu vers l'intérieur de la caisse, par suite d'un état pathologique, on pourra distinguer certaines parties peu visibles, en refoulant l'air dans l'oreille externe.

Lorsqu'on aspire l'air renfermé dans le conduit auditif, le tympan bombe d'autant plus en dehors que l'aspiration est plus énergique.

Il arrive un moment où le manche du marteau s'arrête et où le tympan fort élastique forme deux saillies séparées l'une de l'autre par un sillon dans lequel est placé le manche du marteau.

Pour que cet allongement exagéré de la membrane ait lieu, il faut qu'elle ait subi des modifications pathologiques. Le plus souvent la partie antérieure du tympan bombe très-peu, tandis que la partie postérieure forme du côté du conduit auditif une saillie dont le volume est proportionnel, jusqu'à un certain degré, à la force d'aspiration.

Les cas dans lesquels on exagère la convexité sont rares.

Lorsque la membrane a contracté des adhérences avec les parties voisines, il existe ordinairement des méplats ou des dépressions d'autant plus visibles que les aspirations sont plus énergiques.

Pour avoir des idées précises sur l'étendue des adhérences, il est important de faire exécuter alternativement à la membrane des mouvements rapides ou lents pour établir un terme de comparaison et tâcher d'acquérir des notions plus précises. Lorsque le tympan adhère à la paroi interne de la caisse, il existe une dépression considérable dont certaines adhérences non soudées se portent en dehors lorsqu'on aspire l'air renfermé dans le conduit, et l'on voit, par des alternatives de refoulement et d'aspiration de l'air, des parties en apparence immobiles exécuter de petits mouvements. A ce moment la partie déprimée est représentee par des parties linéaires immobiles et par d'autres très-limitées exécutant des mouvements autant que les adhérences voisines les leur permettent.

Pendant ce temps les taches lumineuses quand elles existent se modifient ou apparaissent pour disparaître lorsque la pression a cessé d'agir. La formation de ces taches lumineuses tient aux courbures différentes de la membrane du tympan.

Pendant que l'aspiration de l'air fait bomber légèrement les points mobiles de la partie déprimée, le reste de la membrane se porte d'autant plus en dehors que les parties adhérentes sont moins étendues, et exécute des mouvements de va-et-vient en rapport avec la pression exercée. Lorsque le tympan devient très-concave par suite d'obstruction de la trompe, il touche la branche de l'enclume dans une étendue variable, et même le sommet de l'étrier.

Ces osselets se dessinent sous la forme de lignes blanchâtres et épaisses à la surface de la membrane.

Pour savoir s'il existe des adhérences établies entre toutes ces parties, on emploie le spéculum pneumatique et l'on observe que, toutes les fois qu'il n'y a aucun point d'union entre la membrane et les osselets, les lignes disparaissent pendant les mouvements d'aspiration.

Mais comme il existe une tension de l'articulation du marteau et de l'enclume et une rétraction du muscle interne du marteau lorsque l'affection est un peu ancienne, le tympan revient à sa position vicieuse dès que l'aspiration a cessé d'agir.

Si, malgré les aspirations, les lignes blanches ne disparaissent pas, il existe des adhérences. Malgré l'existence de celles-ci on ne devrait pas porter un pronostic défavorable puisqu'on voit des malades, dont la trompe est rendue perméable, entendre à plus d'un mètre et présenter cependant des adhérences étendues de la membrane du tympan.

Le tympan présente quelquefois des perforations qui pourraient passer inaperçues si l'on ne possédait pas le moyen de faire varier la pression sur cette membrane, car, les trompes n'étant pas toujours perméables, les procédés de Valsava et de Politzer ne sont plus applicables.

Mais lorsqu'on refoule ou qu'on aspire l'air dans le conduit au moyen du spéculum pneumatique, on voit passer à travers la perforation des bulles de gaz et de liquides qui viennent éclater à la surface de la membrane et produire un bruit variable. Ce phénomène ne se produit pas lorsqu'il n'y a pas de solution de continuité du tympan.

On peut aussi différencier un tympan granuleux « pannus de Triquet » d'un polype en employant le spéculum pneumatique, bien qu'il y ait aussi d'autres moyens. Quand il existe un polype, on voit la tumeur exécuter un mouvement très-faible du côté de la caisse ou du conduit et le pus apparaître autour de la tumeur en passant à travers l'espace laissé libre entre le polype et le conduit.

Lorsqu'il existe une otite ancienne, ayant déterminé l'immobilité de la chaîne des osselets, on peut avoir des notions très-précises. En soumettant le tympan à des pressions variables, on voit le manche du marteau trembler sur place et le tympan rigide se mouvoir comme à regret. Mais peu à peu, si l'ankylose n'est pas complète, on parvient à faire exécuter quelques mouvements au manche du marteau.

Cette immobilité, ou ce peu de mobilité, tient à des modifications survenues dans les articulations de la chaîne des osselets et dans le tissu de la membrane du tympan. On constate aussi la rigidité de la membrane et des articulations dans beaucoup de surdités séniles. Parfois, la membrane, le plus souvent amincie, atrophiée à son centre, épaissie à sa périphérie, se meut avec facilité dans les parties centrales, tandis qu'elle reste immobile dans les parties périphériques où il existe une zone d'un blanc grisâtre très-légèrement bleuâtre, à surface lisse et d'aspect fibro-cartilagineux. Cette zone représente l'arc sénile.

Toutes ces modifications pathologiques sont facilement reconnues par le médecin auriste expérimenté ; elles passent inaperçues pour le médecin peu appelé à examiner les lésions auriculaires.

Le spéculum pneumatique rend donc un grand service en permettant de reconnaître ces lésions.

Il ne présente pas l'inconvénient, comme on l'a dit, de porter une atteinte grave à l'ordre fonctionnel de l'organe de l'ouïe, en ébranlant trop vivement la chaîne des osselets. Je n'ai jamais constaté qu'il eût produit une exagération de surdité chez les malades, que j'ai ainsi examinés en grand nombre.

DE L'ÉCLAIRAGE.

Lorsqu'on a introduit un spéculum dans le conduit, il est nécessaire d'en éclairer l'intérieur. On y parvient, en faisant tomber directement des faisceaux de la lumière naturelle ou artificielle en les concentrant au moyen de lentilles ou en les réfléchissant au moyen de miroirs. La première idée d'éclairage du conduit est due à Fabrice de Hilden : « Primo locum splendidum elegi, ita quidem ut radii solares in auris meatum penetrarent. »

Souvent la lumière naturelle est insuffisante, soit que le ciel soit fortement voilé par des nuages sombres, soit que l'endroit où l'on est placé soit mal éclairé.

C'est pourquoi, on a songé, comme le dit Kramer, à remplacer le soleil absent, et l'on a tout naturellement employé la lumière artificielle. Cléland (1) se servait d'une bougie et d'une lentille convergente de 10 centimètres de diamètre ; le cône lumineux pénétrait dans l'oreille et l'éclairait parfaitement. Mais si la lentille n'est pas achromatique, il peut y avoir des reflets irrisés modifiant la coloration des parties soumises à l'examen. Bozzini (2), dont l'idée lui fut suggérée par Levret qui vivait au commencement du dixième siècle, se servait aussi de la bougie, mais il avait remplacé la lentille par un miroir concave ; moyen qui, dans ces derniers temps, fut donné comme nouveau par Triquet (3). Deleau (4) voulut augmenter l'éclat des rayons lumineux en plaçant une source lumineuse au-devant de deux miroirs concaves placés de manière à ce que les sommets des deux cônes lumineux correspondent au même point.

Kramer a cru faire mieux que ses devanciers, comme il le dit lui-même, en faisant construire l'appareil suivant :

C'est une boîte en fer-blanc noircie à l'intérieur ; elle présente sur une de ses parois latérales une ouverture à laquelle est fixé un tube de 38 centimètres de longueur.

A chaque extrémité du tube se trouve une lentille convergente de 8 centimètres de diamètre : à la paroi opposée au tube est adossé un miroir concave destiné à réfléchir les rayons lumineux de la lampe placée dans la boîte. La source lumineuse peut y être introduite en partie par une ouverture pratiquée dans la paroi inférieure. Dans un point correspondant de la paroi supérieure, il existe une ouverture qui laisse passer le verre de la lampe. Cet appareil, dont le volume est beaucoup

(1) Cléland, *Trans. philos.*, vol. XLI.

(2) *Der Lichteiler*, 1807.

(3) *Trait. Théor. et prat. des mal. de l'oreille et de l'audition*. Paris, 1857.

(4) *Annales de l'industrie*, 1823, t. XXII.

trop considérable, est très-incommode bien qu'il puisse servir a bien éclairer plusieurs canaux du corps. Ménière employait le moyen suivant : il plaçait au-devant du conduit une bougie, derrière laquelle il mettait une cuiller d'argent. Ce moyen très-simple et très-primitif, ne donnant pas un bel éclairage, ne permet pas de faire un examen minutieux.

Le docteur Bonnafont (1) éclaire le conduit au moyen des deux appareils suivants :

Le premier se compose d'un tube de 6 centimètres de longueur et de 5 centimètres de diamètre fixé à angle droit à un autre tube plus long. A l'extrémité libre du premier, il y a une lentille biconvexe destinée à concentrer les rayons lumineux, sur un miroir placé vis-à-vis d'elle dans l'autre tube.

Ce miroir incliné à 45° est percé d'un trou central ; il réfléchit les rayons lumineux dans le deuxième tube où se trouve, vers une de ses extrémités, une autre lentille convergente destinée à donner un faisceau lumineux convergent qui doit être dirigé dans l'oreille.

L'autre extrémité de ce dernier tube est munie d'un oculaire à travers lequel on regarde l'intérieur du conduit auditif.

M. Bonnafont a modifié cette disposition, en faisant construire l'appareil suivant basé sur le même principe que celui de Kramer : il se compose d'un tube fermé à l'une de ses extrémités munie d'un miroir concave. A l'extrémité opposée est une lentille convergente.

A ce tube en est vissé un autre dans une direction perpendiculaire ; il renferme une bougie dont les rayons lumineux passent les uns directement à travers la lentille, les autres après avoir été réfléchis par le miroir. Il en résulte un faisceau lumineux assez petit et assez intense.

Pour se servir de l'appareil, on le tient à la main et l'on est obligé, pour avoir une main libre, d'employer un spéculum bivalve sans branches ou un spéculum plein.

Toynbee employait un spéculum bivalve sans branches ou un spéculum plein.

Toynbee employait la lampe de Miller qui est formée d'un tube arrondi, dont une des extrémités est percée d'une ouver-

(1) Ouvrage cité.

ture. L'autre extrémité, qui peut se fermer au moyen d'un bouchon à vis, permet l'introduction d'une bougie dont la mèche passe à travers l'ouverture désignée. Au fur et à mesure que la bougie brûle, elle monte, poussée par un ressort à boudin placé au-dessous d'elle. Ce petit mécanisme devrait exister dans le dernier appareil du docteur Bonnafont.

Otoscope de Bruton ou otoscope anglais. — Il se compose d'une caisse cylindrique dans laquelle est fixé un miroir plan incliné à 45° et percé d'un trou central.

A l'une des extrémités, on visse à volonté un des trois spéculums. A l'extrémité opposée est un petit tube passant à frottement doux dans le tube caisse, il est muni d'un oculaire et d'une lentille convergente sur la paroi latérale du cylindre ou tube caisse ; il existe, vis-à-vis du miroir plan, une ouverture assez large à laquelle est fixé un entonnoir très-évasé, destiné à concentrer les rayons lumineux destinés à être réfléchis sur le miroir plan, tout l'appareil est argenté à l'intérieur. Cet appareil, qui donne un bel éclairage, présente deux inconvénients très-sérieux :

1° Il ne laisse pas le conduit libre et ne permet pas d'y introduire des instruments;

2° On ne peut pas le mettre au point, à cause du peu de longueur du tube portant l'oculaire et la lentille convergente.

Triquet (1) remit en honneur les modes d'éclairage de Bozzini et de Miller Sameiter.

Les praticiens allemands (2) emploient des miroirs concaves de 8 à 9 centimètres de diamètre et de 14 à 16 centimètres de foyer. Ils sont étamés avec une feuille d'argent et percés d'un trou central comme les miroirs d'ophthalmoscope.

Lorsqu'on veut faire des opérations délicates, on maintient le miroir fixé à des lunettes (Semeleder), à la région frontale (Kramer), au-devant de la bouche (Brims). Les nuages blancs ou légèrement grisâtres, le soleil se réfléchissant sur des murs blancs, donnent, d'après le professeur Trœltsch, la plus belle lumière.

Appareil du docteur Garrigou-Désarènes. — Il se compose

(1) *Leç. clin.*, 2e partie. Paris, 1866.

(2) Trœltsch, *op. cit.*

d'une caisse de forme parabolique au foyer de laquelle est placée une lampe.

A la grosse extrémité de cette caisse parabolique est fixée une lentille qui sert à concentrer les rayons lumineux.

Cet appareil, produisant un assez bel éclairage, a l'inconvénient de donner une lumière bleuâtre qui modifie un peu la coloration des parties soumises à l'examen.

Il a l'avantage, comme plusieurs autres appareils à éclairage, d'éclairer d'autres cavités du corps.

De tous les appareils que je viens de décrire, choisissez les plus simples; ce sont les plus commodes, les moins coûteux, les plus pratiques. Parmi ceux qui réunissent tous ces avantages, viennent, en première ligne, le miroir des Allemands et le spéculum otoscope.

De la sonde, des bougies, du cathétérisme. — La sonde, dont l'origine est moins ancienne que celle du spéculum, fut inventée en 1724, par un homme étranger à la médecine. C'était un maître de postes à Versailles, le nommé Guyot, qui avait étudié, sur des préparations anatomiques, la situation de la trompe d'Eustache. Avec un tube coudé qu'il introduisit dans la bouche jusque dans le pavillon de la trompe, cet expérimentateur fit ce que des savants ne songeaient pas à essayer.

Depuis cette époque, ce grand moyen de diagnostic et de traitement fut connu et devint la cause de discussions dont la narration serait trop longue et m'écarterait trop de mon sujet.

Cléland (*Trans. philos.*, 1741) modifia l'instrument et l'introduisit par les fosses nasales; mais sa sonde présente les inconvénients d'être flexible et munie, à son extrémité, de deux trous latéraux faisant prendre une mauvaise direction au fluide qui y passe. Rien ne prouve qu'il s'en soit servi avec succès, et les chirurgiens de Montpellier ne purent en retirer aucun fruit, puisqu'ils ne parvinrent à injecter la trompe qu'après avoir donné à l'instrument une courbure fixe.

Antoine Petit (1753), après avoir modifié l'instrument, dit avoir injecté sûrement la trompe d'Eustache.

Wathen, qui a laissé un bon mémoire sur les injections faites dans la trompe, ne dit pas quelle sonde il employait.

Le docteur Portal (*Chirurgie pratique*, 1768) injecta la trompe avec une sonde creuse en argent, telle qu'on la voit représentée dans les planches de son ouvrage. A la grosse extrémité de ce cathéter, il existe deux anneaux placés à l'opposite l'un de l'autre et indiquant la position de la sonde lorsqu'elle est engagée dans les fosses nasales.

L'échelle graduée qui est sur la sonde est destinée à faire connaître la longueur de sonde qui y pénètre.

Saissy, dans son ouvrage de 1837, décrit un cathéter recourbé en *S* italique, dont l'extrémité nasale est arrondie et dont le pavillon, dépourvu d'anneaux, présente sur ses côtés une plaque remplissant les mêmes indications que les anneaux.

Il recommande d'avoir des cathéters de dimensions différentes, en rapport avec la disposition des fosses nasales et l'âge du sujet.

Sabatier (1) avait un cathéter droit à courbure courte et brusque. Cependant la phrase suivante semble prouver qu'il ne s'en est jamais servi : « ce qui n'est pas difficile sur une préparation anatomique pourrait être absolument impossible sur un corps vivant. »

Deleau rejeta les sondes métalliques pour employer les cathéters en gomme élastique avec mandrin. Cette réforme, d'après l'auteur, devait faire époque dans le traitement des maladies de l'oreille. Il n'en fut rien.

Le docteur Politzer emploie, depuis peu de temps, des sondes assez résistantes en caoutchouc durci.

Cette esquisse historique étant faite, il est facile de voir qu'on peut diviser les sondes en trois espèces : les sondes métalliques (Guyot, Cléland, Portal, Saissy); les sondes en gomme avec mandrin (Deleau) ; les sondes en caoutchouc durci (Politzer). On doit avouer que toutes les modifications faites dans ces derniers temps aux cathéters métalliques, bien supérieurs aux autres, doivent être attribuées à nos maîtres anciens.

Sondes du docteur C. Miot (fig. 8). — J'ai déjà adopté les sondes métalliques de grosseur différente, représentées dans ce dessin. Elles ont un pavillon indiqué par une partie cylindrique ayant une certaine longueur, et une grosseur suffisante pour être tenues facilement à la main.

Les anneaux qui existent au pavillon des autres cathéters

(1) *Médec. opér.* Paris, 1810.

sont remplacés par une plaque métallique (plaque de Saissy).

La sonde à trois courbures a été faite dans le but de sonder la trompe d'Eustache, toutes les fois que la fosse nasale est très-étroite. Elle m'a permis de pratiquer le cathétérisme avec succès dans des cas où des spécialistes connus avaient échoué. Je vous la recommande d'une manière toute particulière. Dans les cas où j'avais été obligé de sonder la trompe d'Eustache en passant par la narine opposée, je suis parvenu, avec ce cathéter, à franchir, au bout de deux à quatre séances, la narine correspondante. Il reste maintenant à indiquer les avantages et les inconvénients de ces cathéters.

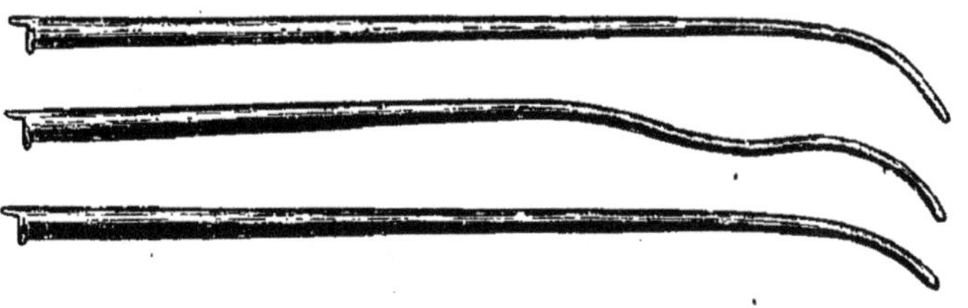

Fig. 8.

Avantages des cathéters métalliques. — Le cathéter métallique, dont le maniement est très-facile, donne bien mieux la sensation dure, élastique, du pavillon de la trompe. Il a une surface très-polie, est d'un entretien facile et présente une grande résistance. Son contact est pénible, douloureux, lorsqu'on ne possède pas une légèreté de main suffisante, et sa rigidité lui fait transmettre trop fidèlement les mouvements du chirurgien.

La courbure de ce cathéter, étant fixe, ne se moule pas sur la courbure de la trompe. Cependant, il en résulte une difficulté assez négligeable pour placer parallèlement au tube d'Eustache la partie recourbée de la sonde.

Cet inconvénient, quelquefois véritable lorsqu'on pousse une douche gazeuse dans la trompe, est bien plus grand lorsqu'il faut y faire parvenir une bougie. Mais il est facile de le faire disparaître en ayant soin de ne pas prendre un cathéter à courbure brusque et de lui faire exécuter certains mouvements pour changer la direction de la sonde.

Sonde en gomme avec mandrin. — Les sondes en gomme, ainsi que celles en caoutchouc durci, ont l'avantage d'être mieux supportées par le malade, parce que leur contact est plus doux. Elles sont trop grosses, se détériorent rapidement, et sont d'un entretien difficile ; elles donnent la sensation de la trompe beaucoup moins nette.

Lorsqu'elles ont pénétré dans le pavillon et qu'on retire le mandrin, elles sortent souvent de la trompe par suite des inflexions que lui donne le mandrin dont l'extraction est désagréable.

Sondes en caoutchouc durci. — Les sondes en caoutchouc durci sont lisses, résistantes, un peu flexibles ; mais elles deviennent rugueuses et cassantes au bout d'un certain temps. On pourrait leur donner plus de solidité en mettant une trame métallique au milieu de la substance qui les compose. Elles ont une courbure fixe que l'on peut varier à volonté en les plongeant un instant dans l'eau chaude. Le pavillon est muni d'un anneau qui correspond à la concavité de l'instrument. Cet anneau, que l'on pourrait remplacer par un petit bouton, est trop gros et gêne les doigts qui tiennent l'instrument.

Comme les sondes en gomme, elles sont un peu volumineuses ; cependant, en leur faisant subir les modifications que je viens d'indiquer, elles peuvent être employées avantageusement, bien qu'elles exigent plus de soin que les sondes métalliques.

Des bougies. — Les bougies servent à explorer la trompe d'Eustache, à dilater des parties rétrécies de ce canal, ou à y porter des caustiques mous, liquides ou solides. Depuis l'époque où M. Bonnafont a employé la dilatation temporaire au moyen de bougies graduées, on a bien rarement recours à la cautérisation. La substance des bougies employées varie suivant le but que l'on se propose. C'est ainsi qu'on a successivement fait usage des bougies en gomme élastique, en corde à boyau, en baleine, en gutta-percha, en laminaria digitata, en métal.

La variété de la substance employée prouve que les résultats obtenus par l'emploi des bougies ont été très-variables.

Les bougies en gomme élastique se rencontrent dans le commerce sous la forme de longues tiges cylindro-coniques, qui ont une surface lisse, un calibre variable. Elles ont une consistance trop faible et se ploient facilement lorsqu'elles rencontrent un obstacle. Elles peuvent être employées surtout pour dilater un rétrécissement par gonflement inflammatoire de la muqueuse.

Les bougies en corde à boyau sont résistantes, assez rigides et présentent une extrémité et une surface moins lisses que les bougies en gomme. Elles ont cependant sur ces dernières la supériorité d'être plus fermes, de pénétrer plus facilement et d'augmenter de volume. Je les emploie avec avantage dans tous les cas, et je les préfère à toutes les autres.

Pour avoir des calibres très-différents, suffisant à tous les cas, j'ai choisi les cordes à boyau dont les grosseurs sont indiquées par ordre de progression croissante.

1° Le *mi* de violon.

2° Le *mi*.....	$\left(\frac{10}{30}\right.$ de millimètre$\left.\right)$	=	8ᵉ corde de harpe.	
3° Le *do*.....	$\left(\frac{12}{30}\right.$ — $\left.\right)$	=	10ᵉ	—
4° Le *sol*.....	$\left(\frac{15}{30}\right.$ — $\left.\right)$	=	13ᵉ	—
5° Le *ré*.....	$\left(\frac{18}{30}\right.$ — $\left.\right)$	=	16ᵉ	—
6° Le *do*.....	$\left(\frac{20}{30}\right.$ — $\left.\right)$	=	17ᵉ	—
7° Le *si*.....	$\left(\frac{22}{30}\right.$ — $\left.\right)$	=	18ᵉ	—
8° Le *la*.....	$\left(\frac{25}{30}\right.$ — $\left.\right)$	=	19ᵉ	—
9° Le *sol*.....	$\left(\frac{28}{30}\right.$ — $\left.\right)$	=	20ᵉ	—
10° Le *fa*.....	$\left(\frac{30}{30}\right.$ — $\left.\right)$	=	21ᵉ	
11° Le *mi*.....	$\left(\frac{32}{35}\right.$ — $\left.\right)$	=	22ᵉ	—
12° Le *ré*.....	$\left(\frac{35}{30}\right.$ — $\left.\right)$	=	23ᵉ	—

Sur chaque corde à boyau je marque au moyen d'une solution de nitrate d'argent le point correspondant à la longueur de la sonde et d'autres points indiquant trois longueurs de 1 centimètre chacune.

Les bougies en baleine, préférées par quelques médecins auristes, sont très-rigides et peu convenables pour suivre facilement les sinuosités de la trompe; c'est pourquoi elles s'arcboutent souvent contre les replis ou les culs-de-sac de la muqueuse, la blessent et produisent une inflammation toujours nuisible. Je les emploie rarement et leur reconnais seulement l'avantage de pouvoir franchir dans certains cas très-rares un rétrécissement ancien *prononcé.*

Les bougies en gutta-percha sont cassantes et d'un entretien difficile, je les ai abandonnées. Les bougies en laminaria ont été utilisées par le docteur Schwartze, qui leur a reconnu de grands avantages, puisqu'il a pu guérir des rétrécissements restés rebelles aux autres traitements.

J'ai employé, pendant un certain temps, la laminaria digitata pour combattre les rétrécissements de la trompe d'Eustache et ceux du conduit auditif externe, sans en retirer de grands avantages. Ces bougies ont la propriété d'augmenter de volume, beaucoup plus que les cordes à boyau, et produisent une dilatation excessivement forte qui peut avoir de grands avantages, mais qui peut aussi déterminer de grandes douleurs, lorsque le calibre de la bougie tend à surpasser celui de la trompe. Il est donc nécessaire, si on les emploie, de leur donner une grosseur en rapport avec le volume qu'elles peuvent prendre au bout d'un temps donné.

Je me suis servi dans ces derniers temps de bougies en métal très-malléable et pouvant suivre facilement toutes les inflexions de la trompe.

Elles ont des grosseurs fort différentes et sont indiquées toutes les fois qu'il existe un rétrécissement un peu ancien des trompes d'Eustache. Les bougies que j'emploie ont ordinairement une longueur supérieure au double de la longueur de la sonde et présentent des divisions dont une indique la longueur du cathéter. Cette graduation est importante, parce qu'elle nous indique le moment où la bougie arrive dans la trompe d'Eustache et nous fait connaître de combien elle y pénètre. Leur grande longueur me permet de retirer le cathéter et de laisser la bougie en place pendant une heure s'il le faut.

Introduction de la bougie dans la trompe d'Eustache. — Lorsqu'on introduit une bougie dans la trompe, on se propose d'explorer ce tube ou de dilater un point rétréci. Dans les deux cas on ne doit pas se servir des mêmes bougies. Pour explorer la trompe d'Eustache, on y introduit le cathéter qu'on maintient avec la main ou une pince. Et, après avoir placé une bougie fine, comme le *mi* du violon par exemple, on la pousse lentement. Si la partie courbe du cathéter est dans la direction de la trompe d'Eustache et que celle-ci soit libre, la bougie pénètre facilement et permet de constater la liberté du conduit, de sentir le poli de la surface de la muqueuse. Si le tube d'Eustache est obstrué, la bougie vient heurter la muqueuse et ne chemine plus ; s'il y a un rétrécissement, la bougie, après avoir parcouru une partie de la trompe d'Eustache, butte contre le rétrécissement ou s'y engage et donne à la main une sensation de constriction plus ou moins profonde, si l'on pousse la bougie ; elle peut franchir l'endroit rétréci ou s'y engager seulement. Alors, sans continuer à pousser la bougie, on la laisse en place pendant quelques instants ; et l'on est souvent étonné de la sentir passer dans un endroit qui, tout d'abord, avait paru trop étroit pour la recevoir.

Du cathétérisme. — Le cathétérisme a pour but de faire parvenir la sonde dans la trompe d'Eustache lorsqu'on se propose d'explorer ce tube ou d'y porter des substances médicamenteuses. C'est une manœuvre difficile pour le médecin, douloureuse pour le malade, contrairement à ce qu'en dit le docteur Cousin (1), qui en parle un peu trop légèrement, car on doit posséder une grande habitude et beaucoup de légèreté de main pour opérer sans douleur.

Il a été pratiqué pour la première fois par Guyot. Plus tard, Cléland démontra le premier, qu'on pouvait introduire un cathéter dans la trompe en passant par les narines ; mais ce fut le judicieux Boyer qui indiqua la manière méthodique de parvenir dans ce tube.

Depuis cette époque, divers auteurs parmi lesquels on doit citer Itard, Kramer, Deleau, Giampiétro, Toynbee, Triquet, etc., ont imaginé des méthodes différentes ou modifié celles qui étaient connues. Comme il serait trop long et peu utile de vous les énumerer toutes, je me contenterai de les grouper en espèces, d'après des caractères communs.

Première espèce : Le procédé de Guyot. Il consiste à introduire par la bouche un instrument coudé que l'on fait pénétrer dans la trompe d'Eustache. Pour rendre la manœuvre plus sûre, on porte préalablement sur l'ouverture pharyngienne de la trompe le doigt qui sert de conducteur à l'instrument. J'ai indiqué ce

(1) *Traitement des maladies de l'oreille*. Paris, 1864.

procédé fort inférieur aux autres pour rendre hommage à son auteur.

Deuxième espèce : Procédés d'Itard et de Deleau (premier procédé). Ces praticiens introduisent la sonde assez profondément dans la narine pour parvenir à la trompe. Itard partant d'une donnée anatomique souvent fausse : que l'orifice guttural de la trompe est distant du méat nasal d'une quantité égale à celle qui existe entre le rebord dentaire supérieur et la base de la luette, imagina un procédé défectueux. Après avoir pris cette mesure au moyen du cathéter ou d'une tige quelconque, il introduisait la sonde dans la narine correspondante à la trompe qu'il voulait sonder de manière à ne pas dépasser la limite indiquée. Il avait soin de tourner en dehors la concavité de l'instrument de manière à en mettre le bec dans une direction convenable. Ce procédé basé sur une mensuration inexacte ne présente aucun point de repaire pouvant aider dans la recherche du pavillon de la trompe.

Troisième espèce : Elle comprend les procédés : Ménière, Yearsley, Troeltsch. Ce procédé, que les auteurs ont modifié suivant leur idées, consiste à pousser le cathéter jusqu'à la paroi postérieure du pharynx, après l'avoir introduit dans les narines, à tourner sa concavité en dehors, à suivre d'arrière en avant la paroi externe du pharynx avec le bec de l'instrument de manière à rencontrer la lèvre postéro-supérieure du méat de la trompe, à la contourner et à pénétrer dans ce tube.

Quatrième espèce : Comprend les procédés de Boyer, Kramer, Deleau, Bonnafont, Toynbee. Ils consistent à introduire une sonde dans le pharynx, à la ramener plus ou moins en avant en la portant directement en dehors et un peu en haut pour la faire pénétrer dans le méat de la trompe.

Cinquième espèce : Comprend le procédé de Triquet. Il consiste à suivre le sommet de l'angle dièdre formé par la paroi extérieure et le cornet inférieur.

Sixième espèce : Comprend le procédé de Giampiétro. Il consiste à côtoyer la cloison jusqu'à ce qu'on sente son bord postérieur, et à faire exécuter aussitôt à l'instrument un arc de cercle pour le faire pénétrer dans le méat.

SEPTIÈME PROCÉDÉ. *Procédé adopté par l'auteur.* — Ce procédé consiste à suivre, sans la quitter une seconde, la partie moyenne de la paroi externe concourant à former le méat inférieur.

Par cette énumération rapide on voit que les praticiens emploient des procédés basés sur une mensuration préalable (Itard, Deleau, premier procédé) ou sur des points de repaire anatomiques plus ou moins certains, tels que le voile du palais, le rebord cartilagineux du méat de la trompe, le bord postérieur de la cloison, l'angle dièdre formé par la paroi externe et le cornet inférieur, la partie moyenne de la paroi externe du méat inférieur. Je vais vous décrire les principaux procédés et vous montrer quels en sont les avantages et les inconvénients.

Je décrirai seulement les trois meilleurs procédés.

Procédé de Triquet. — La sonde, tenue de la main droite entre le pouce et l'index, est introduite dans le méat, la concavité tournée en haut et en dehors.

Le bec de l'instrument passant sous le cornet inférieur I (fig. 9), est poussé lentement le long de l'angle dièdre AB, formé par le cornet inférieur, et la paroi externe, et arrive, en contournant les obstacles, sans les rompre, à l'extrémité postérieure du cornet inférieur, où il rencontre l'ouverture pharyngienne O de la trompe et s'y engage naturellement et sans effort.

En opérant de cette manière sur le cadavre, on arrive facilement dans la trompe. Il n'en est pas de même sur le vivant dont la sensibilité est si variable.

Car en suivant l'angle dièdre indiqué, il est facile de froisser la muqueuse et le cornet inférieur. Il en résulte des douleurs assez vives pour décourager le malade et lui donner une faible idée de l'habileté du chirurgien.

Triquet introduisait tout d'abord la sonde en tournant la concavité en bas, et lorsqu'il avait franchi l'extrémité antérieure du cornet inférieur, il dirigeait la concavité en haut et en dehors. Cette pratique me semble bien supérieure à celle que j'ai indiquée plus haut, car elle expose moins à engager l'instrument dans le méat moyen des fosses nasales.

REMARQUES SUR LE PROCÉDÉ DE TRIQUET.

Ce procédé presque mathématique a l'inconvénient de contraindre l'opérateur à exercer souvent une pression douloureuse à cause du peu d'espace que présente la route à parcourir et à cause des rameaux nerveux qui sont nombreux dans cette partie des parois nasales. Cette objection est sérieuse, mais si l'on tient compte de la facilité avec laquelle on arrive dans la trompe, on peut, au bout de peu de temps, acquérir une légèreté de main assez grande pour effleurer la muqueuse, au lieu d'exercer sur elle une pression assez forte. Il vaut bien mieux avoir un procédé opératoire sûr et un peu douloureux que d'en posséder un autre plus incertain ; j'en excepte cependant le procédé que j'ai adopté.

Procédé de Giampiétro. — Il consiste à sentir avec la sonde le bord postérieur de la cloison et à lui faire décrire un arc de cercle pour arriver dans la trompe d'Eustache.

Après avoir fait asseoir le malade et lui avoir incliné très légèrement la tête en arrière, on prend de la main droite, comme une plume à écrire, une sonde à courbure peu prononcée, on l'introduit la concavité tournée en bas.

Lorsque le bec de la sonde est parvenu dans la fosse nasale, on le dirige vers la cloison, de manière à suivre la surface sans l'abandonner, jusqu'au bord postérieur. La concavité de l'instrument pendant tout ce trajet doit être légèrement tournée vers la cloison et regarder en bas. Lorsque l'instrument touche le bord postérieur de la cloison on lui fait exécuter un mouvement de rotation, de manière à tourner directement en dehors la concavité de la courbure de l'instrument. En même temps on dirige le bec de l'instrument en dehors et très-légèrement en haut de manière à parvenir dans le méat. Il ne faut pas suivre le sommet de l'angle dièdre formé par la cloison et le plancher des fosses nasales de peur de s'exposer à passer au-dessous de la trompe, lorsqu'on exécute le mouvement de rotation. Ce procédé est certainement un des meilleurs qui existent, mais il offre des difficultés bonnes à vous signaler. Il est facile d'arriver jusqu'au bord postérieur de la cloison dont la sensation devient très-nette après avoir tenté quelques essais, mais il n'y a aucun guide lorsqu'on veut tourner l'instrument et le porter en dehors. C'est cependant un temps très-délicat pendant lequel on a toujours de la tendance à dévier de la route qu'on doit parcourir. Ce procédé offre l'avantage de causer peu de douleurs puisque l'on est obligé d'effleurer une surface à peu près régulière, ne présentant pas les inégalités et les courbures de la paroi externe ou de l'angle dièdre choisi par Triquet.

Les rameaux nerveux de la cloison étant aussi moins nombreux, il y a une sensibilité moins grande.

Procédé adopté par l'auteur. — En jetant les yeux sur cette coupe des fosses nasales (fig. 9), vous voyez qu'un cathéter en longeant la partie moyenne de la paroi externe tombe tout naturellement dans le pavillon de la trompe.

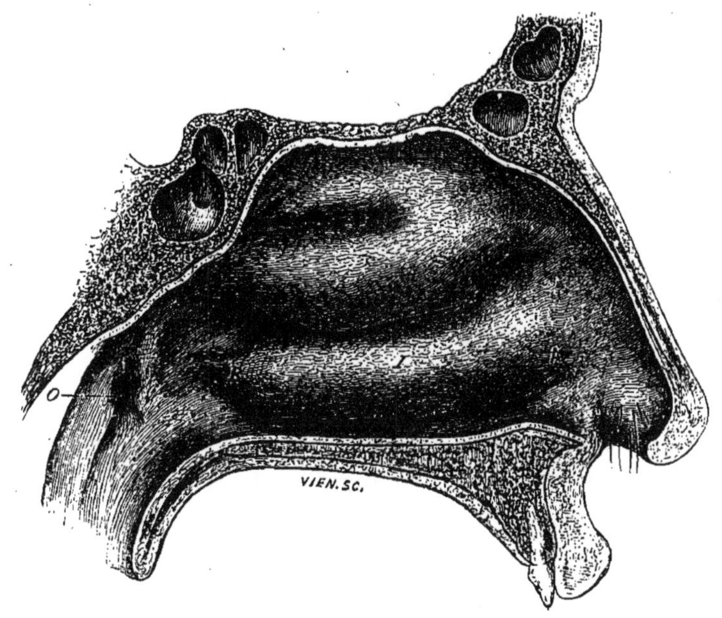

Fig. 9.

On dispose le malade, assis sur une chaise, de manière à lui faire tenir la tête bien verticale, appuyée ou non. Il est préférable de donner à la tête un point d'appui pour l'empêcher de fuir devant l'instrument. On se place à droite et un peu en avant du malade pour sonder la narine droite, et à gauche et en avant du malade pour sonder la narine gauche. Puis, tenant un peu obliquement la sonde de la main droite ou de la main gauche, entre le pouce et l'index fortifié par le médius, on l'introduit assez vivement dans le méat, en ayant soin de tenir la concavité dirigée en bas et le bec à peine appuyé contre le plancher des fosses nasales.

Au fur et à mesure que l'instrument pénètre dans la fosse nasale, on relève le pavillon de l'instrument jusqu'à ce qu'il soit à peu près horizontal.

Lorsque la sonde a déjà parcouru une distance de 3 centimètres environ, elle est située au-dessous du cornet inférieur et doit être horizontale. Alors on lui fait exécuter lentement un mouvement de rotation pendant lequel son bec vient toucher la paroi externe pendant que sa partie convexe s'appuie contre la cloison.

Il n'y a plus qu'à pousser directement en arrière l'instrument, dont l'extrémité ne doit pas quitter la paroi externe pendant un seul instant, pour parvenir dans la trompe. Si l'on rencontre des obstacles, on les contourne mollement, comme l'a dit Triquet.

Les mouvements du cathéter sont plus libres, moins douloureux, qu'en employant le procédé de Triquet.

Si l'on ne suit pas constamment la paroi externe, on peut dépasser l'orifice de la trompe sans y pénétrer.

En élevant trop le bec du cathéter, on passe par-dessus la trompe pour pénétrer dans la fossette de Rosen-Müller dont la sensation simule grossièrement celle du pavillon de la trompe.

En l'abaissant trop, on passe au-dessous du méat de la trompe.

Précautions à prendre pendant le cathétérisme de la trompe. — Quel que soit le procédé employé, il est certaines remarques utiles au point de vue du malade et du médecin. Le malade pendant le cathétérisme doit rester immobile et ne pas faire volontairement des mouvements de déglutition sans y être engagé par le médecin.

On doit choisir un cathéter dont la grosseur soit proportionnelle à la largeur des fosses nasales. Généralement un nez large et court a des cavités spacieuses ; un nez long et étroit a moins d'étendue. Les cathéters d'enfants doivent être minces, à très-faible courbure.

Il est préférable de se servir d'un cathéter tiède et glissant. On satisfait à la première condition, en le tenant pendant quelques instants entre les doigts oû en le chauffant légèrement à la lampe. On satisfait à la seconde, en l'enduisant avec du cold-cream dont l'odeur ni la saveur ne déplaisent au malade, ou en engageant celui-ci à se moucher immédiatement avant le cathétérisme ; mais le premier moyen est bien préférable. Si le méat est difficile à franchir, on doit appliquer sur le bout du nez l'index de la main restée libre afin de le relever un peu de manière à rendre le méat plus visible et l'introduction du cathéter moins laborieuse. Lorsqu'on rencontre parfois un repli muqueux faisant l'office de valvule, la sonde butte contre cet obstacle qui l'arrête. Il suffit de retirer un peu l'instrument et d'effleurer le repli en le franchissant.

Quelle que soit la difficulté du cathétérisme, celui-ci doit toujours être fait avec la plus grande douceur.

Le cathéter doit être tenu assez mollement pour sentir les surfaces que l'on effleure sans les froisser.

On devra seulement se permettre le tour de maître, quand on aura une grande habitude et un malade déjà habitué au cathétérisme.

Moyens de reconnaître la bonne position de la sonde. — Pour percevoir la sensation élastique, cartilagineuse, que donne le fibro-cartilage de la trompe pressé par le cathéter, il est indispensable de pratiquer le cathétérisme sur le cadavre. C'est le seul moyen de bien savoir distinguer, l'une de l'autre, les diverses sensations que donne le bec de la sonde placé dans des régions différentes. Ainsi le cathéter, une fois introduit dans la portion fibro-cartilagineuse de la trompe, donne cette sensation pathognomonique plus facile à percevoir sur le cadavre que sur le vivant. La difficulté plus grande, chez ce dernier, tient à la contraction des muscles qui entourent le pavillon. Si l'instrument est placé dans un autre enfoncement, il peut y être encloué, donner une résistance demi-molle ou osseuse pouvant en imposer pour celle de la trompe, mais il est possible de diriger sa concavité en haut. Ces sensations variées dépendant de la région où la sonde est placée, sont plus difficiles à apprécier sur le vivant que sur le cadavre. Généralement le malade indique assez bien la bonne position de la sonde lorsqu'il éprouve une sensation d'oreille bouchée ou un chatouillement au méat auditif.

Fixation de la sonde. — Lorsque la sonde est introduite dans la trompe, il est nécessaire de la maintenir en place pendant la durée des pansements.

Certains auteurs, comme Itard, Kramer, ont imaginé des appareils fort compliqués qu'on n'emploie plus. D'autres, comme Deleau, M. Bonnafont, ont remplacé ces appareils par des pinces ingénieuses bonnes à employer.

Quelques auteurs modernes ont pensé que l'on pouvait agir

avec autant de facilité sans le moindre appareil. Il suffit, la sonde étant introduite dans la trompe, d'appuyer une partie du bord cubital de la main gauche sur la pommette ou la partie du front du malade correspondante à l'oreille affectée, de saisir le pavillon de l'instrument avec le pouce et l'index et de le maintenir ainsi en place.

Lorsqu'il s'agit de maintenir la sonde à demeure pendant un certain temps, on peut confier ce soin au malade en lui conseillant de respirer par la bouche et de fermer les narines en les comprimant entre le pouce et l'index. Pour guider le malade, on lui conseille de comprimer la partie des narines située entre la base du nez et la sonde. De cette manière, le cathéter est parfaitement maintenu entre l'angle antérieur de la narine et les doigts du malade.

Accidents du cathétérisme. — Divers accidents sur lesquels j'insisterai peu surviennent avant, pendant ou après le cathétérisme. Tous les auteurs les ont signalés, quelques-uns les ont exagérés, d'autres manquant d'expérience n'ont pas voulu les reconnaître tous. Ils existent cependant et sont en assez grand nombre.

Chatouillement. — Toutes les fois que le cathéter touche le pourtour du méat sans le franchir rapidement, il détermine un chatouillement qui force souvent le malade à porter brusquement et instinctivement la main vers l'endroit indiqué. Il peut en résulter un choc violent imprimé à l'instrument, des douleurs assez vives et un saignement de nez.

Eternument. Toux. — Lorsque la sonde a touché la membrane de Schneider, il peut survenir de la toux, de l'éternument qui impriment à l'instrument un mouvement assez brusque. Il peut en résulter les mêmes accidents que je viens de nommer lorsque le cathéter est maintenu trop fortement.

Saignement de nez. — Il peût arriver dans les deux cas indiqués plus haut, ainsi que dans les cas où le cathétérisme est fait trop vivement, lorsque les narines sont étroites, ou lorsqu'elles sont le siége d'une inflammation chronique.

Ce léger incident, toujours insignifiant, effraye quelquefois les malades ou leurs parents et porte quelquefois préjudice au médecin.

Contraction du pharynx. — Elle était fréquente, comme le

dit Triquet, lorsque comme méthode ordinaire de cathétérisme, on employait celle qui consiste à porter directement la sonde dans le pharynx, en touchant soit sa paroi postérieure soit le voile du palais.

Lorsqu'elle a lieu, la sonde est placée dans la trompe ou dans un point de l'arrière-cavité des fosses nasales ou du pharynx. Si le cathéter est dans la trompe, il est fortement serré par les muscles entrant en contraction, est chassé ou maintenu en place.

Nausées, vomissements. — Ces accidents surviennent lorsqu'on donne des douches à des malades ayant pris un repas depuis peu de temps. On les voit arriver lorsque le malade est à jeun, lorsqu'on touche la luette, ou lorsqu'une bougie, au lieu d'entrer dans la trompe, touche les parois du pharynx.

Rupture du tympan. — La rupture du tympan devait être assez fréquente lorsqu'on employait des pompes à compression pour refouler des gaz ou des vapeurs dans la cavité du tympan.

Aujourd'hui les poires en caoutchouc ayant remplacé ces appareils, la rupture du tympan, sans être impossible, est beaucoup plus rare. Lorsque cet accident a lieu, le malade éprouve tout à coup une douleur aiguë dans l'oreille et une sensation de déchirement, de claquement, ordinairement suivie quelques instants après d'un écoulement de sang.

Emphysème pharyngo-laryngé. — Lorsque le bec de la sonde passe sur une muqueuse hypertrophiée, ramollie, il peut la déchirer. Il résulte au moment de la poussée gazeuse une infiltration d'air à travers les tissus. Un gonflement subit qui passe tout d'abord inaperçu ou qui étonne le malade apparaît à la joue, à la paroi latérale du cou et envahit la gorge. Le malade est dans l'impossibilité de parler, d'ouvrir la bouche sans ressentir des douleurs assez vives. Peu à peu, ces phénomènes deviennent plus alarmants à cause de la dyspnée, de la difficulté d'avaler et effraient le malade et les personnes qui l'entourent.

Ces symptômes diminuent bientôt; et, après 24, 48, 72 heures, toute trace de manifestation morbide a disparu.

Lorsqu'on fait ouvrir la bouche du malade, on sent une tumeur bossuée, plus ou moins volumineuse, assez molle, diminuant par la pression. Elle est formée par l'air épanché dans les tissus. Lorsqu'on exerce une pression sur la joue ou le cou du malade, on sent une crépitation pathognomonique semblable au bruit que produit la neige lorsqu'on la foule.

L'emphysème, malgré l'opinion de Triquet, ne peut pas causer la mort à moins d'être considérable. Pour qu'il en soit ainsi, on devrait continuer à pousser la douche, lorsque le malade, surpris et étonné, porte vivement la main à l'endroit douloureux et indique l'accident qui lui arrive. Cependant l'emphysème pourrait se produire et déterminer, au moment de sa formation, des symptômes assez peu marqués pour ne pas éveiller l'attention du malade. Dans ce cas on pourrait introduire dans les tissus une assez grande quantité d'air.

Le traitement de l'emphysème consiste, comme le dit Triquet, à déchirer avec le doigt ou avec un instrument pointu la muqueuse dans un des points correspondant à une bosselure. Cette précaution empêche l'emphysème de devenir aussi considérable et le fait disparaître plus rapidement.

Traumatisme de la trompe. — L'introduction de la sonde, trop souvent répétée, produit une contusion et un gonflement de la muqueuse de la trompe d'Eustache et des douleurs lancinantes. Il en résulte un rétrécissement de ce canal et une surdité plus prononcée. Cette complication arrive aussi à la suite d'introduction de la bougie dilatatrice. Il sera donc nécessaire d'espacer les séances ou de mettre entre elles un intervalle de 5 à 8 jours au plus. Lorsqu'on les aura répétées tous les jours pendant une semaine ou deux, il sera nécessaire de les interrompre, de faire usage de la douche nasopharyngienne si la saison est douce, ou de fumigations nasales si la saison est rigoureuse. De cette manière la phlegmasie disparaîtra complétement et avec rapidité.

Névralgie. — Le cathétérisme détermine généralement une névralgie douloureuse occupant l'œil, le front, la tempe, lorsqu'il est répété pendant très-longtemps, mais il arrive aussi que le premier fasse naître ce symptôme morbide, dont la gravité est nulle, et qui disparaît avec la cause qui l'a produit. Si la névralgie est trop douloureuse, il suffit de prescrire des antispasmodiques.

Tels sont les divers inconvénients ou accidents que détermine la sonde, lorsqu'elle passe dans les fosses nasales pour être introduite dans la trompe. Le cathéter, aidé du passage de la bougie, est le meilleur qui existe lorsqu'on veut avoir une idée nette de la largeur du tube d'Eustache.

Mais lorsqu'on n'a pas l'habitude suffisante du cathétérisme, il n'est pas facile de se rendre compte de l'état de la trompe et d'introduire des vapeurs médicamenteuses dans la caisse du tympan. On peut y parvenir lorsque les trompes ne sont pas trop rétrécies en employant la méthode de Valsava ou le procédé du docteur Politzer.

Méthode de Valsava. — Après avoir engagé le malade à fermer la bouche et les narines avec la main, on lui conseille de faire une expiration forcée.

Lorsque les trompes sont perméables, l'air y pénètre et passe dans la caisse en déterminant des bruits physiologiques ou pathologiques. Lorsque la muqueuse doublant les tubes d'Eustache est un peu tuméfiée, le malade éprouve une difficulté assez grande pour faire passer l'air dans l'oreille moyenne, et, c'est seulement après un grand effort ou des essais répétés plusieurs fois, qu'il parvient à rendre la trompe perméable. Si le gonflement de la muqueuse est considérable, la méthode de Valsava est insuffisante.

Toutes les fois que les trompes sont perméables et qu'il y a perforation du tympan avec suppuration de la caisse, ce procédé est très-utile pour faire pénétrer dans l'oreille moyenne les liquides instillés dans le conduit.

Pour y parvenir, on fait pencher la tête du côté opposé à l'oreille affectée, on instille le liquide médicamenteux dans le conduit et l'on engage le malade à employer la méthode de Valsava; on ne tarde pas à entendre un gargouillement dans le conduit.

Ainsi toutes les fois qu'il existe une affection nécessitant l'introduction de liquides médicamenteux dans la caisse, il faut rendre la trompe perméable, afin de permettre au malade d'employer la méthode de Valsava.

Méthode de Politzer. — C'est la méthode de Valsava forcée, comme l'a spirituellement dit le docteur Simon Duplay (1).

Elle consiste à condenser l'air dans la cavité naso-pha-

(1) *Arch. gén. de méd.* Paris, 1868. Résumé d'otologie.

ryngienne en l'insufflant au moyen d'un tube introduit dans le nez du malade, soit avec la bouche, soit avec une poire ou un appareil quelconque à compression pendant que le malade fait des mouvements de déglutition. Lorsque le malade a pris une gorgée d'eau, il ferme la bouche, introduit l'extrémité d'un tube dans une des narines, ferme l'autre narine ainsi que celle qui ne l'a pas été complétement par le tube. On fait entrer l'air ou les vapeurs dans les fosses nasales en même temps qu'on recommande au malade d'avaler l'eau qu'il retient dans la bouche.

A ce moment les muscles de l'isthme du gosier et du pharynx se contractent, la trompe d'Eustache s'entr'ouvre et l'air s'y précipite pour passer dans la caisse. Le professeur Troeltsch conseille seulement au malade de faire des mouvements de déglutition.

J'ai l'habitude de remplacer la gorgée d'eau par un morceau de sucre qui excite les glandes salivaires et produit aussi en fondant une certaine quantité de liquide qui facilite le mouvement de déglutition.

Le procédé de Politzer est fort utile chez les enfants ou lorsque le malade ne peut pas suivre régulièrement le traitement, mais il ne peut pas remplacer le cathétérisme.

On peut avec l'appareil (*fig.* 10) faire pénétrer des vapeurs différentes dans la caisse du tympan en procédant de la manière suivante : Après avoir chauffé le réservoir A renfermant le liquide choisi, on introduit l'extrémité K du tube dans la narine, en suivant les règles indiquées plus haut. On prend la poire M, on la comprime alternativement de manière à chasser dans le tube F, et dans les fosses nasales les vapeurs dégagées dans le réservoir A. L'extrémité du tube introduite dans la narine doit être molle et résistante : molle afin d'avoir un contact plus doux et plus supportable ; résistante afin que les parois du tube ne s'appliquent pas l'une contre l'autre, lorsqu'on exerce une pression sur elles. La poire qu'on emploie doit avoir un certain volume pour qu'on puisse faire pénétrer, à un moment donné, une assez grande quantité d'air dans les fosses nasales.

La douche de Politzer est contre-indiquée lorsqu'il existe :
1° Une rhinite aiguë, une angine aiguë avec dysphagie, des

ulcérations étendues et nombreuses sur les parois des fosses nasales, parce que, dans les premiers cas, il survient une dou-

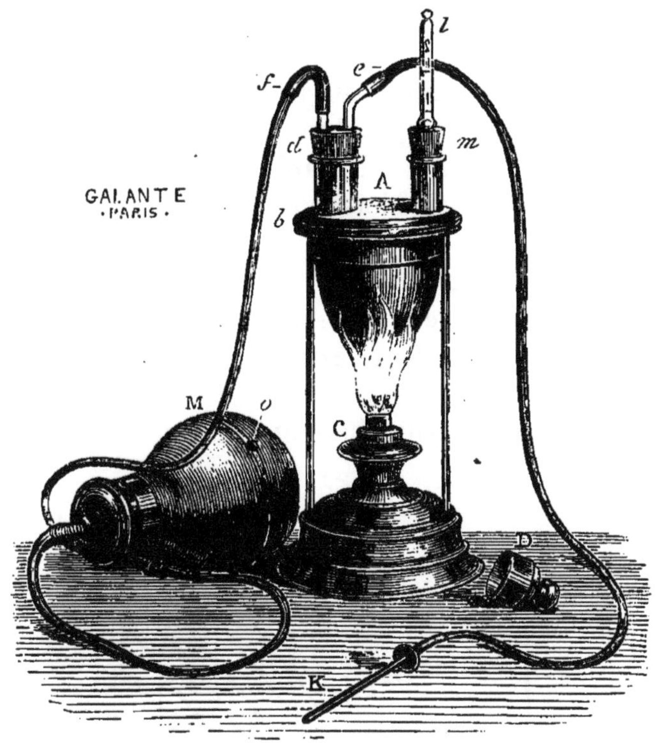

Fig. 10.

leur très-vive, et que dans les autres il peut se déclarer des épistaxis abondantes.

2° Une division congénitale ou acquise du voile du palais.

La douche de Politzer peut déterminer la rupture du tympan, lorsque cette membrane a subi des transformations pathologiques. Cet accident assez rare, signalé par Pagenstecher (1), prouve qu'il ne faut pas employer un appareil à compression trop énergique. La méthode de Politzer permet, mieux que celle de Valsava, de constater directement au moyen du spéculum les mouvements de la membrane du tympan.

On peut aussi constater les mouvements de la membrane au moyen du tube manométrique de Politzer.

(1) Sim. Duplay, *Arch. génér. de méd.* Paris, 1866. Résumé d'otologie.

Celui-ci se compose : d'un petit tube manométrique dont l'extrémité auriculaire revêtue de caoutchouc est introduite dans le conduit et le ferme hermétiquement. Cet appareil indique seulement les mouvements de la membrane, mais ne permet pas d'apprécier les physionomies différentes qu'elle présente pendant leur durée. Je crois donc que cet appareil est complétement inutile au point de vue pratique, surtout lorsqu'on possède le spéculum pneumatique; ce dernier appareil permettant de voir parfaitement la membrane et de suivre ses mouvements lorsqu'elle est soumise à des pressions variables.

Du cathétérisme du tympan. — Le cathétérisme du tympan est l'exploration de cette membrane au moyen d'un stylet coudé très-fin et très-léger dont l'extrémité libre est légèrement renflée.

Préconisé par Curtis, Itard et Wright, condamné par Kra-

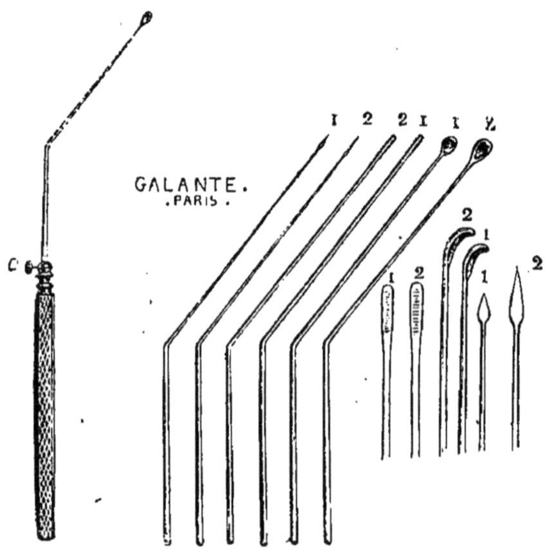

Fig. 11.

mer, il sert à obtenir des données sur la sensibilité et l'état physique de la cloison tympanique. De cette manière on peut aussi obtenir des données sur la nature des différentes tumeurs qu'on rencontre dans le conduit auditif externe. Pour pratiquer le cathétérisme du tympan, j'ai l'habitude de me servir d'un stylet 1 (*fig.* 11) dont l'extrémité auriculaire très-légèrement renflée est parfois garnie d'une très-mince couche de coton, couche excessivement tassée pour rendre le contact de la tige moins pénible.

Le coton étant excessivement tassé permet d'avoir des sensations aussi nettes que si la tige était à nu.

Après avoir bien éclairé les parties qu'on veut examiner, on les touche avec le stylet en ayant soin d'exercer une pression convenable pour acquérir des données suffisantes. Si les parties à explorer sont profondément situées, comme la membrane du tympan par exemple, on doit prendre garde de toucher le moins possible les parois du conduit auditif. Car ces attouchements pourraient déterminer des mouvements du malade et par suite des blessures de la membrane.

On aura soin, autant que possible, de ne pas explorer trop longtemps avec le stylet les parois supérieure, antérieure ou postérieure du conduit auditif externe ou le tympan, de peur de déterminer une syncope par action réflexe. Indépendamment de la douleur, certains auteurs ont dit que cette exploration était dangereuse, parce qu'ils n'ont pas voulu prendre les précautions les plus simples, c'est-à-dire bien éclairer les parties examinées et se servir du stylet avec beaucoup de douceur et de lenteur. Car, en agissant ainsi, on ne peut jamais causer le moindre désordre.

Le stylet explorateur sera employé toutes les fois que l'examen objectif ne suffira point. Il vous sera d'un grand secours pour avoir une idée nette de l'épaississement des parties périphériques du tympan pathologique. Dans ces cas, au lieu de pouvoir déprimer facilement le tympan, vous sentirez une résistance proportionnelle au degré d'épaississement qu'il présente.

S'il existe à la surface du tympan des granulations ayant l'aspect d'un polype, ou s'il y a un polype obturant le conduit et simulant un tympan granuleux, il est très-important de toucher ces parties morbides pour savoir ce qu'elles sont. S'il existe des corps étrangers, une tumeur osseuse dans l'oreille externe, il est encore nécessaire d'employer le stylet explorateur. Le cathétérisme du tympan ou des autres parties de l'oreille présente donc des avantages réels dont il faut savoir tenir compte.

De la rhinoscopie. — La rhinoscopie a pour but de voir

l'arrière-cavité des fosses nasales. On y parvient, en portant dans la région désignée, des rayons lumineux au moyen d'un miroir placé en arrière du voile du palais et dont la surface réfléchissante est tournée vers la partie qu'on doit éclairer.

Ce mode d'exploration, entrevu par Bozzini, fut mis en pratique par le professeur Czermarck et connu en 1859. Après lui Semeleder et d'autres praticiens perfectionnèrent la méthode.

Pour examiner l'arrière-cavité des fosses nasales et l'orifice des trompes d'Eustache, on doit avoir des miroirs laryngiens de différentes grandeurs, fixés à peu près à angle droit à leur manche, un bon éclairage, un abaisse-langue (il n'est pas indispensable) et un crochet palatin.

Miroir laryngien. — Le miroir laryngien est en métal poli ou en verre étamé. Celui-ci, le plus employé, n'a pas l'inconvénient de se couvrir de rouille comme le miroir en métal, mais on peut le rayer si on l'essuie avec un linge chargé de poussière.

Le miroir plan est employé plus généralement que le miroir concave qui donne lieu à des erreurs d'optique en amplifiant l'image.

On doit avoir des miroirs de grandeur différente et se rappeler que les miroirs de forme ronde sont d'une introduction plus facile que les autres, sauf les cas d'hypertrophie des amygdales.

Éclairage. — On emploiera la lumière naturelle ou artificielle, directe ou réfléchie au moyen de miroirs concaves ou réfractés au moyen de lentilles en ayant soin d'avoir un éclairage plus intense que pour l'otoscopie.

La lampe sera alimentée par l'huile ordinaire ou l'huile de pétrole et munie d'un petit verre cylindrique nouvellement employé.

L'huile de pétrole donne un fort bel éclairage qui serait très-convenable si elle ne dégageait aucune odeur. On peut encore employer la lumière de Drummond qui est très-vive, mais est d'un prix assez élevé.

Abaisse-langue. — Il est composé de deux parties dont l'une est destinée à être introduite dans la bouche et dont l'autre, tenue à la main, doit former avec la première un angle aigu peu prononcé.

Crochet palatin. — Le crochet palatin est destiné à soulever la luette et à la porter un peu en avant. Lorsque la luette est un peu volumineuse, il est très-utile, mais lorsqu'elle est courte ou que le malade soulève convenablement le voile du palais, il est inutile.

L'application du crochet palatin est peu douloureuse lorsqu'on la fait doucement, avec une certaine habileté, et qu'on a eu soin de chauffer légèrement l'instrument.

Quand on veut se servir du crochet palatin, on le chauffe faiblement, on porte son extrémité courbée, un peu en arrière de la luette, et l'élevant doucement on porte la luette en haut et en avant.

Examen de l'arrière-cavité des fosses nasales. — Lorsqu'on veut examiner l'arrière-cavité des fosses nasales, on place la source lumineuse entre le malade et l'observateur, ou à côté de lui, selon que l'on veut se servir d'un appareil à réfraction ou à réflexion.

Le malade est assis ou debout. S'il est assis, sa bouche est placée à la hauteur de la source lumineuse, et sa tête est droite. S'il est debout, sa tête est légèrement penchée en avant, comme l'indique le docteur Moura-Bourouillon. A ce moment, le malade ouvrant la bouche, on l'engage à maintenir, avec la main munie d'un linge sec, la langue en partie au dehors de la bouche, ou on l'abaisse soi-même avec un abaisse-langue, on le fait respirer doucement par le nez comme si on voulait lui faire émettre un son nasal.

La respiration lente et pleine par la bouche contracte moins les muscles du voile du palais et rend l'isthme du gosier plus spacieux. Quelquefois le malade soutient assez bien la langue pour qu'on n'ait pas à la déprimer.

Lorsque le malade remplit toutes les conditions que j'ai indiquées, on prend le miroir laryngien de l'une ou l'autre main, comme une plume à écrire, de manière à l'introduire dans le fond de la gorge en lui donnant une obliquité de 130° environ. Mais il est préférable de placer le miroir entre le voile du palais et le pilier correspondant, et d'avoir soin de l'obliquer légèrement en dehors. Lorsqu'on applique le miroir laryngien, on ne doit pas toucher la partie postérieure du pharynx ni la luette, de peur de provoquer des vomissements, des contractions des muscles de la langue ou du voile du palais.

Quand on se sert du crochet palatin, on le chauffe légèrement, on porte son extrémité courbée en arrière de la luette, et relevant doucement le crochet on porte la luette en haut et en avant. Lorsqu'on place convenablement le miroir dans différentes positions et qu'on a un bon éclairage, on voit bien l'image des narines postérieures.

TROISIÈME PARTIE. *De l'auscultation de l'oreille moyenne*, etc. — L'auscultation de l'oreille a été pratiquée, pour la première fois, par le célèbre Laënnec qui appliquait un stéthoscope sur l'apophyse mastoïde ou sur le pavillon, et entendait des bruits physiologiques ou morbides. Mais ses recherches ne furent pas poussées très-loin. C'est à Deleau, dont l'expérience était grande en cette matière, qu'appartient l'honneur d'avoir le premier comblé cette lacune, en indiquant les bruits qu'on entend dans l'oreille lorsque l'air y arrive. Ce praticien a un peu exagéré la valeur des bruits morbides en les multipliant beaucoup trop. Néanmoins il a rendu un immense service en prouvant que l'on pouvait guérir des surdités par des douches d'air. On regrette seulement de voir ses observations dépourvues de détails pratiques et rédigées surtout au point de vue spéculatif. Quoi qu'il en soit, Deleau s'est fait en otiatrique un nom qui a résisté à l'épreuve du temps.

Je vous ai suffisamment prouvé sur le cadavre ou sur le vivant qu'il était très-facile d'entendre les divers bruits qui se passent dans l'oreille moyenne lorsqu'on y pousse de l'air ou des liquides.

Pour ausculter l'oreille on applique un stéthoscope sur le pavillon, l'apophyse mastoïde, ou son oreille sur celle du sujet en expérience. Alors on entend différents bruits déterminés par l'entrée de l'air dans l'oreille.

Il y a quelques années, Toynbee eut l'heureuse idée de remplacer le stéthoscope par un tube cylindrique en caoutchouc de $0^{m},70$ de longueur environ, et garni à ses deux extrémités d'un embout en ivoire ou en ébène.

Pour s'en servir, il suffit de placer une des extrémités dans son oreille, l'autre dans l'oreille du malade, et d'écouter les bruits en ayant soin de ne pas laisser le tube frapper les objets environnants, car il en résulterait un bruit qui voilerait celui que l'on désire entendre.

J'ai modifié ce tube en lui donnant une forme de tronc de

cône afin d'avoir des ondes condensées et une perception des sons beaucoup plus nette. J'ai supprimé les deux embouts qui sont durs à l'oreille et ne présentent aucun avantage. Depuis cette époque j'ai fait construire un appareil permettant à plusieurs personnes d'entendre les bruits qui se passent dans l'oreille, je l'ai appelé poli-otoscope.

Il se compose d'un tube creux A (*fig.* 12) sur lequel sont fixés des tubes A, 1, 2, 3, 4, 5, munis chacun d'un tube en caoutchouc dont la disposition est indiquée par ce dessin. Dans le tube

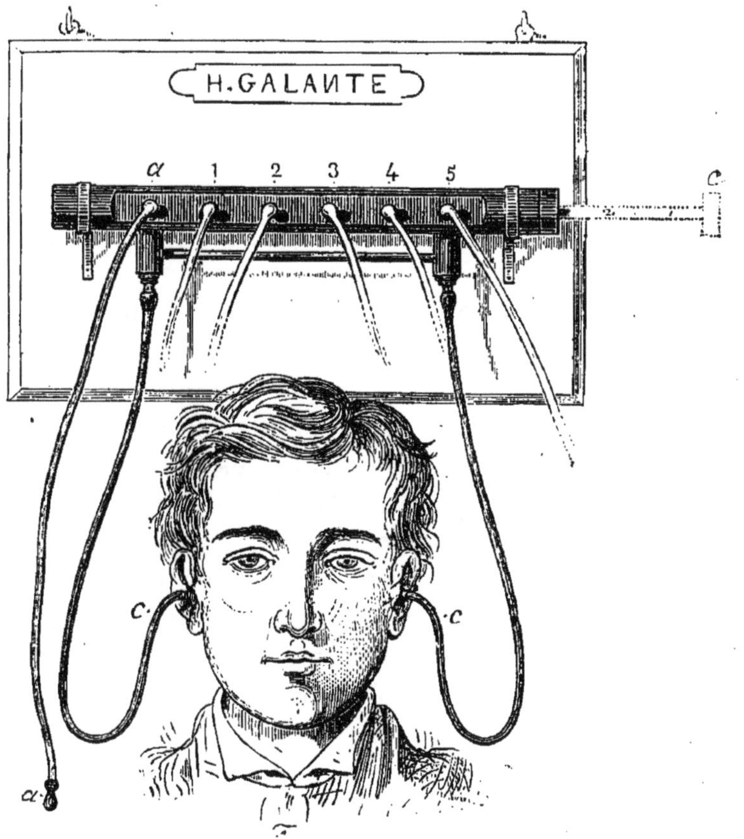

Fig. 12.

creux, passe à frottement doux un cylindre E pour fermer à volonté un ou plusieurs trous aboutissant aux tubes 1, 2, 3... Les numéros, qui sont marqués sur le cylindre, indiquent combien il y a de trous ouverts. Les tubes A, 1, 2... sont de longueur différente pour permettre aux médecins d'ausculter facilement plusieurs à la fois.

Lorsqu'on ausculte l'oreille d'une personne dont l'ouïe est fine, on entend un bruit physiologique que Laënnec a comparé à un bruit de souffle et Deleau à un bruit de pluie fine tombant sur les feuilles sèches. C'est un bruit de souffle doux et continu, ou intermittent suivant que l'air est poussé sans interruption ou par intervalle. Il est mélangé de temps en temps à une crépitation humide très-fine produite par quelques mucosités entraînées par le courant d'air. Lorsque le bruit se passe dans la trompe, on juge facilement de son éloignement. Bientôt l'air arrive dans la caisse et reproduit le même bruit, mais beaucoup plus superficiel. Le bruit de trompe est lointain, un peu sourd, tandis que le bruit de caisse est tubaire et se fait entendre immédiatement sous l'oreille. En même temps on entend un claquement sec et doux tout à la fois, produit par la projection brusque en dehors de la membrane du tympan. C'est le bruit du tympan qu'on peut apprécier beaucoup mieux en poussant à plusieurs fois différentes et à de petits intervalles une petite quantité d'air.

Ainsi vous le voyez, messieurs, le bruit physiologique est composé de trois bruits distincts, succédant rapidement l'un à l'autre.

Lorsque l'air pénètre dans l'oreille moyenne, on l'entend s'engager dans le tube d'Eustache sous la forme d'une veine gazeuse assez large et pénétrer dans la caisse. Lorsque la trompe est rétrécie par un gonflement de la muqueuse ou par d'autres obstacles, on entend un filet d'air qui passe péniblement dans la partie rétrécie et ne fait plus entendre sous l'oreille un bruit tubaire bien net, mais un bruit plus faible qui est dû à la différence de quantité d'air arrivant dans la caisse du tympan.

Si la trompe est large, remplie de mucosités, l'air ne passant pas immédiatement dans la caisse produit un gargouillement un peu lointain, sonore, accompagné parfois du bruit de trompe.

Bientôt l'air pénètre dans la caisse en faisant entendre un bruit de souffle doux, en partie voilé par une crépitation humide.

Mais au bout de quelques minutes la crépitation diminue, disparaît et est remplacée par le bruit de souffle.

Lorsque la trompe et la caisse renferment des mucosités, on

distingue parfaitement deux bruits, l'un plus lointain qui est le gargouillement de la trompe, l'autre plus superficiel, éclatant, étourdissant, comparable à un déchirement d'étoffe et se faisant entendre sous l'oreille. Pendant la production de ces bruits, on se rend parfaitement compte du mouvement et de la consistance du liquide pathologique agité et divisé par l'air.

Pour juger du degré de consistance du liquide, il faut pousser la douche d'air avec une force moyenne et tenir compte de la gravité du son. Car lorsque le liquide est assez fluide, le son est bien plus clair que dans les cas où il existe dans la caisse un mucus glutineux, filant, assez comparable pour la consistance à une solution assez concentrée de gomme arabique. Malgré ces bruits on peut percevoir en même temps ou séparément le bruit de trompe comparable à un ronflement sonore. Pour qu'il se produise, il faut que l'air frappant la portion fibro-cartilagineuse de la trompe dans une certaine direction la fasse vibrer. Il peut se produire lorsqu'il existe une obstruction ou un rétrécissement de la trompe, ou bien lorsque le cathéter est placé à l'entrée de ce tube.

Dans les cas d'obstruction de la trompe on n'entend aucun bruit dans la caisse du tympan.

Lorsque la muqueuse tapissant la trompe et la caisse est très-sèche comme chez les personnes affectées de surdité sénile, le bruit de souffle un peu rude, presque râpeux, peut être facilement reconnu, lorsqu'on a acquis une certaine expérience, lorsqu'on observe avec soin et qu'on possède une oreille fine. Vous l'avez entendu, Messieurs, et vous l'avez parfois bien distingué du bruit physiologique.

Lorsque la trompe est remplie de mucosités sèches formant un véritable bouchon, comparable à celui qui se forme dans le conduit externe, on peut le diagnostiquer beaucoup plus facilement par la rhinoscopie que par le cathétérisme et l'auscultation. On peut cependant reconnaître sa présence de la manière suivante : le cathéter pénètre plus ou moins avant ou est arrêté au méat, et la douche ne passe pas. En faisant exécuter de légers mouvements de va-et-vient au cathéter, on sent une résistance dure et sèche, indiquant à une main exercée l'obstacle siégeant dans la trompe.

Lorsque la trompe humide ou sèche est perméable et qu'il

existe des modifications pathologiques de la caisse du tympan, on peut, par l'auscultation seule, en soupçonner un certain nombre.

Lorsque le tympan est immobilisé dans toute son étendue par suite d'ankylose des osselets, ou est devenu rigide par suite de modifications pathologiques dans sa structure, on n'entend aucun claquement lorsque l'air arrive dans la caisse ; c'est au bout de quelques secondes seulement qu'on entend parfois un petit claquement. Ce bruit partiel se produit toutes les fois que la membrane a été distendue dans un de ses points par l'air frappant plusieurs fois sa surface interne. Du reste on peut constater le fait en examinant directement la membrane du tympan qui présente en un point une partie devenue mobile et bombant un peu en dehors lorsqu'on insuffle de l'air dans la caisse.

S'il existe des adhérences du tympan avec les parties voisines, on entendra des claquements partiels d'autant plus prononcés et plus étendus que les adhérences seront moins nombreuses et plus éloignées l'une de l'autre.

On peut aussi supposer l'existence d'adhérences nombreuses fixant aux parties voisines la plus grande partie de la membrane. Dans ce cas, l'air arrive pleinement sous l'oreille, seulement au lieu de l'entendre circuler dans un endroit assez vaste (la caisse du tympan), il est comme à l'étroit et détermine un bruit plus circonscrit, moins ample, moins tubaire.

Il est utile aussi d'ausculter quelquefois l'apophyse mastoïde lorsque l'on suppose qu'il y a une inflammation de ses cellules.

A cet effet je me sers d'un stéthoscope ainsi disposé.

Il se compose d'un tronc de cône en bois de sapin auquel est fixé un tube tronc de cône à parois minces en caoutchouc.

Lorsqu'on veut ausculter l'apophyse mastoïde, on applique très-exactement sur la partie moyenne de l'apophyse mastoïde le pavillon de l'instrument en ayant soin de ne pas le séparer de la région par une couche de cheveux, et on le fait maintenir en place par le malade. On introduit l'autre extrémité de l'appareil dans l'oreille de l'observateur et l'on fait pénétrer de l'air dans l'oreille moyenne par un des trois procédés connus (méthode de Valsava, de Politzer, douche avec la sonde), la sonde est préférable. Cette exploration, inutile lorsque rien n'indique une affection des cellules mastoïdiennes, rend de grands services lorsqu'on la soupçonne.

L'auscultation de l'oreille est, comme vous le voyez, un des meilleurs moyens de diagnostic que l'on puisse employer pour reconnaître les états morbides de l'oreille moyenne. Car presque toujours les données qu'elle fournit sont d'accord avec celles que l'on obtient par le spéculum pneumatique ou par l'examen objectif simple. Ce moyen de diagnostic très-employé en Angleterre et en Allemagne devrait être plus employé en France où l'on ne paraît pas en apprécier la valeur,

De l'exploration fonctionnelle du sens de l'ouïe. — L'oreille interne profondément cachée ne peut être explorée qu'au point de vue fonctionnel. Différents moyens ont été employés pour connaître, d'une manière approximative, l'état fonctionnel du nerf auditif. Tels sont la voix humaine, l'acoumètre, le diapason, la montre.

De la voix humaine. — La voix humaine a servi à apprécier le degré de surdité à une époque déjà éloignée de nous. Mais comme on ne peut pas mesurer facilement son intensité, son timbre, sa hauteur, il est impossible d'avoir un ton qui serve de terme de comparaison et qui puisse être toujours le même lorsqu'on veut le produire. Du reste la voix humaine peut être facilement entendue à une certaine distance par des personnes dont l'ouïe est assez mauvaise. Toutes ces considérations ont fait rejeter ce moyen complétement délaissé aujourd'hui.

Acoumètre. — L'acoumètre employé d'abord par Wolk, puis par Itard et Blanchet, ne peut donner que des appréciations erronées ou exagérées sur le degré de sensibilité du nerf acoustique, car les vibrations imprimées aux nerfs acoustiques sont beaucoup trop fortes.

Diapason. — Le diapason employé par M. Bonnafont et Vidal de Cassis mérite les mêmes reproches que ceux adressés à l'acoumètre, car il est entendu par beaucoup de malades incurables.

Montre. — La montre est certainement le meilleur instrument capable de donner des idées assez nettes sur le degré de sensibilité auditive, mais pour qu'on ne puisse pas adresser aux montres le même reproche qu'aux instruments donnant des vibrations violentes, il ne faut pas se servir d'une montre à mouvement trop fort. Il en faut une à mouvement moyen entendu par une personne qui a l'oreille normale, à une distance de trois mètres environ dans un endroit calme. Lorsqu'on applique la montre sur la tête des malades, on leur ferme les yeux afin qu'ils ne soient pas distraits et fixent davantage leur attention. Lorsqu'on veut mesurer la distance à laquelle les malades entendent les battements de la montre, on la place sur le pavillon au niveau du méat. Puis maintenant, les yeux fermés, on la met au bout de quelques secondes à une certaine distance de l'oreille, en ayant soin de l'éloigner ou de la rapprocher jusqu'à ce que les malades entendent le tic-tac très-faiblement.

Après avoir appliqué la montre sur l'oreille, on ne doit pas la placer immédiatement à une certaine distance, parce que, les perceptions ayant parfois une certaine durée et l'imagination du malade aidant, on peut croire que la montre est entendue à une plus grande distance qu'elle ne l'est réellement. Toynbee, comprenant l'importance de cette manière d'agir, en avait parlé avant moi. La montre ainsi que les autres instruments ne donnent pas toujours des indications précises pour établir le pronostic. Avant de se prononcer sur le degré de l'affection, il est nécessaire de faire un diagnostic minutieux. Car tous les jours on voit des malades incurables dont la perception crânienne est parfaite. Il existe souvent des surdités nerveuses, des surdités rhumatismales peu avancées, des adhérences du tympan, états pathologiques dans lesquels l'état fonctionnel du nerf auditif est parfait. Et cependant beaucoup d'entre elles sont incurables. On voit aussi des malades affectés de surdité sénile caractérisée par une sécheresse assez grande de la plupart des membranes de l'oreille. Ces malades, dont la perception crânienne est nulle, dont la perception auriculaire est de deux à six centimètres, ont une audition relativement bonne, puisque, dans un endroit calme, ils suivent parfaitement à distance la conversation. Ces derniers états morbides sont très-bizarres et doivent attirer l'attention des médecins auristes. Dans les cas d'ankylose incomplète de l'étrier, il n'est pas rare de trouver une perception crânienne bonne et une surdité assez prononcée qui s'améliore pendant que le malade est soumis à des ébranlements assez prononcés, comme pendant un voyage un peu prolongé en voiture ou en chemin de fer.

Vous le voyez, il est de nombreuses exceptions dont il faut tenir compte et qui doivent vous empêcher de porter un bon pronostic avant l'examen complet de l'organe.

Règle générale. — Quand il existe depuis longtemps un bourdonnement assez fort et continuel, si vous ne possédez pas une expérience suffisante, gardez-vous de porter un bon pronostic, bien que la perception crânienne soit bonne. — Lorsqu'on applique un corps vibrant sur les différents points de la boîte crânienne, on perçoit à peu près partout également les vibrations; mais si la sensibilité auditive est affaiblie, on constate des différences sensibles dans la transmission des sons aux nerfs auditifs par les parois solides de la tête.

M. Bonnafont, qui a fait des recherches importantes sur ce sujet, a divisé les parties du crâne d'après l'ordre de leur valeur en commençant par les plus importantes:

1° *Région pariéto-temporale.*

2° *Région parotidienne.*

3° *Région mastoïdienne.*

4° *Bosse pariétale.*

5° *Bosse coronale.*

6° *Bosse occipitale.*

Cette classification est bonne, mais il existe de nombreuses exceptions tenant à des conditions toutes matérielles comme celle-ci. Les os et les parties molles qui les recouvrent présentent, suivant les individus, des différences notables dans leur épaisseur, il en résulte qu'il ne faut pas toujours prendre à la lettre la classification de M. Bonnafont.

De l'aspect des parties normales.

Le pavillon de l'oreille à l'état normal est souple, élastique, recouvert par une peau douce et fine, d'une coloration blanc jaunâtre légèrement rosée.

Lorsqu'il est flasque, pâle, d'un blanc jaunâtre, il indique un état anémique prononcé.

Lorsqu'il existe une pléthore prononcée, comme chez les grands buveurs par exemple, le pavillon est épais, chaud, d'un rouge vineux, sillonné par de grosses veines gorgées de sang.

Lorsqu'il a été longtemps le siége d'un état eczémateux prononcé, il est déformé, dur, rigide.

Lorsqu'il est modifié par suite des progrès de l'âge, il est dur, assez rigide, un peu déformé.

Le méat auditif, à l'état normal, est béant et a une forme ovale, mais par suite des progrès de l'âge on le voit quelquefois s'affaisser et se transformer en une fente de forme variable. Il en résulte parfois un rétrécissement apparent très-considérable empêchant les ondes sonores d'arriver au tympan. On peut facilement reconnaître si la surdité est déterminée par cette cause mécanique, en tirant le pavillon en haut, en dehors et en arrière. De cette manière le méat s'élargit et le malade entend mieux; mais s'il existe une autre cause de surdité, l'audition n'est pas améliorée. Lorsqu'il existe une otite externe, le méat peut être gonflé au point de ne pas laisser pénétrer le plus petit spéculum. Dans ce cas le rétrécissement inflammatoire est de peu d'importance comparativement à l'état morbide contre lequel on doit diriger les moyens thérapeutiques.

Le conduit auditif, variable de forme, de largeur et de profondeur, présente des parois dont la surface lisse, d'un blanc rosép âle, est souvent hérissée de poils nombreux.

Cette obstruction apparente due à l'existence de ces poils ne nuit pas à l'audition, toutes les fois qu'ils ne sont pas agglomérés au moyen du cérumen. Mais dans certains cas elle rend l'exploration du conduit assez difficile.

DU TYMPAN NORMAL.

La membrane du tympan, profondément située dans le fond du conduit auditif, se présente sous l'aspect d'une membrane concave en dehors, tendue obliquement de haut en bas et de dehors en dedans (fig. 1 de l'atlas).

Elle forme avec la paroi inférieure du conduit un angle de 45° environ. Vers la partie supéro-antérieure de la membrane, tout près de sa circonférence, on aperçoit une saillie arrondie ou conique, d'un blanc légèrement jaunâtre, un peu moins grosse qu'une petite tête d'épingle, c'est l'apophyse externe continuée sur le tympan par le manche du marteau, qui se dessine à la surface de la membrane, sous la forme d'une ligne d'un blanc jaunâtre.

Cette ligne légèrement sinueuse, comparable à une petite

baguette d'ivoire, se dirige de haut en bas, d'avant en arrière et de dehors en dedans, et se termine un peu au-dessous du centre de la membrane sous la forme d'une extrémité parfois légèrement recourbée en avant et souvent élargie en forme de spatule.

La partie du tympan où se termine l'extrémité inférieure du manche du marteau est la plus concave de la membrane et s'appelle ombilic (*umbo*).

Dé l'extrémité antéro-inférieure du manche du marteau on voit partir une tache lumineuse se dirigeant en bas et en avant et offrant des aspects assez variables, même à l'état physiologique.

Ces données générales étant indiquées, il me reste à vous parler plus longuement des parties visibles à la surface du tympan, afin de vous faire connaître complétement cette membrane à l'état physiologique.

Forme. — Le tympan a une forme généralement circulaire chez l'enfant et ovalaire chez l'adulte.

Le cadre osseux après lequel est fixée la membrane n'est pas toujours régulier, car il arrive, comme dit le professeur de Troeltsch, que la paroi postéro-supérieure de la portion osseuse s'avance en partie ou en totalité vers la membrane et lui donne une forme obcordée.

Le tympan subit des accroissements successifs chez le fœtus; mais, chez l'enfant, l'adulte et le vieillard, il conserve à peu près les mêmes dimensions.

Couleur. — Le tympan présente une couleur variable selon l'âge, le mode d'éclairage et d'examen. C'est ce qui explique la divergence des auteurs à ce sujet.

Wilde l'a comparée à celle d'une peau de baudruche, Rau plus exactement à celle de la perle, Triquet à un gris bleuâtre présentant des reflets irisés.

D'après le docteur Politzer, le tympan est d'un gris teinte neutre mélangé à une pointe de violet et de brun-jaune clair (1).

Ce dernier auteur a parfaitement indiqué comment la cou-

(1) *Images éclairées de la membrane du tympan à l'état normal et pathologique.* Vienne, 1865.

leur du tympan était complexe en disant qu'elle était composée de celle particulière au tympan, de celle de la lumière employée et des rayons réfléchis en faisceaux par le promontoire. Examiné avec une belle lumière diffuse naturelle, le tympan de l'adulte se présente sous l'aspect d'une membrane *concave* dont la coloration est d'un gris plus tendre que celle du gris neutre indiquée par le docteur Politzer, et se rapproche du violacé tendre avec quelques tons de jaune verdâtre au niveau du promontoire.

Toute la membrane ne présente pas cette teinte violacée au même degré. Les parties inféro-postérieures ont une teinte plus claire que les parties inféro-antérieures. La partie supéro-postérieure ne présente généralement aucune particularité, si ce n'est quelques tons jaunâtres verdâtres. Cependant il n'est pas rare de remarquer une traînée d'un gris blanchâtre plus obscur commençant derrière l'apophyse externe et disparaissant derrière le cadre osseux du tympan.

Cette teinte plus sombre que celle du tympan présente une très-légère courbure à concavité inférieure, et est produite par l'ombre portée sur la membrane par la poche postérieure de Troeltsch et la corde du tympan.

Derrière le manche du marteau et au niveau de sa moitié inférieure on peut voir une coloration d'un blanc jaunâtre verdâtre due à la réflexion des rayons lumineux par le promontoire.

Cette coloration est à peine visible lorsque la membrane est à une certaine distance du promontoire.

La coloration tympanique chez l'enfant n'est pas tout à fait la même.

Dans les premiers âges de la vie et jusqu'à une certaine époque plus ou moins rapprochée de l'adolescence, la couche cutanée du tympan étant plus épaisse, la coloration de la membrane est d'un violacé plus blanchâtre. Chez le vieillard, le tympan, ayant subi ordinairement des modifications pathologiques, présente des teintes plus variées. Il est donc important de savoir les reconnaître. C'est pourquoi je vous donnerai de longs détails toutes les fois que je vous parlerai du tympan pathologique.

Lorsque la membrane est intacte, elle est d'un violacé bleuâtre avec des teintes grisâtres chez le vieillard.

Chez l'adulte et le vieillard, on peut remarquer, à la périphérie du tympan, une ligne blanchâtre, d'un demi-millimètre de largeur environ, dont les contours tranchent parfaitement avec la teinte générale du tympan. Cette ligne représentant les parties les plus périphériques de la membrane peut coïncider avec une ouïe très-normale. Il ne faut donc pas la confondre avec une zone beaucoup plus large dont les parties concentriques se fondent ordinairement dans la teinte générale de la membrane. Cette zone est l'arc sénile dont l'existence indique toujours quelques modifications vitales ou pathologiques. Cette zone comprenant aussi les parties périphériques du tympan présente une largeur de 2 millimètres ou plus; elle est d'un blanc gris bleuâtre et peut être comparée à l'arc sénile de la cornée. Le tympan physiologique a des teintes très-uniformes; il ne doit présenter aucune marbrure, aucune pommelure, aucune tache. En résumé : avec la lumière naturelle, il a les teintes indiquées par le docteur Politzer. Avec la lumière artificielle, il a une teinte d'un beau gris clair.

La surface du tympan doit être très-polie, un peu brillante, et assez comparable à celle d'une pellicule mince légèrement gommée.

La place occupée par le triangle lumineux doit être très-lumineuse.

Manche du marteau. — A la partie supéro-antérieure de la membrane, près du cadre osseux, on aperçoit une saillie arrondie ou un peu conique, d'une teinte blanchâtre jaunâtre à la lumière naturelle, et d'une teinte blanchâtre à la lumière artificielle.

C'est l'apophyse externe du marteau. Elle est prolongée à sa partie inférieure par une petite bande ayant les mêmes teintes que celles de l'apophyse externe.

Cette bande, qui a une largeur très-peu considérable, est formée par le manche du marteau. Elle est dirigée de haut en bas, d'avant en arrière, et de dehors en dedans et divise la moitié supérieure du tympan en deux parties inégales; l'une antérieure un peu moins large que la postérieure.

On le voit à l'état normal dans sa longueur réelle; mais

lorsque les surfaces articulaires du marteau et de l'enclume modifient leurs rapports respectifs par suite d'une cause quelconque, on le voit en raccourci dans des positions différentes. Celles-ci se remarquent dans un certain nombre d'affections dont je vous parlerai bientôt.

Derrière l'apophyse externe et le manche du marteau, on voit souvent une, deux ou plusieurs lignes brunâtres peu apparentes, représentant les vaisseaux que l'on voit sous la forme de lignes carminées très-prononcées lorsqu'il existe une hypérhémie passagère de la portion osseuse du conduit ou de la caisse du tympan. Ces vaisseaux, venant de la portion osseuse correspondante du conduit auditif, arrivent, les uns à l'apophyse externe à laquelle ils aboutissent; les autres longent le bord postérieur du manche du marteau et disparaissent après un certain trajet, sans dépasser l'ombilic.

Dans certaines phlegmasies aiguës et même chroniques du tympan, il est possible de suivre ces vaisseaux jusqu'à la paroi inférieure de la portion osseuse. Cette injection, passagère ou de longue durée peut coexister avec des bourdonnements; mais elle peut exister sans eux, contrairement aux assertions de Triquet.

Lorsqu'il existe une hypérhémie vive du conduit auditif et de la couche cutanée du tympan et que l'oreille externe renferme une certaine quantité de pus agité par des battements isochrones à celui du pouls, on pourrait croire à l'existence d'une perforation tympanique qui peut ne pas exister. Cette oscillation du liquide est déterminée par le mouvement des parois des vaisseaux pathologiques soulevées par le sang. Ce fait a été constaté par Wylde, Triquet, et nié par d'autres auteurs.

Cependant on doit croire que, malgré les oscillations du liquide morbide, il n'y a pas de perforation tympanique, lorsqu'on voit le tympan dans toute son étendue, et lorsqu'une douche gazeuse arrive dans la caisse sans produire le bruit pathognomonique de la perforation tympanique.

Courbure ou concavité. — Le tympan offre une concavité assez prononcée, beaucoup plus accusée dans la partie appelée ombilic que partout ailleurs.

On mesure approximativement le degré de cette courbure

d'après la direction du manche du marteau, mais on ne peut apprécier ainsi que la courbure générale de la membrane. Car dans les cas d'adhérences partielles du tympan, le manche du marteau peut ne pas changer de direction.

Triangle lumineux. — Le triangle lumineux entrevu par Wylde a été parfaitement décrit par deux savants observateurs, Toynbee, et le professeur de Troeltsch.

Il part de l'extrémité antéro-inférieure du manche du marteau, et se dirige obliquement en bas et en avant vers le cadre osseux.

Il a la forme d'un triangle isocèle dont le sommet correspond au manche du marteau, et dont la base correspond à des parties variables de la périphérie du tympan. Cette tache lumineuse diffère d'étendue et de forme selon les individus; et cette différence provient, en partie, de la différence d'inclinaison, en partie des différences de voussure (Politzer).

Tantôt sa base touche la périphérie du tympan, tantôt elle s'arrête à une certaine distance. Son absence ou de grands changements dans son étendue et sa forme indiquent toujours des modifications pathologiques. C'est pourquoi le professeur de Troeltsch n'a pas craint de dire : « Il faut faire attention au triangle lumineux, car c'est ainsi que l'on peut reconnaître des anomalies qui échappent autrement au médecin ou que celui-ci ne parvient à découvrir qu'avec beaucoup de peine.

« Ce n'est qu'après l'avoir étudié dans tous ses détails qu'on peut se prononcer relativement à l'état du tympan et au genre d'affection dont le malade est atteint. »

DE L'IMAGE RHINOSCOPIQUE.

Lorsqu'on examine l'arrière-cavité des fosses nasales au moyen d'un miroir, on distingue son image réfléchie sur le miroir.

On ne voit pas d'un seul coup l'image, car généralement le voile du palais masque les parties inférieures. On aperçoit une cavité assez large ordinairement divisée en deux parties inégales par une ligne d'un blanc jaunâtre, et d'une certaine épaisseur CL. C'est le bord postérieur de la cloison des fosses nasales;

il est souvent déjeté d'un côté ou d'un autre, plutôt du côté gauche.

De chaque côté on aperçoit les cornets moyens CM, qui se

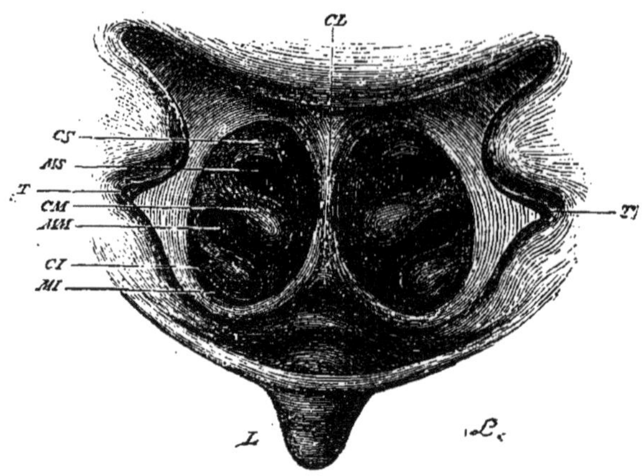

Fig. 13.

présentent sous la forme d'une tumeur d'un blanc rosé et d'un volume assez considérable.

Ces tumeurs pourraient en imposer pour des polypes, si l'on ne prenait pas le soin d'examiner minutieusement la région.

Au-dessus des cornets moyens on remarque un espace vide assez considérable qui est le méat supérieur MS. Celui-ci est limité en haut par une saillie étroite peu volumineuse, de coloration blanc rosé ; c'est le cornet supérieur CS.

Au-dessous des cornets moyens, est le méat moyen MM, apparaissant sous la forme d'une cavité moins large que celle de méat supérieur.

Le méat moyen est limité en bas par le cornet inférieur CI, beaucoup moins volumineux et moins saillant que le cornet moyen CM. Il est séparé du plancher des fosses nasales par le méat inférieur MI qui est assez petit et se présente sous la forme d'un espace linéaire.

Au-dessous des fosses nasales on aperçoit le voile du palais.

Au niveau et en dehors de la base de chaque cornet inférieur on aperçoit une ouverture irrégulière en forme d'infundibulum peu marqué, et composée de deux lèvres, l'une antéro-inférieure taillée en biseau, et se confondant avec la paroi latérale du pharynx; l'autre, postéro-supérieure, un peu saillante, d'une coloration blanc jaunâtre, produite par le cartilage sous-jacent : c'est le méat de la trompe T.

DE LA MANIÈRE D'EXAMINER UN MALADE.

Il me reste aujourd'hui à vous indiquer la manière d'examiner rapidement un malade. Les médecins ou les élèves peu habitués à ce genre d'investigation perdent beaucoup de temps en interrogeant le malade et sont souvents induits en erreur, lorsqu'ils n'ont pas une expérience clinique suffisante.

Certains auteurs attachent beaucoup d'importance aux questions précédant l'examen objectif; d'autres ne leur en accordent aucune.

Pour rester dans la vérité, on doit être moins absolu.

Dans la plupart des cas, il est superflu d'adresser de nombreuses questions au malade. C'est seulement dans certains cas douteux qu'il est important de prolonger l'interrogation du malade pour connaître des détails importants.

Voici quelle est ma manière de procéder, lorsqu'un malade nouveau vient réclamer mes soins : je lui demande son âge, sa profession, et je tâche de savoir s'il y a eu des maladies pendant son enfance, s'il est sujet aux maux de gorge, aux rhumes de cerveau, s'il est fumeur, priseur, s'il y a des sourds dans sa famille, s'il a eu des accidents vénériens, ce qu'il ressent. Puis j'examine les perceptions crânienne et auriculaire en suivant les règles que j'ai indiquées plus haut.

J'explore l'oreille externe en me rappelant que le pavillon peut présenter des variétés très-grandes dans sa forme, son étendue, son obliquité, sa consistance, sans qu'il en résulte un trouble appréciable de l'audition.

Ensuite j'examine le conduit auditif externe dont la couche cutanée est généralement très-sèche lorsque l'organe est malade, puis la membrane du tympan.

Après avoir bien examiné tous les détails importants que présente la surface de la cloison tympanique, j'explore la gorge *de visu* et l'arrière-cavité des fosses nasales, avec le miroir rhinoscopique.

Pour voir plus facilement l'orifice pharyngien de la trompe, je place le miroir entre la luette et le pilier du voile du palais correspondant au pavillon de la trompe que je veux examiner et je le dirige un peu en haut et en dehors. Lorsque je veux explorer les cornets et les méats, j'agis comme je l'ai dit à l'article *Rhinoscopie*.

Si l'examen rhinoscopique est impossible ou difficile à la première séance, j'exerce le malade avant de faire un nouvel essai.

Il ne me reste plus qu'à sonder les trompes d'Eustache, s'il y a lieu, à y passer une bougie exploratrice, et à constater avec soin les bruits divers qui se passent dans l'oreille moyenne.

Cet examen fait, on peut presque toujours poser un bon diagnostic.

Mais si l'état morbide se révèle à nous par des symptômes douteux ou vagues, il est nécessaire d'observer le malade pendant quelques jours avant de donner une opinion précise sur la nature de la maladie.

En agissant ainsi, Messieurs, vous éviterez beaucoup d'erreurs ; si vous ne parvenez pas à baser votre opinion sur l'exploration méthodique de l'organe, je vous engage vivement à ne pas entreprendre un traitement qui, tôt ou tard, sera interrompu à votre détriment, sans que vous ayez pu obtenir le plus souvent le moindre résultat favorable.

Du Pronostic. — Les maladies de l'oreille n'entraînent généralement pas la mort, malgré la négligence des malades ou des parents et malgré la thérapeutique inefficace ou empirique employée tous les jours pour les combattre.

Cependant la mort survient parfois chez les enfants lorsque le processus inflammatoire occupant l'oreille moyenne a gagné le cerveau ou ses enveloppes. Elle arrive aussi chez l'adulte et le vieillard à la suite de complications graves telles que la carie.

Sauf les exceptions, rares heureusement, les affections de l'oreille guérissent ou passent à l'état chronique en déterminant des désordres le plus souvent irréparables et en produisant toujours, à une époque plus ou moins éloignée, un certain degré de surdité ou une cophose.

On pense généralement, comme le dit Kramer, que la surdité, fréquente chez les jeunes enfants, disparaîtra avec l'âge.

C'est une grande erreur qui entraîne les plus fâcheuses conséquences. Car pendant tout le temps que l'affection est négligée, elle fait des progrès, prive l'enfant de la faculté de bien entendre, le rend mélancolique, taciturne, paresseux, impropre au travail et s'oppose ainsi à son développement intellectuel. On croit aussi que les suppurations de l'oreille doivent être respectées parce qu'elles servent de dérivatif, et qu'elles épurent le sang, selon l'expression vulgaire. Aussi est-il fréquent de rencontrer des malades victimes de cette opinion erronée.

Les maladies aigues de l'organe de l'ouïe guérissent ordinairement lorsqu'elles sont prises au début, tandis que celles qui affectent une marche chronique ont un pronostic beaucoup plus grave, car celles-ci poursuivent souvent leur marche sans déterminer de symptômes alarmants et peuvent résister à la thérapeutique la mieux raisonnée.

C'est pourquoi il est beaucoup plus facile de guérir les affections de l'oreille dans le jeune âge que dans la vieillesseoù il existe trop souvent un affaiblissement de sensibilité du nerf acoustique et d'autres lésions incurables.

Le sexe, les influences extérieures, les constitutions médicales, l'existence de bourdonnements tumultueux, continus et remontant à une époque déjà ancienne, le degré de surdité, les lésions organiques, sont des motifs assez sérieux qui doivent attirer l'attention du médecin pour lui permettre de moins se tromper. Toutes ces conditions étant remplies, on aura suivi la véritable méthode qui puisse nous permettre de porter un bon pronostic.

Thérapeutique générale des maladies de l'oreille. — Les médications les plus bizarres, les médicaments les plus variés ont été employés dans le traitement des maladies de l'oreille.

Il me paraît inutile de les passer tous en revue ; qu'il me suffise de vous faire connaître ceux que l'expérience clinique a conservés.

On peut les diviser en deux parties bien distinctes : la première comprenant les moyens employés dans la médication générale, la deuxième comprenant les moyens employés dans la médication locale.

Bien que ces deux modes de traitement paraissent isolés et

devoir être employés à l'exclusion l'un de l'autre, on ne doit pas oublier qu'ils se complètent l'un par l'autre en se prêtant un mutuel appui. Je vais vous indiquer comment et dans quels cas on emploie ces agents thérapeutiques.

Les moyens généraux sont : les saignées générales, les purgatifs, les vomitifs, les bains, les altérants, les calmants, les toniques.

Saignées générales. — Lorsqu'il existe un état congestif prononcé de l'organe de l'ouïe avec réaction fébrile excessive, agitation et insomnie, on doit songer quelquefois aux émissions sanguines générales.

Les auteurs pratiquent la saignée dans divers points du corps : les uns, comme Itard, ouvrent la veine jugulaire, d'autres une des veines du pli du coude, quelques-uns conseillent l'artériotomie de la temporale superficielle, la saignée de la veine du cou-de-pied. On devra choisir la veine la plus facile à atteindre et prendre celle du pli du coude de préférence à toute autre. Dans certains cas rares où la saignée du bras deviendrait périlleuse, à cause de la grande quantité de tissu adipeux doublant la peau, on la ferait dans une autre région. L'emploi des saignées générales est beaucoup plus restreint que celui des émissions sanguines locales.

Purgatifs. — Les purgatifs sont administrés depuis les temps les plus reculés pour guérir les surdités.

Les uns, comme les Anglais et les Allemands, en ont abusé ; les autres, comme les Français, les ont peu employés. Il y a un juste milieu à suivre pour ne point se tromper, et l'indication des purgatifs est généralement très-nette. D'une manière générale, les purgatifs réussissent mieux chez les enfants que chez les adultes et doivent être variés suivant la nature de l'affection. Ils sont contre-indiqués dans les surdités nerveuses.

On emploiera de préférence le calomel à dose fractionnée, associé ou non à l'opium, et l'aloès dans toutes les inflammations aiguës de l'appareil auditif, lorsqu'on voudra triompher rapidement de l'élément douleur, ou produire une dérivation puissante du côté du rectum. L'aloès et la rhubarbe sont surtout indiqués chez les sujets sanguins, bilieux, atteints d'une phlegmasie labyrinthique et de céphalalgie congestive. On emploiera aussi l'aloès chez les femmes dont le flux menstruel a peu d'énergie et dont les fonctions digestives sont languissantes; tandis que l'on donnera le calomel, l'huile de ricin aux enfants, parce qu'ils sont un excellent vermifuge.

Voici quelques formules de purgatifs.

Eau de Pullna, un-demi à un verre le matin à jeun, 2 et 3 fois par semaine.

Extrait alcoolique de belladone..........	20 centigr.
Aloès..................................	1 gr.
Rhubarbe...............................	2 gr.
Miel...................................	q. s.

De 20 à 25 pilules; une tous les jours ou tous les deux jours, au moment du repas du soir. On supprimera la belladone s'il survient des symptômes déterminés par ce médicament, et l'on augmentera ou l'on diminuera la quantité d'aloès selon le besoin.

Calomel............................	1 gr.
Sucre pulvérisé....................	2 gr.

M. s. a, et F. 3 paquets ou 2 paquets égaux, 1 le matin à jeun tous les 8 ou 15 jours pendant un certain temps; comme vermifuge.

On devra se rappeler qu'il y a des susceptibilités individuelles indiquant souvent quel purgatif il faut prendre de préférence à tout autre, et que souvent un purgatif purge mieux à dose modérée qu'à haute dose.

Calomel.......................	25 centigr.
Sucre pulvérisé...............	3 gr.
F. s. a.......................	15 paquets.

1° Toutes les deux heures pour combattre les inflammations aiguës de l'appareil auditif jusqu'à ce qu'il survienne un commencement de gingivite.

On peut y associer l'opium ou donner des pilules d'extrait gommeux d'opium de 1 centigr. chaque (2 à 10 pendant les 24 heures).

Yvaren, d'après le professeur Bouchardat (1), prescrit l'huile

(1) *Manuel de thérapeutique et de matière médicale*, 4e édit. Paris, 1865.

de ricin à la dose de 10 grammes dans un bol de bouillon aux herbes. Pour rendre cette faible dose purgative, il ordonne au malade de s'abstenir de boissons pendant 2 heures et de boire, après ce laps de temps, un bol de bouillon de viande dégraissé et chaud.

Vomitifs. — Les vomitifs, généralement employés dans le traitement des maladies de l'oreille, sont préconisés par Itard dans les cas où il existe un catarrhe de la trompe d'Eustache.

C'est le seul cas où l'on doive les employer avec succès. On choisira l'émétique et l'ipéca.

Émétique...........................	0gr,05
Amidon............................	1 ,50

A prendre en plusieurs fois consécutives.

Poudre d'ipécacuanha depuis 10 centigr. jusqu'à 1 gr. 50.

La dose devra être divisée en 3 prises ; une toutes les dix minutes. Ces doses seront employées chez les adultes, tandis que l'on réservera le sirop d'ipécacuanha pour les enfants au-dessous de 12 ans en le donnant par cuillerée à café tous les quarts d'heure jusqu'à effet vomitif suffisant.

Bains. — Les bains, employés beaucoup autrefois, le sont peu maintenant. On a écrit beaucoup d'erreurs sur ce mode de traitement. Sans trop faire connaître les accidents qu'ils produisent, on peut dire d'une manière générale que les bains sont inefficaces dans le traitement de la surdité. Quelquefois ils l'augmentent momentanément, d'autres fois ils l'améliorent en fortifiant l'état général. Kramer parle des accidents congestifs; mais il me semble transfigurer le genre d'accident qui survient. Une seule chose est ordinairement à craindre; c'est le refroidissement ou le séjour prolongé de l'eau dans le conduit.

Les bains russes, fort employés par Kramer, ont, selon cet auteur, une action très-douteuse sur le bourdonnement et la surdité. On avait pensé théoriquement qu'ils devaient agir sur les surdités rhumatismales, mais, dans cette maladie comme dans les autres, s'ils produisent un effet salutaire, il est peu appréciable.

Les eaux minérales, les eaux thermales, ont une action évidente toutes les fois que la surdité tient à une cause générale ou à une pharyngite granuleuse. Ainsi quand il y a une suppuration dépendant d'un état strumeux ou entretenu par lui, les bains sulfureux, les eaux d'Enghien 2 à 6 verres par jour; de Baréges, 3 à 4 verres par jour en fumigations, en inhalations, en gargarismes, prises aux stations thermales de préférence, ou loin d'elles, sont parfois très-efficaces. On les emploie aussi en bains, loin de leur lieu d'origine; mais comme les eaux naturelles subissent souvent d'assez grandes modifications, il est préférable de prendre celles des pays les plus rapprochés de Paris.

On doit aussi se rappeler que les eaux agissent beaucoup par l'hygiène généralement sévère dans les stations où les malades se rendent, qu'elles sont bien moins efficaces, lorsqu'elles sont administrées au malade qui reste à la ville, et ne change pas ses habitudes.

On peut, si la nécessité l'exige, remplacer les eaux sulfureuses naturelles par cette recette indiquée dans le Codex :

Sulfure de sodium cristallisé............	ãã 0gr,135
Carbonate de soude —	
Chlorure de sodium....................	
Eau privée d'air........................	625 gr.

Conservez dans des bouteilles bien bouchées.

Dose. — Un verre ou deux par jour pure ou mieux mêlée avec du lait.

On pourra aussi employer avec avantage la poudre de Marcellin Pouillet, ainsi composée :

Sulfure de calcium....................	ãã
Bicarbonate de soude	
Sulfate de soude......................	
Sulfate de potasse....................	
Gomme arabique......................	
Acide tartrique.......................	

Ces corps étant secs et réduits en poudre fine sont mélangés par parties égales. 50 centigrammes de cette poudre par litre d'eau; un à deux verres par jour.

Lorsque la surdité tient à la goutte, on prescrit les eaux de Vichy, de Marienbad, de Carlsbad... et beaucoup d'exercice.

Quand la surdité est nerveuse, on prescrit le plus souvent inutilement les eaux de Néris, de Luxeuil, de Spa, de Passy.

Lorsque la surdité est rhumatismale, Triquet dit avoir obtenu de beaux résultats en prescrivant les eaux de Balaruc en fumigations, en injections dans la caisse du tympan, et en boisson.

Bains de mer. — Sont seulement indiqués, chez les sujets scrofuleux ou lymphatiques, chez les jeunes filles dont la menstruation est languissante.

Pendant le séjour aux bains de mer, on aura soin, là plus qu'ailleurs, de se couvrir la tête et de fermer les conduits pendant le séjour dans l'eau de mer, on devra ne pas se promener la tête découverte le soir sur la plage.

L'hydrothérapie ne me paraît jamais indiquée.

Altérants. — J'ai déjà parlé du mercure comme purgatif. Je dois en dire deux mots comme spécifique. On le donne à tort ou à raison contre les accidents syphilitiques. Dans les mêmes cas le sirop de Gibert à la dose d'une cuillerée à soupe doit être préféré. Vient ensuite le calomel.

Toutes les fois qu'on administre ce médicament pour combattre la syphilis, on doit prescrire en même temps des sudorifiques, des préparations ferrugineuses comme le fer réduit par l'hydrogène, ou les pilules de Blaud, de Vallet, de Blancart, une nourriture forte et épicée, beaucoup d'exercices. Lorsqu'on le donne à doses réfractées, on emploie le calomel.

S'il existe une diathèse eczémateuse ou scrofuleuse, on doit, avec les autres moyens, employer la préparation suivante :

Sirop de quinquina..................	300 grammes.
Arséniate de soude..................	5 centigr.

De une à deux cuillerées à café par jour; chaque cuillerée renfermant 1 milligramme d'arséniate de soude.

Ou celle-ci :

Arséniate de fer.........................	10 centigr.
Poudre de gomme arabique............	q. s.
F. s. a....................................	20 pilules.

De une à dix pilules dans les 24 heures. On peut porter la dose jusqu'à 20 centigrammes. Lorsqu'il y a indication de prescrire l'iodure de potassium, on peut employer cette préparation :

Iodure de potassium................	10 gr.	
Eau distillée........................	10 gr.	(Leclerc.)
Rhum.............................	80 gr.	

de une-demi à une cuillerée à café par jour dans une tasse d'infusion de thé sucré, de feuilles d'oranger, ou de pensée sauvage.

Toniques. — Les toniques sont employés dans le but de fortifier les organes en rendant leur vitalité plus grande par suite de l'activité nouvelle des fonctions digestives. Ils ne guérissent pas, mais ils peuvent souvent aider la médication locale.

Lorsque les sujets sont scrofuleux par exemple, on doit prescrire l'huile de foie de morue, qui est le meilleur antistrumeux connu. On choisit de préférence l'huile brune que l'on prescrit à la dose de une cuillerée à café à six cuillerées à soupe avec du café noir de préférence. On doit donner cette préparation de préférence pendant la saison froide de l'année, engager le malade à prendre beaucoup d'exercice en plein air et à porter de la flanelle.

Si l'on emploie les préparations de quinquina, il sera préférable de choisir les infusions de quinquina, si l'estomac est délicat, et le vin de quinquina au bourgogne dans les autres cas.

Sudorifiques. — Les sudorifiques ont une efficacité fort contestable. On peut employer les infusions de gaïac, l'acétate d'ammoniaque à la dose de une à deux cuillerées à café par jour dans une infusion de thé sucré.

Calmants. — Les calmants dans les maladies de l'oreille comme dans les autres sont très-utiles en faisant disparaître ou en diminuant l'élément douleur.

Teinture d'aconit. — L'alcoolature et non la teinture d'aconit exerce parfois sur les bourdonnements une action bienfaisante. On la donne à la dose de dix gouttes à 3 grammes par jour à prendre pendant les 24 heures dans un quart de verre d'eau sucrée ou dans une potion. On peut encore prescrire les granules d'aconitine de 1 milligramme chaque de 2 à 10 dans les 24 heures.

J'ai souvent observé que cette préparation n'avait aucune

efficacité, probablement à cause du mode de préparation, car l'aconit a une grande action physiologique.

Opiacés. — On emploie les pilules de cynoglosse de une à trois par jour lorsqu'on veut donner l'opium à faible dose, la poudre de Dower à la dose de 20 à 60 centigrammes ou le sirop de morphine :

Acétate de morphine................	20 centigr.
Sirop de sucre......................	500 gr.

à la dose de une cuillerée à café toutes les 3 heures. On emploie encore l'extrait gommeux d'opium par pilule de 5 centigrammes, lorsque l'on veut obtenir un effet rapide, deux pilules par 24 heures ; dans certains cas on peut donner trois et quatre pilules dans le même temps.

Moyens locaux. — Les moyens locaux ont, dans le traitement des maladies de l'oreille, une efficacité fort grande facile à comprendre, qu'un excellent praticien Kramer a un peu exagérée en disant que l'affection auriculaire est presque toujours locale.

Je vais tous les énumérer ; mais comme ils exigent un *módus faciendi* particulier, je tâcherai de les décrire avec quelques détails.

Il en est quelques-uns que je vous indiquerai plus tard dans des articles spéciaux.

On distingue les moyens locaux thérapeutiques proprement dits et les moyens moins directs ou prothétiques.

Parmi les premiers on range : les injections, les instillations, les fumigations, les cautérisations, les gargarismes, les sternutatoires, les révulsifs, les insufflations, les émissions sanguines locales, l'électricité, le cathétérisme des trompes, la rhinoscopie, les incisions, les perforations, l'ablation des polypes, l'extraction des corps étrangers, la dilatation des conduits (quelques-uns de ces moyens ayant été indiqués précédemment, je n'en parlerai pas de nouveau). Parmi les seconds on range les cornets acoustiques et les tympans artificiels.

Injections. — Les injections employées souvent dans la thérapeutique des maladies de l'oreille servent à entraîner les matières étrangères (corps étrangers en général) que l'on rencontre dans l'organe de l'ouïe.

En entraînant le pus, elles ont l'avantage de ne pas laisser dans l'oreille un cloaque nuisible par le processus inflammatoire, qu'il exagère ou qu'il fait naître.

Rarement médicamenteuses, parce qu'elles séjournent trop peu de temps dans le conduit, elles agissent en modifiant les tissus malades, indépendamment de leur action mécanique.

Le liquide employé, toujours tiède, est généralement l'eau simple ou faiblement alcoolisée ou chargée de principes variés, comme ceux du goudron par exemple.

Ces liquides seront employés de préférence aux décoctions de guimauve, de graine de lin, qui s'altèrent très-vite et n'ont pas une action plus grande que les autres.

Plusieurs médecins auristes (Kramer, Curtis, Yearsley) ont jugé très-défavorablement et à tort l'action des injections ; ce n'est pas une raison pour les rejeter en méconnaissant les faits cliniques. Les injections sont très-utiles dans certains cas, très-nuisibles dans d'autres, par conséquent il est nécessaire d'entrer dans quelques détails.

Les injections abondantes (irrigations) sont indiquées toutes les fois qu'il s'agit d'entraîner au dehors un corps étranger à demeure dans l'oreille, comme les bouchons de cérumen, les bouchons épidermiques, les corps étrangers proprement dits (boule de verre, de pierre, ou d'autre substance, insectes vivants ou morts, bouton, etc.).

On les emploie encore lorsqu'il s'agit de modifier la vitalité des tissus frappés d'un état pathologique chronique grave et d'entraîner un pus fétide abondant et paraissant être de mauvaise nature, comme cela arrive dans les otites, ostéo-périostites, dans les périostites strumeuses ; affections dans lesquelles il existe des déformations du conduit auditif, des perforations étendues ou des destructions de la membrane du tympan avec chute d'un ou de plusieurs osselets.

Dans les cas où il y a une suppuration de la caisse on doit diminuer l'abondance des injections dès que le pus devient moins abondant et moins fétide.

L'abondance de chaque injection n'avait point échappé au judicieux Itard (1) lorsqu'il prescrivait des irrigations faites de

(1) *Traité des maladies de l'oreille et de l'audition*. Paris, 1821, t. II.

la manière suivante pour tarir des suppurations rebelles de la caisse du tympan :

« Je crus devoir employer des douches dont je fais depuis quelques années un grand usage. Elles consistent dans une solution de deux gros de sulfure de potassium dans six seaux d'eau chaude. Le liquide, contenu dans un réservoir élevé de dix ou douze pieds, est lancé dans le conduit auditif par l'effet de sa pesanteur, et y est amené par un tuyau de cuir terminé par un tube coudé du diamètre à peu près d'une plume de corbeau. Cette douche, pour produire tout l'effet qu'on en attend, doit durer au moins un quart d'heure et frapper directement le fond du conduit. »

Itard dit aussi que, dans un cas de carie limitée de la portion osseuse du conduit, il conseilla au malade de doucher chaque jour, pendant une heure, le conduit auditif au moyen d'une seringue à lavement ou d'une pompe à arrosement. Ce mode de traitement employé par Itard pour tarir certains écoulements de l'oreille n'est donc pas nouveau comme on a voulu le faire croire dans ces derniers temps.

On emploie les injections peu abondantes et fréquemment répétées dans les otites externes quelles qu'elles soient. Parmi ces états morbides j'en excepte cependant quelques états suraigus comme l'otite externe suraiguë, la myringite phlycténulaire à sa première période, et l'otite suraiguë de la caisse. Dans ces cas, les injections sont remplacées par des instillations fréquentes. Les injections sont inutiles aussi dans le traitement de l'otite eczémateuse (cependant quelques injections seront parfois indiquées lorsque l'on désirera entraîner du pus et des pellicules épidermiques) et dans toutes les maladies de l'oreille qui ne déterminent la formation d'aucune production morbide.

Pour donner une injection auriculaire, on emploie ordinairement des appareils variés dont le nombre est assez considérable.

Parmi ces appareils on doit nommer :

1° Les seringues de calibre variable, dont la construction est mauvaise et qui renferment généralement trop peu de liquide. Celles dont se servent les Allemands sont très-convenables ; elles ont une capacité de 150 à 200 grammes de liquide et sont munies d'une canule conique, courte et assez volumineuse. On doit rejeter les seringues en corne et en verre de même que celles dont la canule est longue ou pointue, ou celle dont le piston est garni d'un bouton au lieu d'un anneau (Troeltsch).

2° Les appareils à courant continu ou intermittent servant à diriger des liquides dans l'oreille, comprennent tous ceux que l'on emploie dans le même but pour beaucoup d'autres cavités du corps. Ils sont nombreux et leur choix seul embarrasse.

Cependant, pour être libre d'hésitation, on peut prendre tous ceux qui donnent un jet continu peu violent, et rejeter tous ceux dont le jet est intermittent, parce que, à chaque poussée du liquide, il y a un choc douloureux pouvant déterminer un ébranlement préjudiciable aux parties constituantes de l'oreille.

Parmi les appareils à jet continu, le plus usuel est le véritable irrigateur Aiguisier donnant un courant dont la force de projection peut être modérée à volonté au moyen du robinet dont il est muni. Le seul inconvénient qu'on puisse lui reconnaître est celui de n'avoir pas un volume assez considérable dans le cas où l'on désire donner une irrigation de la valeur de plusieurs litres, sans être obligé de remplir l'appareil à plusieurs fois différentes.

Je me sers de l'appareil suivant représenté dans la figure 14 :

Il se compose d'un vase *a* de forme quelconque et de capacité variable fermé par un bouchon *c* traversé par deux tubes munis chacun d'un tube en caoutchouc. L'un d'eux est muni d'une poire *b* en caoutchouc ; l'autre porte un embout *d* percé de trous et plonge dans le fond du vase.

L'extrémité du tube destinée à être mise dans le méat auditif doit être faite en os, en caoutchouc durci ou en bois.

Elle aura un calibre inférieur à celui du conduit et sera percée de plusieurs trous donnant un jet divisé, doux à l'oreille. On peut remplacer le tube dont je viens de parler, par une canule à double courant (1) introduite dans l'oreille et permettant à l'eau de couler au dehors en passant par le second conduit. Lorsque l'on prescrit à un malade l'usage des injections, il est nécessaire de lui conseiller de ne pas les faire lui-même, et de donner à une personne chargée de ce soin les indications sui-

(1) Construite chez M. Galante.

vantes ou d'autres qui peuvent venir à l'esprit de chacun. Le malade ayant la tête penchée du côté de l'oreille affectée, on

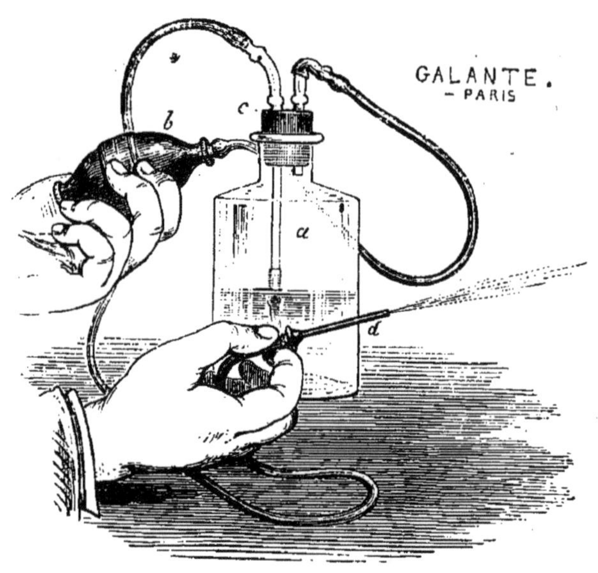

Fig. 14.

prend d'une main le pavillon de manière à le tirer en dehors et en arrière pour redresser la portion fibro-cartilagineuse et l'élargir transversalement.

De l'autre main restée libre, on place la canule au niveau du méat, de manière à ce qu'elle soit dans la direction du conduit, on la fait pénétrer à un centimètre de profondeur environ.

Ensuite on fait manœuvrer l'appareil soit par le malade lui-même, soit par l'aide, en ayant soin de pousser le liquide avec une force modérée pour éviter les chocs violents.

Ces précautions prises, je n'ai jamais pu constater les inconvénients ou les désordres que plusieurs médecins attribuent aux injections.

Kramer, par exemple, si intraitable à l'égard de ses confrères, me paraît être par trop naïf lorsqu'il attribue aux injections des inconvénients graves, en les conseillant dans des cas où elles sont contre-indiquées, comme par exemple dans le traitement de la myringite aiguë.

Lorsque l'injection a été donnée, on aura soin de faire écouler toute l'eau remplissant le conduit, en penchant fortement la tête et en faisant exécuter par le doigt introduit dans l'oreille, des mouvements à la portion fibro-cartilagineuse ; on laissera ensuite à demeure pendant un certain temps du coton dans l'oreille.

J'ai l'habitude de me servir, toujours en premier lieu, d'un instrument convenable, et je n'ai jamais eu besoin de me servir d'une injection.

On pratique aussi des injections par la trompe d'Eustache, de manière à faire pénétrer le liquide dans la caisse du tympan, toutes les fois qu'il y a inflammation de la muqueuse avec ou sans suppuration.

Pour cela on fixe la sonde dans la trompe d'Eustache, on fait pencher la tête du côté de l'oreille malade, et, après avoir instillé du liquide dans le pavillon de la sonde au moyen d'une barbe de plume par exemple, on le pousse en dirigeant une douche d'air dans le cathéter.

Le liquide baigne toute la surface granuleuse de l'oreille moyenne et modifie très-heureusement les parties malades. Le liquide servant à donner l'injection potassique dont l'efficacité est grande, dans ces cas, se fait comme Marc d'Espine l'a indiqué le premier de la manière suivante.

On verse dans une certaine quantité d'eau distillée, 100 grammes par exemple, quelques gouttes de solution concentrée de potasse caustique, on agite le flacon et l'on goûte la solution en versant une ou deux gouttes sur le bout de la langue qui est le siége d'une cuisson modérée si la solution est bien faite. Si la cuisson est trop vive ou moins forte, on augmente la quantité d'eau ou le nombre des gouttes de potasse.

On peut aussi injecter l'eau de goudron :

Extrait de goudron, une cuillerée à soupe ;
Eau, un quart de litre ;

ou une solution d'iodure de potassium :

Iodure de potassium................	4 gr.
Eau distillée......................	0 gr.
Teinture d'iode....................	3 gr.

F. s. a.

ou de sulfate d'alumine :

Sulfate d'alumine	3 gr.
Eau distillée	120 gr.

ou des eaux minérales (voyez *Eaux minérales*).

Dans certaines surdités graves où les douches gazeuses d'éther acétique, de chloroforme, d'acétate d'amomniaque, auront échoué, il sera nécessaire d'employer, comme Triquet l'a conseillé, les douches de strychnine ou de vératrine :

Strychnine	10 centigr.
Éther acétique	15 gr.
Eau distillée	12 gr.

on verse quelques gouttes de ce mélange employé pur dans le pavillon de la sonde et on les chasse dans l'oreille moyenne, ou celle-ci, dont l'effet est plus sûr :

Alcool	12 parties.
Vératrine	1 —

Étendue selon le besoin de 2 à 24 fois son volume d'eau. On met quelques gouttes d'une de ces solutions dans le pavillon de la sonde de manière à les chasser dans la caisse au moyen d'une douche d'air.

On réservera les douches potassiques, pour les cas où il y a un état granuleux de la muqueuse, et les douches de strychnine et de vératrine, pour combattre les surdités nerveuses. ou les inflammations chroniques de la caisse (otite rhumatismale, catarrhale ou autres).

La vératrine causant une douleur très-vive dans l'oreille, quand elle est employée à dose un peu forte, sera diluée pour les premières fois ; c'est peu à peu seulement, que l'on augmentera la dose.

Fumigations. — Les fumigations constituent un bain de vapeur local que les Allemands paraissent ne pas employer beaucoup, bien que la plupart des médecins auristes en reconnaissent l'efficacité dans beaucoup de cas.

Les vapeurs doivent avoir une température convenable pour ne pas brûler le malade et pour être suffisamment chargées de principes médicamenteux.

On emploie les fumigations de décoction chaude de têtes de pavots (2 têtes pour un demi-litre d'eau), d'eau chaude à laquelle on ajoute, au moment du besoin, de 3 à 15 gouttes d'acétate d'ammoniaque, d'acide acétique ordinaire, d'éther acétique, de chloroforme.

On emploie aussi les fumigations d'eaux minérales ou avec la liqueur de Preston (1), quelques gouttes dans l'eau chaude : on peut augmenter progressivement la dose.

Celles du mélange suivant :

Teinture de benjoin........................	ãã 10 gr.
Teinture de tolu........................	
Teinture de myrrhe........................	5 gr.

5 à 10 gouttes dans l'eau chaude.

Ces diverses fumigations, dont l'usage est si fréquent et si efficace, conviennent dans des cas variés qu'il est utile d'indiquer d'une manière générale.

Les vapeurs médicamenteuses ou seulement aqueuses, sont employées avec succès dans les otites catarrhales, dans les myringites traumatiques scrofuleuses ou autres, dans les otites aiguës et chroniques de la caisse du tympan, dans les otites rhumatismales, dans quelques surdités nerveuses, dans l'otalgie.

Les fumigations émollientes de décoction de têtes de pavots conviendront toujours quand il existera une otite aiguë, catarrhale, traumatique ou autre : comme par exemple l'inflammation aiguë de la caisse du tympan.

Les fumigations stimulantes et antipasmodiques d'eau mélangée à l'acide acétique et à l'acétate d'ammoniaque, à l'éther acétique, au chloroforme, à la liqueur aromatique de Preston, seront employées dans le traitement des otites chroniques en général, comme par exemple celles produisant les surdités rhumatismales, dans le traitement des surdités nerveuses, des surdités séniles, de l'otalgie idiopathique ou symptomatique.

Les fumigations, les inhalations balsamiques sulfureuses seront indiquées lorsqu'il existera une suppuration chronique de la caisse du tympan ou qu'il y aura une pharyngite granu-

(1) Bouchardat, *Manuel de thérapeutique et de matière médicale*. Paris, 1866.

leuse, une rhinite causant la surdité, l'entretenant ou déterminant des récidives.

Les appareils que j'emploie pour donner les fumigations auriculaires sont les suivants :

Le premier appareil se compose d'un vase dont le goulot est assez long et dont la largeur est de 8 à 9 centimètres. Sur les bords de l'ouverture on place une couronne faite avec un linge roulé et destiné à supporter l'oreille appliquée sur l'ouverture du vase lorsque le malade veut prendre une fumigation.

Le second appareil, représenté dans la figure 15, se compose d'un récipient A, supporté par un cercle métallique B, fixé audessus de la lampe à alcool C.

Le récipient est fermé au moyen de deux bouchons en caoutchouc vulcanisé, dont l'un est traversé par deux tubes conducteurs E F, et dont l'autre M, traversé par un thermomètre, ferme l'ouverture destinée à recevoir le liquide médicamenteux (j'ai supprimé le thermomètre, qui n'était pas indispensable).

Pour diriger les vapeurs dans les narines, on agit comme précédemment avec cette différence que l'on place la canule dans une des narines, en ayant soin de la maintenir avec le pouce et l'index et de fermer l'autre.

On prend la poire que l'on comprime doucement et l'on aspire en même temps par le nez les vapeurs qui se dégagent dans l'intérieur de l'appareil.

On peut ainsi placer alternativement la canule dans chaque narine, de manière à faire pénétrer les vapeurs dans les fosses nasales pendant un temps variable.

Pour aspirer les vapeurs par la bouche, on procède comme précédemment, et l'on peut même dans ces deux cas enlever le tube auquel est fixée la poire (l'aspiration simple suffisant dans ces cas).

Lorsque l'on veut faire passer les vapeurs médicamenteuses dans l'oreille moyenne, les trompes d'Eustache étant libres, on emploie le procédé de Politzer, que j'ai indiqué précédemment.

Lorsque je veux diriger des vapeurs dans la caisse du tympan en employant la sonde, je me sers de l'appareil suivant. Il se compose d'une caisse à air *a* supportée par un pied *p* sur lequel elle peut tourner. Sur les parois latérales de la caisse, on remarque cinq ajutages munis chacun :

1° D'un robinet *r* destiné à établir ou à interrompre la communication entre la caisse à air et le ballon *b*.

2° D'un ballon présentant deux tubulures dont l'une est fixée

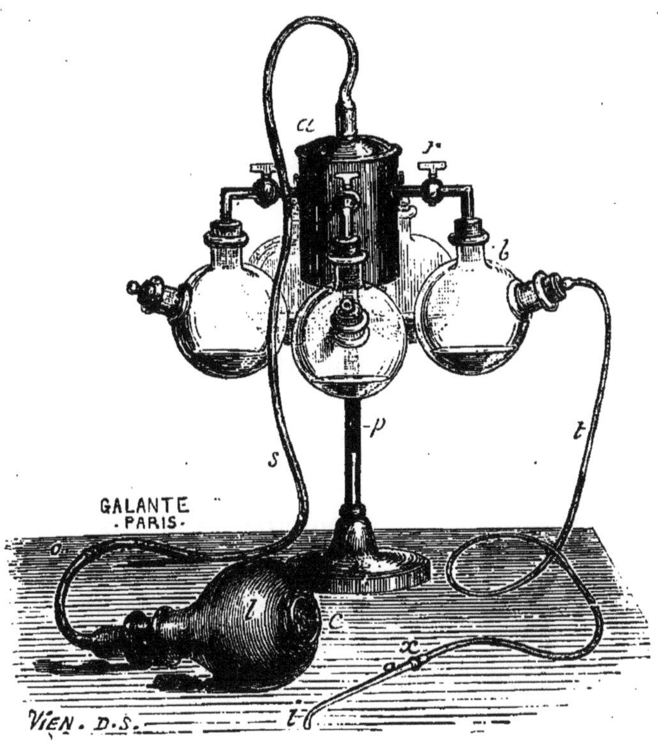

Fig. 15.

à l'ajutage et dont l'autre est munie d'un tube en caoutchouc *t*, terminé à son extrémité libre par un embout *x*. Celui-ci est destiné à être introduit dans le pavillon de la sonde, préalablement placée dans la trompe d'Eustache.

De la paroi supérieure de la caisse, part un tube en caoutchouc S, dans lequel on a placé deux soupapes; ce tube est muni à son extrémité d'une poire insufflatrice *l* avec sa prise d'air *c*.

Mode d'emploi. — La sonde étant placée et maintenue dans la trompe d'Eustache, on introduit dans le pavillon de l'instrument l'embout *x* du tube *t* dont nous avons parlé plus haut;

puis, après avoir ouvert le robinet correspondant au ballon récepteur du médicament, que l'on chauffe s'il y a lieu avec une lampe à alcool, on comprime alternativement la poire insufflatrice *l* en ayant soin de fermer la prise d'air *c* avec le doigt.

L'air refoulé par la poire dans l'appareil entraîne dans la caisse du tympan les vapeurs médicamenteuses.

On peut ainsi, à l'aide de cet appareil, employer des vapeurs très-variées telles que celles d'éther acétique, de goudron, d'alcool, d'acétate d'ammoniaque, de chlorhydrate d'ammoniaque.

Cet appareil est supérieur à tous ceux du même genre, et coûte beaucoup moins.

Instillations. — Les instillations, étant un bain local, sont destinées à modifier les tissus malades, et doivent donner des résultats favorables, lorsqu'elles sont indiquées à propos.

C'est ce qui explique pourquoi les auteurs anciens, qui ne connaissaient pas les maladies de l'oreille, les ont employées si souvent et d'une manière aussi empirique.

Le docteur Kramer a fait justice, avec raison, de tous ces moyens empiriques et a conseillé de ne pas instiller dans le conduit de l'huile d'ail, de cajeput, de l'eau de Cologne, du laudanum, du suc d'oignon et beaucoup d'autres préparations analogues toutes aussi irritantes, comme de l'eau sédative, du chloroforme, de l'éther.

Les huiles acoustiques n'ont aucune vertu, par exemple l'huile acoustique du docteur Mène Maurice, qui est formée d'huile et d'une matière colorante (1).

Les instillations doivent être faites avec un liquide tiède ; elles sont émollientes, calmantes, astringentes, désinfectantes, caustiques.

Les instillations émollientes et calmantes sont faites avec une décoction de têtes de pavots (2 têtes pour un demi-litre).

(1) Kramer annoté par Ménière. « Plusieurs arrêts du tribunal civil de Paris ont condamné M. Mène Maurice à une forte amende en se basant sur ce que son remède, dont la formule n'est pas au Codex, ne se compose que d'huile et de matière colorante. Les poursuites dirigées par le ministère public n'ont pas arrêté la vente de cette drogue, et le public, *qui vult decipi*, continue de l'acheter, *decipiatur*! »

Les instillations calmantes sont faites avec ces divers liquides ou liniments :

1re	Sulfate neutre d'atropine............	10 centigr.
	Glycérine anglaise..................	10 gr.

L'atropine cause parfois une inflammation érysipélateuse de la peau. Malgré cet inconvénient que l'on constate très-rarement, l'atropine calme assez bien, mais ne doit pas être préférée à la décoction de pavots.

2e	Aconitine...........................	25 centigr.
	Alcool rectifié......................	8 gr.
	Glycérine pure......................	30 gr.

Enduire le coton avec ce liquide et l'introduire dans le conduit.

3e	Laudanum de Sydenham.............	3 gr.
	Huile d'amandes douces.............	10 gr.
	Chloroforme........................	6 gouttes.

Ce liminent est très-calmant, il ne détermine jamais aucune inflammation du conduit et peut être employé aussi bien que la décoction de pavot.

On peut aussi employer des instillations de lait tiède, d'huile tiède, qui calment parfois beaucoup mieux que les préparations indiquées. Les instillations astringentes devront être faites avec les solutions suivantes :

1re	Sulfate de zinc......................	1 à 3 gr.
	Eau distillée........................	100 gr.
2e	Sous-acétate de plomb liquide.........	1 à 2 gr.
	Eau distillée........................	100 gr.
3e	Sulfate d'alumine....................	3 à 5 gr.
	Eau distillée........................	100 gr.
4e	Acide phénique......................	1 gr. 50
	Glycérine pure......................	100 gr.
5e	Hyposulfite de soude.................	3 à 5 gr.
	Eau distillée........................	100 gr.
6e	Sulfate de cuivre....................	3 gr.
	Eau distillée........................	100 gr.

Les instillations caustiques se font avec les liquides suivants :

1re	Nitrate d'argent	1 gr.
	Eau distillée	30 gr.
2e	Perchlorure de fer	10 gr.
	Eau distillée	40 gr.

On peut même l'instiller pur :

3e	Teinture d'iode	5 gr.
	Eau distillée	20 gr.
	Iodure de potassium	2 gr.

En augmentant la proportion d'eau, on pourra employer ces deux dernières préparations dans les mêmes cas que les préparations astringentes.

On emploie aussi les instillations balsamiques :

1re	Extrait de goudron de Saint-Genêt. .	15 gr.
	Eau distillée	100 gr.
ou		
	Extrait de goudron de Guyot	10 gr.
	Eau distillée	100 gr.
ou		
	Pyrélaïne de goudron	10 gr.
	Eau distillée	100 gr.
ou		
	Bicarbonate de soude	1 gr.
	Glycérine pure	20 gr.

ou les instillations alcalines, sulfureuses faites avec les eaux naturelles ou artificielles.

On ne devra jamais instiller dans le conduit des liquides purs tels que l'éther, le chloroforme, l'eau sédative, dans le but de dissoudre des corps étrangers, sans courir le risque de voir survenir des inflammations du conduit, du tympan ou de la caisse.

Les instillations d'éther sulfurique vantées contre les surdités par une institutrice morte folle, il y a quelques années, ont causé des accidents souvent incurables que j'ai constatés chez un assez grand nombre de malades.

Ce moyen thérapeutique employé dans des maladies différentes de l'oreille dont le diagnostic était inconnu a été condamné par tous les médecins qui, à cette époque, avaient des notions suffisantes en otologie.

On emploie les instillations calmantes pour combattre les douleurs névralgiques de l'oreille ou pour calmer une névralgie dentaire. Dans ce dernier cas il est préférable de laisser seulement à demeure, dans le conduit, un bourdonnet de coton trempé dans le liquide et de l'humecter de temps en temps pour ne pas laisser le liquide trop longtemps en contact avec le tympan.

Les instillations astringentes, désinfectantes, caustiques seront réservées dans les cas où il existe une suppuration de l'oreille.

On devra préférer le sulfate de zinc dans les cas d'otites externes, le sous-acétate de plomb dans les cas de suppuration de la caisse avec perforation du tympan (le sel plombique agissant dans les cas graves, beaucoup plus énergiquement que n'importe quelle préparation). Je l'emploie toujours dans ces cas, bien qu'on lui ait reproché de se combiner avec les tissus et de produire un certain degré de surdité. Cette objection plutôt spécieuse que réelle me paraît peu fondée; et si l'on a eu par hasard quelques malades chez lesqnels on a observé un inconvénient pareil, on ne doit cependant pas se priver d'un si bon agent thérapeutique. Car j'ai très-peu souvent remarqué (comparativement au grand nombre de malades auxquels j'ai prescrit la préparation plombique) l'inconvénient que je viens de vous signaler. Et encore aurait-on pu expliquer autrement le degré de surdité que présentaient ces malades.

On emploie les instillations balsamiques, alcalines, sulfureuses dans les cas où il existe un état eczémateux ou scrofuleux de l'oreille. Pour faire les instillations, on penche la tête du malade du côté opposé à l'oreille affectée, on instille dans le conduit 10 à 15 gouttes de liquide, et on l'y maintient pendant 10 minutes, un quart d'heure. Mais pour que le liquide ait une action plus grande, on injecte préalablement dans l'oreille une certaine quantité d'eau de manière à entraîner les matières étrangères qui recouvrent les surfaces malades.

Si le tympan est perforé, on engage le malade, lorsque le

liquide est dans l'oreille, à souffler la bouche et le nez étant fermés. Alors chaque bulle d'air est remplacée par une bulle de liquide, et toute la caisse est bientôt remplie de liquide.

Si la trompe n'est pas facilement perméable, on emploie le procédé de Polizer ou la sonde en ayant soin de maintenir le malade dans la position indiquée.

On emploie les instillations caustiques toutes les fois qu'il existe un état granuleux du conduit et du tympan, une perforation du tympan avec suppuration de la caisse, quand la cautérisation employée selon les moyens ordinaires n'a pas réussi.

Ces liquides doivent séjourner peu de temps dans l'oreille, et l'on doit pratiquer ensuite une injection d'eau tiède pour diminuer le processus inflammatoire qu'ils pourraient déterminer. Je les emploie très-rarement, la solution de nitrate d'argent est celle que je préfère.

Cataplasmes. — Les cataplasmes, appliqués sur le pavillon de l'oreille et sur toute la partie correspondante, servent à diminuer le processus inflammatoire, soit qu'ils soient appliqués sur toute la région de l'oreille, soit qu'ils soient introduits dans le conduit sous la forme de boudins.

On les fait avec de la farine de lin, avec de la mie de pain trempée dans du lait ou de la décoction de pavots avec de l'amidon ou de la fécule. Ceux qui sont appliqués sur l'oreille doivent avoir une température modérée, être maintenus en place au moyen d'un bandeau, et recouverts d'un gâteau de ouate pour que leur température se conserve le plus longtemps possible. Ceux qui doivent être placés dans le conduit sont faits avec de la fécule ou de l'amidon cuit que l'on introduit dans un petit cylindre de mousseline fermé à l'une de ses extrémités. Ils sont très-utiles pour diminuer la période inflammatoire de l'eczéma.

Les cataplasmes appliqués sur le pavillon et les parties voisines sont employés pour diminuer l'inflammation vive du conduit, celle de l'apophyse mastoïde, et des téguments qui la recouvrent. Quelquefois ils calment rapidement le processus inflammatoire ou facilitent la formation du pus et sa sortie à l'extérieur, comme j'en ai vu plusieurs exemples. Par conséquent c'est un moyen thérapeutique qu'il ne faut pas négliger, malgré les assertions contraires du professeur de Tröoltsch.

Badigeonnages. — Les badigeonnages consistent à enduire le conduit ou d'autres parties de l'organe avec un bourdonnet du coton fixé au bout du stylet explorateur et trempé dans un liquide médicamenteux ou enduit avec une pommade.

Les liquides employés sont généralement tous ceux que je vous ai indiqués en vous parlant des instillations avec cette différence que la proportion des substances médicamenteuses est plus grande.

Indépendamment des solutions dont je vous ai déjà donné la formule, il me reste à vous en indiquer quelques autres.

N° 1.	Huile de cade pure...........	ãã
	Glycérine anglaise...........	
N° 2.	Huile de cade pure...........	5 gr.
	Glycérine anglaise............	15 gr.
N° 3.	Huile de cade pure...........	5 gr.
	Glycérine anglaise............	20 gr.
	Pyrélaïne de goudron..........	5 gr.
	Axonge......................	30 gr.
ou		
	Soufre sublimé...............	2 à 3 gr.
	Camphre pulvérisé............	1 gr.
	Axonge......................	30 gr.

On emploie les badigeonnages pour lubréfier ou modifier des surfaces malades, eczémateuses, granuleuses, fongueuses, etc.

Cautérisations. — Les cautérisations sont destinées à modifier une inflammation de l'oreille, comme à détruire par exemple les bords d'une perforation du tympan, des parties exubérantes, ou à modifier les lèvres d'une perforation tympanique.

Parmi les caustiques employés, les uns préfèrent les caustiques liquides.

Les caustiques solides sont le nitrate d'argent et la pâte de Canquoin que l'on fixe dans une cupule de verre ou de métal supportée par une tige.

Les caustiques liquides, bien plus nombreux que les caustiques solides, sont en première ligne les solutions de nitrate d'argent, celles de chlorure de zinc, de potasse caustique, le perchlorure de fer; puis viennent ensuite le sulfate de cuivre,

Sulfate de cuivre....................	1 gr.
Eau distillée........................	10 gr.

la teinture d'iode, les acides chloryhdrique, azotique, acétique (ordinaire ou cristallisable).

Les caustiques liquides pouvant être plus énergiques que les caustiques solides et être portés dans des endroits très-rétrécis, au moyen de tiges très-fines, sont bien supérieurs aux caustiques solides dont le volume est relativement plus considérable.

Lorsque l'on désire modifier superficiellement une surface malade, on la touche avec une solution faible de nitrate d'argent, comme par exemple lorsqu'il existe une desquamation épidermique. Mais si l'on veut détruire des granulations ou des polypes il est nécessaire de varier le caustique.

C'est ainsi que l'on emploiera la solution de nitrate d'argent au vingtième ou quinzième pour détruire les petites granulations, et que l'on choisira des caustiques plus énergiques lorsque l'on voudra détruire de grosses granulations ou des polypes.

On ne choisira jamais la méthode par cautérisation, toutes les fois que l'on pourra enlever le polype par des moyens chirurgicaux.

Par les cautérisations, on modifiera encore le pannus du tympan, les granulations de la caisse, en ayant soin de choisir le perchlorure de fer à 25° s'il existe des mamelons à battements vasculaires.

Pour cautériser une partie de l'organe, on trempe dans le liquide l'extrémité de la tige garnie de coton, de manière à prendre une quantité voulue de caustique. Puis on porte la tige sur la surface malade en ayant soin de ne pas toucher les parties saines.

Pour éviter cet inconvénient, on prend une très-petite quantité de liquide, et, après la cautérisation, on enlève le caustique au moyen d'un bourdonnet de coton ou d'une injection d'eau tiède.

C'est le moyen d'éviter toujours des accidents sérieux.

Insufflations. — Les insufflations servent à modifier les parties malades au moyen de poudres médicamenteuses. Celles-ci sont astringentes, absorbantes ou caustiques. On emploie surtout les poudres de sulfate d'alumine, d'alun, d'alun calciné, de sulfate de cuivre, de sous-nitrate de bismuth, de tannin, de calomel, pures ou mélangées à des substances inertes.

Les insufflations sont d'un usage assez restreint, et causent une douleur vive et prolongée lorsqu'on emploie les poudres de nitrate d'argent, de sulfate de cuivre, d'alun calciné.

Lorsqu'on veut faire une insufflation, il est nécessaire d'enlever les matières étrangères, pus, sang, pellicules, etc., qui recouvrent les surfaces malades. On doit avoir recours aux insufflations, lorsqu'on voit que les instillations et les cautérisations ont échoué. Lorsqu'on les emploie, concurremment avec une autre médication, on reconnaît que le plus souvent elles ne sont pas plus efficaces que celle-ci bien ordonnée. Ainsi quand il existe des granulations, des polypes, une suppuration de la caisse, une poudre médicamenteuse portée sur les parties malades dans ces différents points paraît agir pendant plus longtemps que les liquides employés pour les instillations; mais les insufflations ont l'inconvénient d'être difficiles à faire. Les médecins auristes ne paraissent pas avoir imaginé d'appareil spécial pour porter les poudres dans les différentes parties de l'oreille, c'est pourquoi je pense qu'il est utile de faire connaître l'insufflateur que j'ai fait construire.

Celui-ci se compose d'un tube assez étroit destiné à être tenu à la bouche, et muni d'une soupape, s'ouvrant de dehors en dedans. Ce tube est fixé à une large ampoule fermée au moyen d'un bouchon. A l'ampoule est fixé un tube muni d'une grille renfermée dans son intérieur et destinée à diviser la poudre dans le tube. Pour se servir de l'appareil on éclaire les parties malades, on dirige convenablement l'extrémité du tube, et, introduisant le tube dans la bouche, on souffle dans l'appareil, en ayant soin de maintenir l'extrémité de l'appareil vis-à-vis les parties destinées à recevoir la poudre médicamenteuse.

On peut aussi employer moins avantageusement un tube en verre muni d'une petite ampoule.

Émissions sanguines locales. — Les émissions sanguines locales sont obtenues par les scarifications, les sangsues, les ventouses scarifiées, la ventouse Heurteloup. Elles sont plus souvent applicables que les saignées générales, dégagent rapidement l'organe et causent un mieux rapide lorsqu'elles sont bien indiquées.

Elles doivent être plus ou moins abondantes, selon le degré d'intensité de la maladie, selon l'âge et la constitution du malade. On devra faire en sorte d'obtenir un écoulement continu pendant un certain temps (méthode de Gama).

Scarifications. — Les scarifications, indiquées par Triquet, diffèrent des émissions sanguines locales ordinaires par le siége où elles sont faites et la manière dont elle y sont pratiquées. Elles servent à débrider les parois tuméfiées du conduit et à provoquer un écoulement sanguin quelquefois abondant. Elles doivent être profondes, assez longues et au nombre de 2 ou 3 au moins. Les scarifications produisent des effets énergiques et rapides que Triquet a parfaitement indiqués. On les fait avec un bistouri ordinaire, un bistouri boutonné ou mieux avec un ténotome en ayant soin de ne les commencer, à moins d'indications spéciales, qu'à l'union de la portion osseuse et de la portion fibro-cartilagineuse.

On pourra les prolonger jusqu'au méat et ne pas craindre de l'inciser, si les tissus, en cet endroit, sont fortement injectés. Il n'en résultera aucune cicatrice appréciable.

Triquet a recommandé de placer, au fond du conduit, un bourdonnet de coton avant de faire les scarifications, afin de ne pas laisser couler le sang dans le fond de l'oreille. Cette précaution est inutile et peut déterminer des douleurs vives, parce que le sang qui s'accumule dans le fond de l'oreille ne détermine jamais aucun accident. Tandis que, si on introduit du coton dans le conduit dont les parois sont douloureuses et très-tuméfiées, on réveille ou l'on exagère inutilement les douleurs. Après avoir pratiqué les scarifications, on prescrit au malade une fumigation de décoction de tête de pavot dont la durée sera portée de dix minutes à un quart d'heure. On lui recommande de faire de petites injections et des instillations avec la même eau et de maintenir, s'il le faut, un cataplasme de farine de lin sur le pavillon de l'oreille.

Bientôt les parois se dégorgeant, le conduit s'élargit, et toutes les matières qui y sont renfermées sont entraînées par les injections. Lorsque l'on a incisé un furoncle ou un abcès, il est préférable d'exercer une pression modérée sur les parties voisines des lèvres de la plaie, afin de faire sortir le bourbillon ou le pus. On peut même badigeonner l'intérieur de la cavité avec un bourdonnet de coton trempé dans une solution caustique comme celle de nitrate d'argent.

Sangsues. — Les sangsues, mises en plusieurs fois dans la même séance, seront appliquées en avant de l'oreille toutes les fois qu'il existera une inflammation suraiguë du conduit auditif externe. Elles seront posées sur la région mastoïdienne quand il existera une inflammation vive de l'oreille moyenne.

Ventouses. — On emploiera les ventouses scarifiées, sur la région indiquée et sur la moitié latérale supérieure du cou, comme l'ont indiqué Deleau et Triquet, lorsqu'il existera une inflammation labyrinthique. L'action des ventouses scarifiées qui est évidente ne me paraît pas supérieure à celle des sangsues appliquées convenablement et ne laissant pas comme les ventouses des cicatrices indélébiles. Cet inconvénient, peu important pour l'homme, devient grave pour la femme, qui ne tient nullement à se laisser couturer le cou.

La ventouse Heurteloup doit être préférée à tout autre moyen lorsqu'on veut obtenir un dégagement rapide de l'organe.

Lorsqu'il existe une vascularisation très-grande de la muqueuse tapissant la portion fibro-cartilagineuse de la trompe, j'ai l'habitude d'y pratiquer, comme dans le conduit, des scarifications dont l'effet m'a paru excellent. J'ai eu plusieurs fois l'occasion d'appliquer mon nouveau mode de traitement, et mes essais ont complétement réussi. On peut scarifier l'intérieur de la trompe de deux manières différentes, soit avec l'aide de mon scarificateur, soit avec l'aide d'un petit bistouri fixé au bout d'une tige recourbée.

Le scarificateur se compose d'une canule dans laquelle passe une tige, à laquelle est fixée une lame convexe, semblable à celle de certains scarificateurs du canal de l'urèthre. On introduit la canule dans la trompe comme une sonde ordinaire, on place la lame dans la canule, et on la fait glisser jusqu'à l'extrémité de la canule. Au moment où la lame arrive dans la trompe elle en scarifie la muqueuse, c'est ainsi qu'en changeant la canule de direction on peut scarifier la muqueuse dans des points différents.

Lorsqu'on veut employer le bistouri, on éclaire le pavillon de la trompe avec le miroir rhinoscopique, et on porte l'instrument dans l'intérieur de la trompe. Il ne reste plus qu'à exercer une certaine pression sur la muqueuse pour la couper.

Révulsifs. — L'emploi des révulsifs si fréquent autrefois est beaucoup plus restreint, depuis que l'on a reconnu que leur action était le plus souvent douteuse.

Les révulsifs employés ont été très-nombreux; il en est qui sont utiles dans certains cas, il en est d'autres que l'on doit employer très-rarement.

Parmi les révulsifs employés, on doit citer :

1° Les épispastiques (vésicatoires, pommade stibiée, pommade au garou, huile de croton, ammoniaque), teinture d'iode, moxas, sétons, acide azotique.

Les révulsifs, d'une manière générale, doivent être employés contre les suppurations chroniques de l'oreille entretenues par un état diathésique et contre l'inflammation de l'apophyse mastoïde.

La pommade stibiée, comme le dit Kramer, est excellente ; on doit seulement agir avec prudence, et faire des recommandations au malade afin de ne pas produire des ulcérations profondes, des caries superficielles. Celui-ci aura le soin de placer sur la partie frictionnée un gâteau de ouate destiné à absorber la pommade en excès qui, en fondant, pourrait couler le long du cou et déterminer la formation de boutons sur toute cette partie.

On a soin d'éviter de frictionner le pli existant entre le pavillon de l'oreille et l'apophyse mastoïde.

M. Bonnafont emploie, pour cautériser la région mastoïdienne, un petit crayon, dont voici la composition :

Gomme adragante.................	5 gr.
Poudre de charbon végétal..........	15 gr.
Azotate de potasse..................	2 gr.

Faites dissoudre la gomme dans une quantité suffisante d'eau sucrée, ajoutez le mélange d'azotate de potasse et de charbon et formez une pâte et des crayons cylindriques de diamètres différents. Pour que les crayons ne fusent pas, il faut, comme l'a dit Aran, faire un mélange bien intime. Lorsqu'on veut les employer, on les allume, et on porte l'extrémité incandescente sur les tissus qui doivent être brûlés, en ayant soin de la laisser en place pendant un temps proportionnel à la profondeur de la brûlure que l'on veut produire.

L'action de ces crayons caustiques me paraît bien inférieure à la pommade stibiée, surtout chez les enfants scrofuleux affectés de suppurations de l'oreille.

Électricité. — On a beaucoup parlé de l'électricité sous toutes ses formes, comme moyen de guérir la surdité. Les médecins auristes, tous à l'envi l'un de l'autre, ont stigmatisé ce moyen comme s'il n'était pas aussi bon qu'un autre dans certains cas bien déterminés, pour lesquels il n'y a pas encore de règle.

Pour expliquer les insuccès et les succès obtenus, il est nécessaire de dire que, dans la plupart des cas où l'on a employé l'électricité, on ne connaissait pas l'espèce de maladie et on n'électrisait pas convenablement.

Car il ne suffit pas de posséder une machine électrique et un malade, il est nécessaire d'avoir des connaissances spéciales et une expérience suffisante: qualités qui manquent à la plupart des médecins, et aussi aux médecins auristes.

Tout dernièrement les docteurs Legros et Onimus ont prouvé, par des expériences remarquables, que les courants intermittents devaient être remplacés par les courants continus faibles.

On doit donc profiter de l'expérience acquise par ces physiologistes distingués et marcher dans la voie qu'ils nous ont montrée.

De cette manière, on pourra peut-être connaître des faits plus positifs que ceux qui existent maintenant et poser des règles certaines. Pour les établir, il sera indispensable, contrairement à tout ce qu'on a fait jusqu'à présent, de poser un diagnostic sérieux. C'est le seul moyen d'avoir des observations précieuses.

J'ai employé plusieurs fois avec succès les courants continus pour guérir des surdités nerveuses, des inflammations interstitielles de l'oreille moyenne, mais j'ai complétement échoué dans le traitement de la surdi-mutité et de la surdité héréditaire.

Plus tard je tâcherai de donner des indications précises sur ce mode de traitement.

Vous voyez, Messieurs, que l'électricité, au point de vue qui nous occupe, n'a pas donné jusqu'à présent des résultats bien brillants. Je vous engage donc à ne pas employer cet agent thérapeutique, avant que des expériences bien faites aient fait poser quelques règles. Cependant si vous désiriez avoir recours à l'électricité, je vous engage à lire les ouvrages du docteur Duchenne de Boulogne (1) et d'autres plus récents.

Pour électriser l'oreille, je vous engage à employer le procédé du docteur Duchenne de Boulogne. L'excitateur étant placé dans le conduit auditif externe, préalablement rempli d'eau dans sa moitié interne, on fait passer un courant dirigé de la nuque au fond du conduit ou réciproquement.

Le courant doit être d'abord excessivement faible et augmenter peu à peu de force, jusqu'à ce qu'il soit presque douloureux. Magendie, au lieu de laisser le pôle dans l'oreille externe, le plaçait dans l'oreille moyenne en traversant la membrane du tympan au moyen d'une aiguille à acupuncture, qu'il laissait en place, l'autre pôle était placé à la nuque. On pourrait, comme l'a fait le docteur Bonnafont, le placer dans la trompe d'Eustache, en employant le moyen suivant. On fixe une sonde dans la trompe d'Eustache soit au moyen d'une pince convenable, soit en la faisant maintenir par le malade, et l'on y introduit jusque dans la trompe un fil d'argent soigneusement isolé par un fil de soie dans toute sa longueur, si ce n'est à ses deux extrémités. L'une d'elles est en contact avec le fil conducteur, l'autre touche la muqueuse de la trompe.

Je pense, contrairement à Magendie, qu'il vaut mieux passer le pôle dans le conduit auditif externe que de perforer la membrane du tympan.

MALADIES DU PAVILLON.

Le pavillon de l'oreille, fortement saillant sur les parois latérales de la tête, est, par sa position découverte, soumis à l'influence des causes extérieures. Comme les autres parties du corps, il peut être le siége d'affections dont la cause est mutiple.

(1) *De l'Électrisation localisée*. Paris, 1861.

Certains états morbides sont bornés au pavillon; d'autres peuvent s'étendre au loin et gagner le tympan, quelques-uns ne font que passer, tant ils durent peu; d'autres, dès leur début, prennent élection de domicile et ont presque toujours une tendance à devenir chroniques. Ils peuvent laisser, ou non, des traces plus ou moins profondes, dont la femme, par coquetterie, s'inquiétera beaucoup.

Il sera donc très-important de reconnaître la gravité de ces états morbides, et d'employer, aussi vite que possible, les moyens qui peuvent s'opposer à des déformations de cette partie de l'organe. Comme les affections du pavillon sont peu graves, en général, je les étudierai rapidement dans les quatorze chapitres que j'énumère maintenant.

1° Anomalies du pavillon.
2° Plaies.
3° Contusions.
4° Fractures.
5° Brûlures.
6° Furoncles, anthrax.
7° Inflammations déterminées par les fièvres éruptives.
8° Gangrène.
9° Erysipèle.
10° Affections diverses.
11° Cancer
12° Hypertrophie.
13° Tumeurs.
14° Déformations.

Des anomalies du pavillon. — Les anomalies du pavillon se rencontrent rarement. Celles qui portent seulement sur cette partie de l'organe sont encore plus rares, car elles sont ordinairement liées à des arrêts de développement que nous étudierons plus tard.

Parmi elles, on remarque le développement exagéré d'une partie du pavillon, ou du pavillon tout entier. Cette difformité, ne nuisant pas sensiblement à l'audition, réclame seulement l'intervention de l'art lorsque le malade l'exige. Elle a été signalée par quelques auteurs et a donné, bien rarement, l'occasion d'une opération. Cependant le docteur di Martino, cité par Triquet (1), a pratiqué cette opération pour remédier à une difformité chez un jeune Napolitain noble.

Il existe une autre difformité, insignifiante pour l'homme, fort ennuyeuse pour la femme; c'est la bifidité du lobule qui se présente sous la forme de deux appendices, séparés l'un de

(1) *Traité prat. des mal. de l'or.* Paris, 1857.

l'autre par un espace de forme triangulaire, à sommet supérieur. L'un des appendices, plus gros que l'autre, a généralement l'aspect d'un lobule déformé, allongé, ratatiné. D'autres fois les deux appendices sont à peu près de la même grosseur et représentent deux lobules informes. On remédie à cette difformité par une opération qui ne présente généralement aucune gravité; mais elle ne doit être faite qu'à un certain âge. A ce moment le lobule aura grandi, les tissus seront plus fermes, l'enfant sera plus raisonnable et les résultats plus parfaits. L'opération consiste à aviver les bords de l'ouverture triangulaire et à en maintenir les lèvres en contact au moyen de deux ou trois points de suture métallique. Pour que la réunion des mêmes tissus se fasse exactement, il faut mettre chacun d'eux en contact, et avoir soin de bien faire correspondre les deux extrémités du lobule, autrement, au lieu d'une surface terminale arrondie, on en aurait une autre présentant un sillon et une ou deux saillies. Il sera donc nécessaire de placer un point de suture vers le sommet du lobule. L'opération terminée, on lave la place avec de l'eau alcoolisée, dont la supériorité sur les autres liquides me paraît réelle dans le pansement des plaies, et l'on recouvre la plaie avec des brins de charpie trempés dans de la glycérine anglaise camphrée, et maintenus avec des bandes.

Le pansement des plaies, l'application d'un bandage au pavillon, exigent certaines précautions sans lesquelles il surviendrait des douleurs vives et même de la gangrène. Pour éviter ces accidents, on devra matelasser les faces externe et interne du pavillon avec de la ouate et exercer une pression modérée. Ce pansement offrira les deux avantages de mettre la plaie dans de bonnes conditions de guérison et d'empêcher l'enfant de compromettre le succès de l'opération. On renouvellera le pansement, au bout de deux ou trois jours, en ayant soin d'enlever les points de suture à mesure que le besoin s'en fera sentir. Lorsque les lèvres de la plaie n'ont pas été tiraillées ou contusionnées par les pinces, leur réunion se fait d'ordinaire par première intention. Mais comme la cicatrice est peu résistante, pendant les jours qui suivent sa formation, on devra couvrir l'oreille pour qu'elle ne soit pas rompue pendant des tiraillements ou des frottements.

Des plaies du pavillon. — Les plaies du pavillon de l'oreille n'ont pas été le sujet d'un article spécial dans les auteurs anciens, parce que, généralement, elles ne causent aucun trouble dans l'audition ; cependant elles peuvent déterminer l'apparition d'un érysipèle.

On a observé dans cette partie de l'organe des plaies de toute nature, dont la gravité est variable. Les plaies par instrument piquant sont peu importantes lorsque l'instrument qui a servi à l'opération est propre ; mais il n'en est pas de même lorsqu'il est souillé par des matières étrangères, comme le poinçon des joailliers par exemple. On devra donc lorsqu'on perforera le lobule, comme les joailliers le font si souvent, bien nettoyer l'extrémité de l'instrument et tremper le lobule dans de l'eau-de-vie camphrée, après l'opération. Ce pansement renouvelé sera un excellent moyen pour éviter des inflammations souvent longues à guérir. Quelquefois, comme le dit Triquet, cette plaie insignifiante, faite à des enfants scrofuleux, donne l'essor à une maladie qui sommeille. Il peut en résulter une inflammation qui, dans certains cas, sera influencée par la constitution du malade. Triquet pense que la perforation du lobule peut produire une engelure. Il me semble qu'une engelure diffère complétement par sa marche, sa durée, sa terminaison, des inflammations diverses causées par la perforation du lobule.

Il sera prudent de ne pas pratiquer cette opération à des enfants strumeux, chétifs, ou qui paraissent disposés à contracter facilement des affections cutanées.

Les plaies par instruments tranchants sont peu graves. Comme les plaies par instruments piquants, elles intéressent les tissus à des profondeurs variables. Leur guérison est prompte et facile. Il existe dans la science des faits curieux, capables de guider le praticien. Des pavillons complétement séparés du corps et déjà refroidis ont été réappliqués et maintenus au moyen de points de suture. Peu à peu la circulation s'est faite en commençant par les parties inférieures ; et, au bout d'un certain temps, la soudure du pavillon était complète.

Les plaies par instruments tranchants peuvent déterminer une déformation qui sera souvent évitée, si l'on a soin de réunir le plus tôt possible les lèvres de la plaie. Elles exigent, pour leur guérison, l'emploi des bandelettes agglutinatives, ou de points de suture. Pour placer ces derniers, on traverse le cartilage sans avoir les craintes chimériques des anciens. Si les lèvres de la plaie sont salies ou déchiquetées, on doit les laver avec de l'eau alcoolisée de préférence, les aviver et les réunir au moyen de fils.

Les plaies contuses sont produites par des corps contondants et sont beaucoup plus graves que les précédentes, parce qu'elles désorganisent plus profondément le fibro-cartilage, et que certaines parties sont éliminées par la suppuration ou la gangrène. S'il avait été introduit une substance toxique au milieu de ces parties mutilées, il est bien évident que des symptômes généraux pourraient apparaître si elle n'était pas enlevée. On réunira ces parties, s'il y a lieu, en ayant soin de les laver avec une eau alcoolisée et de tenter, comme toujours, la réunion immédiate.

Contusions. — Le pavillon peut être le siége de tumeurs sanguines survenues à la suite de contusions, fréquentes chez les lutteurs et les aliénés. Il en résulte, chez les uns, une déformation caractéristique, et souvent des épanchements sanguins chez les autres; lésions qui indiquent chez ces derniers une cause traumatique ou un état cachectique avancé.

Le professeur Jarjavay a parfaitement expliqué les phases successives des lésions qui surviennent chez les lutteurs. Pendant les exercices des lutteurs, le pavillon de l'oreille est soumis à des froissements énergiques et répétés, il est serré par le bras ou la tête, et fortement aplati, recourbé sur lui-même, ou ratatiné complétement. Ces pressions causent des décollements de la peau, dans une étendue variable, et des amas de sang par suite de petites hémorrhagies sous-cutanées dues à la rupture de quelques vaisseaux. Elles déterminent aussi, dans la peau et le tissu cellulaire sous-cutané, une hypertrophie qui produit une déformation caractéristique. Comme la circulation, par suite de ce travail inflammatoire répété, est augmentée, la peau devient rouge et beaucoup plus dure qu'auparavant, presque calleuse.

Fractures du pavillon. — Après avoir été fortement replié sur lui-même, le pavillon peut être fracturé. L'existence de cette lésion a été tour à tour niée et reconnue. Je ne discuterai pas comment la fracture a lieu, je vous dirai seulement que le professeur Jarjavay en a cité un fait qui ne peut être révoqué en doute.

La fracture du pavillon n'offre aucune gravité ; elle peut à la rigueur produire une difformité qu'il faut prévenir ou corriger de bonne heure.

Brûlures. — Les brûlures du pavillon sont produites par les rayons solaires ou un corps dont la température est élevée. Elles sont ordinairement accompagnées de lésions de même nature dans les parties voisines et ne présentent pas, quand elles sont seules, un danger réel. Lorsqu'elles sont profondes, elles ont le grave inconvénient, outre la laideur qui en résulte, de déformer le pavillon et de rétrécir suffisamment le méat pour causer de la surdité. Les brûlures superficielles guérissent rapidement, sans avoir des conséquences fâcheuses. Les brûlures profondes ou qui s'étendent jusqu'aux os voisins, comme l'apophyse mastoïde, par exemple, peu protégée par les tissus, peuvent déterminer une hypérémie vive de l'organe et une surdité consécutive assez prononcée et incurable.

Les brûlures du pavillon sont faciles à reconnaître d'après l'aspect du pavillon et les renseignements donnés par le malade.

Le pronostic des brûlures du pavillon, vous le savez, est favorable toutes les fois qu'il n'existe pas de désordres dans les parties profondes de l'organe, que la perception crânienne n'est pas abolie et qu'il n'existe pas, depuis un certain temps, de battements tumultueux et continuels dans l'oreille. Il est défavorable lorsque des parties profondes ont été atteintes, lorsque l'affection est ancienne et la surdité prononcée.

Traitement. — Le traitement varie suivant les cas, mais il y a des indications qu'il ne faut pas perdre de vue. S'il en est temps encore, il faut s'opposer à l'extension du processus inflammatoire, par les émissions sanguines, empêcher la formation des cicatrices vicieuses ou les détruire pour qu'elles ne transforment pas le pavillon en une saillie anormale, véritable difformité.

Quand les brûlures sont légères, on doit les recouvrir avec de la baudruche trempée dans l'huile de camomille camphrée. Quand elles sont profondes, on doit employer le même pansement et le répéter d'autant plus souvent que la suppuration est plus abondante. Les douleurs vives pourront être calmées par l'opium en pilules, en potion ou mieux par les émissions sanguines (sangsues appliquées *loco dolenti*). On aura soin de

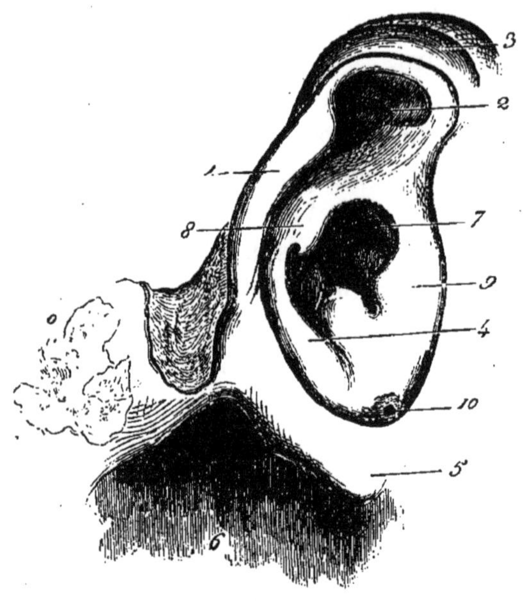

Fig. 16.

1, 3, hélix déformé et ayant contracté des adhérences 6, avec la région mastoïdienne O, qui est couverte de cicatrices. — 5, lobule déformé. — 8, anthélix rouge, déformé, boursouflé, présentant seulement une cavité 2 qu'on pourrait prendre pour la cavité de l'anthélix. La conque est représentée par une cavité considérablement rétrécie. Elle n'est plus divisée en deux parties par l'hélix et présente des saillies assez considérables formées par l'épaississement du tissu cellulaire. — 7, méat auditif très-déformé et très-rétréci. — 9, tragus. — 10, un mamelon qui suppure.

ne pas affaiblir trop vite le malade si la suppuration doit être longue et abondante.

Le froid, comme la chaleur, peut produire à des degrés divers, des lésions analogues à celles de la brûlure. Le premier degré de la froidure est l'engelure qui est caractérisée par de la rougeur, du gonflement et un engourdissement très-marqué des parties atteintes. Dès que celles-ci commencent à s'échauffer, elle sont le siége d'une chaleur tensive, incommode qui affecte désagréablement le malade. Lorsque le froid a agi plus vivement, on voit apparaître des ampoules qui se déchirent ou se résorbent. Quelquefois la sérosité qui les remplit devient purulente, et il se forme des granulations qui persistent pendant un temps variable.

Le froid affecte le plus souvent les parties superficielles, mais, s'il a été très-vif, s'il a agi pendant un certain temps, il produit une véritable congélation, qui enlève à l'organe sa coloration, sa chaleur, sa sensibilité. De pareilles altérations sont rares, mais elles sont graves parce qu'il peut y avoir une élimination complète de parties plus ou moins étendues.

Étiologie. — Le froid influence les enfants lymphatiques, les enfants riches par exemple, qui, d'ordinaire élevés dans la mollesse et l'oisiveté, sont peu habitués aux rudes intempéries de l'hiver.

Les engelures sont plus fréquentes au printemps, et en hiver. Elles paraissent influencées par l'hérédité. Il sera facile de les reconnaître.

Le pronostic est favorable si ce n'est dans le cas où il y a eu congélation d'une grande partie de l'organe.

Traitement. — Pour traiter les engelures, on lotionnera deux ou trois fois par jour les parties malades avec de l'esprit-de-vin mélangé à de l'eau par parties égales où avec de l'eau-de-vie camphrée, et l'on badigeonnera tous les deux jours la surface malade avec de la teinture de benjoin. S'il y a par hasard une congestion vive du pavillon et un gonflement marqué des veines qui rampent à sa surface, on les ouvre avec une lancette ou un bistouri. Si l'engelure tarde trop à disparaître et semble entretenue par l'état général du malade, on le modifie en prescrivant l'exercice en plein air, un traitement ioduré, comme, par exemple, de l'huile de foie de morue, des infusions de feuilles de noyer, ou des sucs de crucifères, comme celui du cresson, par exemple, des viandes rôties et peu cuites, un vin généreux. S'il est survenu des granulations ou un écoulement, on les traitera suivant les règles indiquées plus loin (voir le chap. intitulé : *Des granulations et des polypes de l'oreille*).

Furoncles, anthrax. — Le pavillon est quelquefois le siége de furoncles dont l'évolution est assez longue et peut se répéter à des intervalles plus ou moins courts. Ces petites tumeurs se développant, comme celles qui existent dans les autres parties du corps, il est inutile de vous en parler longuement. Faciles à reconnaître, elles naissent généralement sous l'influence d'un état général passager, et suivent ou précèdent l'éruption de furoncles dans d'autres parties du corps, ou viennent en même temps. Elles n'ont aucune gravité.

Pour les faire disparaître, on favorisera leur évolution par des applications émollientes, telles que : cataplasmes de fécule ou de farine de lin sur l'oreille, on prescrira des laxatifs, l'usage de l'eau de goudron, et une alimentation peu excitante. Lorsque ces tumeurs seront arrivées à leur maturité, on les ouvrira pour faire sortir le bourbillon par des pressions assez énergiques. Si elles sont ouvertes, on exercera seulement sur elles une certaine pression.

Quelquefois on remarque au pavillon une tumeur inflammatoire appelée anthrax qui siége plus généralement au cou, au dos, ou dans toute autre partie riche en tissu cellulaire sous-cutané. Cette tumeur peut déterminer des symptômes assez inquiétants et d'autant plus graves que généralement cette affection arrive à un certain âge sous l'influence d'un état général spécial et inconnu.

Lorsque l'anthrax siége au pavillon, il est généralement dans la conque et à l'extrémité du conduit. Il se présente sous la forme d'une tumeur rouge, violacée dont la teinte se colore de plus en plus et qui bientôt est percée d'une foule d'ouvertures par lesquelles sort du pus sanguinolent et du tissu cellulaire mortifié. Il est fréquent de voir la peau et le tissu cellulaire sous-cutané tuméfiés au point d'oblitérer le méat : il en résulte nécessairement une surdité prononcée. Pendant toute la durée de l'anthrax des douleurs existent au pavillon et dans toutes les parties environnantes.

Le diagnostic de l'anthrax ne présente aucune difficulté. Son pronostic exige toujours une certaine réserve lorsqu'on sait que cette affection est parfois le signe précurseur d'une affection grave ; on doit se rappeler qu'on a vu, pendant la durée d'un anthrax de la nuque ou de l'épaule, une gangrène du poumon survenir.

Traitement. — Il est bien variable, suivant les auteurs. Les uns circonscrivent l'anthrax avec du caustique de Vienne ou de la pâte de Canquoin ; les autres pratiquent des incisions multiples sur la tumeur. Je préfère ce dernier mode de traitement qui consiste à faire plusieurs scarifications profondes à la surface de l'anthrax afin de débrider les tissus hypérhémiés et de favoriser l'élimination du tissu cellulaire mortifié. On peut rendre celle-ci plus facile en exerçant des pressions sur la tumeur, une ou deux fois par jour.

Les douleurs seront calmées par les opiacés, l'embarras gastrique sera modifié par un purgatif ou des boissons rafraîchissantes, et l'on prescrira l'usage des toniques lorsque les symptômes inflammatoires auront diminué ou seront disparus.

Inflammation déterminée par les fièvres éruptives. — Les fièvres éruptives, telles que la rougeole, la scarlatine, la variole, la fièvre typhoïde, déterminent dans l'organe de l'ouïe, des lésions si graves qu'il est important de les signaler. Lorsqu'elles produisent une inflammation du pavillon, elles exercent peu de ravages : cependant il peut en résulter de la gangrène et une élimination plus ou moins considérable du pavillon, ou des adhérences qui produisent une difformité fâcheuse. Ces destructions et ces modifications pathologiques de la portion fibro-cartilagineuse de l'oreille externe sont peu graves, en comparaison des désordres qu'on rencontre dans le reste de l'organe, l'oreille moyenne par exemple.

Gangrène. — La gangrène, ou mort locale, affecte quelquefois le pavillon de l'oreille, et reconnaît des causes analogues à celles qui la produisent dans d'autres parties du corps. On la voit survenir pendant le cours d'une inflammation vive, comme celle de l'otite rubéolique par exemple, ou à la suite d'une compression trop forte, ou trop prolongée, d'une blessure, du froid vif et prolongé. Elle est facile à reconnaître et offre un pronostic en rapport avec l'étendue des lésions. La gangrène du pavillon n'est pas grave lorsqu'elle est limitée, qu'elle est due à la compression, au froid, ou à une cause locale, mais elle peut laisser une difformité du pavillon fort désagréable, pour la femme. Elle devient grave lorsqu'elle est déterminée par une cause générale.

La gangrène sera combattue par une médication externe ou interne, suivant la cause initiale. Si elle est déterminée par l'inflammation, il faut employer les antiphlogistiques. Si elle est produite par la compression, il faut enlever la cause. Survient-elle à la suite d'un froid vif, on essaye de rendre lentement la chaleur et la vie à la partie atteinte. Paraît-elle dépendre d'une cause inconnue, on a recours aux toniques.

Dans tous les cas, on favorise l'élimination des escharres, et lorsqu'il est nécessaire et possible d'arrêter les progrès du mal, on emploie des liquides alcoolisés pour les pansements, ou bien on a recours aux caustiques dont l'action est fort contestable.

J'en excepte cependant le cautère actuel qui paraît plus efficace.

Érysipèle. — L'érysipèle affecte l'oreille comme les autres parties du corps, et présente, comme ailleurs, les formes simple ou érythémateuse, œdémateuse, phlegmoneuse. Il n'offre rien de bien remarquable à noter, si ce n'est qu'il peut envahir le conduit, déterminer une inflammation du tympan, par suite une desquamation de sa couche cutanée, et causer une surdité variable. Celle-ci peut être portée à un plus haut degré lorsque l'affection a été intense et de longue durée.

Le diagnostic est facile à faire.

Une plaie du pavillon, comme une piqûre du lobule, par exemple, peut quelquefois faire apparaître un érysipèle. Cette affection, débutant au pavillon, présente ordinairement peu de gravité. Je me dispense de donner d'autres détails qu'on trouve dans tous les traités de pathologie.

Affections diverses. — Il existe au pavillon des affections symptomatiques d'un état général dont la gravité est variable. Parmi ces états morbides, le plus fréquent est l'éruption scrofuleuse qui survient chez les enfants *scrofuleux*. Cette affection, située généralement au pavillon, peut envahir le conduit et l'oreille moyenne. Lorsqu'elle est limitée au pavillon, elle est peu dangereuse et offre seulement le grave inconvénient d'être quelquefois, pendant un certain temps, rebelle à toute médication. Comme cette affection cause peu de désordres, lorsqu'elle est limitée au pavillon, je crois qu'il est préférable de la traiter complétement dans un des chapitres consacrés aux maladies du conduit.

Parmi les autres manifestations locales, dépendant d'un état général, on doit nommer les tophus de la goutte, les éruptions dartreuses, syphilitiques.

Les productions de l'affection goutteuse, se rencontrent au pavillon comme dans d'autres parties du corps. Elles sont isolées, ou en plus ou moins grand nombre, dans un seul pavillon ou dans tous les deux, et à des endroits divers. Les tophus se présentent sous la forme de tumeurs arrondies, généralement peu volumineuses, rosées ou d'un blanc opaque à peine jaunâtre. Quelquefois ils sont réunis sous la forme de plaques blanchâtres disposées ordinairement à la surface extérieure du derme. Les teintes variées de ces productions morbides sont dues à l'épaisseur variable des tissus qui les recouvrent.

Les tophus viennent ordinairement à la suite d'un accès de goutte et ne produisent généralement aucune douleur, si ce n'est parfois quelques légers picottements. Après une durée, souvent fort longue, ils peuvent disparaître spontanément ou à la suite d'un traitement spécifique. Comme ils sont superficiellement placés, il est facile de les reconnaître et d'en tirer des déductions utiles pour le diagnostic et le traitement.

Les affections dartreuses se rencontrent souvent au pavillon de l'oreille et sont parfois très-rebelles. Lorsqu'elles durent pendant longtemps, elles ont l'inconvénient de déformer cet appendice en l'aplatissant ou de l'épaissir et de lui donner une coloration rouge assez prononcée.

Cancer. — On a rarement l'occasion de rencontrer au pavillon des tumeurs cancéreuses. Leur marche est généralement lente, mais, après être restées stationnaires pendant longtemps, elles s'ulcèrent, fournissent un pus de mauvaise nature, prennent un accroissement considérable et finissent par envahir toute l'oreille quand on les abandonne à elles-mêmes.

L'étiologie du cancer est très-obscure. Son traitement varie.

Le cancer local doit être détruit ainsi que les parties saines environnantes. Par conséquent, il ne faut pas hésiter à enlever complétement le pavillon comme l'a fait le docteur Fischer, lorsqu'il aura été envahi en grande partie.

Toutes les fois que le cancer siége en même temps dans d'autres parties du corps, il n'y faut pas toucher.

Hypertrophie. — Le pavillon de l'oreille acquiert parfois des proportions plus considérables qu'à l'état normal. Ces modifications sont acquises, comme par exemple celles qui surviennent à la suite de froissements chez les lutteurs; ou sans cause connue, comme dans l'éléphantiasis, par exemple. Ce dernier état morbide détermine l'hypertrophie la plus considérable du pavillon.

Tumeurs. — Parmi les tumeurs qu'on voit sur le pavillon de l'oreille, il en est qui sont petites ou volumineuses, anodines ou malignes. On remarque les kystes sébacés ou tannes qui se présentent sous la forme de petites tumeurs arrondies, d'un blanc jaunâtre, placées quelquefois à l'entrée du conduit, et pouvant causer une surdité variable, suivant leur degré de développement. On les fait disparaître en ouvrant la tumeur pour en extraire la matière sébacée, au moyen d'une curette et en cautérisant le sac ou en enlevant ce dernier complétement par énucléation.

On voit parfois d'autres tumeurs, comme des chéloïdes, prendre un volume assez considérable sans produire le moindre dérangement dans l'état général du sujet. Si elles restent stationnaires, on peut les laisser à demeure à moins que le malade ne réclame une opération. Si elles acquièrent un volume gênant ou disgracieux, on en fait l'extirpation. On peut citer le cas suivant observé par M. le docteur Magdelin de Saint-Étienne (1), dont je vous donne le résumé.

Une dame âgée de 26 ans consulta, le 17 septembre, cet habile praticien qui constata l'état suivant, en reconnaissant un fibrôme de l'oreille. Cette dame portait, aux faces externe et interne du lobule de chaque oreille, une tumeur dont la grosseur était à peu près celle d'un œuf de pigeon. Ces tumeurs oblongues, dures, à peu près de même volume, étaient recouvertes par une peau tendue, pâle et relativement mobile. Elles s'étaient développées, peu de temps après avoir fait pratiquer dans les lobules un trou destiné à recevoir des boucles d'oreilles.

Le diagnostic de ces tumeurs est peu difficile lorsqu'on remarque la consistance de la tumeur, et qu'on a le soin de pratiquer une ponction exploratrice avec un trocart fin. Le traitement curatif consiste à les enlever avec l'instrument tranchant.

Tumeurs sanguines. — Il y a aussi, dans l'épaisseur du pavillon, des kystes sanguins déterminés par des froissements répétés comme chez les boxeurs, les lutteurs, ou indiquant un état cachectique avancé comme chez certains aliénés. Les tumeurs hématiques, dues à des violences, n'offrent aucune gravité et disparaissent rapidement sous l'influence du traitement que je vais

(1) *Gazette des hôpitaux*, février 1869.

indiquer à propos des kystes des aliénés. Chez ces derniers malades on rencontre, surtout chez les hommes, des amas de sang qui se forment rapidement ou en plusieurs jours et apparaissent le plus souvent à l'oreille gauche (côté exposé au soufflet). Ces collections sanguines siégent à la face interne du pavillon, et se présentent sous la forme d'une saillie rouge ou bleuâtre, chaude, luisante, présentant de la fluctuation ou de la crépitation lorsque l'épanchement n'est pas ancien. Elles surviennent à la suite d'un traumatisme suivant les uns, ou indiquent un état scorbutique, suivant les autres. Cependant Merland et M. Kuhn (1) regardent l'apparition de ces tumeurs comme l'indice des formes incurables de l'aliénation mentale. En présence d'opinions si contradictoires, on peut dire qu'avant de porter un pronostic, il est nécessaire d'examiner la constitution du malade, son sexe, son âge, ses habitudes, son genre de folie et les conditions dans lesquelles il est placé. Car ces renseignements permettront souvent de dire si la collection sanguine est de cause traumatique ou l'avant-coureur de symptômes plus graves. La guérison de ces kystes sanguins, de causes différentes, a généralement lieu au bout de quelques semaines, en laissant une déformation parfois très-prononcée. Cependant si l'on n'abandonne pas le travail à la nature, on obtient une guérison plus rapide, sans difformité bien appréciable. Pour cela on doit employer des moyens chirurgicaux sur lesquels on n'est pas bien d'accord. Les uns préfèrent l'ouverture du sac au moyen du bistouri, à des ponctions souvent répétées; quelques-uns emploient le séton. L'évacuation du liquide au moyen d'une ponction avec un trocart, et l'injection de teinture d'iode pure, m'ont paru préférables. On agit alors comme dans le cas d'hydrocèle de la tunique vaginale en prenant les précautions indiquées en pareil cas.

Tumeurs fibreuses. — Les tumeurs fibreuses se développent à la surface du pavillon, et déterminent parfois une difformité assez grande pour décider le malade à recourir à une opération. On trouve quelques observations de ce genre citées par les auteurs.

Triquet, dans son traité de 1857, donne le dessin d'une tu-

(1) Th. de Strasbourg, 1864.

meur fibreuse qu'il opéra avec succès. Pour enlever une tumeur de ce genre, on incise la peau, on la dissèque, puis on l'enlève. On lave la plaie avec de l'eau alcoolisée, de préférence à toute autre, et on réunit les lèvres de la plaie au moyen de points de suture ou de bandelettes agglutinatives; les premiers sont préférables aux secondes.

Tumeurs érectiles. — Les tumeurs érectiles du pavillon présentent souvent des lésions dangereuses qu'il est important d'étudier. Sans vouloir indiquer leur nature, Dupuytren leur a donné ce nom parce qu'elles sont formées d'un tissu spongieux, aérolaire, gorgé de sang, comparable au tissu du corps *caverneux*. Elles sont veineuses, artérielles ou mixtes, et peuvent occuper une partie ou la totalité du pavillon. Les tumeurs veineuses sont généralement circonscrites, bleuâtres, d'un aspect livide, environnées de veines dilatées. Elles n'ont pas de battements, donnent à la main qui les palpe, une sensation molle et simple, quelquefois fluctuante. Lorsqu'on les comprime, elles peuvent disparaître à peu près complétement pour revenir à leur volume primitif dès que la compression a cessé d'agir.

Les tumeurs artérielles sont généralement étendues, rougeâtres, présentent des battements tumultueux et la dilatation pathologique des vaisseaux qui les forment s'étend souvent aux vaisseaux du voisinage. Elles se présentent sous la forme d'une saillie, lisse ou irrégulière, plus ou moins résistante, compressible et élastique, augmentant ou diminuant lorsque la circulation augmente ou se ralentit. Elles sont généralement stationnaires pendant un temps variable, puis elles prennent, à un certain moment, un volume assez considérable.

Étiologie. — L'étiologie des tumeurs érectiles est très-obscure. L'observation nous apprend seulement que les unes sont congénitales, et que les autres apparaissent à un âge plus ou moins avancé.

Diagnostic. — Le diagnostic des tumeurs érectiles est important à faire : et, d'après ce qui a été dit, on voit qu'il est indispensable de savoir différencier ces espèces de tumeurs, afin de ne pas s'exposer à pratiquer une opération qui pourrait entraîner la mort. D'après la disposition spéciale de la région, on ne les confondra pas facilement avec un anévrisme ou une tumeur encéphaloïde. On devra se rappeler que ce dernier état morbide détermine toujours des douleurs lancinantes.

Pronostic. — Les tumeurs érectiles sont toujours graves lorsqu'elles sont artérielles; car elles peuvent s'ulcérer et causer des hémorrhagies mortelles. Elles présentent aussi une grande gravité parce qu'elles *coïncident* souvent avec des dilatations artérielles de régions éloignées et qu'elles nécessitent des opérations dangereuses, comme la ligature des deux artères carotides primitives. Les tumeurs veineuses présentent au contraire un pronostic favorable.

Traitement. — Le traitement diffère suivant les cas. Si la tumeur est veineuse, circonscrite, on l'enlève, ou bien on injecte une solution de perchlorure de fer, dans son intérieur. Il en est de même d'une tumeur artérielle bien limitée et peu volumineuse. Si la tumeur est artérielle et assez volumineuse, le seul traitement efficace est de lier le gros vaisseau qui l'alimente. On liera d'abord les artères auriculaires. Si l'hémorrhagie continue, on fera la ligature de l'artère carotide primitive correspondant à la tumeur; c est dans des cas exceptionnels seulement qu'on est obligé de lier les deux artères carotides primitives et même le tronc brachio-céphalique.

Déformations. — D'après l'exposé des maladies du pavillon, on voit que celui-ci est soumis à des causes nombreuses capables de le modifier profondément et de le déformer complétement. Ces déformations influencent peu l'audition, lorsque d'autres parties de l'organe n'ont pas subi des modifications profondes; et le plus souvent il n'y a rien à tenter. S'il fallait remédier à une difformité, il serait utile de faire une opération dans le cas où le pavillon n'aurait pas subi des changements trop considérables. Car on s'exposerait à des reproches amers si, l'opération étant faite, on obtenait de faibles résultats.

Je vous engage donc, Messieurs, à vous abstenir le plus souvent de pratiquer de pareilles opérations, sauf dans certains cas spéciaux que votre perspicacité saura parfaitement reconnaître. Les déformations qui ne sont pas dues aux maladies attirent plus souvent l'attention que les autres, parce qu'elles causent, au dire des malades, une surdité incommode dont la véritable cause est souvent due à la paralysie avancée du nerf auditif. Les déformations simples du pavillon ne produisent presque jamais la surdité, et l'on voit tous les jours des personnes, entendant très-bien, dont les pavillons fortement aplatis et déformés sont cachés par la coiffure. Par conséquent, toutes les fois que des personnes sourdes présentent cette déformation, il est nécessaire d'explorer la sensibilité du nerf acoustique en plaçant une montre sur les différentes parties du crâne et sur l'oreille. On s'aperçoit alors que la surdité n'est pas causée par la déformation de la portion fibro-cartilagineuse du conduit auditif externe, mais par une paralysie avancée du nerf auditif. Lorsque les battements de la montre appliquée sur le crâne ne sont nullement perçus et qu'ils sont entendus quand on la place sur l'oreille, on peut obtenir une amélioration, bien qu'il existe un certain degré de paralysie du nerf auditif. Ce fait n'a rien d'étonnant, car on voit souvent des malades n'entendant pas le bruit de la montre appliquée sur le crâne, le percevant seulement à quelques centimètres de l'oreille, et suivant bien la conversation sur un ton ordinaire. On rencontre ces anomalies chez des personnes qui ont dépassé l'âge moyen de la vie. En examinant leur tympan, on y remarque souvent l'arc sénile, on voit le manche du marteau un peu porté en dedans, et toutes les parties centrales de la membrane sont brillantes, comme sèches, amincies et atrophiées (voyez le chap. intitulé : De l'Ankylose des osselets).

On conseillera aux personnes qui veulent remédier aux aplatissements difformes du pavillon, produits par l'usage de mauvaises coiffures, de le maintenir de temps en temps éloigné de la tête. Si la déformation tient à une maladie, il faut, s'il est possible, l'empêcher de se prononcer davantage ou tâcher de la faire disparaître, Si la déformation coïncide avec une paralysie des nerfs auditifs, on doit seulement songer à l'affection principale, s'il en est temps encore.

Autoplastie. — On a songé, depuis un temps immémorial, à refaire des pavillons, puisque Galien et Paul d'Égine ont traité ce sujet dans leurs écrits. Cependant Dieffenbach est le premier qui ait perfectionné les moyens autoplastiques. Lorsque l'oreille est complétement enlevée, on peut en tenter la réunion en avivant les bords de la plaie. Si l'on n'y parvient pas, on ne doit pas tailler un lambeau pour former un pavillon, car il n'aurait aucun soutien et ressemblerait à un morceau de peau informe. Mais lorsqu'une partie du pavillon est détruite, comme le lobule par exemple, on avive le bord altéré de l'oreille, on taille un lambeau dans la peau qui recouvre la tempe, l'apophyse mastoïde ou dans celle qui se trouve vers l'angle formé par le lobule. On a soin d'avoir un lambeau dont l'étendue soit le double de largeur de la perte de substance, et de réunir son bord libre au bord saignant du pavillon, au moyen de fils métalliques. Pour les pansements on emploie de l'eau faiblement alcoolisée. Dès que la réunion est bien faite, on sépare du crâne le lambeau tégumentaire, en ayant soin de bien l'arrondir de manière à avoir un appendice ressemblant à un lobule. Messieurs, j'ai terminé l'étude des maladies du pavillon; la prochaine fois je commencerai à vous décrire les maladies du conduit auditif.

Des maladies du conduit auditif externe. — Les maladies du conduit auditif sont assez communes; elles offrent beaucoup d'intérêt au point de vue pratique parce qu'elles peuvent, exceptionnellement, envahir le tympan, gagner l'oreille moyenne et compromettre ou abolir les fonctions du sens de l'ouïe. Depuis les travaux remarquables d'Itard en France, de Kramer en Allemagne, on a beaucoup écrit sur ce sujet. En raison même de la situation de cette partie de l'organe, ses maladies ont été bien étudiées; et l'on peut dire qu'avec la somme des connaissances actuelles, elles sont bien connues.

Des corps étrangers dans l'oreille. — Le conduit auditif externe peut être obstrué par des corps étrangers venant du dehors ou formés dans son intérieur. Ces corps étrangers sont très-nombreux et très-variés. Tantôt ils ont été introduits par malice, tantôt par amusement ou maladresse.

Les corps venant du dehors sont des tiges de verre ou de métal, des perles, des aiguilles, des insectes, des épingles, des débris d'allumettes, des boutons, des cailloux, et bien d'autres encore! Ceux qui se forment dans l'intérieur même de l'oreille, sont des grumeaux de pus, du cérumen des pellicules, des séquestres osseux, etc.

Ils sont organiques ou inorganiques, vivants ou inertes, avec ou sans action sur les tissus, susceptibles d'augmenter de volume ou de rester tels qu'ils ont été introduits, enfoncés superficiellement ou profondément; c'est ce qui a engagé les auteurs à adopter des classifications.

Fabrice de Hilden a, le premier, divisé les corps étrangers en deux classes : l'une comprenant ceux qui sont susceptibles de se gonfler par l'humidité, l'autre ceux qui restent tels après leur introduction. Cette classification, de même que celle d'Itard, est tout artificielle; elle comprend dans la même classe des corps dont le pronostic et l'extraction diffèrent complétement.

Vidal de Cassis a adopté la division suivante :

La première classe comprend les corps liquides ; la deuxième classe les corps mous; la troisième classe les corps durs ; la quatrième classe les corps fondants; la cinquième classe les corps qui se développent; la sixième classe les corps qui se brisent; la septième classe les corps animés.

Vidal de Cassis, quoique paraissant plus complet, me semble avoir été prolixe en abusant des divisions. En effet, un corps dur ou mou peut fondre dans le conduit, augmenter de volume; un corps dur peut s'y briser. C'est pour ces motifs, qu'il me semble préférable d'adopter quatre classes.

La première comprenant les corps liquides : éther, ammoniaque, etc. ; la deuxième les corps mous : cire vierge, terre à modeler, etc. ; la troisième les corps durs : perle, bouton, etc. ; la quatrième : les corps organiques; punaise, perce-oreilles, etc.

Les corps étrangers déterminent des symptômes subjectifs, variant suivant la nature du corps, et n'offrant aucun caractère pathognomonique; généralement ils portent le trouble dans l'audition en la diminuant ou en la supprimant complétement; en même temps ils peuvent faire naître dans l'oreille des bruits variables tels que des bourdonnements, des sifflements ou des tintements. Lorsque le corps étranger logé dans la portion fibro-cartilagineuse n'en a pas lésé les parois, il détermine généralement une gêne sans douleur. Je vous citerai cet exemple : M. X., âgé de 38 ans, vint me consulter pour une surdité. L'examen du malade me fit reconnaître un bouchon de cérumen assez adhérent. Après en avoir enlevé quelques parcelles, je constatai la présence d'un corps dur, à surface lisse, et j'en fis l'extraction au moyen d'un crochet. C'était un noyau de cerise entouré de cérumen. Malgré mes questions, le malade ne put donner aucun renseignement ; il avoua seulement que ce corps avait dû séjourner dans son oreille pendant longtemps.

Lorsque le corps étranger siége dans la portion osseuse, il ne détermine généralement pas de douleur lorsqu'il a des proportions en rapport avec celles du conduit et qu'il ne peut pas modifier les tissus.

Cependant on a vu des symptômes inquiétants survenir et tromper le praticien. Je vous donnerai, en résumé, l'exemple rapporté par Fabrice de Hilden et cité par la plupart des auteurs : Une jeune fille de dix ans s'introduit, en jouant, une boule de verre dans l'oreille gauche. Après plusieurs tentatives d'extraction le corps est laissé en place. Les douleurs, qui sont apparues pendant et après les manœuvres, cessent au bout de quelque temps pour être remplacées par une hémicrânie continuelle, aggravée de temps à autre par un engourdissement de toute la moitié gauche du corps. En même temps il y a des douleurs et des exacerbations développées sous l'influence des changements de temps. Au bout de cinq ans, des convulsions épileptiformes apparaissent, et le bras gauche s'atrophie. Plusieurs médecins consultés examinent l'enfant, sans explorer l'oreille et sans reconnaître la maladie. Enfin Fabrice de Hilden, en voyant la malade, examine par hasard l'oreille, reconnaît le corps étranger, en fait l'extraction et l'enfant guérit.

Généralement au bout de quelques jours le corps étranger cause de la chaleur, quelques battements et une démangeaison assez forte; mais, lorsque le malade ou les parents ont tenté sans succès une extraction, le corps étranger est toujours repoussé plus avant, les douleurs sont vives et coïncident souvent avec des symptômes graves. Il existe quelquefois de grands désordres. Le tympan peut être détruit, la chaîne des osselets arrachée, la caisse dénudée en partie. Je citerai cet exemple : Une jeune enfant de 5 ans me fut amenée vers la fin du mois de février 1867. En jouant, elle s'était introduite dans l'oreille un bouton de chemise qui fut poussé plus profondément pendant les tentatives d'extraction. Le savant et docteur Ménuel, médecin consultant à Enghien, fut appelé. N'ayant pas les instruments nécessaires, il ne voulut rien tenter et promit de revenir. Pendant ce temps, on mena l'enfant chez un autre médecin qui procéda immédiatement à l'extraction. Divers instruments furent introduits, le tympan fut perforé, les osselets détruits en partie et la caisse du tympan dénudée. Pendant les deux séances, d'une heure environ chacune, il survint des douleurs atroces. Un médecin spécialiste n'eut pas plus de succès. Au premier examen fait quelques jours après, je constatai l'état suivant :

État général : cette enfant, blonde, lymphatique, a cependant une assez bonne constitution ; sa figure est pâle, anémiée par les pertes successives de sang survenues pendant et après les tentatives d'extraction. Sa tête est alourdie, l'appétit est presque nul, la soif vive, la bouche pâteuse, les nuits troublées par une grande agitation fébrile.

État local : tout le côté correspondant à l'oreille malade est chaud, douloureux. Lorsqu'on exerce de légères tractions sur le pavillon, la malade se plaint vivement. Le conduit est rempli de pus sanguinolent peu odorant. Le méat auditif et le conduit sont rouges, tuméfiés et ecchymosés parce qu'ils ont été froissés par des instruments trop gros, tels que des pinces à artères, des pinces à pansements. Le tympan est détruit ainsi que les osselets.

Comme les craintes de l'enfant et ses cris ne me permirent pas de pousser plus loin mes investigations, je prescrivis le traitement suivant :

1° Chaque jour instiller, toutes les heures, de la décoction tiède de têtes de pavots ; trois fois par jour, injecter très-faiblement dans l'oreille cette décoction tiède.

2° Maintenir constamment sur l'oreille un léger gâteau de coton.

3° Un bain de pieds matin et soir.

4° 2 pilules de cynoglosse, *id.*

5° Quelques bouillons.

6° 40 centigr. de calomel pour le lendemain matin (cette dose sera prise à jeun).

Trois jours après, je revis la malade dont l'état général et local était plus satisfaisant. Le someil était meilleur, la langue moins chargée, la soif moins vive, les douleurs locales presque nulles.

En examinant de nouveau l'oreille avec mon spéculum otoscope, j'aperçus dans la caisse, du pus soulevé par les battements vasculaires. Avec un stylet, je pus explorer la caisse tympanique sans déterminer de douleurs vives, mais il me fut impossible de sentir le corps étranger. Je pus constater seulement que, dans certains points, les parois étaient dénudées. Comme il m'était impossible de sentir le bouton, j'annonçai aux parents qu'une tentative d'extraction plus prolongée était inutile et fort dangereuse, que très-probablement ce corps étranger serait entraîné par le pus.

Mon pronostic était d'autant plus fondé que j'avais déjà vu neuf cas à peu près aussi graves et entre autres celui d'un enfant qui avait gardé pendant six mois un bouton dans la caisse.

Comme je n'avais vu aucun symptôme inquiétant survenir, j'aimais mieux attendre que d'augmenter les désordres. En conséquence je prescrivis le traitement suivant :

1° 3 ou 4 fois par jour injecter faiblement, dans l'oreille, cette solution : Alun, 2 grammes ; forte décoction de tête de pavots, 200 grammes.

2° 40 centigr. de calomel comme purgatif.

3° Garder du coton sur l'oreille.

Le fait de ce bouton, inaccessible à la vue et au toucher, paraît étonnant quand on considère le peu d'étendue de la caisse. Mais quand on songe aux efforts développés pendant les tentatives d'extraction, on peut concevoir comment le corps fortement repoussé a pu être enclavé dans une anfractuosité.

La recherche de ces corps est encore rendue difficile par la sensation pierreuse que donne le promontoire, et par la profondeur et l'étroitesse du conduit auditif.

Je continuai à soigner la malade. Vers le mois d'avril la suppuration étant toujours abondante, une nouvelle exploration me permit de voir le bouton situé au niveau du cercle tympanique. Alors j'introduisis à plat, derrière le corps étranger, l'extrémité coudée à angle droit d'une tige très-fine et, faisant ensuite saillir l'angle dans le conduit, je ramenai le bouton au dehors. Au mois d'août de la même année, la suppuration disparut et l'audition se maintint assez bonne pour que la montre pût être entendue à dix centimètres de l'oreille, et parfaitement sur le crâne.

Par cet exemple on voit que, malgré l'intensité des symptômes, on n'eut aucun accident à déplorer. Par les autres qui se sont offerts à moi dans ma pratique, j'ai vu le corps étranger, enclavé ou non dans la caisse, séjourner pendant vingt-quatre heures, deux jours, huit jours, six mois, déterminer des élancements dans l'oreille, une céphalalgie frontale et de la névralgie du côté correspondant du cou et de la tête, un état saburral des voies digestives, de la soif, de l'inappétence, de la constipation, des nausées, des vomissements, de la toux, des mouvements spasmodiques des muscles du corps et de l'insomnie. Une fois j'ai remarqué une salivation assez abondante chez une jeune enfant de sept ans. J'ai toujours vu ces symptômes diminuer ou disparaître, le corps étranger changer de place et devenir visible dans les cas où il était impossible de l'apercevoir et son extraction être plus ou moins facile.

Diagnostic. — Très-facile ou très-difficile, il embarrasse souvent le praticien. Parmi de nombreux exemples de ma pratique, j'en ai choisi deux qui sont remarquables. Je vais vous les résumer.

Premier exemple. — Une dame, âgée de cinquante-deux ans, envoyée par un de mes amis d'études, M. le docteur Prat.Marquat, médecin très-distingué, vient me prier de retirer de son oreille une tige métallique qui a une extrémité recourbée en forme de crosse d'évêque.

J'ai extrait la partie rectiligne de cette tige, dit-elle, mais je n'ai pu enlever la partie recourbée. Avant d'aller consulter mon ami, cette malade a eu soin de chercher pendant deux heures environ ce corps étranger. Dans un moment d'excitation cérébrale, elle a séparé la portion fibro-cartilagineuse du conduit auditif de la portion osseuse (paroi antérieure), et a labouré les parties molles de la fosse temporale. Voyant ses efforts inutiles, elle a cherché dans la portion osseuse, et, sentant le rebord osseux, s'est obstinée à l'extraire. Elle a perforé le tympan et l'a détruit en partie ainsi que la chaîne des osselets. Une hémorrhagie abondante, survenue pendant ces tentatives, n'a été arrêtée qu'au bout de deux heures et demie.

Avec le spéculum otoscope, j'explore l'organe, et avec un stylet doucement promené à travers les voies artificielles que la malade a si généreusement ouvertes je constate qu'il n'existe aucun corps étranger; mais la malade n'est pas satisfaite, et quinze jours après la première consultation elle réclame encore une exploration. Deux mois après la guérison, elle commençait seulement à croire qu'elle s'était trompée.

Vous voyez, Messieurs, quelle est la persistance de certains malades, quelle doit être la conduite à suivre dans des cas pareils, fort rares heureusement. Si vous n'avez pas fait, dès la première séance, une exploration complète, n'assurez rien, soyez plutôt de l'avis du malade, et pendant ce temps faites les explorations nécessaires. Parlez ensuite au malade en le mettant en garde contre des tentatives qui pourraient lui être funestes.

Deuxième exemple. — Une dame, âgée de 26 ans, introduit par la tête une épingle ordinaire dans son oreille gauche.

Au bout de deux jours, elle vient nous consulter après avoir fait quelques tentatives d'extraction. L'épingle, dit-elle, a traversé le fond de l'oreille. Un premier examen ne fait rien découvrir; mais comme le conduit est étroit, tortueux, il n'est pas facile de voir les parties inférieures du tympan. Un deuxième examen permet de voir une oreille parfaitement nette. Vous voyez que, souvent, il faut répéter plusieurs fois un examen minutieux et méthodique pour se prononcer sûrement.

Les corps mous, comme le cérumen, des amas de pellicules, peuvent aussi vous embarrasser, et souvent vous avez vu combien ils trompent.

Parfois il se forme chez les enfants et les vieillards des pellicules épaisses, molles, d'un blanc jaunâtre, réunies en masse plus ou moins considérable, logées vers le tympan et touchant sa surface extérieure. La surface de ce bouchon épidermique est parfois presque lisse, mais le plus souvent irrégulière.

Dans les deux cas, elle trompe un œil peu exercé et fait croire à la présence du tympan normal pour celui qui n'en a jamais vu (et le cas est fréquent), ou du tympan épaissi, pour celui qui en a mal vu quelques-uns. Quand vous aurez reconnu ces productions pathologiques, gardez-vous de porter un pronostic favorable, car il peut y avoir derrière l'obstacle une lésion plus grave. Les pellicules épidermiques ne sont pas toujours molles et réunies en masse. Elles sont parfois disposées sous la forme d'une mince cloison complète ou incomplète, masquant en partie ou en totalité le tympan.

Si la couche épidermique ne touche pas le tympan, elle ressemble à une mince couche de colle de poisson; c'est vous dire qu'elle se présente sous l'aspect d'une membrane mince, irrégulière, brillante, aux tons variés et plus ou moins éclatants.

Si la couche épidermique touche le tympan, elle est moins translucide et peut présenter des teintes plus sombres, parfois des tons noirâtres dus à des débris de cérumen.

Exemple : — Un malade, âgé de 28 ans, m'apprend qu'il a été soigné, il y a quelques semaines, pour une urticaire accompagnée de fièvre, etc. Depuis cette époque il est tourmenté par des bourdonnements continuels et une surdité assez complète. L'examen du malade fait reconnaître que la perception crânienne est excellente, que, dans l'oreille externe, seule, il existe dans la portion osseuse des pellicules épidermiques nombreuses, tapissant les parois du fond de l'oreille externe et le tympan.

Près de cette membrane existe une couche épidermique sèche, brillante, un peu oblique, présentant une surface un peu irrégulière. Cette membrane avait été prise par plusieurs médecins pour la cloison tympanique. Après quelques instillations de glycérine, quelques injections d'eau tiède, le malade fut complétement guéri.

Pronostic. — Il sera très-variable et dépendra de la nature, de la consistance, de la forme, du siége du corps étranger, du temps pendant lequel il aura séjourné, du nombre des tentatives faites pour son extraction. Aussi toutes les fois que vous serez appelés ou consultés par un malade, demandez-lui tous ces détails. Rendez-vous un compte exact de l'état de l'oreille, tâchez de savoir dans quelles circonstances le corps étranger a été introduit; car souvent vous le verrez assez imparfaitement pour ne pas pouvoir reconnaître bien des détails. Étudiez la constitution du malade, car la suppuration, s'il y en a, est bien plus longue à disparaître lorsque la constitution est strumeuse. Examinez l'état fonctionnel du nerf auditif, et vous le connaîtrez en interrogeant les perceptions crânienne et auriculaire. Cependant il y aura des cas où ces perceptions seront nulles à cause de la congestion sanguine excessive de ces parties; mais, une fois les premiers accidents inflammatoires passés, vous verrez assez souvent, surtout chez les personnes qui n'ont pas encore atteint la seconde moitié de la vie, le nerf auditif reprendre ses fonctions, et s'il n'y a pas eu une déchirure trop grande du tympan, la perforation se cicatriser et l'audition redevenir relativement satisfaisante. Parfois, malgré ces désordres, la surdité est légère ; nous en avons plusieurs exemples : souvenez-vous que le corps étranger peut ne plus être dans l'oreille, voyez si le corps est ou non enclavé au milieu des bourrelets inflammatoires qu'il a fait naître, et, avant d'opérer, ayez grand soin d'annoncer clairement aux parents que l'audition est gravement compromise, surtout si vous supposez une large perforation ou une destruction du tympan. Cette précaution vous évitera bien des ennuis. Il me reste à vous dire deux mots des cas particuliers.

Corps liquides. — Ceux qu'on introduit généralement dans l'oreille sont destinés à guérir une affection supposée ou reconnue.

Dans le premier cas, on veut, avec une injection, enlever un bouchon de cérumen qui n'existe pas (et le cas est fréquent), ou bien instiller de l'éther sulfurique, du chloroforme, du baume tranquille, pour tuer un insecte, dissoudre de prétendues concrétions, faire disparaître une douleur, un bourdonnement, une surdité. Il est utile de vous citer un exemple : un employé de ministère en réclamant mes soins pour une surdité me donne les détails qui suivent :

« A plusieurs époques de ma vie je suis devenu incomplétement sourd, et j'ai guéri. Il y a quinze jours je suis allé voir mon médecin qui m'a ordonné des instillations d'ammoniaque dans le conduit et des injections d'eau tiède. Les douleurs survenues pendant ce traitement m'ont plusieurs fois fait trouver mal. La douleur, les bourdonnements, la surdité ont augmenté, j'ai suspendu tout traitement. »

L'examen de l'organe me permet de constater l'état suivant : Les perceptions crânienne et auditive sont faibles ; les tissus mous du conduit auditif externe sont rouges, tuméfiés, douloureux, ainsi que la membrane du tympan. Celle-ci est perforée et donne passage à du pus formé dans la caisse. Après avoir enlevé la plus grande partie de ce pus, la perception auriculaire augmenta de plusieurs centimètres, ce fut seulement au bout d'un mois de traitement que l'écoulement disparut et que le malade put entendre ma montre à une assez grande distance, 40 centimètres.

Vous le voyez, Messieurs, au lieu d'explorer l'oreille externe, la gorge, les oreilles moyenne et interne, on se contente d'employer des moyens terribles dans leurs effets, et à la manière dont agissent beaucoup de personnes, on serait tenté de croire que le sens de l'ouïe n'est rien. A voir cette investigation grossière, on dirait qu'il ne faut pas employer dans le diagnostic des maladies de l'oreille le même soin, la même prudence que dans celui des autres affections.

Par conséquent, toutes les fois que le malade est affecté d'une surdité exagérée par des instillations de liquide médicamenteux, il est important de réserver le pronostic et de donner quelquefois une faible espérance ; vous en avez la preuve dans plusieurs malades traités par l'éther, qu'une folle avait prôné !

Corps mous. — Ils sont introduits dans le conduit ou formés dans son intérieur. Comme exemples, je citerai les bourdonnets de coton, la cire molle, la terre à modeler, le cérumen. Le pronostic, dans ces cas variés, est généralement très-favorable. Quelquefois le cérumen cache des amas de pellicules épidermiques qui dépriment souvent le tympan, l'accolent à la paroi interne de la caisse et luxent la chaîne des osselets. On voit même des cas où la pression déterminée par ces bouchons épidermiques sur le tympan produit la perforation de cette membrane, une inflammation de l'oreille moyenne avec adhérences du tympan à des parties variables de la caisse.

Corps solides. — Ils peuvent :

1° Siéger dans la portion fibro-cartilagineuse, y être enclavés ou libres ;

2° Être logés dans la partie osseuse, plus ou moins rapprochés du tympan, y être enclavés ;

3° Être moitié dans le conduit auditif externe, moitié dans la caisse ;

4° Avoir été poussés dans l'oreille moyenne : le tympan alors est détruit en partie et le manche du marteau existe. Ou cette membrane a été détruite, ainsi que la chaîne des osselets, et la caisse plus ou moins dénudée. Dans le premier cas, le pronostic est léger lorsque le tympan n'a pas été atteint. Les deuxième, troisième et quatrième cas sont de plus en plus graves ; vous savez maintenant quel peut en être le pronostic.

DU TRAITEMENT DES CORPS ÉTRANGERS.

L'extraction des corps étrangers, généralement si simple, a été le sujet d'une foule d'inventions pour la plupart oubliées. On a imaginé des instruments parfois très-ingénieux, comme si l'on avait voulu oublier que la meilleure manière d'extraire un corps étranger est de faire une irrigation d'eau tiède, dont la force d'impulsion et l'abondance sont très-variables.

Pour vous indiquer la marche à suivre dans les cas d'extraction de corps étrangers, je suivrai l'ordre que j'ai adopté dans ma classification.

Corps liquides. — Les liquides sont introduits dans l'oreille, soit involontairement lorsqu'on prend un bain, soit volontairement pour donner des injections, guérir une surdité ; ou bien ils se forment dans l'oreille, comme le pus par exemple.

Il arrive souvent, à la suite d'un grand bain, des otites dues au séjour prolongé de l'eau dans la partie incurvée de la paroi inférieure de la portion osseuse du conduit près du tympan. Lorsqu'il n'est pas encore survenu de désordres graves et que le processus inflammatoire est très-peu prononcé, il suffit de porter une ou plusieurs fois au fond du conduit une tige légèrement garnie de coton et de la maintenir en place pendant quelques instants. S'il y a déjà eu formation de pus, il faut, tout en combattant l'affection qui le produit, ne pas le laisser séjourner dans l'oreille.

On introduit souvent des liquides dans l'oreille pour calmer des douleurs, dissoudre du cérumen ou guérir une surdité. Les liquides instillés sont ordinairement du baume tranquille, de l'eau sédative, du laudanum, de l'éther, du chloroforme, ou des huiles mélangées ou non à ces liquides.

Ordinairement ces substances, agissant comme des irritants énergiques, doivent être employées lorsqu'elles sont diluées dans une certaine quantité de véhicule ; alors elles n'augmentent pas l'inflammation qu'on veut calmer.

On a aussi songé à instiller quelques-uns de ces liquides pour guérir la surdité. C'est ainsi qu'une illuminée du dix-neuvième siècle, mademoiselle Cléret, morte folle, eut la malheureuse idée de vouloir guérir toutes les surdités, en instillant quelques gouttes d'éther sulfurique dans l'oreille des infortunés qui s'adressaient à elle.

Ce mode de traitement faisait merveille, disait-on ; chaque jour on enregistrait avec éclat des succès miraculeux ! C'est en vain que Ménière et Triquet s'élevèrent avec force contre une médication aussi dangereuse qu'impuissante. On les écouta si peu, que maintenant encore, vous voyez à mon dispensaire de malheureux malades dont l'affection a été exagérée par l'emploi de ce médicament incendiaire.

Corps mous. — Les corps mou,s introduits dans le conduit, viennent du dehors ou sont formés dans l'oreille. Les uns sont du coton, de la laine, des morceaux de toile et plus rarement de la terre glaise, du lard, de la poix. Je les ai classés à part ; cependant je n'en parlerai pas longuement à cause de la facilité de leur extraction. Il y a néanmoins quelques cas particuliers bons à noter. Si le corps est soluble dans un liquide dont l'action ne nuise pas aux parties constituantes de l'oreille, il faut seulement introduire dans le conduit une quantité assez grande de ce liquide pour produire une dissolution complète ou suffisante afin d'en faciliter l'extraction. Si le corps n'est pas soluble, on peut l'extraire avec des pinces lorsqu'il a une certaine consistance, ou le faire sortir au moyen d'une irrigation d'eau tiède.

Corps durs. — Les corps durs se rencontrent quelquefois dans l'oreille externe et sont trop fréquemment la cause de désordres graves. Aussi toutes les fois qu'il sera nécessaire d'extraire un corps étranger, on devra bien éclairer l'oreille externe et opérer *de visu* si l'on emploie des instruments. Mais, pour se placer dans les conditions les plus avantageuses, il est utile d'avoir de bons appareils et des tiges coudées très-fines.

Le praticien n'ayant pas, la plupart du temps, un outillage convenable, devra mieux attendre que de perforer le tympan et de commettre des désordres graves. Il agira cependant avec toute la promptitude possible, afin que le corps ne pénètre pas profondément dans le conduit et ne blesse pas le tympan.

Pour éviter tous ces accidents, il est bien préférable d'essayer le moyen le plus simple, l'irrigation d'eau tiède. Le corps étranger pouvant siéger dans différentes parties de l'organe, il est nécessaire d'établir des distinctions qui faciliteront l'exposé du traitement.

1° Le corps est dans la portion externe du conduit;

2° Il est dans la portion osseuse du conduit;

3° Il est en partie dans le conduit, en partie dans la caisse;

4° Il est dans l'oreille moyenne : visible ou invisible.

1° Quand le corps est dans la portion externe du conduit, il arrive souvent qu'il se trouve dans la portion fibro-cartilagineuse lorsqu'on n'a pas encore fait de tentatives pour l'extraire. Alors l'extraction en est toujours facile. Mais ordinairement on a cherché à l'enlever et, pendant cette opération, il a été poussé dans la portion osseuse près du tympan, sans avoir produit de désordres.

Dans ce cas l'extraction devient laborieuse si l'on emploie des instruments; mais, si l'on a recours à une irrigation d'eau tiède, on opère sûrement, la plupart du temps, sans craindre la rupture du tympan. Cependant je ne veux pas dire que la membrane du tympan résisterait à un jet d'eau poussé avec un appareil puissant.

Les irrigations d'eau tiède nous fournissent donc le moyen le plus simple et le moins dangereux d'extraire les corps étrangers; malheureusement elles ne réussissent pas toujours. Alors l'emploi des instruments devient indispensable. Parmi ceux qu'il faut préférer, on doit nommer la curette de Leroy d'Étiolle, modifiée par mon savant et habile maître, M. le professeur Richet, la canule-pince de M. Bonnafond, et les divers instruments que j'ai fait fabriquer. Les deux premiers instruments offrent des avantages beaucoup moins grands que les autres.

Lorsque le corps est ovale, irrégulier, et qu'il est impossible de le saisir avec les pinces (fig. 4), on insinue, entre lui et les parois du conduit auditif, une tige très-fine ayant une extrémité libre coudée à angle droit ou un peu obtus, en ayant soin de maintenir la partie coudée à plat. Aussitôt que cette partie a franchi le point où est situé le corps étranger, on la fait proéminer dans le conduit de manière à ce qu'elle puisse venir heurter le corps et l'attirer au dehors au moment où l'on retire la tige.

Le corps a-t-il une forme arrondie et une surface lisse, les difficultés sont plus grandes, parce qu'il roule sous l'instrument avec lequel il devient difficile de prendre un point d'appui.

Parfois le corps à extraire, étant enclavé dans l'oreille, son extraction devient très-laborieuse. Pour la rendre plus facile, Paul d'Égine a conseillé de pratiquer à la face interne du pavillon, au niveau de son insertion mastoïdienne, une incision demi-circulaire, pour créer ainsi un conduit anormal permettant l'introduction des instruments et l'extraction du corps étranger. Mais les avantages attribués à cette méthode sont imaginaires, car l'incision permet d'arriver seulement dans un point situé en dehors du corps étranger, lorsque celui-ci est situé au fond du conduit auditif externe. Au lieu d'un canal naturel, le conduit, on crée un passage artificiel masqué en partie par le sang provenant des vaisseaux sectionnés. Il est donc étonnant de voir un médecin, aussi distingué que le docteur Trœltsch, adopter ce procédé et le trouver excellent. Dans ma pratique j'ai toujours évité de l'employer.

Pour une extraction fort difficile, j'eus recours au procédé suivant : après avoir bien éclairé l'oreille externe, j'introduisis la partie coudée de la tige que je vous ai montrée tout à l'heure derrière le corps étranger, de manière à l'empêcher de fuir devant l'instrument et, avec une autre tige coudée, je parvins à terminer heureusement l'opération.

Si le corps est un tube plein en verre présentant une longueur plus grande que la largeur du conduit, son grand diamètre est toujours à peu près parallèle à celui du conduit, et l'extraction en est facile en saisissant l'extrémité visible avec une pince comme celle représentée dans la figure 4.

Si le tube est petit, il peut être placé perpendiculairement à la longueur du conduit. Alors il faut varier la position du corps de manière à pouvoir saisir une de ses extrémités pour l'attirer au dehors. Lorsque c'est un tube creux, on le dispose de manière à voir un des orifices et, plaçant un des mors de la pince dans l'ouverture, on le retire avec facilité. Avec un bon otoscope et des instruments convenables on doit préférer les instruments à l'irrigateur. Dans le cas contraire il faut agir autrement. Le corps étranger est en partie dans la caisse, en partie dans le conduit. Lorsque le corps étranger est en partie dans le conduit, en partie dans la caisse, la membrane du tympan a été perforée pendant les tentatives d'extraction soit par le malade soit par le médecin. Les corps étrangers que j'ai retirés étaient des épingles, de petits morceaux de bois, et la membrane, dans quelques cas, se trouvait largement perforée. Exemple. Un garçon de café, après avoir tenté et fait tenter inutilement une extraction de corps étranger, vint me trouver pour me prier de lui retirer un morceau d'allumette qu'il avait depuis huit jours dans l'oreille. Après avoir enlevé le pus renfermé dans la portion osseuse du conduit, je constatai l'état suivant: Les tissus du fond du conduit avaient une rougeur assez considérable, la surface du tympan, d'un gris blanchâtre, terne, pelliculeuse dans ses parties antérieures, présentait à sa partie postérieure une rougeur diffuse assez marquée; vers sa partie postéro-inférieure, on voyait, en raccourci, un corps allongé, d'un gris noirâtre, assez bien fixé dans la perforation dont les lèvres étaient boursoufflées, rougeâtres, sanguinolentes. Le corps étranger reposait sur la paroi inférieure de la caisse et déterminait depuis huit jours des douleurs que les calmants les plus énergiques n'avaient pas fait disparaître. Je fixai dans le bout d'allumette la pointe acérée d'une tige coudée à angle droit et la retirai en continuant à exercer sur le corps étranger une certaine pression. Cet obstacle enlevé, on vit une large perforation et l'intérieur de la caisse complétement rempli de pus. Des injections d'eau tiède, des instillations astringentes, complétèrent la guérison avec l'intégrité complète de l'ouïe; on aurait pu extraire ce corps étranger avec les pinces, fig. 4.

Dans des cas analogues, les instruments sont plus utiles que l'irrigation qui détermine des douleurs vives, et peut entraîner le corps dans la caisse, s'il est peu volumineux.

Le corps étranger situé dans la caisse peut être : 1° visible; 2° invisible.

Dans ces deux cas, le tympan est détruit en totalité ou en partie; la chaîne des osselets peut être arrachée, et les parois de la caisse dénudées. Lorsque le corps est visible, s'il est relativement volumineux, irrégulier de forme, on peut le saisir avec des pinces et préférer le mode instrumental au traitement par les irrigations d'eau tiède. Dans un cas pareil, où je voulais extraire un bouton complétement poussé dans la caisse du tympan, j'employai une irrigation d'eau tiède; mais le jet liquide, au lieu de faire sortir le corps étranger, le rendit invisible. Ce ne fut qu'après avoir pratiqué, à l'exemple de Deleau, des injections par la trompe d'Eustache et avoir fait varier la position du malade, que je parvins à apercevoir le bouton et à l'extraire avec une tige dont l'extrémité ressemble à celle d'un hameçon.

Lorsque le corps est invisible, on peut faire des tentatives en agissant avec beaucoup de lenteur, et se rappeler que le séjour prolongé d'un corps étranger dans la caisse ne compromet généralement pas l'existence des malades.

Cependant on a eu à déplorer des terminaisons funestes, à la suite de l'introduction d'un corps étranger dans l'oreille : mais il faut les attribuer aux désordres commis pendant les tentatives d'extraction et non pas à la présence du corps étranger. La jeune fille, dont j'ai esquissé plus haut l'observation, avait été cependant bien maltraitée ; non-seulement elle ne mourut pas, mais elle ne présenta pas même de symptômes trop inquiétants.

Corps animés. — Lorsque des corps animés pénètrent dans le conduit auditif, il suffit d'y pratiquer une injection pour les faire sortir.

Au lieu de ce procédé si simple, les anciens avaient naïvement songé à attirer au dehors ces corps animés, en plaçant certaines substances près du méat auditif. C'est ainsi que l'on a conseillé le lait pour les perce-oreilles, la viande pour les vers de la mouche carnassière. — Vous pouvez essayer ces moyens à titre d'expérience et non comme pratique sérieuse.

On a conseillé de tuer les insectes avant de les extraire. C'est une peine inutile, que l'on évite facilement en se servant de l'eau tiède en irrigation.

Si le tympan, peu largement ouvert, empêchait le flot liquide de chasser des vers renfermés dans la caisse du tympan, on pousserait, par la trompe, de l'huile camphrée ou une solution potassique, on instillerait aussi par le conduit ces mêmes liquides et l'on parviendrait facilement à expulser ces corps animés. Dans le cas contraire, on agrandirait la perforation du tympan afin de faciliter la sortie du corps étranger.

Dans cet exposé rapide, j'ai tâché d'éliminer les moyens thérapeutiques ridicules ou mauvais, pour insister sur ceux dont j'ai reconnu la supériorité.

Plaies du conduit. — On est parfois appelé à voir des plaies du conduit produites par des corps piquants, tranchants, contondants. Ces plaies, généralement peu graves, causent de grands désordres lorsqu'elles intéressent les parties profondes. Elles peuvent mettre la vie du malade en danger et compromettre gravement son audition. La preuve en est dans l'exemple suivant :

Il y a quatre ans, on m'envoya un jeune homme de 28 ans qui pendant le cours d'une dispute, reçut un coup de couteau de boucher dans l'oreille. Il y eut section du fibro-cartilage du conduit, plaie de la portion osseuse et du tympan, collection sanguine énorme dans l'oreille moyenne et l'oreille externe. Il survint des douleurs vives instantanées, et le malade rendit le sang par la bouche. Je le vis huit jours après l'accident, et je constatai que la caisse du tympan était en pleine suppuration et que la perception crânienne était très-affaiblie.

Sous l'influence d'irrigations abondantes d'eau tiède, d'instillations astringentes et d'attouchements caustiques ou astringents, la suppuration disparut, la perforation tympanique se referma, mais l'audition resta beaucoup moins bonne que de l'autre côté.

Les plaies sont produites parfois involontairement, lorsque le malade introduit un corps étranger dans son oreille pour faire disparaître une démangeaison. D'autres fois, ces manœuvres sont faites dans le but d'enlever un corps étranger qui n'est plus dans l'oreille. Il me suffira de vous rappeler l'observation de la malade qui me fut envoyée par M. le Docteur Prat Marquat.

Les plaies sont parfois produites par le malade, par ses amis, ou des médecins, pendant des tentatives d'extraction d'un corps étranger. Les désordres, quelquefois légers, sont souvent très-graves ; ils peuvent déterminer la mort du malade ou causer une surdité prononcée. Si vous voulez avoir des exemples, il vous suffira de vous rappeler ce que je vous ai dit en vous parlant des corps étrangers.

DES FRACTURES DU CONDUIT.

Des fractures du conduit. — Les fractures du conduit sont produites par des violences extérieures agissant sur l'organe, sur le maxillaire inférieur ou sur un point plus éloigné comme par exemple au moment d'une chute sur les pieds, etc.

Elles déterminent des symptômes plus effrayants que réels. Immédiatement après l'accident, il survient un écoulement sanguin par l'oreille. L'articulation têmporo-maxillaire, pendant un temps variable, est tellement douloureuse que ses mouvements sont impossibles ou excessivement pénibles.

En examinant l'oreille, on constate, au point correspondant à la cavité glénoïde, une saillie de volume variable, mobile pendant les mouvements du maxillaire inférieur. Au niveau de cette saillie, on voit quelquefois une petite plaie, à travers laquelle il est possible de passer un stylet et de sentir un fragment osseux mobile. Cette plaie suppure bientôt, s'élargit et donne passage au séquestre osseux.

Les symptômes notés plus haut sont les seuls qui puissent nous faire reconnaître les solutions de continuté du conduit auditif externe, mais comme celles-ci peuvent être compliquées de fractures du rocher, il est important de savoir les en distinguer.

Lorsqu'il existe seulement une fracture du conduit, le tympan est parfaitement intact. Pour voir minutieusement cette membrane, il est nécessaire d'entraîner au dehors les caillots sanguins que l'oreille renferme, au moyen d'une injection d'eau tiède ou d'une irrigation du même liquide. L'injection étant faite, on porte dans le fond du conduit un stylet garni d'une mince couche de coton, afin d'enlever l'eau qui cache aux regards de l'observateur la partie de la paroi inférieure du conduit, voisine du tympan.

Si l'examen objectif ne suffit pas, on a recours à différents moyens pour s'assurer de l'intégrité de la menbrane ; ainsi on emploie le spéculum pneumatique ou la douche d'air dirigée dans l'oreille moyenne. Si le malade est en proie à des symptômes indiquant un état morbide de l'encéphale et présente une déchirure du tympan, on doit conclure à l'existence d'une fracture du rocher.

Les symptômes caractérisant les fractures du conduit et du rocher, étant réunis, on sera forcé de conclure à la coexistence de ces deux états morbides.

Pronostic, traitement. — D'après la gravité des fractures du rocher, on doit penser qu'il est très-important de faire un diagnostic différentiel et de porter un bon pronostic. Le traitement des fractures du conduit consiste à immobiliser le maxillaire inférieur, afin d'éviter au malade des douleurs nuisibles et de faciliter le travail réparateur. Comme soins locaux, on doit 1° faire usage des injections d'eau tiède pour enlever les caillots sanguins et empêcher le séjour prolongé du pus dans le conduit, 2° enlever les séquestres osseux si on le peut ; ou débrider la plaie pour faciliter leur sortie, lorsque la cicatrisation osseuse paraît impossible. Si la plaie bourgeonne on la réprime avec un liquide légèrement caustique ou astringent, comme une solution faible de nitrate d'argent ou du perchlorure de fer.

DE L'ENGOUEMENT CÉRUMINEUX.

De l'engouement cérumineux. — On peut considérer ordinairement l'engouement cérumineux, comme une inflammation légère des glandes cérumineuses, déterminant une hypersécrétion dont le produit s'accumule dans le conduit, s'y durcit et produit une surdité variable. Comme il se révèle parfois sans reconnaître pour cause une inflammation, je ne range pas cet état morbide dans les inflammations du conduit.

Symptômes. — Généralement l'engouement cérumineux survient rapidement et ne cause aucune douleur. Le cérumen, d'abord d'une couleur châtain clair, prend peu à peu une coloration noirâtre et une consistance plus grande. En quantité peu considérable, il ne détermine pas de symptômes bien marqués. S'il a formé une masse qui s'est moulée sur les parois du conduit auditif, il y aura une surdité prononcée, une sensation d'oreille bouchée, de corps étranger dans l'oreille et des démangeaisons qui forceront le malade à introduire des tiges dans le conduit auditif ou à y porter le doigt. Le bouchon cérumineux détermine des bourdonnements très-variables, comparés par les malades à divers sons ou bruits. Les uns disent qu'ils ressemblent au frémissement de l'eau qui va bouillir, au bruit produit par un convoi de chemin de fer entendu au loin, à un bruit de coquillage, etc. Ces bourdonnements sont ordinairement continuels, et ne ressemblent pas aux bruits indiqués par les malades.

Ils peuvent être comparés au bruit de souffle doux entendu dans les carotides. Le conduit étant complétement fermé, ne transmet plus les ondes sonores à la membrane du tympan. C'est pourquoi le malade, n'entendant plus les bruits extérieurs que confusément, perçoit un bruit qui est dû au passage de l'ondée sanguine dans les artères et non à l'inégalité de pression sur les faces extérieure et intérieure de la membrane.

L'expérience suivante semble le prouver. Si l'on ferme le conduit auditif externe avec le doigt auriculaire, on entend un bruit sourd parfaitement isochrone aux battements du pouls et dont l'intensité est proportionnelle à la rapidité de la circulation.

Parfois les malades, dont le conduit est fermé par un bouchon de cérumen, entendent subitement dans l'oreille un bruit aigu qui dure pendant quelques secondes. Celui-ci est dû à la pression exagérée exercée sur la membrane du tympan. Ce bruit qu'on fait naître lorsque, fermant le conduit, on fait pénétrer une assez grande quantité d'air dans les caisses est bizarre. Il est comparable au son strident que produisent certaines lames métalliques fortement pincées. Il est assez fort, continu, et persiste avec la même intensité tant que la pression se maintient grande dans la caisse tympanique. Ce bruit diminue de plus en plus à mesure que la pression exercée sur les parois de la caisse diminue. Le cérumen en s'accumulant dans le conduit ne détermine jamais de symptômes graves.

Symptômes objectifs. — Lorsque le cérumen est sécrété en petite quantité et qu'il est de nouvelle formation, il s'accumule à la surface des parois du conduit sous la forme d'une couche gluante peu épaisse, d'une teinte châtain clair et ne détermine aucune inflammation. En touchant cette masse molle, pâteuse, avec un stylet elle cède facilement et peut être enlevée avec facilité. Si elle remplit toute la largeur du conduit, on voit une masse d'une couleur châtain clair dont l'extrémité externe, la seule visible, est irrégulière, convexe ou concave, et facile à entamer avec un stylet.

A mesure que la masse cérumineuse est de formation plus ancienne, elle noircit au point de ressembler, dans certains cas, à du marc de café ou à de la confiture de résiné.

Sa présence prolongée ne détermine jamais d'accidents graves, contrairement aux assertions de M. Bonnafont qui ne cite pas d'exemple à l'appui de son opinion.

Les bouchons de cérumen renferment quelquefois, dans leur intérieur, des matières calcaires. Ils sont formés tantôt de plusieurs couches superposées (Itard) tantôt d'une seule masse ayant la forme du conduit et pouvant être retirée tout entière comme une épée de son fourreau. (Morgagni.)

Lorsque le cérumen adhère fortement aux parois du conduit et qu'on l'extrait au moyen d'une curette ou d'un autre instrument, on peut « produire des arrachements suivis toujours d'une hémorrhagie plus ou moins abondante. » (Bonnafont.)

Le fait avancé par M. Bonnafont est une véritable exception. Pour qu'il puisse être observé, il faudrait dilacérer le conduit de manière à produire des désordres assez considérables; ce qui n'arrive jamais à moins d'opérer sans précaution.

Marche, durée, terminaisons. — Les accumulations de cérumen obstruant complétement le conduit, se font généralement avec beaucoup de lenteur. En séjournant pendant plusieurs années dans l'oreille, elles peuvent causer un état érythémateux fort prononcé, élargir le conduit, déterminer une hypérémie vive, un épaississement et même une perforation de la membrane du tympan. Lorsque la masse cérumineuse exagère la concavité du tympan, elle repousse en dedans le manche du marteau et fait pénétrer plus avant la platine de l'étrier dans la fenêtre ovale. Il en résulte des bourdonnements. Si la pression a été très-prolongée, la position vicieuse des osselets peut persister ainsi que les bourdonnements. Mais l'extraction du corps étranger suffit d'ordinaire pour faire disparaître ce symptôme. D'autres fois il est nécessaire d'insuffler de l'air dans la caisse, pendant quelques jours, pour obtenir un résultat complet; cette insufflation d'air ayant pour but de projeter en dehors la membrane du tympan et de faire reprendre aux osselets leur position normale.

Étiologie. — Le froid est une cause fréquente dans les accumulations cérumineuses ; et l'on doit bien l'admettre lorsque le malade, après une sensation de froid, ressentie pendant la soirée, s'est réveillé sourd le lendemain matin. Ce jour-là on constate souvent dans le conduit, la présence d'une masse molle et de formation toute récente, dans laquelle on trouve des couches d'un brun noirâtre et d'un châtain clair, cette coloration différente indiquant des époques variables de formation.

Pendant le cours des affections eczémateuses il n'est pas rare de constater la présence d'un bouchon cérumineux. L'âge paraît avoir une influence dans la formation des bouchons du cérumen. L'âge adulte y prédispose plus que les autres cérumineux, viennent ensuite la vieillesse et le jeune âge.

Beaucoup de médecins croient que dans l'âge avancé le conduit est plus souvent obstrué par cette matière qu'à une autre époque de la vie. On a été porté à admettre la fréquence de cet état morbide chez les vieillards, parce qu'on n'a pas remarqué l'époque probable de la formation du bouchon cérumineux. Cependant il est facile de constater que celui-ci est presque toujours d'un brun noirâtre plus ou moins foncé, qu'il est entouré par des pellicules épidermiques et par des poils ou qu'il en renferme dans son intérieur. Ces signes physiques indiquent toujours une formation ancienne.

Quelquefois la surdité survient rapidement ; on doit l'attribuer au fait suivant. Lorsqu'il existe, sur les parois du conduit, une couche cérumineuse assez épaisse, de consistance assez molle, le malade a souvent des démangeaisons, ou une petite sensation de gêne. C'est pour les faire disparaître qu'il introduit dans son oreille le doigt auriculaire ou un corps étranger. En agissant de cette manière il refoule le cérumen, obstrue toute la lumière du conduit auditif et produit une surdité instantanée. Cette cause, lorsqu'elle est connue, indique donc toujours une accumulation de cérumen.

Diagnostic. — Il est si facile qu'il pourrait sembler inutile, au premier abord, de vous décrire la physionomie de ces masses cérumineuses. Celles-ci se trouvant à des profondeurs variables, dans l'oreille externe, il sera nécessaire d'employer le spéculum, bien que cet instrument soit inutile lorsqu'elles sont situées dans la portion fibro-cartilagineuse. Toutes les fois qu'elles remplissent la portion osseuse et qu'elles sont revêtues d'une couche épidermique, on peut les prendre pour le tympan. Vous avez vous-mêmes commis cette erreur, Messieurs, c'est pourquoi il est bien préférable d'employer le spéculum otoscope ou tout autre otoscope, afin d'examiner la surface, la coloration, la consistance du corps étranger et de toucher celui-ci avec un stylet, si l'on n'a pas une expérience clinique suffisante. Quand le cérumen forme une couche d'une certaine épaisseur à la surface des parois du conduit et qu'il est de formation récente, les parties recouvertes ont une surface lisse, irrégulière dans certaines parties et présentent une coloration d'un châtain clair (terre de Sienne brûlée, teinte claire). Le cérumen est-il de formation plus ancienne, la teinte varie du châtain foncé au noirâtre foncé. Quand il obstrue le conduit, on aperçoit, à des profondeurs variables, une masse dont l'extrémité externe, seulement visible, est lisse, irrégulière, grumeleuse, concave ou convexe. Sa couleur est d'un châtain clair lorsque le cérumen est de formation récente ; et il est facile d'y faire pénétrer un stylet qui donne une sensation molle caractéristique. A mesure qu'il est plus ancien, sa coloration devient plus foncée et tire sur le noir. En même temps sa consistance augmente au point d'avoir quelquefois celle de la pierre.

Pronostic. — Souvent le pronostic est favorable, et je ne comprends pas comment M. Bonnafont a pu écrire cette phrase : « Cette maladie n'étant presque toujours qu'un signe apparent d'un vice constitutionnel, le pronostic se lie toujours à la gravité de la cause. » Le pronostic sera favorable, en général, lorsque la surdité viendra brusquement après une sensation de froid et ne sera pas produite par une inflammation vive de l'organe. Pour porter un bon pronostic, on demandera au malade s'il a eu des suppurations de l'oreille, si la surdité est arrivée graduellement ou rapidement, et dans quelles circonstances. On interrogera les perceptions crânienne et auditive sans tenir grand compte de la dernière, qui peut être nulle sans qu'il y ait la moindre lésion de l'organe. On a dit que, dans les obstructions du conduit par le cérumen, la perception crânienne était meilleure du côté affecté que de l'autre. Cependant je vous ai souvent prouvé le contraire. Les faits cliniques vous ont démontré que la perception crânienne était souvent égale à celle du côté sain, ou plus faible. Lorsque vous aurez constaté qu'il ne paraît pas y avoir de modifications pathologiques dans l'organe de l'ouïe, vous pourrez dire que, le bouchon de cérumen une fois enlevé, le malade entendra comme auparavant. Il y a des cas où il est possible de se tromper ; par ex. : lorsqu'il existe des adhérences du tympan à des parties de la caisse ou d'autres lésions. Ces modifications pathologiques pouvant exister sans que le malade puisse donner certains détails qui engageraient le médecin à rester dans le doute. Lorsque la perception crânienne est très-faible ou nulle, il est nécessaire de tenir compte de l'âge. Chez les enfants la diminution du nerf auditif est l'indice d'une affection grave ; chez les adultes elle est aussi de fâcheux augure. Mais il n'en est pas toujours ainsi chez le vieillard. Je vous ai montré des malades âgés dont la perception crânienne était nulle à la montre, et la perception auriculaire faible ; cependant ils suivaient parfaitement la conversation à la distance de 3 ou 4 mètres lorsqu'ils causaient avec une seule personne. Mais lorsqu'ils soutenaient une conversation générale, ils avaient de la difficulté à la suivre facilement et même n'entendaient pas certains mots, ou certains membres de phrases. L'examen de ces malades, le cérumen étant enlevé, nous permet de constater que l'oreille externe est bien conformée et que sa portion fibro-cartilagineuse est parfois déformée, relâchée. Le tympan est opalin, ou d'un gris blanchâtre pommelé, et présente souvent l'arc sénile. La trompe est libre, sèche, large ; quelquefois sa portion fibro-cartilagineuse est relâchée. En faisant pénétrer de l'air dans la caisse, on l'entend passer dans la trompe sous la forme d'une veine gazeuse assez large et produire un bruit râpeux indiquant une sécheresse anormale de la trompe et de la caisse. Ce bruit est souvent mélangé au claquement du tympan, qui est partiel. Cet examen fait, on peut dire que le malade est affecté de surdité sénile, produite par la sécheresse progressive des tissus formant l'organe de l'ouïe (*voir inflammation interstitielle de l'oreille moyenne*. Cette espèce de surdité n'avait pas échappé au judicieux Itard, lorsqu'il prenait pour titre d'un de ses chapitres : « De l'absence du liquide labyrinthique. »

Traitement. — L'extraction des bouchons de cérumen est si simple qu'on est en droit de se demander pourquoi des auteurs ont pris plaisir à la compliquer. Je ne vous parlerai donc pas d'un certain nombre de moyens thérapeutiques inutiles et même nuisibles. Toutes les fois que le cérumen a la consistance d'une pâte molle, qu'il adhère peu au conduit, on peut l'enlever, séance tenante, avec une tige garnie de coton, une curette coudée, ou l'entraîner au dehors au moyen d'une injection d'eau tiède. S'il est très-dur, s'il adhère fortement aux parois du conduit, on le ramollit avec cette solution :

Bicarbonate de soude........................	1 gr.
Glycérine......................................	15 gr.

versée dans l'oreille matin et soir pendant quelques jours et maintenue à demeure pendant 8 à 10 minutes. Le bouchon ramolli et devenu mobile, on l'enlève avec le stylet (*fig.* 11), la pince coudée (*fig.* 4), ou on l'entraîne au dehors avec une injection d'eau tiède. Il peut arriver que le bouchon de cérumen soit excessivement adhérent. Dans ce cas, après avoir instillé, pendant quelques jours, la glycérine médicamenteuse dans l'oreille et avoir poussé quelques injections d'eau tiède, on ébranle la masse de cérumen avec le stylet ; c'est le moyen de rendre l'extraction plus rapide. Le bouchon de cérumen enlevé, on peut voir entre lui et le tympan une masse blanchâtre, irrégulière, formée par un amas de pellicules très-adhérentes que l'on ne peut pas extraire dans la même séance. On doit les laisser temporairement d'autant mieux que l'audition est déjà assez parfaite, et que ce résultat suffit pour le moment ; mais il faut engager le malade à continuer l'emploi des instillations qui ramollissent peu à peu les pellicules et en facilitent l'extraction au bout de quelques jours. Si les pellicules se reproduisent avec persistance, on touche la surface du conduit, chaque jour, avec de l'esprit-de-vin camphré lorsque la sensibilité du sujet est un peu grande, et avec de l'eau-de-vie camphrée dans les autres cas. En même temps on a soin de continuer l'emploi des irrigations et des instillations de glycérine alcaline camphrée, matin et soir, ou trois fois par jour, lorsque la production épidermique coïncide avec une suppuration fétide.

Sous l'influence de ce traitement, l'affection disparaît. Nous verrons bientôt que ces productions épidermiques sont dues à des parasites découverts par Schwartze.

Des inflammations du conduit. — Les inflammations de l'oreille externe ont été bien étudiées par Kramer, dont plusieurs auteurs ont copié certains passages. Néanmoins, je n'adopterai pas la classification de ce praticien éminent, et je diviserai les inflammations du conduit en cinq espèces, comprenant :

1° L'otite externe superficielle ;
2° L'otite phlegmoneuse ou profonde ;
3° L'otite ostéo-périostite ;
4° L'otite dartreuse ;
5° L'otite furonculeuse.

Otite externe superficielle; otite glanduleuse (Triquet); inflammation de la peau du conduit (Kramer, Bonnafont).

Cette affection, connue depuis longtemps, est prise bien souvent pour une otalgie, et a été le sujet d'erreurs plus ou moins grossières sur lesquelles il est inutile d'insister.

Le premier symptôme de l'inflammation de la peau du conduit est la sécheresse annoncée par une démangeaison assez forte, des cuissons assez vives qui engagent le malade à porter le doigt dans l'oreille pour calmer les douleurs légères qui le tourmentent. Peu à peu les premiers symptômes prennent de l'intensité en faisant place à des élancements légers ou vifs. La douleur correspond à la région avoisinant le tragus ; tantôt elle est faible, tantôt plus accentuée.

Au bout d'un ou plusieurs jours, par suite de l'excitation des follicules sébacés et des glandes cérumineuses, il y a hypersécrétion d'un liquide jaunâtre ou plus foncé qui agglutine entre elles des pellicules épidermiques produites par l'inflammation de la peau.

Si la cause a été peu énergique, l'affection s'arrête pour rétrograder et disparaître. Mais quand l'inflammation est plus prononcée, il survient des douleurs de tête, des étourdissements, des bruits variables, et une surdité généralement peu prononcée.

Les follicules et les glandes sécrétant davantage, le conduit est bientôt rempli de matières étrangères comme des pellicules, du cérumen.

Lorsque l'inflammation a été vive, les douleurs s'exagèrent, le méat est rouge, un peu gonflé, ainsi que les parois du conduit, jusqu'au tympan.

Il y a endolorissement assez prononcé du pourtour de l'oreille, et les douleurs sont exagérées par les mouvements du maxillaire inférieur. Au liquide, d'abord peu coloré ou rougeâtre, succède un liquide purulent, blanchâtre et d'un blanc crémeux, opaque. En coulant au dehors, il mouille le méat, le pavillon et même les tissus environnants, se concrète sous la forme d'écailles blondes.

En examinant l'oreille externe, on voit le conduit auditif présenter une rougeur variable. Sur le tympan il y a seulement quelques vaisseaux derrière le manche du marteau; mais lorsque le processus inflammatoire gagne la membrane du tympan, celle-ci, au début, devient terne ainsi que le triangle lumineux. Bientôt des vaisseaux apparaissent à la surface de la membrane, ils viennent du conduit et s'anastomosent à la circonférence du tympan où ils forment une couronne très-visible dans certains points (*fig.* 4) de l'atlas.

Au bout de quelques jours la couche cutanée du tympan étant ramollie, imbibée, épaissie, masque tous les détails de la surface du tympan. Plus tard, quand le processus inflammatoire est disparu en partie, une desquamation a lieu.

Alors on voit à la surface du conduit et du tympan des pellicules épidermiques, variables de longueur, d'épaisseur et de couleur, détachées ou encore adhérentes, à des degrés variables, aux parois du conduit. Peu à peu la surface du conduit ainsi que celle du tympan reprend sa physionomie normale.

Sur le tympan, on voit apparaître successivement l'apophyse externe, le manche du marteau et le triangle lumineux. A ce moment on peut juger de la concavité de la membrane, inappréciable pendant tout ce laps de temps.

Cette phlegmasie de l'oreille externe ne détermine pas de symptômes généraux lorsqu'elle est légère; mais, lorsqu'elle est forte, elle cause de la fièvre et de l'insomnie.

Il peut arriver que cette affection négligée envahisse le tympan et compromette l'audition en déterminant une perforation de cette membrane et une suppuration de la caisse. Cette complication est rare.

L'otite externe superficielle a généralement une marche rapide et envahit rarement les régions voisines.

Étiologie. — Les causes si fréquentes de l'otite idiopathique sont toutes locales, comme, par exemple, le froid sec ou humide, sous toutes les formes, agissant pendant un temps variable.

Diagnostic. — En examinant convenablement le conduit auditif, il est facile de reconnaître une otite externe à la rougeur variable qui a envahi les tissus. Généralement l'hypérhémie occupe la partie osseuse du conduit et le tympan. Au début, on aperçoit une rougeur de la peau du conduit et des vaisseaux autour de la membrane du tympan; peu à peu la rougeur augmente et devient diffuse à mesure que les tissus augmentent de volume en s'imbibant de liquide.

Lorsque le processus est assez considérable et envahit la membrane du tympan, sa couche cutanée se ternit, se vascularise, prend ensuite une coloration rouge, diffuse; de telle sorte qu'à un moment donné le fond de l'oreille externe se présente sous l'aspect d'un tube dont la surface intérieure serait colorée en rosé rouge, et dont l'extrémité serait fermée par une membrane rouge ou rosée. L'imbibition de toutes ces couches rend beaucoup plus petits les diamètres du conduit et du tympan. Pendant les premiers jours, on voit sortir de l'oreille un liquide séreux. Peu à peu l'épiderme étant séparé du derme, la surface de celui-ci se couvre de granulations fines et sécrète un liquide séro-purulent qui devient bientôt purulent, crémeux.

Lorsque le gonflement des tissus de la portion fibro-cartilagineuse est peu prononcé, on peut reconnaître les caractères physiques de l'otite externe. Mais lorsqu'on examine le malade, plusieurs jours après le début de la maladie et que le gonflement est assez considérable, il est impossible de reconnaître, dans la première séance, l'étendue des lésions et de savoir si l'écoulement purulent est symptomatique d'un état pathologique de la caisse. Cependant on y parviendra en employant le procédé de Valsava ou en poussant une certaine quantité d'air dans la caisse. Si le tympan n'est pas perforé, on n'entendra aucun gargouillement ni aucun bruit dans l'oreille moyenne.

Pour ne pas déterminer la rupture du tympan, pendant cette exploration, il sera nécessaire de donner à l'air qui pénètre dans la caisse, une force de projection peu considérable.

Dès que le gonflement a disparu suffisamment pour permettre d'examiner l'oreille externe, il est important de savoir s'il n'existe pas des granulations fongueuses ou des tumeurs polypeuses qui entretiennent une suppuration préjudiciable aux fonctions de l'organe. Il est nécessaire de s'assurer de l'état de la membrane du tympan, pour savoir si elle n'est pas couverte de granulations, si elle n'est pas largement perforée ou détruite. Ces dernières complications sont produites très-rarement par l'olite externe superficielle.

Pronostic. — Il dépendra de l'étendue des lésions.

Pendant la période aiguë, il pourrait arriver, à cause de l'hypérhémie temporaire de l'organe, que la perception crânienne fût faible et que la perception auriculaire fût presque nulle. Il ne faudrait pas en conclure que l'audition sera toujours compromise; car, l'affection guérie, l'organe fonctionnera comme auparavant, si les lésions déjà produites sont curables.

Traitement. — Pendant la période aiguë, on emploiera le traitement antiphlogistique. On fera donc une application de sangsues immédiatement en avant du tragus, parce qu'on sait que les vaisseaux du conduit et du tympan viennent principalement de cette région. Les sangsues seront mises au nombre de une, deux ou trois chez les enfants au-dessous de dix ans; en ayant soin d'en augmenter le nombre suivant l'âge du malade et l'intensité de la maladie. On pourra ainsi porter le nombre à dix ou douze.

Pour avoir un écoulement plus prolongé, il sera nécessaire de les appliquer en plusieurs fois successives. Avant de poser les sangsues, on aura soin de fermer le conduit auditif externe avec du coton. Après l'application, on recouvrira les piqûres, afin que le pus qui pourrait les enflammer ne cause pas d'érysipèle.

En même temps, on prescrira des instillations fréquentes de décoction tiède de têtes de pavots et deux ou trois injections tièdes faiblement poussées. On pourrait croire que ces dernières exagéreront les douleurs ou les feront renaître. Il n'en sera rien si l'on emploie une petite seringue en verre, de manière à avoir un jet très-doux. De tous les liquides employés pour calmer les douleurs produites par l'inflammation du conduit (décoction de pavots, atropine, huile d'olive tiède, lait, etc.), la décoction tiède de têtes de pavots, le laudanum de l'oreille, est certainement la plus efficace.

Lorsque l'inflammation est vive, ces pansements doivent être faits toutes les demi-heures ou toutes les heures; c'est le seul moyen d'obtenir un effet sûr et rapide.

On peut aider l'action de cette médication en conseillant des fumigations qui tantôt calment, tantôt exagèrent la douleur ou donnent peu de soulagement. Ces résultats variables tiennent évidemment à la température de la vapeur et à la durée de la fumigation.

Lorsqu'on les prescrira, on devra donc avoir bien soin de donner des indications précises au malade, afin que la température de la vapeur ne soit pas trop élevée et que la durée soit suffisante. Le malade devra garder dans l'oreille du coton enduit avec du cold-cream ou trempé dans la décoction de pavots, se couvrir la tête, se tenir les pieds chaudement, et éviter les transitions brusques de température. S'il y a de l'insomnie, un peu d'agitation, on prescrira de 2 à 4 pilules de cynoglosse ou 1 à 2 pilules de 5 centig. d'extrait gommeux d'opium. S'il y a un état saburral des voies digestives, on donnera un lénitif, ou un purgatif drastique. Dans tous les cas, on prescrira une diète proportionnelle à l'intensité des phénomènes inflammatoires.

Si l'inflammation ne paraissait pas céder, au bout de quelques jours, à ce traitement, il y aurait un gonflement inflammatoire assez prononcé des parois ; alors on emploierait le moyen héroïque indiqué par Triquet. Il consiste à inciser largement et dans une grande longueur les parois molles du conduit; c'est-à-dire à les scarifier une ou plusieurs fois selon le besoin.

Lorsque l'inflammation a disparu en partie, on accélère la guérison en ayant recours à des injections calmantes, faiblement astringentes, de sous-acétate de plomb, de sulfate de zinc ou d'alun (1). Au lieu d'eau comme véhicule, on emploie la décoction de pavots.

(1) Voir les généralités, art. *Traitement*.

A mesure que l'inflammation disparaît, on augmente la proportion de la substance médicamenteuse. S'il y a des granulations, elles peuvent disparaître sous l'influence des astringents; mais on peut hâter leur disparition en les touchant avec la solution de nitrate d'argent au 30°. Si l'affection se prolonge, il faut chercher la cause qui l'entretient et tâcher de la faire disparaître. On verra s'il n'y a pas un trajet fistuleux, une suppuration de la caisse, afin de combattre ces états morbides, s'ils existent.

DE L'OTITE PHLEGMONEUSE.

L'otite phlegmoneuse, dont la description fort bien faite par Kramer, a été copiée presque mot pour mot dans certains endroits par des auteurs qui n'ont pas désigné la source où ils avaient puisé, est l'inflammation du tissu cellulaire sous-cutané. Elle a son siége dans la portion fibro-cartilagineuse.

Kramer a confondu cette affection avec l'otite furonculeuse, différente par son degré de fréquence et les symptômes qu'elle détermine. Pendant le cours de ma description, j'emprunterai de nombreux détails à cet auteur estimé, mais trop absolu. L'otite phlegmoneuse est annoncée, comme au commencement de toute otite, par une démangeaison et quelques élancements faibles, survenant et disparaissant facilement; seulement ces premiers symptômes surviennent rapidement avec une certaine intensité. Bientôt les douleurs deviennent plus fréquentes, plus fortes, elles gagnent rapidement tout le côté correspondant de la tête, quelquefois même la tête tout entière qui est endolorie, comme meurtrie. Elles sont pulsatives, très-fortes, et augmentent pendant les mouvements de la portion fibro-cartilagineuse, pendant la mastication surtout. En même temps, les parois affectées dans toute leur étendue ont considérablement augmenté de volume; elles sont fortement hypérémiées, ferment complétement le conduit et empêchent tout examen des parties profondes. Il sort par le méat un liquide sanguinolent, assez fluide; mais après une certaine période inflammatoire, pendant laquelle le gonflement inflammatoire augmente, le pus se forme dans un point limité des parois du conduit, ou dans une grande étendue, et se fait bientôt jour au dehors en procurant un mieux sensible et rapide.

Après avoir parcouru rapidement ses périodes, l'inflammation disparaît ordinairement sans laisser aucune trace ; d'autres fois, le gonflement disparaît en partie, mais l'écoulement persiste et est entretenu par un ou plusieurs trajets fistuleux qui existent dans l'épaisseur même du fibro-cartilage et qui peuvent s'étendre jusqu'au tissu cellulaire sous-jacent. C'est ce qui explique comment l'inflammation peut gagner le périoste et l'os (ostéo-périostite). Pendant le cours de l'otite phlegmoneuse, on voit survenir la fièvre accompagnée ordinairement de céphalalgie, de photophobie, d'inappétence, de soif ardente. Il y a de l'insomnie et de l'agitation. Ces symptômes, qui paraissent inquiétants et le sont quelquefois, en ont souvent imposé aux médecins pour une affection cérébrale.

Il y a aussi une surdité très-prononcée, des bourdonnements en battements qui fatiguent beaucoup le malade. En explorant l'oreille externe, il n'est pas toujours facile d'apercevoir le conduit auditif dans toute son étendue. Dans le cas où le phlegmon est circonscrit, le gonflement permet quelquefois de pouvoir explorer les parties profondes et surtout la portion fibro-cartilagineuse, la seule importante à examiner, tant que l'état aigu persiste. Alors, on voit au début du processus morbide une partie de la portion fibro-cartilagineuse, un peu tuméfiée.

Bientôt, à cet endroit, apparaît une tumeur arrondie, peu saillante d'abord, d'une rougeur diffuse, puis plus proéminente. Peu à peu, sa coloration et son volume augmentent, et l'on ne tarde pas à voir apparaître à sa surface, ordinairement à son sommet, un point d'un blanc rosé, qui devient blanchâtre, puis d'un beau blanc opaque jaunâtre et s'entr'ouvre pour donner passage au pus.

Quand le phlegmon est diffus, il n'est pas possible d'explorer toute la portion fibro-cartilagineuse du conduit, à moins que l'inflammation ne soit à son début. A ce moment les tissus sont peu tuméfiés et permettent l'introduction du spéculum. Plus tard, il est impossible d'explorer l'oreille externe.

Étiologie. — Le froid, comme l'indique Kramer, et comme les faits cliniques le prouvent, est la cause la plus fréquente de l'otite phlegmoneuse.

Des cautérisations trop fortes peuvent aussi causer une inflammation phlegmoneuse et une ostéite. Il en est de même des matières portées dans l'oreille avec un spéculum malpropre et des instillations d'éther dans l'oreille employées pour faire disparaître une surdité. Il existe aussi d'autres causes qui paraissent peu certaines. Cependant quelques exanthèmes fébriles, comme la rougeole, la scarlatine, la variole, ont une influence évidente.

Diagnostic. — Cette affection, méconnue bien souvent, peut être confondue avec l'otite catarrhale, l'otite furonculeuse et l'ostéite de la portion osseuse avec gonflement proéminent dans le conduit auditif externe. Elle diffère :

1° De l'otite catarrhale, par des symptômes survenant avec beaucoup plus de rapidité, et acquérant au bout de peu de temps une grande intensité, par un gonflement énorme des parois de la portion fibro-cartilagineuse, par le pus qui est jaune, bien lié, à peine odorant, par une tumeur inflammatoire facile à voir dans le phlegmon circonscrit, mais difficile à reconnaître lorsque le phlegmon est étendu ;

2° De l'otite furonculeuse ; par l'étiologie, par sa marche, sa durée, l'intensité des symptômes, par l'absence de bourbillon ;

3° *De l'ostéite.* — Par l'absence de tumeurs dures, osseuses, développées dans la portion osseuse qui n'est jamais le siége d'une otite phlegmoneuse. Dans cette dernière affection, si l'écoulement persiste, on devra se rappeler qu'il peut exister un trajet fistuleux, entretenant la suppuration. On examinera donc avec soin la surface du conduit sur laquelle on pourra voir des fissures, des points noirs ou grisâtres, à travers lesquels il sera nécessaire d'introduire un stylet très-fin pour constater s'il n'y a pas de carie, ou simplement une suppuration des tissus plus superficiels que le tissu osseux.

Pronostic. — Malgré les symptômes prononcés, que détermine cet état pathologique, il est rare que le processus inflammatoire envahisse les parties profondes. Son pronostic est donc favorable malgré la surdité prononcée qui existe. On portera son jugement d'après l'état local, la constitution du sujet et l'époque du début de la maladie.

Traitement. — Les premières indications consistent dans l'emploi des émissions sanguines locales : scarifications du conduit ou application de sangsues au devant du tragus.

Les scarifications seront profondes et renouvelées deux fois par jour, s'il le faut. Dans plusieurs cas d'otite phlegmoneuse grave, j'ai fait des scarifications nombreuses et profondes dont l'action a été rapide et très-efficace. Lorsqu'il existe une tumeur inflammatoire, il faut la scarifier profondément sur plusieurs points de sa surface, afin de faciliter l'écoulement sanguin ou l'ouvrir largement si elle renferme du pus.

Kramer veut attendre l'ouverture spontanée de l'abcès. Ménière, avec raison, en fait l'incision. Pour faciliter l'écoulement sanguin, on prescrit des fumigations et l'on fait instiller dans le conduit une solution forte de décoction tiède de têtes de pavots, en ayant soin d'agir comme dans le traitement de l'otite externe. Si la suppuration se prolonge, on a recours aux injections d'eau tiède et aux instillations astringentes. S'il existe un trajet fistuleux sans carie, on le cautérise ; s'il y a des granulations, des polypes, on les détruit. S'il y a un séquestre osseux, on l'enlève ou l'on en facilite la sortie en élargissant le trajet fistuleux.

De l'ostéo-périostite. — L'ostéo-périostite est l'inflammation la plus profonde de l'organe de l'ouïe.

Symptômes physiologiques. Cette affection, qui vient ordinairement à la suite d'une inflammation de l'oreille, ne se révèle pas au malade par des symptômes particuliers. On peut remarquer, comme dans les autres otites, de la douleur, de la surdité, des bourdonnements.

Les douleurs, selon Triquet, sont pertébrantes, c'est-à-dire sourdes, profondes, et beaucoup plus fortes pendant la nuit que pendant le jour. J'ai remarqué parfois qu'elles avaient ce caractère particulier ; mais il m'aurait été impossible, dans la plupart des cas, de reconnaître l'affection d'après ce symptôme seul que Triquet regarde comme pathognomonique.

La surdité, qui existe toujours à un degré variable, dépend du gonflement de la portion osseuse du conduit, d'amas épidermiques ou autres obstruant le conduit, ou de lésions plus profondes (*perforation du tympan*, état granuleux de la caisse, paralysie du nerf auditif). Il existe des bourdonnements. Ceux-ci ne sont pas constants, ils sont causés par les battements vasculaires et n'ont aucun caractère particulier.

Symptômes objectifs. — Pour reconnaître cette affection, la vue et le toucher nous sont plus utiles que les renseignements fournis par le malade. En examinant le conduit auditif ou des parties plus profondes, on voit un liquide purulent, très-fétide, jaunâtre, brunâtre ou sanguinolent, assez épais ou plus fluide, renfermant quelquefois des parcelles osseuses. Le sang mélangé au pus est ordinairement pâle, d'une couleur rouge-brique. Il indique la présence d'un polype ou de granulations. Après avoir enlevé les matières obstruant l'oreille externe, on voit ordinairement la portion osseuse, très-rétrécie, très-déformée, présenter une physionomie semblable à celle indiquée dans la figure 35 de l'atlas. Quelquefois, au lieu de déformation des parois antérieure et postérieure, on constate seulement un gonflement de la paroi postérieure (*fig.* 36 de l'atlas) ou de la paroi antérieure. A la surface du conduit on peut voir une saillie d'un rouge vif, ou d'un rose tendre, très-sensible au toucher, sur laquelle il y a un point brunâtre, noirâtre, qui est l'ouverture d'un trajet fistuleux, à travers lequel sort le pus. Il n'est pas toujours facile d'apercevoir cette ouverture fistuleuse à cause des déformations la plupart du temps fort considérables survenues dans le squelette du conduit. Parfois il y a seulement une surface granuleuse qui paraît seule suppurer.

Quand l'os n'a pas subi des modifications trop profondes dans sa forme, on voit seulement une surface peu déformée présentant une fissure qui donne passage à du pus.

Lorsque les tissus recouvrant l'os n'ont pas été perforés, il y a une collection purulente sous le périoste. Celle-ci forme une saillie variable, dont la sensation demi-dure pourrait en imposer pour une tumeur osseuse si l'on se contentait de faire une exploration rapide.

L'inflammation du périoste et de l'os envahissant plus fréquemment le conduit auditif externe et l'apophyse mastoïde, il est plus facile de la diagnostiquer, mais, toutes les fois qu'elle affecte des parties plus profondes comme les parois de la caisse, le rocher, etc., il est impossible de reconnaître l'étendue des lésions.

Marche, durée, terminaisons. — Cette affection a une marche très-lente, mais, dans certains cas exceptionnels, l'élimination des parties cariées étant rapide, la maladie disparaît en peu de temps.

C'est avec une lenteur parfois désespérante que les séquestres sont entraînés et que le travail réparateur se fait. On peut dire, toutefois, que cette affection n'a pas en général une durée illimitée, bien qu'elle soit entretenue par la constitution mauvaise du malade. Quand l'affection est curable, la guérison a lieu seulement lorsque toutes les parties cariées ont été éliminées. Celles-ci sont entraînées peu à peu par le pus, sous la forme de parcelles fines ou de débris poussiéreux, parfois sous la forme de séquestres assez volumineux, et des bourgeons charnus comblent les vides faits par la carie.

Lorsque l'affection doit avoir une terminaison funeste, le malade perd l'appétit et le sommeil. En même temps, la carie envahit des parties étendues, et la mort survient par suite de l'extension de l'inflammation aux méninges ou au cerveau, ou par résorption purulente. (Voy. le chap. intitulé : *Des accidents cérébraux déterminés par les otites.*)

Étiologie. — L'inflammation du périoste et de l'os a si souvent, pour cause prédisposante, la constitution strumeuse, qu'on pourrait dire qu'elle est presque toujours une des modifications morbides de la scrofule. Elle vient ordinairement à la suite d'une otite chronique ou de maladies éruptives, parmi lesquelles on doit citer, d'une manière toute particulière, la scarlatine et la rougeole. Celles-ci causant parfois la gangrène, la carie, ou la nécrose d'une partie de l'organe.

Les causes évidentes, indiquées par les auteurs, sont encore la variole (moins fréquemment) et la syphilis. Cette dernière maladie détermine des caries souvent fort graves. J'ai vu trois cas parfaitement nets reconnaissant cette cause : l'un d'eux, le plus grave de tous, fut celui d'un Polonais qui succomba au bout d'un certain temps à une encéphalite déterminée par une carie de l'apophyse mastoïde et du rocher.

Le second était une femme affectée d'une surdité extrêmement avancée survenue à la suite d'une carie des os du nez et de la portion osseuse du conduit. Je parvins, au bout de trois ans de soins, à faire sortir les séquestres, à tarir la suppuration et à rendre à cette malade une audition relativement bonne.

Le troisième était un homme de trente-deux ans, auquel je fis la perforation de l'apophyse mastoïde. Il était très-sourd ; et, après lui avoir donné des soins pendant trois mois, je parvins à lui rendre une audition relativement excellente.

Diagnostic. — On est certain de l'existence de cette affection, toutes les fois qu'il est possible de sentir un point carié, au moyen d'un stylet, ou de constater la présence de parcelles osseuses. Pour y parvenir, on doit regarder le pus avec soin, soit *de visu*, soit avec le microscope, et explorer l'oreille externe. Après avoir bien lavé le conduit auditif avec de l'eau tiède, on en examine tous les plis et replis, toutes les anfractuosités, toutes les saillies, tous les points colorés. S'il existe une tumeur d'une coloration rosée ou d'un rouge vif, on la circonscrit soigneusement avec un stylet, en exerçant sur elle une certaine pression afin d'avoir quelques idées sur son degré de consistance. En la comprimant de cette manière, on peut faire sourdre une gouttelette de pus et savoir où est l'ouverture de la fistule donnant passage au pus. On cherche à faire pénétrer, par les points où semble sortir le pus, un stylet fort mince et flexible, de manière à reconnaître le trajet fistuleux et à en suivre plus facilement les sinuosités. En arrivant à l'os, on sent une surface rugueuse, inégale, osseuse, pathognomonique. M. Bonnafont a dit que le diagnostic de cette affection est facile. Ordinairement, il est très-difficile, parce qu'il est souvent impossible de sentir les points cariés avec un stylet ou de constater la présence de séquestres osseux dans le pus. Dans les cas où la carie siége dans la portion osseuse du conduit ou dans l'apophyse mastoïde, on peut la reconnaître, parce qu'il est possible de se servir du stylet explorateur.

Il n'en est pas de même toutes les fois qu'il existe une perforation peu étendue de la membrane du tympan, et qu'il y a une carie de certains points de la caisse ou du rocher; car il est impossible, pendant quelque temps, de reconnaître l'affection et de soupçonner l'étendue des lésions. Dans certains cas même où il existe quelques points cariés avoisinant le cercle tympanique, il est bien difficile de poser un diagnostic.

Lorsque l'affection est avancée, on peut toujours la reconnaître d'après les signes objectifs indiqués et l'amaigrissement du malade; je suis donc loin d'être aussi optimiste que M. Bonnafont.

Pronostic. — Cette affection ayant une marche lente, et pouvant avoir envahi des parties inaccessibles à l'œil, on doit faire beaucoup de réserves lorsqu'on répond aux questions des parents ou du malade.

Si tout fait supposer que la carie est limitée, si la perception crânienne est satisfaisante, si la constitution est bonne, et si l'affection n'est pas ancienne, on peut espérer une guérison dans un temps peu éloigné.

Le pronostic doit être très-réservé lorsque l'état pathologique a déjà résisté à des traitements antérieurs bien dirigés, ou lorsque le conduit auditif, considérablement rétréci, ne permet pas aux liquides injectés ou instillés dans l'oreille, de pénétrer profondément avec facilité.

Si le sujet affecté a dépassé la moyenne de la vie, l'affection est généralement ancienne, et a déterminé chez lui un affaiblissement ou une cachexie fort prononcée qui augmente la gravité du pronostic; si en outre la perception crânienne est nulle, le pronostic est des plus défavorables, même s'il s'agit d'un sujet jeune.

Traitement. — Il est général et local. Dans peu d'affections de l'oreille le traitement général ne peut être plus efficace, puisque les sujets affectés sont presque tous entachés du vice scrofuleux. Pour indiquer le traitement général, on recommandera : l'huile de foie de morue, les préparations iodurées, ferrugineuses, sulfureuses (à l'intérieur et à l'extérieur), les amers, les antiscorbutiques, l'hypophophite de soude pur. On recommandera un régime fortement azoté, un peu épicé, des exercices physiques en plein air. S'il y a une autre diathèse, on tâchera de la diminuer ou de la faire disparaître.

Pour instituer le traitement local, on prescrira des irrigations abondantes d'eau tiède pure ou chargée de principes médicamenteux, comme ceux du goudron par exemple. Les irrigations seront très-abondantes, de un à six ou sept litres pour chaque irrigation, et répétées trois ou quatre fois par jour. Si elles ne peuvent être supportées par le malade, on les remplacera par de petites injections données cinq à six fois par jour, au moyen d'une seringue en verre de cent vingt grammes de capacité environ.

Après l'injection, on instillera dans l'oreille un liquide astringent ou désinfectant; l'instillation sera faite en suivant les indications données à l'article : Traitement général.

Toutes les fois qu'il y aura des fragments osseux, on devra les enlever avec des pinces ou essayer d'élargir les trajets fistuleux trop étroits pour leur donner un libre passage.

S'il existe un gonflement de la peau et des tissus sous-cutanés, produisant un rétrécissement prononcé, on cautérise la surface de la portion rétrécie, une ou deux fois par semaine, avec une solution faible de nitrate d'argent. Pour dilater le rétrécissement, on y introduit un bout de corde à boyau enduite avec une de ces pommades :

N° 1. Laudanum de Sydenham.................	3 gr.
» Cérat saturné.........................	30
N° 2. Laudanum de Sydenham.................	3
» Cold cream............................	30

Ces cordes à boyaux ont une longueur de un à deux centimètres. Elles sont introduites chaque jour dans le rétrécissement au moyen de la pince à corps étrangers (*fig.* 4). On a soin d'augmenter progressivement leur grosseur et de les laisser à demeure pendant plusieurs heures, quelquefois même pendant vingt-quatre heures.

En grossissant, elles sortent souvent de l'endroit rétréci ; c'est pourquoi il est nécessaire de les fixer en tassant du coton dans les intervalles qui existent entre l'extrémité externe de la corde à boyau et les parois du conduit.

Pour ne pas déterminer de douleurs trop vives, on doit employer des cordes à boyau d'un diamètre un peu moindre que celui du point rétréci ; car la corde, en s'humectant, augmente de volume et exerce une pression suffisante sur les parois.

Peu à peu on augmente progressivement la grosseur de la corde en ayant soin d'en continuer l'emploi pendant un temps assez long, jusqu'à ce que les parois soient suffisamment revenues sur elles-mêmes.

On a aussi employé la laminaria digitata et l'éponge préparée pour dilater les rétrécissements du conduit auditif externe. Mais les douleurs horribles que leur application détermine ne doivent pas encourager les praticiens qui jugent sans parti pris. Je les proscris de la manière la plus formelle, parce que mon expérience, en cette matière, est suffisante. On a été probablement conduit à employer ces substances parce qu'on a cru que, pour dilater de pareils rétrécissements, il fallait une grande force dilatatrice : il n'en est rien.

Les parois suffisamment déprimées excentriquement s'éloignent l'une de l'autre. Mais comme l'inflammation que l'application de ces substances détermine est très-grande, on est forcé de suspendre les pansements, et l'on voit le rétrécissement augmenter. Au contraire, en dilatant peu à peu le rétrécissement, on produit une inflammation légère, mais suffisante pour produire une résorption ou amener la dilatation désirée de la partie rétrécie.

On a encore employé les bougies, de grosseur croissante, de manière à déterminer, par contact surtout et par pression légère, l'inflammation désirable. Pour obtenir ce résultat, on prend, chaque jour, une bougie un peu plus grosse qu'on introduit même avec un peu de force, afin qu'elle exerce une certaine pression sur les parois.

On dilate mieux le rétrécissement qu'avec la laminaria digitata ou l'éponge préparée, mais moins bien qu'avec les cordes à boyau.

Toutes les fois qu'il existe des granulations autour de l'endroit rétréci ou au niveau de celui-ci, on doit cautériser deux fois par semaine les granulations avec une solution de nitrate d'argent au 30e. Quelquefois même il est nécessaire de cautériser la surface de la partie malade.

Lorsqu'il y a des tumeurs osseuses, on doit s'assurer de leur consistance en essayant de les perforer avec un bistouri à forte lame ou mieux avec un trocart coudé. Les parois des tumeurs creuses cèdent facilement, celles des tumeurs solides sont entamées difficilement par les instruments, car elles sont dures comme l'ivoire.

Pour faire diminuer ces dernières, il vaut mieux employer les instillations émollientes et attendre patiemment que d'employer les substances augmentant de volume comme la corde à boyau, l'éponge préparée, la laminaria digitata ou des badigeonnages à la teinture d'iode. Ces moyens thérapeutiques donnent, la plupart du temps, un résultat très-médiocre au prix de beaucoup de temps et de beaucoup de souffrances. (Voir Tumeurs osseuses du conduit auditif externe.) Cependant on peut les détruire en partie ou en totalité, comme je l'ai fait pour ces deux malades dont les tumeurs ou déformations osseuses sont représentées dans les figures 36 et 37 de l'Atlas.

Lorsque les parois antérieure et postérieure sont tellement rapprochées l'une de l'autre qu'elles se touchent dans presque tous leurs points, et qu'elles laissent un passage à peine suffisant à une tige de un millimètre d'épaisseur, il n'y a rien à tenter, car, lorsque le processus inflammatoire sera disparu, le gonflement osseux diminuera beaucoup et le conduit s'élargira suffisamment pour laisser un passage libre aux liquides médicamenteux. Souvent ces modifications avantageuses surviennent lorsque le malade renonce à l'emploi des instillations astringentes, et se contente de pratiquer des injections d'eau tiède et d'instiller des liquides émollients comme de la décoction tiède de pavots; j'en ai plusieurs exemples. Kramer a conseillé de trépaner cette partie osseuse boursouflée, afin de rendre le conduit libre. Mais cette opération, qu'il n'a jamais faite et qu'on n'a jamais pratiquée avant moi, peut être tentée avec succès, même dans le cas où la tumeur est solide. (Voir le chapitre des Tumeurs osseuses).

Lorsqu'il existe des parties osseuses cariées, contre lesquelles il est difficile ou impossible d'agir avec un instrument, on peut les toucher avec de la liqueur de Villatte, de la créosote, et même, dans certains cas fort exceptionnels, avec l'acide azotique ; j'ai pu employer cet acide pour cautériser certains points de la caisse du tympan sans déterminer d'inflammation vive.

On devra se servir de ces agents thérapeutiques avec beaucoup de prudence et injecter une certaine quantité d'eau tiède dans l'oreille, quelques secondes après la cautérisation, afin d'entraîner le liquide en excès. On a conseillé d'employer le cautère actuel; mais on ne pourrait agir ainsi que dans les cas où les points cariés seraient superficiels.

DES SCROFULIDES DE L'OREILLE EN GÉNÉRAL ET DU CONDUIT EN PARTICULIER.

La scrofule est un état diathésique particulier prédisposant le sujet atteint à des maladies multiples qui affectent indifféremment tous les tissus.

Elles sont caractérisées par une coloration d'un rouge violacé ou vineux, sombre, différant de la couleur cuivrée des syphilides et de la coloration des exanthèmes ordinaires.

Les tissus affectés sont gonflés et fortement hypérémiés. On remarque souvent à la surface du corps des cicatrices déprimées, gaufrées, que vous connaissez tous, et l'on peut constater des caries et la présence de séquestres osseux, de tumeurs ganglionnaires variables. La figure du malade est bouffie, généralement pâle; le nez est souvent large, aplati, déformé. Il existe une *rhinite*, une ozène, une blépharite, et si l'on examine la cavité buccale, on voit souvent une muqueuse rouge, gonflée, une hypertrophie des amygdales et un système dentaire fort défectueux.

Les scrofulides se montrent sur plusieurs points à la fois, et affectent diverses espèces de tissus. Leur marche est excessivement lente, quelquefois elles durent pendant toute la vie.

Elles déterminent rarement de la fièvre et d'autres symptômes généraux, c'est ce qui explique pourquoi elles font de grands ravages avant qu'on songe à arrêter leurs progrès incessants. Mais la nature a pris soin de les guérir sans l'intervention de l'art. Ainsi on les voit diminuer de gravité et même disparaître à la suite d'exanthèmes fébriles, comme l'érysipèle, par exemple.

Lorsque les scrofulides existent au pavillon, celui-ci est tuméfié, d'un rouge vineux sombre, déformé, couvert de croûtes et d'une humeur jaunâtre caractéristique; mais il n'y a pas de surdité. C'est seulement lorsque la scrofule envahit le méat auditif et le conduit qu'on peut constater une surdité, en rapport avec le gonflement des parties et la quantité des matières sécrétées qui agissent comme un corps étranger dans le conduit.

A mesure que la scrofule gagne les parties profondes du conduit auditif, la vascularisation augmente, et bientôt tout le conduit est en pleine suppuration. Tant que la membrane du tympan n'est pas atteinte, elle ne participe pas à l'inflammation. Si elle est baignée par le pus, sa couche cutanée se ternit en s'épaississant, et le triangle lumineux disparaît. Mais elle revient à l'état normal quand la suppuration est tarie.

L'inflammation strumeuse peut envahir la membrane du

tympan, à la surface de laquelle on voit apparaître des vaisseaux. Ceux-ci occupent souvent la périphérie, quelquefois les parties centrales de la membrane. Bientôt il se forme des phlyctènes dans les mêmes points ; celles-ci sont isolées, peu nombreuses ou réunies en groupes de deux ou trois assez rapprochées les unes des autres. A la place des phlyctènes, on voit souvent des ulcérations se former et intéresser les couches du tympan à des profondeurs variables. L'ulcération a des bords irréguliers, saillants, d'une coloration jaunâtre, rougeâtre ; le fond présente les mêmes teintes. Les phlyctènes qui ne s'ulcèrent pas, se résorbent au bout d'un certain temps, sans laisser aucune trace. Dans la majorité des cas, celles qui sont isolées, et qui perforent toutes les couches du tympan, produisent une petite perforation qui se cicatrise vite ou s'élargit, et a une durée indéterminée. Celles qui sont groupées et qui perforent le tympan produisent une large perforation, quelquefois même une destruction de la membrane, cette dernière lésion persistant pendant toute la vie.

Quelquefois, par suite d'une inflammation vive de la caisse, il y a une chute d'un ou de plusieurs osselets, résorption du manche du marteau, ou d'une partie d'un autre osselet.

Lorsque la perforation est petite, on ne peut pas distinguer la muqueuse; on voit seulement en dedans de la perforation l'espace vide et sombre de la caisse. Mais si la solution de continuité est plus considérable, on distingue l'intérieur de la caisse, dont la muqueuse est d'un rouge carmin vif, granuleux, fournissant une suppuration abondante ; le pus est fétide et verdâtre. Telle est la physionomie que présentent les parties visibles des oreilles externe et moyenne. C'est seulement lorsque l'inflammation a atteint le tissu osseux qu'on remarque des déformations profondes, comme, par exemple, une atrésie presque complète de la portion osseuse du conduit.

Quelquefois même, il y a des caries d'une partie de l'apophyse mastoïde, du rocher, ou des cicatrices anciennes caractéristiques de ces états morbides. D'autres fois encore, la suppuration a disparu, et l'on constate seulement les traces indélébiles de lésions incurables, telles que des adhérences du tympan aux parties variées de la caisse, ou une destruction complète de cette membrane.

Symptômes subjectifs. — Les symptômes subjectifs ont peu d'importance. Généralement, les scrofulides de l'oreille ne déterminent pas des douleurs bien vives; mais elles causent souvent des démangeaisons intolérables, et les malades, en se grattant pour les faire disparaître, excorient ordinairement les parties affectées.

Lorsque le tympan est envahi par l'inflammation strumeuse, il survient des douleurs lancinantes qui ont leur siége principal dans le conduit et dans les parties supérieures du pavillon. Ces douleurs ont des exacerbations le soir, et deviennent plus fortes lorsqu'il existe aussi une inflammation de la muqueuse de la caisse; complication fréquente de la myringite strumeuse.

Les douleurs s'exagèrent jusqu'à ce que le processus ait disparu en partie, soit que les phlyctènes se soient résorbées, soit que l'ulcération consécutive ait perforé le tympan et ait donné un passage suffisant au muco-pus renfermé dans la caisse. Les douleurs reviennent à des époques plus ou moins éloignées. Il existe aussi des bourdonnements et de l'hypéresthésie en rapport avec le degré d'hypérémie de l'organe.

L'inflammation peu vive détermine rarement des symptômes généraux; dans le cas contraire, ils sont variables en intensité; le sommeil est troublé, il y a de l'inappétence, de la soif et un état saburral des voies digestives.

Étiologie. — La première de toutes est la diathèse strumeuse dont les manifestations apparaissent souvent sous l'influence d'une cause en apparence légère.

Toutes les causes qui peuvent produire une otite, comme le froid, les fièvres éruptives, pourront réveiller la diathèse et déterminer des lésions graves, souvent au-dessus des ressources de l'art. Il faut cependant se rappeler que certaines affections, comme l'érysipèle, par exemple, modifient avantageusement la diathèse scrofuleuse.

Diagnostic. — D'après ce que j'ai dit précédemment, il sera facile de reconnaître l'otite strumeuse et l'étendue des lésions qui existent.

Pronostic. — Cette affection est toujours grave, parce que l'état local entretenu par l'état général est difficile à modifier. Mais lorsqu'elle existe depuis un certain temps, et qu'il y a une large perforation du tympan, un pus abondant, fétide, au milieu duquel on remarque des parcelles osseuses, on doit être très-réservé. En même temps, on doit avertir le malade de la gravité des lésions, de la longue durée probable de la maladie. Le pronostic doit être encore très-réservé toutes les fois qu'il y a une destruction du tympan, une résorption du manche du marteau, une chute des osselets, moins l'étrier. Et l'on doit dire au malade qu'il sera toujours exposé aux suppurations de l'oreille, tout en conservant l'ouïe moins fine qu'auparavant. S'il se trouve des tumeurs osseuses compactes, rétrécissant le conduit à des degrés variables (*fig.* 35 de l'Atlas), il faut concevoir peu d'espérance.

Quand elles sont creuses ou peu résistantes, on peut les opérer et créer ainsi une voie large aux injections. Dans tous les cas, il ne faut rien promettre au malade avant d'être assuré de l'étendue probable des lésions. On doit détruire la tumeur osseuse afin de voir si le tympan est détruit en totalité ou en partie, et s'il paraît exister des lésions plus grandes. Si l'on ne parvient pas à détruire cet obstacle, on doit annoncer au malade que le traitement sera plus long et qu'il est impossible de connaître le degré de l'affection. On pourra dire au malade que le tympan est perforé, car il est toujours facile de s'assurer de l'existence de cette lésion en insufflant de l'air dans la caisse, par un des trois moyens usuels (méthode de Valsava, de Politzer, cathétérisme) pour produire le sifflement caractéristique.

Traitement. — La première indication à remplir est de modifier l'état général du malade, puis de tâcher de faire disparaître les manifestations locales. Le meilleur moyen d'obtenir ce double résultat, est d'instituer un traitement général et local et de placer le malade dans de bonnes conditions hygiéniques.

Traitement général. — On prescrira l'antiscrofuleux par excellence, l'huile de foie de morue, à la dose de 1 à 6 cuillerées à soupe par jour. Il sera prudent de ne pas la donner à une dose plus élevée de peur de troubler les fonctions digestives.

On donnera, concurremment ou alternativement, le vin de quinquina à la dose de 1 verre à bordeaux avant le repas, ou le sirop antiscorbutique le matin, à jeun. Tous les mois, on alternera l'huile de foie de morue avec l'iodure de potassium ou l'hypophosphite de soude pur, qui est un tonique puissant et relève promptement les forces du malade; on le prescrira en solution, à la dose de 1 à 3 cuillerées à café par jour :

Hypophosphite de soude pur..............	2 gr.
Eau distillée............................	200 gr.

On donnera la dose faible aux enfants, la dose moyenne aux femmes, et la dose forte aux hommes. Dans tous les cas, on commencera par la dose la plus faible, qu'on augmentera progressivement, s'il y a lieu.

On prescrira surtout le sirop d'iodure de fer aux jeunes filles chlorotiques, en se rappelant que ce médicament noircit les dents et en altère l'émail. On recommandera l'emploi des tisanes amères (gentiane, chicorée, houblon, feuilles de noyer, cresson), des bains sulfureux 2 à 3 par semaine, et des purgatifs (calomel et huile de ricin, de préférence pour les enfants, huile de ricin ou sulfate de magnésie pour les adultes).

Traitement local. — Dans la période aiguë, on prescrira avec beaucoup de réserve les émissions sanguines générales, qui sont bien utiles, lorsqu'il y a des symptômes réactionnels très-prononcés (Triquet). J'ai toujours employé les émissions sanguines locales, consistant dans l'application de quelques sangsues au tragus et à l'apophyse mastoïde, s'il y a lieu. — Une ou deux suffiront, si le malade est un jeune enfant. On fera maintenir du coton dans l'oreille, et l'on prescrira des fumigations fréquentes, trois ou quatre dans la journée; et des instillations, toutes les heures, avec une décoction de têtes de pavots, car la décoction de têtes de pavots est le narcotique le plus convenable pour l'oreille. Si les symptômes ne diminuent pas d'intensité, on donne un purgatif, ou un vomitif, comme l'indique Triquet, en ayant soin de choisir plutôt comme vomitif, le sirop d'ipéca pour les enfants, et l'émétique pour les adultes.

J'emploie peu les vomitifs, lorsqu'il n'y a pas de perforation du tympan, parce qu'ils peuvent déterminer la rupture par suite de la contraction violente des muscles du pharynx qu'ils déterminent.

Les injections avec une décoction tiède de têtes de pavots sont utiles lorsque la suppuration est abondante. Elles servent à diminuer l'inflammation et à entraîner le pus. Elles doivent être faites doucement, soigneusement, afin que la force du jet ne cause pas de douleurs vives.

Pour calmer les douleurs, on donnera de la poudre de Dower, des pilules de cynoglosse ou de Méglin ; aux adultes, on donnera le calomel et l'opium à doses fractionnées :

Opium pulvérisé	15 centigr.
Calomel	20 centigr.
Sucre pulvérisé	1 gramme
M. s. a. et div. en	15 paquets

De 2 à 10 paquets par jour.

On exercera une révulsion efficace au moyen de la pommade stibiée, on aidera l'effet de cette médication par un bain tiède tous les jours. Lorsque les symptômes inflammatoires seront passés, on commencera le traitement résolutif qui consistera en instillations et injections tièdes légèrement astringentes :

Décoction de têtes de pavots	100 gr.
Alun	1 gr.

Peu à peu, on augmentera la quantité d'alun qu'on portera à 3 grammes.

S'il y a une tendance aux éruptions furonculeuses, on choisira de préférence le sulfate de cuivre à la dose de 1 gr. pour 100 gr. de décoction. On touchera les bords des perforations avec une solution de nitrate d'argent, de la teinture de benjoin, ou une de ces solutions :

N° 1.	Iodure de potassium	3 gr.
	Teinture d'iode	6 gr.
	Eau distillée	30 gr.
N° 2.	Iodure de potassium	2 gr.
	Teinture d'iode	3 gr.
	Eau distillée	30 gr.

Si, malgré ce traitement, la maladie se prolonge, on conseillera le séjour à la campagne ou à une station d'eaux sulfureuses (Baréges, Aix en Savoie, Enghien).

On soumettra le malade à un régime sévère, en lui recommandant une nourriture fortement azotée et composée de viandes noires rôties, peu cuites et fortement épicées, un vin généreux, des exercices physiques au grand air, de l'hydrothérapie.

CARIE SCROFULEUSE DE L'OREILLE.

Carie scrofuleuse de l'oreille. — L'observation suivante démontrera que la scrofule produit dans les oreilles des désordres graves.

Une jeune fille de 19 ans vient nous consulter le 16 juillet 1868. Un examen général nous révèle une constitution scrofuleuse des plus accusées. Elle porte une cicatrice indiquant une carie ancienne du pourtour orbitaire gauche.

L'apophyse mastoïde droite, à peu près disparue, a longtemps suppuré. Les dents sont gâtées en partie, la branche droite du maxillaire inférieur suppure; et, en introduisant un stylet, on reconnaît une carie qui ne paraît pas très-étendue. Il y a des ganglions cervicaux nombreux; la figure est bouffie, le nez large, épaté, le teint peu coloré.

Cette malade nous dit que ses oreilles ont coulé dès l'enfance et que l'oreille gauche suppure beaucoup; elle ne suit la conversation que sur un ton très-élevé.

Perception crânienne.

Crâne droit, faible.	Crâne gauche, moyen.
Oreille droite, au contact fort.	Oreille gauche, au contact faible.

Le conduit droit est un peu déformé, large, sec, le tympan; invisible dans ses parties antérieures, est d'un blanc opaque dans certains points; dans d'autres, il présente des parties d'un gris bleuâtre. A la partie postérieure de la membrane, derrière le manche du marteau, il existe une partie fortement déprimée, irrégulièrement quadrangulaire, fortement amincie, à grand diamètre vertical d'environ trois millimètres sur deux millimètres de largeur. Cette dépression indique une adhérence à la paroi interne de la caisse.

Le triangle lumineux n'existe plus, le manche du marteau présente une apophyse très-saillante, très-grosse, un manche dirigé fortement de haut en bas et un peu d'arrière en avant (direction tout à fait anormale).

Le conduit auditif gauche suppure beaucoup; toute la portion fibro-cartilagineuse est gonflée, bourgeonnante, les parois se touchent et saignent au moindre contact. Avec un stylet, on sent, près de la portion osseuse du conduit, un obstacle à face rugueuse, poreuse, craquant sous l'instrument. Après avoir fait un grand lavage, j'extrais un morceau d'os carié dont la présence remonte probablement à quatorze ou quinze ans, d'après les renseignements de la malade. Cet os est gros comme une noisette, il est noirâtre, poreux comme de l'éponge de platine et vient très-probablement de la portion osseuse du conduit, qui est rétrécie considérablement au point de n'admettre qu'une corde à boyau de un millimètre de diamètre.

Oreille moyenne droite. — La trompe d'Eustache est large, et remplie de mucosités demi-liquides. Dans la caisse droite on entend un claquement peu distinct, sourd, de la membrane du tympan.

Oreille moyenne gauche. — La trompe d'Eustache gauche est large, et l'on entend à distance un gargouillement sonore et étourdissant, indiquant une perforation du tympan et une collection purulente dans la caisse.

Traitement. — 1° Chaque jour, prendre de une à trois cuillerées à soupe d'huile de foie de morue, alterner toutes les trois semaines cette préparation avec celle-ci. Chaque matin, boire une infusion de noyer dans laquelle on versera une cuillerée à café de cette solution :

Iodure de potassium........................	3 gr.
Eau distillée...............................	100 gr.

De une à deux cuillerées par jour en deux ou trois fois; prendre cette solution au moment du repas, si elle cause des maux d'estomac.

2° 10 centig. de fer réduit par l'hydrogène au moment du repas, viandes rôties surtout, vin généreux, régime épicé, crucifères, exercices au grand air.

3° Chaque jour, injecter quatre fois, dans l'oreille, la valeur de trois litres d'eau tiède chaque fois; ensuite instiller plusieurs gouttes de ce liquide dans l'oreille gauche :

Sous-acétate de plomb liquide...........	1gr,50
Eau distillée.............................	100 gr.

Le maintenir dans l'oreille pendant cinq à six minutes. Sous l'influence de ce traitement, et de cautérisations des granulations du conduit avec le perchlorure de fer, une solution de nitrate d'argent, répétées une fois par semaine, sous l'influence des douches potassiques ou balsamiques par la trompe d'Eustache, la malade, au mois de mai 1869, n'avait plus de suppuration et entendait ma montre à 12 centimètres.

Vous voyez, Messieurs, que, malgré la gravité des lésions, il ne faut jamais désespérer, et que, quand il y a une perception crânienne très-faible, on doit, dans certains cas, tenir compte de l'hypérémie momentanée de l'organe. Je pourrais vous citer d'autres exemples.

DES AFFECTIONS ECZÉMATEUSES OU HERPÉTIQUES DU CONDUIT.

Ces deux mots désignaient autrefois des affections multiples dont les caractères généraux étaient mal définis.

Willan (1) démontra facilement le vague de ces expressions ; peu à peu les idées devinrent assez précises, et maintenant ces affections sont assez bien connues. D'accord avec M. le professeur Hardy, j'appellerai eczéma : une affection élémentaire, non contagieuse, se transmettant souvent par voie d'hérédité, se reproduisant d'une manière presque constante, et présentant pour symptôme principal des démangeaisons toujours disposées à envahir de nouvelles régions, à marche habituellement chronique et dont la guérison a lieu sans cicatrices, bien qu'elles s'accompagnent souvent d'ulcérations (2).

Il n'entre pas dans mon sujet de vous décrire les affections dartreuses, si diverses dans leur aspect. Je vous parlerai de celles qui envahissent l'oreille et qui ont été assez bien décrites par Triquet.

J'ai déjà dit deux mots de l'eczéma du pavillon. Je parlerai maintenant des affections eczémateuses de l'oreille en général.

La dartre peut occuper une des parties du pavillon, envahir le conduit, le tympan, quitter l'oreille externe pour affecter la gorge, puis l'oreille moyenne. Elle peut aussi occuper toutes

(1) *Description and traitement of cutaneous etc.* Londres, 1798.

(2) *Leçons sur les mal. de la peau.* Paris, 1860.

ces parties en même temps; une seule oreille, ou toutes les deux.

Là où elle siége, elle détermine de la démangeaison, de la rougeur, du gonflement, de la chaleur, un luisant particulier qui donne un aspect érysipélateux aux parties atteintes. Celles-ci sont couvertes de vésicules, de phlyctènes, au début de la maladie. Bientôt il se forme des croûtes jaunâtres, grisâtres ou noirâtres, sous lesquelles existent des ulcérations superficielles qui sont parfois assez larges, mais ne laissent jamais de cicatrices.

La dartre laisse seulement une tache d'un rouge brun ou violacé qui disparaît au bout d'un temps variable.

Les démangeaisons, qui tourmentent les eczémateux, sont très-incommodes; elles les forcent à se gratter, et à augmenter ou à produire des ulcérations, en rendant les démangeaisons très-vives. Elles se calment souvent le matin pour devenir très-fortes le soir. Bientôt, en troublant le sommeil, elles réagissent sur l'état général. Les pellicules ou croûtes diffèrent de couleur, d'épaisseur et de consistance, suivant la nature de l'affection. Elles sont minces, petites et blanchâtres dans le pytyriasis, jaunâtres dans l'eczéma, brunâtres dans l'ecthyma, noirâtres dans l'impétigo. La dartre a une marche lente, quelquefois rapide, aiguë ou chronique. Lorsque l'affection venue primitivement à l'oreille, ou à des parties voisines, occupe le pavillon, celui-ci ne tarde pas à se tuméfier, à s'éloigner fortement de la tête et à se déformer. Il n'y a ni surdité ni bourdonnements; mais lorsqu'elle a envahi le méat et la partie fibro-cartilagineuse du conduit, ces parties sont gonflées, hypérémiées, et l'examen des parties profondes est douloureux, difficile ou impossible. Il y a un pus assez fétide dans lequel on voit des pellicules ou des écailles de couleur et de grosseur différentes, formant de véritables amas, ou couvrant simplement la surface de l'oreille externe. Il existe des bourdonnements légers et une surdité en rapport avec l'atrésie de la portion fibro-cartilagineuse. Lorsque l'affection envahit les parties profondes de l'oreille externe et le tympan, il est facile de constater la présence des pellicules et du pus, ainsi que la surdité et les bourdonnements. La portion osseuse est fortement hypérémiée. Des vaisseaux apparaissent sur le tympan, principalement derrière le manche du marteau. Cette membrane perd peu à peu ses caractères physiques, en se recouvrant de pellicules, devient blanchâtre, opaque, par suite de l'épaississement et de la desquamation de sa couche cutanée.

Lorsque l'affection persiste pendant un certain temps, après avoir envahi le tympan, cette membrane épaissie conserve une coloration blanchâtre, opaque, très-marquée, sans trace de manche de marteau et du triangle lumineux. (Voir *fig.* 31 de l'Atlas.) De là une surdité assez prononcée.

L'affection dartreuse peut affecter les muqueuses et envahir l'oreille moyenne. On distingue au laryngoscope une rougeur vive avec gonflement de la muqueuse de la trompe.

L'inflammation de la caisse est généralement de longue durée et a beaucoup de tendance à passer à l'état chronique, même lorsqu'on emploie un traitement convenable. Elle peut causer la perforation du tympan; cet accident est rare.

Étiologie. — Les causes de l'eczéma de l'oreille sont très-obscures. On remarque cette affection surtout chez l'adulte et le vieillard; âges auxquels les manifestations de cette diathèse sont plus marquées. On voit aussi la dartre, à titre d'accident secondaire de la syphilis, c'est une étiologie importante au point de vue du traitement.

Diagnostic. — S'il est souvent facile de reconnaître la nature de l'affection, il est des cas présentant une grande difficulté. On cherche alors à reconnaître l'affection dans d'autres régions, pour savoir si elle est mieux caractérisée, en ayant soin de se rappeler certains caractères différentiels.

Ainsi, dans l'eczéma la sécrétion est séreuse; dans le lichen la peau a une rudesse particulière; dans le psoriasis les squames sont larges, épaisses, d'un brillant argentin; dans le pityriasis, les pellicules sont minces, petites, blanchâtres. Le diagnostic différentiel des diverses espèces d'eczéma devient parfois impossible; mais il ne présente pas une grande utilité pratique, puisque, comme le dit le professeur Hardy, il suffit de reconnaître le nom de famille des maladies cutanées. Il est cependant une forme d'eczéma décrite par les auteurs modernes, que j'ai rencontrée plusieurs fois, et dont je vais vous dire deux mots. C'est l'eczéma fendillé qui se rencontre le plus souvent dans le sillon formé par le pavillon et l'apophyse mastoïde ; mais qui peut affecter d'autres parties du pavillon. Il est caractérisé par des fissures longues et étroites, ordinairement obliques les unes par rapport aux autres, et laissant entre elles des espaces variables. Le fond de ces fissures est rouge, il sécrète un liquide analogue à celui de l'eczéma. Il coexiste avec des vésicules, cause par intervalle des démangeaisons très-vives, dure fort longtemps, disparaît et reparaît facilement. Il a un aspect caractéristique et ne peut pas être ccnfondu avec le lichen, remarquable par l'épaississement et la rudesse de la peau. Je l'ai toujours observé chez des personnes assez âgées. Certaines éruptions peuvent être confondues avec des éruptions syphilitiques; on devra interroger le malade avec soin, examiner les parties génitales, la gorge, pour voir s'il n'y a pas d'accidents syphilitiques secondaires ou des cicatrices pathognomoniques.

Si le diagnostic est douteux, le traitement antisyphilitique change le plus souvent le doute en certitude.

Pronostic. — Généralement, ces affections présentent une certaine gravité, même lorsqu'elles n'ont pas envahi le tympan, parce qu'elles peuvent, à un moment donné, s'étendre et modifier la cloison tympanique; ou passer dans l'oreille moyenne, et amener une surdité, en causant une inflammation de cette partie de l'organe. Cependant si le malade est jeune, a une bonne constitution, on peut concevoir beaucoup d'espérance. Lorsque l'affection a envahi le conduit et le tympan, elle peut disparaître, mais elle peut déterminer un épaississement de la cloison, résistant à tout traitement.

Mais si l'affection est ancienne, générale et locale, le malade ayant dépassé l'âge moyen de la vie, on doit peu compter sur les effets d'une médication bien dirigée. Si elle est localisée au pavillon, persiste depuis un certain temps sans avoir de tendance à s'étendre, si la personne peu diathésique est jeune et peut être placée dans de bonnes conditions hygiéniques, on peut certainement assurer qu'elle ne portera pas de trouble dans l'audition.

On devra toujours se rappeler qu'une dartre guérie peut reparaître dans les mêmes régions, avec une intensité égale ou plus grande. Par conséquent, il sera prudent de faire des restrictions en prévenant les malades ou leurs parents.

Traitement hygiénique. — Comme, dans ces affections, il existe presque toujours une diathèse, on doit, par un traitement général, tâcher de neutraliser, ou de faire disparaître la diathèse; et, par un traitement local, essayer de modifier l'organe affecté.

Dès le commencement du traitement, on doit soumettre le malade à une hygiène sévère, lui recommander d'éviter tout excès de veille, d'alimentation; lui interdire l'usage des liqueurs fermentées, des alcools, du café, du thé, de la charcuterie, des épices, du gibier, des poissons ou crustacés de mer. Ce sera le seul moyen de rendre la guérison plus prompte et d'empêcher les récidives.

Traitement général. — Lorsqu'il existe des phénomènes inflammatoires, on doit les combattre par les tisanes rafraîchissantes (eau d'orge miellée, chiendent et réglisse; limonade citrique); par des purgatifs salins, drastiques ou huileux. Les purgatifs huileux seront donnés de préférence aux enfants, et les purgatifs salins et drastiques aux adultes (eau de Pullna, aloès ou jalap). Lorsque l'état suraigu a disparu, on continue les purgatifs; on emploie le soufre, l'arsenic, l'iode et leurs composés; la teinture de cantharides, le baume de copahu (Hardy).

Les purgatifs, très-efficaces pour combattre les affections à forme humide, le sont très-peu contre celles à forme sèche.

Arsenic. — On le donne principalement aux malades qui ne sont pas trop lymphatiques. On emploie surtout la liqueur de Pearson ou cette solution :

Arséniate de soude..................	5 centigr.
Eau distillée........................	200 grammes

De une à trois cuillerées à soupe par jour; pour les enfants ce sera la cuillerée à café.

Huile de foie de morue. — On la donne aux malades scrofuleux, aux enfants surtout, à la dose de 1 à 6 cuillerées à soupe par jour. M. le docteur Bazin la donne encore à des doses plus élevées (1).

(1) *Leç. théor. et clin. sur les affections cutanées.* Paris, 1860.

Iode. — On emploie l'iode, en l'alternant avec de l'huile de foie de morue, chez les enfants scrofuleux :

Iodure de potassium	3 gr.
Eau distillée	200 gr.

De 1 à 3 cuillerées à café par jour.

On l'emploie surtout chez les adultes lymphatiques, ayant une affection chronique arrivée à sa dernière période.

On prescrit surtout les eaux minérales naturelles : eaux d'Enghien, de Baréges. Enfin, on aura recours au baume de copahu, à la teinture de cantharide, dans certains cas rebelles.

Tous ces médicaments pris à l'intérieur seront administrés avec de la tisane de gaïac ou de l'eau de goudron.

Traitement local. — Pendant la période inflammatoire, on prescrira des fumigations émollientes avec une décoction de tête de pavot (une tête pour un demi-litre), afin de diminuer la congestion locale ; et des fumigations astringentes (eau blanche étendue d'eau chaude ; de *Trœltsch*) ; eau de *Botot* étendue d'eau, ou vinaigre camphré dans de l'eau chaude. Pendant les autres périodes, on prescrira des bains de vapeur au-dessous de 33° (Hardy). On fera, s'il y a lieu, des badigeonnages sur les parties malades tous les jours, ou tous les deux ou trois jours, selon l'effet obtenu, avec cette pommade ou un de ces mélanges:

N° 1.	Pyrélaïne de goudron	10 gr.
	Axonge	50 gr.
	Soufre sublimé	3 gr.
	Camphre pulvérisé	2 gr.
N° 2.	Huile de cade très-pure	15 gr.
	Glycérine anglaise	15 gr.
N° 3.	Huile de cade très-pure	10 gr.
	Glycérine anglaise	20 gr.
N° 4.	Teint. de quinquina	4 gr.
	Teint. de tolu	3 gr.
	Glycérine	15 gr.

Dans les formes sèches, on aura encore recours aux trois pommades suivantes ou aux mélanges indiqués :

N° 1.	Oxyde de zinc	2 gr.
	Axonge	30 gr.

N° 2.	Calomel........................	0g,25 à 0g,40
	Axonge........................	30 gr.
N° 3.	Bichlorure d'hydrargyre..............	0g,05 à 0g,10
	Axonge........................	30 gr.

Si la partie osseuse du conduit et le tympan sont envahis, on portera ces médicaments tous les deux jours à l'endroit affecté, avec un petit bourdonnet de coton fixé au bout d'une tige; et l'on pratiquera tous les trois ou quatre jours une injection tiède avec de l'eau de goudron, afin d'entraîner les croûtes ou le pus.

Si l'affection a envahi l'oreille moyenne, on introduit dans la caisse des vapeurs ou des injections d'eau de goudron, d'eaux sulfureuses, ou des injections de glycérine médicamenteuse :

Huile de cade pure........................	3 gr.
Glycérine anglaise........................	30 gr.

On prescrit des fumigations balsamiques, sulfureuses, et l'on a recours aux cautérisations s'il y a lieu.

DE L'OTITE FURONCULEUSE.

L'otite furonculeuse est produite par l'éruption d'un ou de plusieurs furoncles qui siégent presque toujours dans la portion fibro-cartilagineuse.

Symptômes. — Le furoncle détermine dans l'oreille des douleurs tensives, légères, puis vives, qui peuvent s'étendre dans toutes les régions voisines. Celles-ci sont continuelles, sourdes et de temps en temps lancinantes. Les mouvements du maxillaire, en faisant mouvoir la portion fibro-cartilagineuse du conduit, les exagèrent souvent à tel point que le malade ne veut ni boire ni manger.

Au bout de quelques jours, la douleur diminue et le furoncle ne tarde pas à s'ouvrir, en procurant un soulagement immédiat.

Quelquefois les douleurs sont peu vives; il n'y a qu'une sensation de gêne peu prononcée.

Quand elles sont vives, il y a ordinairement des battements assez prononcés, plns forts le soir que le matin, et augmentant sous l'influence de la circulation.

L'otite furonculeuse réagit aussi sur l'état général d'une manière légère ou plus prononcée. Il y a de la fièvre, de l'insomnie, un état saburral des voies digestives, de l'inappétence et de la soif.

Mais tous ces symptômes sont rarement aussi marqués que ceux de l'otite phlegmoneuse.

Symptômes objectifs. — Le furoncle, généralement seul, est ordinairement situé près du méat auditif. Il se présente sous la forme d'une petite tumeur rosée, mais peu à peu cette teinte se colore davantage, et l'on ne tarde pas à voir apparaître à son sommet une teinte blanchâtre, blanc jaunâtre, produite par le tissu cellulaire mortifié, et par le pus renfermé dans l'intérieur du furoncle. Lorsque le pus s'est fait jour au dehors depuis très-peu de temps, on voit au sommet de la tumeur une ouverture assez petite qui a donné passage au pus, et à travers laquelle on peut faire sortir une certaine quantité de tissu cellulaire (bourbillon).

Marche, durée, terminaisons. — Le furoncle a généralement une marche aiguë, quelquefois subaiguë. Il a une durée qui varie entre trois et quatre jours, et se termine par résolution ou par suppuration. Dans le premier cas, la tumeur, après avoir été assez prononcée et avoir eu une coloration d'un rosé assez vif, diminue peu à peu. Sa couleur pâlit, et, à la place d'une saillie indurée, on ne trouve bientôt plus que des tissus parfaitement sains.

Quand la tumeur doit suppurer, la coloration rosée devient plus vive, elle est peu de temps après remplacée par une coloration blanchâtre, blanc jaunâtre, blanc opaque, et bientôt du pus s'échappe au dehors. A ce moment, le furoncle peut disparaître, sans que le bourbillon soit sorti, mais celui-ci est souvent la cause d'une inflammation nouvelle. C'est pourquoi il est bien préférable de presser le furoncle pour en faire sortir la plus grande partie du contenu.

Étiologie. — Les furoncles du conduit viennent sous l'influence d'un état général particulier et coïncident avec une éruption furonculeuse sur d'autres parties du corps ou la suivent.

On les remarque aussi pendant le cours des otites eczémateuses, dont ils paraissent être le cortége ordinaire. Ils surviennent encore pendant le cours des suppurations de la caisse du tympan, ou à la suite d'instillations astringentes, d'alun de préférence.

Les furoncles affectent aussi les personnes lymphatiques, sous l'influence de causes assez légères, comme une solution assez forte de sulfate de zinc, par exemple, etc.

Diagnostic. — D'après ce que je vous ai dit tout à l'heure, il n'est pas difficile de reconnaître la présence d'un furoncle, mais il s'agit de savoir si cet état morbide passager est la cause de la surdité, quand elle existe, ou s'il y a une autre affection. Mais comme le furoncle peut avoir déterminé un gonflement assez prononcé des tissus, pour empêcher de voir les parties plus profondément situées, on ne peut pas toujours connaître la cause initiale. C'est pourquoi, lorsqu'il existe de la surdité, il est préférable d'attendre quelques jours avant de porter son pronostic, car l'otite furonculeuse seule n'est jamais grave.

Pour faire ce diagnostic différentiel, on tâchera de reconnaître les différentes affections qui déterminent l'éruption furonculeuse.

On examinera donc avec soin la surface du conduit.

Traitement. — Il est émollient ou antiphlogistique. Le traitement émollient consiste à instiller dans le conduit plusieurs gouttes de décoction tiède de têtes de pavots, plusieurs fois par jour, et de maintenir dans l'oreille un petit cataplasme de fécule, ou des cataplasmes de mie de pain trempée dans du lait. Ces derniers cataplasmes doivent être renouvelés trois fois par jour quand la température est élevée.

En même temps, on prescrit un purgatif salin, une nourriture légère, et l'usage de l'eau de goudron. Si le malade a une constitution qui paraisse le prédisposer aux éruptions furonculeuses, il est nécessaire de changer l'hygiène du malade et de prescrire des solutions arsenicales, des bains alcalins ou sulfureux, et de l'eau de Pullna, comme laxatif, une fois par semaine.

Le traitement antiphlogistique, combiné avec le traitement émollient, me paraît bien préférable. Aussitôt que la tumeur furonculeuse devient douloureuse, je fais prendre au malade une fumigation de vapeur d'eau assez chaude, pendant quelques minutes, de manière à congestionner l'oreille externe.

J'applique sur le point douloureux un petit tube-ventouse que j'ai imaginé, et lorsque j'ai fait le vide pendant une demi-minute ou une minute, je scarifie la surface rouge avec un bistouri ; ensuite je réapplique mon tube-ventouse de manière à faire saigner suffisamment la tumeur furonculeuse ; par ce moyen j'arrête la marche du furoncle.

Quand l'inflammation est vive, je fais une seconde application dans la journée, et il est rare de voir le processus morbide ne pas céder à ce moyen héroïque. Le furoncle est-il prêt de suppurer, je l'ouvre largement, et j'exerce des pressions de manière à faire sortir en partie ou en totalité le tissu cellulaire mortifié.

Pour empêcher le retour des furoncles, il faut modifier l'état général. On y parvient en indiquant le traitement général dont je vous ai parlé il y a un instant, ou en modifiant l'état local causant l'éruption furonculeuse.

Je ne vous ai point parlé des abcès sudoripares décrits pour la première fois par un chirurgien savant et habile, M. le professeur Verneuil (1). Je vais vous en dire deux mots :

Les glandes cérumineuses et les glandes sudoripares étant profondément placées, les abcès qui se forment dans leur intérieur sont toujours aussi profondément placés. Dès qu'ils commencent à se former, il existe une douleur limitée à un point, mais beaucoup moins étendue que celle qui est produite par un abcès furonculeux. C'est ce qui fait qu'on les distingue parfois des furoncles avec assez de facilité.

Ils ont aussi une forme plus arrondie, et leur base est mieux distincte des tissus environnants.

Leur traitement est le même que celui des abcès furonculeux.

(1) *Arch. gén. de médecine.* Paris, 1864.

DES MALADIES

DE L'OREILLE MOYENNE

Les affections de l'oreille moyenne intéressent les trois diverticulums qui la composent. Comme le processus inflammatoire gagne rarement l'apophyse mastoïde, et que, quand cela arrive, on peut le considérer comme une complication, je m'occuperai seulement des maladies de la trompe et de la caisse.

Plus tard je vous parlerai spécialement de l'inflammation de l'apophyse mastoïde. Avant de décrire ces états morbides, je dois vous signaler la difficulté de reconnaître leur étendue, lorsque le processus inflammatoire arrivé jusqu'aux dernières limites de la trompe d'Eustache atteint la caisse du tympan, car, l'affection n'ayant pas encore indiqué sa présence par des caractères visibles ou reconnaissables, il est impossible de savoir exactement jusqu'à quel point elle est parvenue.

Par ces quelques réflexions, vous voyez, Messieurs, pourquoi certains auteurs n'ont pas voulu diviser en deux chapitres distincts les maladies de la trompe et de la caisse, et pourquoi d'autres praticiens ont trouvé que certaines affections de la trompe pouvaient rester longtemps dans ce tube ostéo-fibro-cartilagineux avant de gagner la caisse du tympan; je me suis rangé à cette dernière opinion. Aussi, tout en admettant qu'il y a des affections isolées de la trompe, je reconnais qu'elles gagnent toujours la caisse au bout d'un temps variable. C'est pourquoi je distinguerai quatre états pathologiques.

1° Inflammation aiguë de la trompe d'Eustache.
2° — — et de la caisse.
3° — chronique de la trompe et de la caisse.
4° — avec suppuration de ces parties et perforation du tympan.

INFLAMMATION DE LA TROMPE D'EUSTACHE.

L'inflammation de la trompe d'Eustache, coïncidant avec une inflammation des parties voisines, présente des symptômes pathognomoniques. C'est pourquoi je négligerai ceux qui sont déterminés par l'affection initiale pour insister sur ceux qui se rapportent beaucoup plus spécialement à l'inflammation de la trompe.

Il existe dans l'arrière-cavité des fosses nasales, près des orifices pharyngiens des trompes d'Eustache, une chaleur âcre, tensive, incommode, et une sensation de pression fort désagréable. C'est ce qui engage le malade à exécuter des mouvements de déglutition pour tâcher de se débarrasser de cette pression incommode. Il y a des douleurs lancinantes s'irradiant du côté du conduit, des tempes et du cou, et lorsque l'air passe quelquefois dans les trompes, pendant un effort d'expiration, une douleur se fait sentir dans le fond de l'oreille. Elle est vive, instantanée, déchirante et de peu de durée; aussi le malade prend-il grand soin de ne pas renouveler cette expérience. Il existe ordinairement des bourdonnements comparables aux battements artériels ou à un bruit de coquillage. Certains auteurs les ont attribués à la différence de pression exercée sur les deux faces de la membrane du tympan. Je crois qu'ils sont plutôt produits par les battements vasculaires des gros vaisseaux voisins. Pendant les premiers temps, il existe un peu d'hypéresthésie et de résonnance de la voix. Il y a une surdité d'abord légère, puis peu à peu plus prononcée au fur et à mesure que la muqueuse de la trompe se tuméfie davantage. Le malade a la sensation très-prononcée d'oreille bouchée, et il ressent vers le méat des démangeaisons très-vives calmées ou diminuées momentanément par l'introduction d'un corps mouillé dans le conduit. Ces démangeaisons revenant au bout d'un temps variable, le malade les augmente par des attouchements répétés avec un crayon, un porte-plume, un cure-oreille ou un autre instrument.

Marche, durée, terminaisons. — L'inflammation aiguë de la trompe a une durée fort limitée lorsqu'elle a une marche franchement inflammatoire et nullement entretenue par un état morbide spécial. Après avoir parcouru ses diverses périodes, elle se termine par résolution, sans compromettre plus longtemps l'audition. Mais il n'en est pas toujours ainsi, puisqu'elle peut gagner la caisse, s'étendre au cerveau et causer la mort ou déterminer simplement tous les degrés de l'inflammation de la caisse, laisser après elle une obstruction de la trompe par du mucus qui se concrète à la manière d'un bouchon de cérumen dans le conduit auditif externe, ou bien un gonflement inflammatoire de la muqueuse, c'est-à-dire un état chronique.

Lorsqu'il existe un bouchon de mucus, il en résulte un certain degré de surdité qui dépend de l'obstruction variable de la trompe, et qui persiste tant que le corps étranger ne permet pas un libre passage à l'air dans la caisse. Quand l'obstruction de la trompe est complète, ce qui est très-rare, les mucosités sécrétées par les follicules de l'oreille moyenne, ne s'écoulant plus dans le pharynx, s'accumulent dans la caisse et produisent l'engouement.

Inflammation chronique de la trompe d'Eustache. — Lorsque l'inflammation passe à l'état chronique, ce qui est fréquent, le malade a, suivant l'état hygrométrique de l'air, des alternatives d'audition et de surdité qui deviennent moins prononcées à mesure que la muqueuse est modifiée davantage. Après une excitation vive de la muqueuse, comme celle que produit le fumer prolongé, le cathétérisme répété ou fait maladroitement, l'injection de substances irritantes dans la trompe, etc., le malade ressent au bout d'un temps variable une douleur tensive. Celle-ci a son siége au niveau des trompes d'Eustache, dans la gorge et vers le méat auditif. Il existe aussi une chaleur âcre dans ces parties, une démangeaison assez vive au méat auditif et une sensation fort désagréable d'oreille bouchée. Quand ces symptômes surviennent chez un malade qui subit le cathétérisme, on doit suspendre les séances pendant quelques jours, afin de laisser disparaître l'hypérémie de la muqueuse.

Pendant la durée de l'état inflammatoire, toutes les fois que le malade fait une expiration forcée et que l'air passe dans la caisse, il survient une douleur vive et brusque qui contraint le malade à modérer ses efforts et lui fait craindre toute expiration forcée. Dès que l'air a passé dans l'oreille moyenne, le malade a pendant quelques secondes la sensation de plénitude de l'oreille, puis tout à coup, au moment où l'excès d'air sort de la caisse, un petit claquement se fait entendre, et l'audition est améliorée pendant un temps qui varie entre quelques secondes et plusieurs heures.

Lorsqu'il n'y a pas d'hypérémie vive de la trompe, le passage de l'air dans l'oreille moyenne ne produit pas de douleur, à moins que l'expiration n'ait éte violente. Le malade ressent aussi, à des intervalles variables, des bourdonnements passagers à timbre métallique dont le mot *dzin* peut donner une bonne idée ; ils durent pendant quelques secondes, et se prolongent quelquefois pendant une demi-minute.

Marche, durée, terminaisons. — L'inflammation chronique de la trompe d'Eustache a une marche excessivement lente et reste stationnaire pendant des années avant d'envahir la caisse du tympan. Elle ne cause jamais la mort, mais elle produit l'épaississement de la muqueuse de la trompe et rétrécit énormément ce canal, au point de s'opposer au passage libre de l'air. Il en résulte une surdité très-prononcée. Lorsqu'elle envahit la caisse du tympan, elle détermine l'épaississement des tissus mous que renferme ce diverticulum, ainsi que ceux de la membrane du tympan. Cet épaississement, comme on doit le penser, commence toujours par les parties périphériques de la membrane et permet de les distinguer des épaississements dépendant de sa couche cutanée ou de sa couche fibreuse.

Étiologie. — La cause la plus fréquente de l'inflammation de la trompe est le refroidissement de la tête ou des pieds, arrêtant une transpiration plus ou moins abondante ; c'est pourquoi on rencontre cette maladie plus souvent au printemps et à l'automne dans les pays humides, dont les variations sont très-brusques, comme le Havre, Nantes, Rouen, etc., etc.

On doit nommer encore toutes les causes capables de produire l'inflammation des muqueuses, comme, par exemple, les fièvres éruptives, le tabac, les liqueurs, la syphilis, les affections dartreuses.

Diagnostic. — Le diagnostic est facile parce qu'on peut toujours constater avec soin quel est l'état de la muqueuse de la trompe. Par l'examen direct, on voit la gorge rouge, tuméfiée, granuleuse, et des stries ou des plaques rosées sur la lèvre postéro-supérieure de la trompe.

Quelquefois on aperçoit, entre les lèvres du méat de la trompe, des mucosités jaunâtres, ou d'un blanc grisâtre, assez semblables à une solution épaisse de gomme arabique. Elles sont demi-liquides ou solides. Quand elles sont demi-liquides, elles couvrent souvent une partie de la muqueuse avoisinant l'angle antérieur de la trompe. Quand elles sont solides, elles se présentent sous la forme d'une matière demi-desséchée remplissant un canal. Si l'on engage le malade à employer le procédé de Valsava, il arrive souvent, au dernier degré de cette affection, que l'air ne passe pas dans l'oreille moyenne. Cette tentative inutile ne prouve pas que la trompe soit rétrécie. Elle indique seulement qu'elle est fortement hypérémiée, ou qu'elle renferme des matières étrangères. Lorsque le malade fait des expirations plus énergiques (par la méthode de Valsava), il ressent une pression vive et indolore au niveau des trompes. Cette sensation de pression devient peu à peu plus profonde. Elle est due à la pression de l'air sur l'orifice pharyngien de la trompe, ou à l'introduction de l'air qui pénètre dans le tube d'Eustache jusqu'à une certaine profondeur et y rencontre un obstacle. Mais, au bout de quelques minutes, le malade parvient quelquefois à faire passer l'air dans la caisse du tympan. Pendant tout le temps que durent ces efforts, si l'on ausculte l'oreille, on n'entend aucun bruit. Tout à coup l'obstacle est rompu, et l'air se précipite dans la caisse en faisant entendre le claquement du tympan ; claquement sec, fort, comparable au claquement d'une étoffe de toile fine ou de soie. Si la méthode de Valvasa ne réussit pas à faire passer l'air dans la caisse du tympan, on emploie la méthode de Politzer, qui est parfois insuffisante à cause du manque d'habitude du malade. Il faut alors constater directement l'état de la trompe avec un cathéter assez large pour permettre l'introduction d'une bougie.

Pour y parvenir, on place le tube otoscope dans l'oreille du malade et dans celle du médecin ; on introduit le cathéter métallique dans la trompe et on le maintient avec la main. Il ne reste plus qu'à pousser dans la caisse du tympan une douche d'air qui produit des bruits variables. Lorsque la trompe est obturée, on entend le bruit lointain de l'air, quelquefois même le bruit de pavillon grossièrement comparable au ron ron du chat, mais aucun bruit dans la caisse. La trompe est-elle rétrécie et encore perméable, on entend l'air pénétrer dans la caisse sous la forme d'un filet mince. Celui-ci s'engage dans le passage étroit et arrive dans la caisse où il produit un bruit très-superficiel. Si la douche est poussée avec une force assez grande, il peut y avoir un claquement partiel du tympan. Mais rarement on entend le claquement bien net du tympan dû à la projection entière de la membrane en dehors, parce que la quantité d'air, pénétrant à un moment donné dans la caisse, est trop faible. Quand la cavité de la portion fibro-cartilagineuse de la trompe est remplie de mucosités, on entend un gargouillement lointain, puis une crépitation à grosses bulles. Bientôt les mucosités, étant très-divisées, sont chassées presque en totalité dans le pharynx. D'autres, en petit nombre, sont entraînées dans la caisse par l'air qui y pénètre largement. Ces bruits humides, qui se passent dans la trompe, masquent d'ordinaire le claquement du tympan. Cependant, avec une habitude suffisante et une ouïe fine, il est facile d'entendre le claquement de la membrane, voilé par les bruits dont je viens de vous parler. Lorsqu'il y a seulement quelques mucosités et un gonflement léger de la muqueuse, on entend une crépitation humide à bulles fines, et l'air pénètre facilement dans la caisse.

Tels sont les détails importants à reconnaître.

Plus tard je vous en donnerai d'autres, lorsque je vous parlerai de l'inflammation chronique de la trompe et de la caisse. Dans les cas d'obstruction ou de rétrécissement de la trompe, le passage d'une bougie devient indispensable. Pour faire l'exploration, on choisit de préférence le *mi* de la corde à violon. On ramollit un peu une de ses extrémités en la comprimant légèrement avec les incisives, et, après avoir enduit la bougie avec du cold cream, dans une étendue de deux centimètres environ, on l'introduit dans le cathéter. Puis on la pousse lentement dans la trompe d'Eustache, et, l'on perçoit, dans une étendue plus ou moins considérable, une résistance variable, qui disparaît au delà de la partie rétrécie. Cette résistance n'est pas dure et linéaire, elle est demi-molle, et se fait sentir pendant un certain trajet. Au delà de cette partie rétrécie, la bougie chemine librement jusqu'à la caisse, et vient toucher les osselets ou un point des parois de la caisse, lorsque l'on continue à la pousser plus avant.

Pour être sûr de l'existence d'un rétrécissement peu marqué, mais cependant appréciable, on doit prendre une bougie fine et tenir compte des remarques que j'ai faites à l'article *Bougie*.

En examinant le conduit auditif externe, on le trouve sec ou cérumineux, exsangue ou un peu injecté. Quand il existe des bourdonnements violents, il est fréquent de voir, dans la paroi supérieure du conduit, des vaisseaux, dont plusieurs d'entre eux arrivent à l'apophyse externe où ils disparaissent. Quelques-uns passent derrière le manche du marteau, qu'ils suivent pendant un trajet plus ou moins long pour disparaître aussi. En examinant la membrane du tympan, on voit qu'elle a subi des modifications importantes à connaître.

Le passage de l'air dans la caisse devenant de plus en plus difficile, ou se faisant à longs intervalles, la pression, sur les deux faces du tympan, devient inégale. Il en résulte que la face extérieure ou cutanée de cette membrane, étant soumise à une pression plus considérable que la face intérieure ou muqueuse, devient beaucoup plus concave qu'à l'état normal. Ce fait explique les différents aspects de la membrane du tympan. A mesure que la concavité du tympan devient plus grande, le manche du marteau (*fig*. 7 et 8 de l'Atlas) se porte en dedans, en arrière et en haut, de telle sorte qu'il apparaît en raccourci. En même temps son apophyse externe devient plus saillante. Le triangle lumineux s'abaisse peu à peu et devient plus grand (*fig*. 7 et 8 de l'Atlas). Le tympan, en se portant vers l'intérieur de la caisse, touche certaines parties qui y sont renfermées; c'est ce qui explique pourquoi la grande branche de l'enclume et l'étrier apparaissent à sa surface, sous la forme de lignes blanchâtres à peine esquissées, lorsque les parties de ces osselets sont à une très-petite distance du tympan. A mesure que la membrane se rapproche des osselets, les lignes se dessinent bien mieux à sa surface, et sont beaucoup plus accusées. Les figures 7 et 8 indiquent de pareilles modifications.

La concavité de toute la membrane n'est pas toujours régulière. Les parties périphériques étant plus résistantes, à cause du grand nombre de fibres renfermées en ces points dans la couche fibreuse, ne sont pas attirées vers la caisse avec autant de facilité. Elles forment un plan plus externe. Et comme elles apparaissent d'un gris plus blanchâtre, elles semblent former, avec les parties centrales, un angle indiqué dans la figure 8, mais plus accusé qu'il ne l'est réellement. La coloration de la membrane du tympan ne paraît pas influencée pendant les premières périodes de l'inflammation de la trompe; mais lorsque la concavité de la membrane commence à augmenter, la teinte grise régulière de cette membrane est plus sombre qu'à l'état physiologique. Lorsque cette concavité de la membrane du tympan persiste pendant longtemps, le tendon réfléchi du muscle interne du marteau se raccourcit, et maintient dans sa position vicieuse le manche du marteau, même lorsque la trompe d'Eustache est redevenue libre. On pourrait croire que, toutes les fois que le manche du marteau est fortement projeté en haut et en dedans, la grande branche de l'enclume est aussi portée en dedans. Il en résulterait que la platine de l'étrier poussée dans le vestibule comprimerait le liquide de l'oreille interne, et déterminerait des bourdonnements, des vertiges ou d'autres phénomènes nerveux; mais ce fait n'est pas commun. Lorsque la position vicieuse de la chaîne des osselets persiste, et que les bourdonnements disparaissent, il faut bien admettre que cette tension de la chaîne des osselets a varié. Ordinairement, la tension exagérée de la membrane du tympan hypérémie les parties du tympan immédiatement situées derrière le manche du marteau, ainsi que la partie de la paroi supérieure du conduit avoisinant le tympan. L'hypérémie est indiquée par des vaisseaux qui sont ordinairement assez volumineux, très-rouges, très-visibles, et se terminent souvent au niveau de l'extrémité inférieure du manche du marteau.

Pronostic. — L'inflammation légère de la muqueuse de la trompe disparaît rapidement lorsqu'elle ne récidive pas plusieurs fois; si, au contraire, elle a été plus intense, si le malade est sujet à contracter des maux de gorge ou des rhumes de cerveau, l'affection est plus sérieuse, parce qu'elle peut compromettre gravement l'audition à un moment donné.

Cet état morbide est encore plus grave, lorsque l'inflammation de la trompe d'Eustache est passée à l'état chronique. Avant de porter un pronostic, il est important d'explorer l'oreille externe, la région naso-pharyngienne, la trompe d'Eustache et d'ausculter l'oreille moyenne au moment où l'on introduit de l'air dans l'oreille moyenne. On doit connaître le degré des perceptions crânienne et auditive avant et après la douche gazeuse pour savoir si l'air introduit dans la caisse a amélioré beaucoup l'audition.

Toutes les fois qu'il y a seulement une inflammation de la trompe d'Eustache et que la désobstruction momentanée de ce canal ne donne pas une audition meilleure au malade, il y a d'autres modifications morbides qu'il faut trouver. Examinez alors avec soin le tympan, les mouvements du manche du marteau, et gardez-vous de confondre une inflammation de la trompe avec une inflammation chronique de la caisse.

Le pronostic doit être réservé lorsque la membrane très-concave touche l'enclume, l'étrier et lorsqu'il existe une rétraction du tendon réfléchi du muscle tenseur du tympan. Dans ce cas il est nécessaire de donner plusieurs douches d'air dans la caisse pour savoir si la membrane reprendra sa position normale ou si l'audition redeviendra bonne. Car l'air, pur ou chargé de vapeurs, insufflé dans la caisse, projette la membrane du tympan en dehors. Si les modifications pathologiques sont peu profondes, le tympan devient de moins en moins concave. En même temps le marteau bascule sur la tête de l'étrier et les rapports des surfaces articulaires de ces osselets devenant normaux, le manche du marteau reprend son obliquité. Pour qu'il en soit ainsi, il faut que le tendon réfléchi du muscle tenseur du tympan reprenne sa longueur ordinaire. Alors on ne voit plus se dessiner à la surface de la membrane la branche de l'enclume et l'étrier.

Lorsque les modifications pathologiques dont je viens de vous parler sont trop anciennes, elles sont peu susceptibles d'amélioration ; ce qui ne veut pas dire que l'on ne rendra pas l'audition meilleure.

La trompe étant devenue libre, on est tout étonné de voir les modifications persister à peu près les mêmes et la surdité disparue en totalité ou en partie. La figure 8 de l'Atlas vous en offre un exemple.

On peut donc dire d'une manière générale que dans les inflammations de la trompe d'Eustache, toutes les fois que le tube redevient libre, la surdité disparaît en partie ou en totalité avec persistance ou disparition des modifications pathologiques.

Traitement. — Pour faire disparaître le processus inflammatoire de la trompe, on emploie ordinairement les moyens indiqués dans le traitement de l'angine gutturale, de l'angine tonsillaire ou de la pharyngite. L'inflammation gutturale s'est-elle propagée à la trompe, on combat l'affection initiale par des boissons émollientes, des gargarismes émollients (décoctions de racine de guimauve; de graine de lin, d'orge édulcorée avec du miel rosat ou du sirop de gomme, lait tiède).

Deux fois par jour, on injecte dans les narines une certaine quantité de décoction tiède de tête de pavot (douche naso-pharyngienne) en ayant soin de fermer ensuite les narines avec un bourdonnet de coton sec. On prescrit des dérivatifs (bains de pieds sinapisés, matin et soir, et de l'aloès, gros comme un petit pois, le soir au moment du repas).

La période aiguë passée, on remplace le traitement émollient par le traitement astringent ou résolutif en donnant des gargarismes à l'alun, au borax, et des fumigations à l'eau de Botot (quelques gouttes de cette eau dans de l'eau chaude).

Pendant le cours de la maladie, on recommande au malade de se couvrir la gorge, de se tenir chaudement et de rester dans un appartement modérément chauffé si la température de l'air est trop basse.

Tels sont les moyens efficaces pour guérir promptement l'inflammation gutturale dans la plupart des cas. Cependant il peut arriver que l'inflammation, étant très-vive, résiste à ce traitement et augmente. Pour la combattre, on fait une application de sangsues sous le maxillaire inférieur ou au-dessous du lobule, immédiatement en arrière du bord postérieur de la branche montante du maxillaire inférieur. On doit la renouveler si les symptômes inflammatoires ne diminuent pas. Les moyens indiqués, les révulsifs énergiques, une diète proportionnelle à l'intensité de l'inflammation, et le séjour à la chambre complètent le traitement.

Les amygdales sont-elles principalement atteintes, on emploie les mêmes moyens. De plus on peut avoir recours, dans la première période inflammatoire, aux cautérisations légères avec le nitrate d'argent, ou aux insufflations alunées (une à trois par jour). On doit aussi sacrifier les amygdales avec le bistouri (deux à trois fois par jour), lorsqu'elles sont très-douloureuses et tuméfiées au point d'obstruer l'isthme du gosier.

L'inflammation aiguë disparue, la surdité n'existe plus ou persiste. Pour la faire disparaître, on insuffle tous les deux jours de la vapeur d'eau très-légèrement alcoolisée dans la trompe, au moyen de la sonde ; ou bien deux fois par semaine, on injecte de la même manière quelques gouttes de solution potassique, et tous les jours on insuffle de l'air dans les trompes. Si par hasard un bouchon de mucus n'était pas ramolli et entraîné par la douche naso-pharyngienne et les injections potassiques, on pourrait l'extraire à l'aide d'une pince, comme l'a fait le docteur Lœwenberg (1). Pour que ce traitement fasse disparaître la surdité, on doit mettre le malade dans des conditions convenables qui permettent à la muqueuse naso-pharyngienne de revenir à son état primitif. Pour éviter les récidives, il faut soumettre le malade à une hygiène sévère.

Plus tard je vous parlerai de l'inflammation chronique de la trompe d'Eustache.

DE L'INFLAMMATION AIGUE DE L'OREILLE MOYENNE. — OTITE INTERNE. TRIQUET. — *OTITE AIGUE DE LA CAISSE.* BONNAFONT. — *CATARRHE AIGU DE L'OREILLE MOYENNE.* DE TROELTSCH.

Cette affection, que j'ai l'intention de vous décrire aujourd'hui, ne s'étendant pas ordinairement à l'apophyse mastoïde, je vous parlerai de cette dernière lorsqu'il s'agira des complications qui surviennent à la suite des otites en général.

Elle éclate brusquement dans une oreille, rarement dans les deux; elle est caractérisée par une douleur vive, siégeant dans l'oreille et occupant la moitié correspondante de la tête. En même temps, il existe des bourdonnements comparables à un bruit de chute d'eau; ils sont continuels et très-incommodes. Au bout de quelques jours, ils changent de caractère et ressemblent à des battements tumultueux comparables à des coups de marteau. Ils sont dus aux battements artériels, et coïncident avec les battements du pouls. En comprimant l'artère carotide primitive du côté correspondant à l'oreille malade, ou toutes les deux, ils cessent complétement ou deviennent beaucoup moins forts.

A l'époque où les bourdonnements apparaissent, il existe

(1) *Archiv für Ohrenheilkunde*, II, 2.

ordinairement des douleurs vives dans l'intérieur de l'oreille, autour d'elle, et dans la partie correspondante de la tête.

L'œil correspondant à l'oreille affectée est parfois larmoyant et redoute la lumière (photophobie).

Quand les deux oreilles sont affectées, le malade est en proie à une agitation profonde.

Le matin, le malade est dans un calme relativement très-appréciable; le soir, les symptômes sont plus dessinés. Pendant les exacerbations, on peut voir survenir des vertiges et un délire furieux; symptômes qui ont fait croire souvent à des manifestations morbides du côté de l'encéphale.

Le bruit, l'exercice forcé, les mouvements de la mâchoire, exagèrent la douleur et les bourdonnements. La surdité est complète ou très-prononcée.

Il y a de la fièvre, de l'insomnie, de l'inappétence, de la soif.

Au bout de quelques jours ou d'un temps plus éloigné, les symptômes diminuent d'intensité, soit par suite de la diminution de la phlegmasie, soit par suite de la perforation du tympan qui procure un soulagement immédiat.

Le muco-pus sort rarement de la caisse à travers la trompe d'Eustache, à cause de l'étroitesse de ce tube dont le calibre est oblitéré complétement ou à peu près par la muqueuse très-gonflée et fortement hypérémiée. Il en résulte que le muco-pus s'accumule sans cesse dans un espace fermé de toutes parts : fait qui facilite la propagation du processus inflammatoire dans les parties profondes de l'organe ou même plus profondément encore.

C'est ce qui explique pourquoi on a vu l'inflammation gagner rapidement le cerveau et causer la mort.

Cette terminaison de la maladie, heureusement rare, devrait, comme le dit fort judicieusement le professeur de Troeltsch, engager les praticiens à explorer l'organe de l'ouïe chez les enfants et même chez les adultes qui présentent quelques-uns des symptômes indiqués. On éviterait ainsi des accidents qui peuvent être mortels, et souvent la surdi-mutité, qui vient fréquemment dès le jeune âge, à la suite d'une inflammation de l'oreille moyenne.

Malgré la violence des symptômes, il peut arriver que le processus inflammatoire disparaisse rapidement sans laisser de traces ou produise des désordres variables dont je vais vous parler.

Symptômes objectifs. — L'inflammation aiguë de la caisse, survenant à des degrés divers, donne des physionomies différentes au tympan. Pour mettre un certain ordre dans ma description, je vous décrirai d'abord l'aspect de la membrane dans les cas où elle est perforée pendant le cours de l'otite. Je vous indiquerai ensuite les autres changements que la membrane subit pendant cette maladie.

Dans toute inflammation de la caisse la physionomie de la membrane est à peu près la même au début de l'état morbide; je l'esquisse donc une fois pour toutes.

Le tympan d'abord plus brillant qu'à l'état normal paraît un peu plus concave. L'exagération de cette courbure tient probablement à la différence de pression qui existe sur les deux faces de la membrane, par suite du gonflement de la muqueuse de la trompe.

Quelques vaisseaux apparaissent derrière le manche du marteau. Bientôt le brillant du tympan fait place à une coloration d'un gris terne, trouble, enfumé et le triangle lumineux diminue progressivement. Peu à peu à cette coloration grise, obscure, terne, se mélangent des teintes violacées; le manche du marteau s'injecte davantage ; la portion osseuse voisine du tympan se colore; et bientôt une couronne de vaisseaux plus ou moins prononcée se forme à la circonférence du tympan (*fig.* 4 de l'Atlas).

De cette couronne partent des vaisseaux qui se dirigent vers le centre de la membrane où ils s'anastomosent entre eux. Tous ne gagnent pas le centre de la membrane ; les uns disparaissent après un trajet fort court, les autres sont visibles dans toute leur longueur, et s'anastomosent avec ceux du côté opposé. Quelques-uns s'anastomosent avec ceux qu'ils côtoient.

A cette époque de la maladie, on peut voir apparaître des ecchymoses à la surface du tympan. Elles se présentent sous la forme de taches légèrement saillantes, d'un rouge carmin vif, et réfractent fortement la lumière (*fig.* 4 de l'Atlas) ; je les ai surtout remarquées dans les parties postero-supérieure et inférieure de la membrane. Elles peuvent siéger dans la portion osseuse et anticiper un peu sur le tympan (Politzer).

Peu à peu, par suite de l'augmentation du nombre des vaisseaux et de l'imbibition des couches du tympan, la rougeur toujours vive devient diffuse, humide (*fig.* 2 de l'Atlas), et l'on ne distingue plus de vaisseaux à la surface du tympan qui paraît avoir une étendue beaucoup moins grande qu'à l'état normal. La membrane ressemble à un disque rouge, humide, fermant l'extrémité d'un tube dont la surface intérieure est d'une couleur rosée ou rouge (*fig.* 2 de l'Atlas), quelquefois il y a, sur ce disque ou sur la paroi inférieure du conduit, une certaine quantité de pus d'un blanc jaunâtre (*fig.* 2 de l'Atlas).

Lorsque le processus inflammatoire continue sa marche, la supersécrétion de la muqueuse augmente. Le muco-pus exerce, à un moment donné, une pression sur la membrane du tympan qui bombe du côté du conduit auditif externe. La partie saillante du tympan existe ordinairement dans sa partie postéro-inférieure. Elle se présente sous l'aspect d'une tache blanchâtre rosée, vaguement distincte de la coloration rouge du reste de la membrane.

Peu à peu ce reflet opalin devient blanchâtre, il est bientôt remplacé par une saillie légère dont le centre est d'un blanc opaque, tandis que ses parties périphériques d'un gris blanc rosé se confondent graduellement avec le reste de la membrane (*fig.* 3 de l'Atlas).

Peu à peu la saillie augmente ; et l'on aperçoit à son sommet un point très-opaque qui se perfore et donne passage au pus. Celui-ci s'écoule dans le conduit qu'il remplit en partie (*fig.* 2 de l'Atlas).

Après avoir enlevé le pus qui masque la membrane, si l'on examine le fond du conduit, on voit une ouverture ordinairement arrondie, assez petite, dont les bords sont rouges et tuméfiés. Cet orifice pathologique donne passage au pus et persiste pendant un temps variable.

L'hypérémie de l'oreille moyenne diminue ainsi que le gonflement des tissus et tous les détails de la surface du tympan apparaissent tels qu'ils étaient auparavant ou modifiés.

Par conséquent la teinte rouge du tympan est remplacée peu à peu par une teinte : gris jaunâtre, gris blanchâtre, gris perlé. On voit aussi l'apophyse externe apparaître la première, puis le manche du marteau, enfin le triangle lumineux qui d'abord très-confus et petit se dessine de plus en plus, normal ou modifié.

Si la suppuration de la caisse persiste pendant un temps assez long, elle passe à l'état chronique (voir de la suppuration de la caisse avec perforation du tympan).

Si la partie antérieure du tympan est projetée en dehors par le muco-pus en même temps que sa partie postérieure, on voit deux saillies séparées par un sillon au fond duquel est placé le manche du marteau.

Ces saillies augmentent et se perforent ou persistent pendant quelques jours et diminuent.

Par conséquent elles suivent les mêmes phases que s'il n'y en avait qu'une.

Pendant la période inflammatoire, on peut voir le muco-pus formé dans la caisse se résorber peu à peu et des adhérences s'établir entre le tympan et certaines parties de la caisse. La figure 5 de l'Atlas représente cette lésion commençante ; ce tympan est d'un gris sombre (gris de fer), obscur dans la plus grande partie de sa surface. A l'extrémité inférieure du manche du marteau, on voit une dépression limitée en bas par une partie du tympan qui en cet endroit est saillant, d'une coloration blanchâtre à peine rougeâtre. Au-dessus et au fond de cette dépression, il y a deux taches lumineuses.

Messieurs, vous voyez par cet exemple, que le tympan peut contracter des adhérences pendant la période de l'inflammation suraiguë de la caisse. Quand ces adhérences se forment, le tympan en un point de sa surface se déprime ordinairement et reste immobile lorsqu'on lui fait exécuter des mouvements. Cependant les adhérences peuvent se former sans qu'il soit possible de les constater *de visu*. C'est lorsqu'elles sont très-lâches et qu'elles n'ont pas déprimé le tympan. En général, pour les reconnaître, je vous engage à employer le spéculum pneumatique ou à examiner le tympan au moment où l'on insuffle de l'air dans la caisse, au moyen de la sonde, de la méthode de Valsava ou de celle de Politzer.

L'inflammation de la caisse n'étant pas toujours aussi intense, les couches du tympan ne participent pas autant à l'inflammation que dans le cas précedemment décrit. La couche cutanée du tympan étant moins modifiée par le processus inflammatoire, laisse voir, quoique changés un peu de teinte, les détails de la surface du tympan. Celui-ci apparaît avec sa concavité parfois exagérée et présente une coloration grisâtre à reflets rosés surtout appréciables dans sa partie postérieure, au niveau de la moitié inférieure du manche du marteau. Cette teinte rosée est due à la rougeur de la muqueuse du tympan et à la réflexion des rayons lumineux par le promontoire qui est tapissé par une muqueuse hypérémiée. A la périphérie du tympan, la rougeur n'existe pas ordinairement. La figure 6 de l'Atlas, bien que représentant un état chronique, donne une idee assez nette de la physionomie que j'esquisse maintenant. Mentalement, il faut retrancher de cette figure la ligne blanchâtre située derrière le manche du marteau et indiquant la grande branche de l'enclume.

Le manche du marteau plus ou moins injecté est parfois caché par les vaisseaux; et l'apophyse externe apparaît seulement comme une petite saillie d'un blanc jaunâtre tranchant sur le fond coloré en rouge-carmin par les vaisseaux. Au bout de quelques jours, le tympan devient d'un gris sombre par suite de l'imbibition d'une partie des couches qui le composent. Sa surface se fendille par suite de la desquamation de sa couche cutanée, et reprend peu à peu ses caractères physiologiques.

Marche, durée, terminaison. — L'inflammation suraiguë de la caisse a une marche rapide et se termine ordinairement par suppuration si elle n'est pas traitée énergiquement à son début. A un degré moins avancé, la guérison a lieu dans la plupart des cas. Que l'inflammation soit suraiguë ou existe à un degré moins pronncé, on doit toujours craindre la formation des adhérences et l'épaississement des membranes : celui des fenêtres par exemple. Au bout d'un certain temps, l'inflammation passe à l'état chronique quand elle persiste pendant un certain laps de temps.

Étiologie. — Toutes les causes capables de produire une inflammation de la muqueuse naso-pharyngienne peuvent déterminer une otite de la caisse. Parmi elles, on doit nommer : le froid agissant localement ou d'une manière plus générale, les fièvres éruptives, la syphilis, un liquide trop excitant introduit dans la caisse, etc.

Diagnostic. — On reconnaîtra facilement cette affection en tenant compte des symptômes que j'ai indiqués ci-dessus.

En examinant l'oreille externe, on voit le conduit libre ou rempli de pus si le tympan a été perforé, et cette membrane présente des physionomies différentes que je vous ai esquissées. En explorant la région naso-pharyngienne, on voit la muqueuse de l'isthme du gosier très-rouge, très-tuméfiée. La luette est rouge, gonflée ainsi que les amygdales.

La muqueuse qui tapisse l'arrière-cavité des fosses nasales est rouge, tuméfiée, granuleuse ; ou bien elle est d'une coloration peu foncée avec des saillies arrondies rougeâtres, isolées ou rassemblées. A la partie postérieure du pharynx les granulations existent aussi en assez grand nombre. L'auscultation de l'oreille moyenne donne des indications assez précises lorsqu'on introduit de l'air dans la caisse au moyen d'une des trois méthodes journellement employées (cathétérisme, méthodes de Valsava et de Politzer). Si la trompe est obstruée, on n'entend aucun bruit dans la caisse ; tandis que, si elle est perméable et engouée, une crépitation humide ou un gargouillement lointain se fait entendre et devient peu à peu très-superficiel à mesure que l'air arrive dans la caisse. A ce moment le bruit est immédiatement sous l'oreille (voir auscultation de l'oreille moyenne).

Lorsque la membrane du tympan bombe en dehors, elle peut simuler un abcès de la membrane qui est d'ordinaire facile à reconnaître. L'abcès de la membrane du tympan qui survient pendant le cours d'une myringite a été bien décrit par Boeck (1) et le docteur Politzer. Il détermine des symptômes peu marqués. Les malades éprouvent un sentiment de plénitude de l'oreille plutôt qu'une douleur véritable. Il n'y a pas de battements tumultueux et incommodes, mais seulement des bruits comparables à des bourdonnements d'insecte, à des bruissements. Lorsque les malades penchent la tête du côté malade, ils perçoivent bien mieux la montre.

Ces symptômes que je regarde comme infidèles, sont bien inférieurs à ceux qui sont fournis par l'examen de la membrane dont la physionomie est caractéristique.

Y a-t-il un abcès dans l'épaisseur du tympan, la tumeur est petite, bien limitée, un peu saillante et ne change pas d'aspect en faisant pénétrer l'air dans la caisse du tympan.

(1) *Arch. d'otologie*, t. II.

Au contraire, lorsqu'il existe une accumulation de muco-pus dans la caisse, l'aspect du tympan varie. La partie opaque indiquant le point le plus projeté en dehors par le pus renfermé dans la caisse, a des délimitations indécises et beaucoup plus étendues.

Pronostic. — Il sera basé sur l'étendue des désordres, l'ancienneté de la maladie et le degré de la perception crânienne. L'affection à sa période aiguë pourra être combattue avec avantage dans la plupart des cas, et il sera possible de s'opposer à la formation des adhérences et à la perforation spontanée du tympan.

Pendant la période aiguë les perceptions crânienne et auditive sont nulles ou très-obtuses, c'est pourquoi je ne comprends pas comment le docteur S. Duplay, dans son résumé d'otologie (*Arch. gén. de méd.*, 1866), a dit que la montre est presque aussi bien entendue qu'à l'état normal dans les affections bilatérales et que, dans les affections unilatérales, elle est mieux entendue du côté malade. C'est une erreur grave que ce médecin distingué a commise.

Bien que la montre soit mal entendue par le malade, on ne devra point pour cela porter un pronostic défavorable. L'état aigu disparu, si la perception crânienne tarde trop à revenir, on pourra en conclure qu'il y a des lésions assez graves pour compromettre toujours l'audition.

Vous devrez prévenir le malade, dès les premières consultations, de la possibilité fréquente des récidives, afin qu'il ne vous accuse pas de l'avoir guéri incomplétement ; et vous lui conseillerez une hygiène sévère, afin qu'il ne s'expose pas aux transitions brusques de température. En même temps vous lui recommanderez de suivre un traitement qui ait une durée suffisante, afin que les membranes reviennent autant que possible à leur état primitif. Car on voit souvent des surdités, disparues en partie, revenir au bout d'un certain temps. Ces récidives dépendent d'une hypérémie incomplétement disparue ou venant de nouveau. Ce premier état produit lentement des épaississements des membranes et rend le jeu des articulations moins souple, c'est ce qui explique pourquoi, dans les inflammations chroniques de l'oreille moyenne, on trouve souvent les articulations ankylosées à des degrés variables.

Il faut donc, par un traitement approprié, s'opposer à l'épaississement des tissus ; terminaison funeste qui produit l'ankylose et la surdité.

Aussi vous pouvez dire que tout malade qui abandonne le traitement avant l'époque voulue deviendra sourd.

Traitement. — Il consiste à diminuer le processus inflammatoire, à s'opposer à la perforation spontanée du tympan, et surtout à la formation d'adhérences. Pour faire disparaître le plus vite possible le processus inflammatoire, on doit employer les émissions sanguines qui produisent un soulagement rapide.

Celles-ci consisteront dans la saignée générale lorsque les symptômes seront très-intenses et augmenteront rapidement, et dans les saignées locales ; elles seront proportionnées à l'âge et à la force du sujet. On mettra des sangsues à l'apophyse mastoïde, en ayant soin d'en renouveler plusieurs fois l'application plutôt que de les mettre immédiatement en grand nombre. On devra tâcher d'obtenir un écoulement continu. Celui-ci diminuera momentanément ou fera disparaître les douleurs et les bourdonnements. En même temps, comme le professeur de Troeltsch l'a conseillé le premier, on donnera une douche d'air, généralement proscrite par les médecins auristes, mais dont j'ai reconnu l'efficacité dès l'année 1865 ; je ne cite pas cette époque pour m'attribuer en aucune manière la priorité de ce moyen thérapeutique.

On se sert pour cela d'un des trois procédés connus. Mais la sonde est préférable, car les contractions des muscles de la trompe, en employant les procédés de Valsava et de Politzer, causent une douleur assez vive pendant la période suraiguë. Après la douche le malade éprouve ordinairement un mieux réel; la surdité diminue momentanément ; et les bourdonnements diminuent ou sont arrêtés pendant un temps variable.

La douche d'air agit de deux manières; elle écarte les surfaces de la trompe et de la caisse, déplace les mucosités, facilite leur écoulement dans le pharynx et s'oppose à la formation des adhérences. Au lieu de la douche d'air, j'insuffle deux fois par jour, au moyen de mon appareil à douches (p. 108), des vapeurs de décoction forte de têtes de pavots très-faiblement alcoolisée, dont l'action est bien plus efficace. La période aiguë étant passée, je les donne tous les jours ou tous les deux jours en ayant soin de les faire prendre matin et soir au malade avec l'appareil représenté dans la figure 10, par le procédé du docteur Politzer ou simplement en employant la méthode de Valsava.

Pour ne pas augmenter le processus inflammatoire, il faut recommander au malade de ne pas développer des efforts trop énergiques pendant lesquels l'air arriverait trop violemment dans la caisse.

On prescrit des instillations émollientes dans le conduit auditif, on recommande de garder le repos à la chambre, de couvrir légèrement la tête et les oreilles, et d'observer une diète proportionnelle à l'intensité de l'inflammation.

On combat la constipation ou l'état saburral des voies digestives par le calomel ou l'eau de Pullna pour les enfants, par l'aloès ou l'eau de Pullna pour les adultes. On calme les douleurs par les calmants, comme, par exemple : l'extrait gommeux d'opium ou les pilules de cynoglosse, suivant l'intensité des douleurs. Si l'on reconnaît dans la caisse une accumulation de muco-pus coïncidant avec un redoublement des symptômes aigus, on doit perforer la membrane du tympan afin de créer un libre passage au liquide, tout en diminuant la pression qui existe sur les parois de la caisse. (Voir l'art. Perfor. du tympan.)

La perforation faite, on voit sourdre un peu de sang et quelques gouttes d'un liquide blanchâtre. Alors on introduit une sonde dans la trompe d'Eustache, on fait pencher la tête du côté correspondant à l'oreille malade, et l'on pousse dans la caisse du tympan une douche de liquide émollient ou de vapeurs émollientes.

Les mucosités souvent très-épaisses sont délayées et rejetées plus facilement au dehors, soit par l'ouverture artificielle, soit par la trompe d'Eustache. Cette opération est répétée pendant plusieurs jours de suite. On engage le malade à pencher la tête du côté opposé à l'oreille affectée, à y instiller plusieurs gouttes de décoction tiède de têtes de pavots et à employer le procédé de Valsava ou celui de Politzer. Ce pansement sera fait deux fois par jour. Si la suppuration est abondante, on aura soin d'entraîner, cinq à six fois par jour ou moins souvent, le pus au dehors par des injections peu abondantes d'eau tiède, d'instiller ensuite dans l'oreille plusieurs gouttes de décoction tiède de têtes de pavots et de les y maintenir pendant dix minutes, un quart d'heure, une demi-heure si c'est possible. Ce bain local a l'avantage de diminuer rapidement les douleurs et le processus inflammatoire. Lorsqu'il n'existe pas de perforation du tympan, on dirige dans la caisse, au moyen de la sonde, de la vapeur d'eau très-légèrement alcoolisée (six à sept gouttes d'esprit-de-vin versées dans le ballon renfermant un demi-verre d'eau). Ce pansement est répété une à deux fois par jour jusqu'à ce que l'inflammation ait diminué. A mesure que l'état inflammatoire disparaît, on rend les vapeurs plus excitantes en ajoutant à l'eau une plus grande quantité d'esprit-de-vin (dix à quinze gouttes). En même temps, on modifie la muqueuse naso-pharyngienne par un traitement convenable que je vous ai indiqué en parlant de l'inflammation aiguë de la trompe.

Si la perforation a eu lieu spontanément, on agit comme dans le cas où elle a été faite artificiellement.

Dans les deux cas, on favorisera sa cicatrisation seulement lorsque la muqueuse de la caisse ne sera plus enflammée; car si la perforation se fermait avant que l'inflammation soit mal éteinte, une nouvelle perforation tympanique pourrait avoir lieu par suite de l'accumulation du muco-pus dans la caisse. On courrait encore le risque de faciliter la formation d'adhérences entre le tympan et la caisse. L'inflammation de la caisse disparue, si la perforation tarde à se fermer, on facilite le travail de cicatrisation par un traitement approprié. (Voir de la Suppuration de la caisse, des perforations du tympan).

Si le pus s'accumule dans l'apophyse mastoïde, il vaut mieux trépaner l'os que d'attendre l'ouverture spontanée de l'abcès, parce que l'on conjure plus facilement les accidents qui pourraient survenir du côté du cerveau. (Voir Trépanation de l'apophyse mastoïde.)

Pour compléter la description de l'inflammation suraiguë de la caisse, permettez-moi, Messieurs, de vous résumer deux de mes observations.

Madame X...., âgée de 28 ans, vient me consulter le 27 juin 1868, et me donne les renseignements suivants:

Il y a trois ans, elle a eu, dans l'oreille droite, un abcès qui a guéri au bout de quelques jours, après avoir déterminé des douleurs vives. Depuis huit jours elle ressent dans l'oreille gauche des douleurs vives qui ont augmenté beaucoup depuis deux jours. Les douleurs coïncident avec des battements très-forts dans l'oreille et troublent le sommeil. Elles occupent tout le côté gauche de la tête, la tempe et le côté droit du cou. La peau qui recouvre la région mastoïdienne est un peu rouge, les tissus sont un peu tuméfiés et douloureux. Il y a de la fièvre, de l'inappétence, de la soif; la langue est recouverte d'un enduit blanchâtre.

Examen de la malade; perceptions crânienne et auriculaire à la montre; nulles.

A la partie postéro-inférieure du conduit, il existe un abcès qui siége dans la partie fibro-cartilagineuse et obture le conduit. L'abcès se présente sous la forme d'une tumeur rosée à surface lisse. L'examen de la gorge permet de constater une rougeur vive de la muqueuse. Le cathétérisme démontre l'existence de mucosités dans la caisse; et l'insufflation d'air diminue les bourdonnements et donne un soulagement immédiat. Malgré l'impossibilité d'examiner la portion osseuse du conduit et le tympan, je pose le diagnostic suivant : otite externe avec abcès de la paroi postéro-inférieure du conduit; inflammation de l'oreille moyenne;

Je prescris le traitement suivant :

1° Ouvrir l'abcès;

2° Appliquer huit sangsues à l'oreille droite, cinq derrière le lobule et trois en avant du tragus;

3° Instillations et fumigations fréquentes avec une décoction de têtes de pavots (six ou sept instillations et trois fumigations pendant la journée);

4° Deux bains de pieds sinapisés chaque jour;

5° Une pilule de 5 centigrammes d'extrait gommeux d'opium, le soir, au moment du coucher;

6° Gros comme un pois d'aloès, à prendre le lendemain matin;

7° Garder le repos à la chambre et se couvrir légèrement l'oreille, ainsi que toutes les parties correspondantes;

28 juin. Amélioration sensible.

Traitement: insufflation de vapeurs d'eau très-légèrement alcoolisée.

Cinq sangsues en avant de l'oreille, cinq sangsues à l'apophyse mastoïde.

29 juin. Bon sommeil. Bourdonnements toujours forts, douleurs calmées, seulement quelques éclairs de douleur. L'abcès est affaissé et permet d'explorer le conduit. La portion osseuse est hypérémiée. Le tympan est blanchâtre, a une surface inégale couverte de pellicules assez épaisses d'un blanc jaunâtre. Je les enlève en partie au moyen d'une irrigation d'eau tiède qui cause quelques douleurs. Alors je vois un tympan dont la surface rugueuse est d'un rouge vif, avec quelques parties ecchymosées qui apparaissent sous la forme de taches d'un rouge carmin. On ne distingue ni manche du marteau, ni triangle lumineux, ni concavité du tympan. Je donne une douche de vapeurs de décoction de têtes de pavots légèrement alcoolisée.

1er juillet. La malade souffre un peu moins dans la région mastoïdienne, après la douche de vapeurs qui cause un peu de douleurs; les mucosités renfermées dans la caisse sont assez fluides.

6 juillet. Douleurs peu prononcées. Le tympan formant à sa partie postérieure une saillie blanchâtre à son sommet indiquant l'existence d'un liquide qui exerce une pression sur cette membrane, je fais une incision de 2 à 3 millimètres de longueur à sa partie postéro-inférieure, avec un bistouri pointu. Aussitôt on voit sourdre entre les lèvres de la plaie quelques gouttes de sang mélangées à du muco-pus, j'introduis une sonde dans la trompe d'Eustache. Après avoir fait pencher la tête du côté de l'oreille malade, j'instille dans le pavillon de la sonde plusieurs gouttes de solution faible de potasse, et je les pousse dans la caisse au moyen de mon appareil à douches. On aurait pu employer une poire en caoutchouc. Puis je donne une douche de vapeurs de décoction de pavots qui cause une légère douleur. Du muco-pus sanguinolent s'écoule en assez grande abondance dans le conduit.

Prescription: 1° deux instillations et fumigations émollientes; quatre injections d'eau tiède faiblement poussées.

2° Une pilule de 5 centigrammes d'extrait gommeux d'opium si les douleurs reviennent.

3° Nourriture légère, boissons rafraîchissantes.

4° Deux douches naso-pharyngiennes par jour avec de l'eau tiède très-faiblement alcoolisée.

7 juillet. Le tympan est recouvert d'une nappe de pus dont la surface lisse et luisante pourrait simuler un tympan projeté en dehors par une collection de pus dans la caisse. Je donne une injection auriculaire avec de l'eau tiède.

La plaie du tympan est moins grande; ses lèvres sont tuméfiées, rougeâtres.

10 juillet. La plaie du tympan est fermée.

Au moment où la douche d'air arrive dans la caisse, on entend le claquement du tympan qui est sourd, un peu voilé, au lieu d'être sec et très-net.

Perception crânienne assez bonne, perception auriculaire, à la montre; 20 centimètres.

12 juillet. J'insuffle dans la caisse des vapeurs d'eau de goudron légèrement alcoolisée; perception auriculaire; 30 centimètres. A partir de ce moment, je donne moi-même tous les deux jours une injection d'eau tiède dans le conduit auditif externe pour entraîner au dehors la matière purulente.

21 juillet. Perception auriculaire; 63 centimètres.

5 août. Perception auriculaire; 2 mètres.

Le tympan, après avoir subi une desquamation de sa couche cutanée, a repris ses caractères physiologiques. Une ligne blanchâtre indique seulement la cicatrice de la plaie.

Deuxième observation. Mademoiselle Marie X., âgée de 25 ans, me consulta le 8 juillet 1868. Cette jeune fille ayant dormi pendant la nuit du 4 au 5 juillet, la fenêtre étant ouverte, fut prise dès le lendemain de douleurs vives dans l'oreille droite et d'un rhume de cerveau. Ces douleurs, qui occupaient toute la région auriculaire, augmentèrent pendant trois jours.

Elle était tourmentée par des bourdonnements continuels en battements et des élancements intermittents. Elle avait de l'insomnie, de l'inappétence et de la soif.

L'examen de la malade me permit de reconnaître les détails qui suivent.

Perception crânienne assez bonne; perception auriculaire; 1 centimètre.

Le conduit auditif externe est libre. La surface des parois

présente une certaine rougeur dans les parties avoisinant le tympan. La rougeur de la paroi supérieure est plus vive. On en voit partir des vaisseaux qui arrivent à l'apophyse externe, ou passent derrière elle et longent le bord postérieur du manche du marteau.

Membrane du tympan. Elle se présente sous l'aspect d'une membrane grisâtre à reflets rouges (carmin). Ces reflets dépendent de l'hypérémie de la muqueuse de la caisse.

La partie postero-supérieure de la membrane bombe en dehors. Cette partie bombée est d'un blanc opaque à son centre, et d'un gris blanchâtre, rosé, à sa périphérie.

Sur la moitié antérieure du tympan, on voit des grumeaux de pus. La surface générale de la membrane est rougeâtre, humide, dépolie.

Après cet examen fait, je pose le diagnostic suivant :

Inflammation aiguë de l'oreille moyenne.

Cette partie du tympan qui bombe en dehors indique une collection de muco-pus dans la caisse.

Le cathétérisme et l'auscultation me confirmant dans mon opinion, j'incisai la membrane au niveau de son tiers moyen postérieur en prenant les précautions nécessaires.

Une partie du muco-pus renfermé dans la caisse s'écoule dans le conduit et produit un soulagement immédiat.

Je prescris le traitement suivant :

1° Instillations fréquentes (5 ou 6 par jour) et fumigations (3 par jour) avec une décoction tiède de têtes de pavots, deux petites injections d'eau tiède dans le conduit auditif externe.

2° Prendre gros comme un pois d'aloès, le soir, au moment du repas.

3° Une pilule de 5 centigr. d'extrait gommeux d'opium, le soir, au moment du coucher.

4° Maintenir l'oreille légèrement couverte.

10 juillet. Peu de douleurs ; bourdonnements légers, suppuration abondante, rougeur moins vive du tympan.

13 juillet. La partie supérieure de la paroi supérieure du conduit avoisinant le tympan est d'un rouge carmin assez vif. Plusieurs vaisseaux en partent et se rendent au manche du marteau. Je donne une douche de vapeurs d'eau tous les deux

jours, dans la caisse, au moyen de la sonde préalablement introduite dans la trompe d'Eustache.

12 août. La peau qui tapisse la portion osseuse du conduit est peu colorée; elle se desquame. Il existe à la paroi supérieure quatre vaisseaux très-visibles qui passent derrière l'apophyse externe et longent le bord postérieur du manche du marteau. Dans un point de leur parcours, trois d'entre eux n'en forment plus qu'un, croisent un peu obliquement l'extrémité inférieure du manche du marteau et descendent perpendiculairement jusqu'à la paroi inférieure du conduit où l'on peut les suivre dans une longueur d'un demi-centimètre environ. Ces vaisseaux sont plus petits à mesure qu'ils se rapprochent du centre du tympan. Cette membrane, si ce n'est ces parties vascularisées, est d'un gris blanchâtre, couverte de pellicules très-fines. Le triangle lumineux apparaît.

Douches de vapeurs d'eau de goudron, quelques mucosités épaisses dans la Caisse : perception auriculaire ; 45 centim.

28 août. Les vaisseaux du manche du marteau sont peu visibles (ce qui indique qu'il y a moins d'hypérémie du tympan); à l'extrémité inférieure du marteau on aperçoit une dépression comprenant les deux tiers inférieurs de la membrane du tympan. Cette dépression est elliptique à grand diamètre transversal; elle est déterminée par des adhérences qui se forment et attirent le tympan vers l'intérieur de la caisse.

On voit encore dans la partie inférieure de la membrane un vaisseau très-fin qui va de la paroi inférieure du conduit à sa paroi supérieure, en passant derrière le manche du marteau.

1er septembre. Perception auriculaire; 1 mètre 50 centim.

2 novembre. Audition parfaite.

DE L'INFLAMMATION CHRONIQUE DE LA TROMPE ET DE LA CAISSE.

Cet état pathologique, le plus fréquent de l'appareil auditif, a été bien étudié par Kramer; par un praticien fort recommandable M. Hubert Valleroux, que M. Bonnafont a cité beaucoup moins souvent qu'il ne le devait, et par d'autres praticiens.

Je distinguerai deux formes : la forme humide et la forme sèche. La première est beaucoup mieux connue des médecins auristes que la seconde.

De l'inflammation chronique de la trompe et de la caisse (forme humide), otite interne catarrhale (Itard). Catarrhe de l'oreille moyenne (H. Valleroux). Inflammation chronique de l'oreille moyenne (Bonnafont). Catarrhe humide chronique (de Troeltsch).

L'inflammation chronique de la trompe et de la caisse du tympan est caractérisée par l'hypérémie et le gonflement de la muqueuse et par une sécrétion variable du mucus. Parfois la trompe d'Eustache est large, remplie de mucosités ainsi que la caisse, le plus souvent elle est rétrécie.

Symptômes. Cette affection succède à l'état aigu, ou arrive lentement à l'insu du malade. Elle détermine de la surdité ou des bourdonnements dont les variations suivent celles de l'atmosphère. Aussi, par les temps froids et humides, ces symptômes sont beaucoup plus accusés ; par les temps secs et calmes, ils le sont moins. Les variations que subit la surdité s'expliquent facilement par le gonflement variable de la muqueuse de la trompe d'Eustache, et par les efforts d'expiration, pendant lesquels le pavillon de la trompe s'entr'ouvre et donne passage à l'air qui est refoulé dans la caisse. La pression se rétablit momentanément égale sur les deux faces du tympan et rend l'audition meilleure pendant un temps variable. Aussi les malades expliquent parfaitement ce fait, lorsqu'ils disent qu'après une expiration forcée, comme le moucher fort par exemple, ils ont senti une membrane soulevée au fond du conduit, ou entendu un claquement dans l'oreille qui s'est momentanément débouchée.

Les bourdonnements sont légers, passagers ou permanents, augmentent peu à peu et deviennent souvent incommodes, lorsque le malade est exposé à des changements brusques de température. Lorsqu'il y a une hypertrophie de la muqueuse, tous ces symptômes varient beaucoup plus par les changements de temps que lorsqu'il y a surtout un engouement de la caisse, et un gonflement léger de la muqueuse.

Les malades, dit Kramer, ressentent quelquefois des craquements dans l'oreille ou éprouvent des démangeaisons au méat auditif. Ces symptômes, qui m'ont été souvent indiqués par les malades, sont déterminés par l'hypérémie de la caisse ou de la trompe, produite par l'insufflation forte, un peu prolongée, d'air ou de substances irritantes, et par bien d'autres causes qui congestionnent la muqueuse naso-pharyngienne. Les craquements, assez comparables à celui qu'on obtient quelquefois en tirant un peu fortement le doigt d'une personne, sont dus très-probablement à des contractions spasmodiques du muscle interne du marteau. Ils se font entendre à plusieurs fois consécutives, pendant la journée, et persistent quelquefois pendant plusieurs jours. Les démangeaisons surviennent dans les mêmes circonstances, ou après le passage intempestif des bougies, et les cathétérismes trop longtemps ou trop souvent répétés (Traumatisme de la trompe, Triquet), etc.

A mesure que l'affection augmente, les bourdonnements deviennent plus intenses et continuels; la surdité est plus prononcée; mais comme il est rare que les deux oreilles soient affectées au même degré, le malade suit encore assez bien la conversation : et, si ce n'étaient les bourdonnements continuels dont il est tourmenté, il ne réclamerait pas les secours de l'art. Au bout d'un temps variable, la surdité et les bourdonnements augmentent; mais ils sont beaucoup moins influencés par les changements de temps (Itard), le malade n'entend plus la conversation qu'à une voix très-élevée. La perception crânienne, qui s'est maintenue bonne pendant longtemps, diminue peu à peu et devient nulle à la montre. Bientôt la surdité se prononce à tel point que le malade suit très-difficilement la conversation à voix très-forte, ou a recours à un cornet acoustique.

Lorsque la sécrétion du mucus est abondante et s'accumule dans la caisse, comme cela arrive souvent chez les enfants lymphatiques, les bourdonnements sont nuls, ou faibles, et peu influencés par les varations atmosphériques. Les malades éprouvent une sensation d'oreille pleine et ont une surdité prononcée.

Marche, durée, terminaisons. — L'inflammation chronique de l'oreille moyenne a une marche lente. Ordinairement la trompe d'Eustache et la caisse du tympan participent seules à l'inflammation. C'est beaucoup plus tard que le processus inflammatoire envahit l'apophyse mastoïde. Il lui fait subir des modifications profondes en déterminant l'épaississement de la muqueuse qui tapisse ses cellules. Cette transformation pathologique de la muqueuse mastoïdienne doit évidemment réagir sur l'ouïe. Comment? — Nous n'en savons rien. Elle influence l'audition parce que les cellules mastoïdiennes jouent un rôle analogue à celui des sinus frontaux qui prolongent l'impression odorante, de même que les premières prolongent l'impression auditive.

Les cellules mastoïdiennes, d'après l'opinion du professeur de Troeltsch « permettent, aux variations qui se produisent brusquement dans cette cavité, de se répandre sur de plus grandes masses, ce qui en rend l'action moins violente » (1).

L'inflammation chronique de l'oreille moyenne a une marche très-variable qui dépend de l'état de la muqueuse naso-pharyngienne. Elle a une durée illimitée, surtout lorsque la muqueuse dont je viens de parler n'a pas été modifiée d'une manière avantageuse : c'est ce qui explique pourquoi les surdités récidivent si fréquemment.

La mort n'est jamais causée par l'inflammation chronique de l'oreille moyenne, que je distingue de la suppuration chronique de la caisse.

Cette maladie disparaît rarement ; mais l'amélioration est fréquente et peut se maintenir pendant toute la vie. Elle est souvent incurable, parce que les malades sont très-négligents et viennent consulter le médecin à une époque où le processus morbide a modifié trop profondément les membranes de l'oreille moyenne et a envahi l'oreille interne.

De l'inflammation interstitielle de la caisse du tympan. Catarrhe sec, processus interstitiel, sclérose de la muqueuse (de Troeltsch).

Cette affection singulière, méconnue par les auteurs, bien décrite par le professeur de Troeltsch, a une marche sourde, lente et sûre. Elle n'avertit pas le malade par des bourdonnements. Car, lorsque ce symptôme apparaît, il est tout d'abord imperceptible, puis un peu plus accusé, et l'affection a déjà parcouru quelques-unes de ses périodes. Déjà la muqueuse est moins souple, plus sèche, un peu épaissie. Ces modifica-

(1) *Traité pratique des maladies de l'oreille*, trad. par les docteurs Kuhn et Lévi. Paris, 1870.

tions surviennent dans tous les points de la muqueuse qui tapisse l'oreille moyenne, ou seulement dans des points circonscrits. Il en résulte que les membranes destinées à entrer en vibration deviennent, peu à peu, moins aptes à remplir cette fonction ; que les liens fibreux unissant les articulations des osselets, deviennent plus rigides ainsi que la muqueuse qui les tapisse, et permettent aux surfaces articulaires des mouvements moins faciles. De là une surdité qui se prononce, à mesure que les membranes et les articulations perdent leur souplesse et leur élasticité naturelles.

On voit, en même temps, se former des fausses membranes dans l'enfoncement qui conduit à la fenêtre ronde, ou la muqueuse, en ce point, s'épaissir considérablement et le combler, ou bien retenir l'étrier aux parties voisines (Toynbee). D'autres fois il se forme des parties osseuses nouvelles, ou des matières calcaires. C'est ainsi qu'il survient des ankyloses de l'étrier, soit par élargissement de la base de l'étrier (Toynbee), soit par des transformations calcaires des liens qui unissent la base de cet osselet à la fenêtre ovale (Toynbee, de Troeltsch). Des dépôts calcaires se forment aussi sur d'autres points de la caisse ; par exemple, sur le tympan ou sur la membrane qui ferme la fenêtre ronde.

Il existe souvent des pseudo-membranes entre les osselets et les points des parois de la caisse, ou entre celles-ci et la membrane du tympan.

Lorsque le processus morbide a déjà parcouru quelques-unes de ses phases, le malade est généralement affecté d'un bourdonnement et d'un certain degré de surdité. Le bourdonnement est faible tout d'abord, devient plus prononcé à mesure que les modifications pathologiques se prononcent davantage dans l'articulation de l'étrier et de la fenêtre ovale. Il est comparable au murmure d'un ruisseau dont le cours est entendu à une certaine distance, ou plutôt à un *zi* continuel. Quelquefois au milieu du bruit, ou pendant que le corps est soumis à un ébranlement un peu énergique, le bourdonnement paraît disparaître ; soit que le bruit empêche le malade de l'entendre, soit que celui-ci n'y fasse pas attention.

Tant que l'ankylose de l'étrier n'est pas avancée, le malade éprouve, à la suite de secousses un peu fortes et prolongées, un mieux sensible dans l'audition (Toynbee), quelquefois même dans les bourdonnements; ce dernier symptôme, quand il existe, est pathognomonique. Les bourdonnements sont généralement plus forts le matin que le soir, ou quand le malade est à jeun. On les voit augmenter de force dans la position horizontale, pendant la nuit.

Ils augmentent de violence toutes les fois que le malade a un afflux de sang plus considérable au cerveau: comme par exemple à la suite d'un travail assidu, etc.

Ils varient suivant l'état barométrique de l'atmosphère: comme par exemple pendant les temps orageux, humides, très-secs, ou sous l'influence d'une température un peu élevée.

La surdité, d'abord peu appréciable, se prononce peu à peu. Mais jamais elle ne fait des progrès rapides à moins d'une poussée inflammatoire accidentelle. Elle dépend moins de l'étendue dans laquelle la muqueuse est épaissie (de Troeltsch (1), que de la région atteinte. Par conséquent la surdité sera plus forte quand l'étrier ou la fenêtre ronde aura subi des modifications, l'un dans ses mouvements, l'autre dans son élasticité.

Quelquefois la surdité varie rapidement. Toynbee a cité deux faits remarquables.

Chez l'un des deux malades notés par cet auteur, où sans doute l'étrier était fixé à la fenêtre ovale par l'élargissement de sa base, un cri aigu poussé dans l'oreille rétablit tout à coup l'ouïe: probablement en faisant mouvoir la base de l'osselet. Le rétablissement de l'ouïe persista pendant plusieurs jours jusqu'à ce que la platine de l'étrier fût revenue à sa place primitive.

Chez l'autre malade, un son très-aigu de cornemuse, produit dans la maison du malade, augmenta tellement sa surdité que ses amis furent obligés, pendant quelque temps, de se servir d'une ardoise et d'un crayon pour se faire comprendre. Cet accroissement de la surdité disparut et le malade recouvra l'audition telle qu'elle était auparavant.

Toynbee a encore remarqué que, dans l'ankylose commençante de l'étrier, le malade est incapable de suivre la conversation, sans un effort prolongé d'attention qui lui cause une fatigue insupportable.

(1) Ouvrage cité.

L'inflammation interstitielle de la caisse détermine rarement de la douleur; mais il est fréquent de voir apparaître des symptômes variés, signalés aussi par le professeur de Troeltsch. Les malades deviennent hypochondriaques, ou sont tourmentés par des maux de tête. Ils ont des étourdissements, des vertiges, une sensation de lourdeur et d'oreille pleine, quelquefois des vomissements, suivis plus tard de nausées et de vomituritions continues. Ces trois derniers symptômes ont été signalés seulement par de Troeltsch; je ne les ai pas remarqués.

Tous ces symptômes nerveux peuvent être attribués, comme le dit cet auteur, à une inflammation des sinus frontaux, des sinus maxillaires, ou à des névralgies réflexes déterminées par les nerfs de la caisse, ou le ganglion otique.

Marche, durée, terminaison. — Cette maladie a une marche lente dans la plupart des cas. Cependant elle peut causer une surdité prononcée chez des personnes qui n'ont pas encore atteint l'âge de trente ans. Elle produit des modifications qui, même peu profondes, ne disparaissent jamais, contrairement aux assertions de Toynbee, lorsqu'on l'abandonne à elle-même.

Symptômes objectifs que présente la membrane du tympan dans l'inflammation chronique de la caisse (forme humide; forme sèche).

En décrivant le tympan normal, j'ai dit que sa coloration était différente suivant qu'on l'éclairait avec la lumière diffuse ou la lumière artificielle. Reconnaissant les avantages que présente la lumière artificielle, il est utile de vous dire que, dans mes descriptions du tympan pathologique, je vous en indiquerai les teintes obtenues par la lumière artificielle. Dans certains cas, vous saurez ce qu'elles deviennent quand on emploie une belle lumière diffuse.

L'examan direct de la membrane du tympan, lorsqu'elle a été envahie par le processus morbide, nous fournit toujours des caractères suffisants pour reconnaître son existence. La muqueuse de la caisse, si mince à l'état normal, peut augmenter de volume au point de combler ce diverticulum. Entre l'épaississement léger et l'hypertrophie considérable, il existe de nombreuses variétés.

Les épaississements de la muqueuse de la caisse sont facilement reconnus, lorsqu'ils affectent la membrane du tympan.

Dans les épaississements de la couche cutanée du tympan, la surface de cette membrane perd son brillant, son poli, et le manche du marteau devient invisible.

Dans les épaississements de la muqueuse, le manche du marteau disparaît très-rarement, et la surface du tympan est très-unie, bien qu'elle présente des colorations différentes. Il existe des parties d'une teinte blanchâtre, plus ou moins opaque, qu'il ne faut pas confondre avec d'autres qui ont une teinte d'un blanc opaque éclatant (blanc crayeux), et sont dues à des dépôts calcaires. Ces parties blanchâtres occupent d'abord la périphérie de la membrane et peu à peu l'envahissent tout entière. On ne devra donc pas confondre ces épaississements pathologiques avec ceux de la *substantia propria* qui occupent surtout les parties centrales du tympan. Comme le tympan est modifié dans sa structure, il n'est généralement pas vasculaire. Cependant il n'est pas rare de rencontrer, derrière le manche du marteau, des vaisseaux qui aboutissent seulement à l'apophyse externe ou dans des points voisins.

Ces généralités posées, il me reste à vous donner de longs détails sur les particularités nombreuses que présente la membrane du tympan dans l'inflammation chronique de la caisse. Pour mettre un certain ordre, je vous parlerai successivement de la coloration de la surface de la membrane, du marteau et des autres osselets, du triangle lumineux, de la mobilité et de la structure du tympan.

L'inflammation chronique ne fait pas seulement subir au tympan un épaississement simple ; elle détermine encore, dans le tympan, des solutions de continuité (perforations), la formation de taches calcaires, d'adhérences, l'ankylose des osselets et l'atrophie du tympan. (Voir ces chapitres spéciaux.)

Couleur. — Dans l'inflammation chronique de la caisse, le tympan est généralement plus épais, moins translucide, plus opaque, moins brillant, que dans l'état physiologique. Cette membrane est souvent d'un gris blanchâtre, opaque, plus prononcé chez les enfants que chez les adultes. Elle peut être encore d'une teinte gris de fer, gris ardoisé, gris blanchâtre nébuleux, assez comparable à la couleur que présente la fumée de tabac, le verre dépoli, ou bien d'un gris foncé avec la partie périphérique postérieure du tympan très-épaissie (*fig.* 8 de l'Atlas), d'un gris blanchâtre opaque (*fig.* 9, 11, 12, de l'Atlas), d'un gris bleuâtre avec arc sénile (*fig.* 13 de l'Atlas).

Lorsque le tympan a été perforé et qu'il y a eu une suppuration de la caisse, il est ordinairement beaucoup plus opaque, plus épaissi, a une coloration jaunâtre assez manifeste et présente un aspect parcheminé (*fig.* 14 de l'Atlas) avec des teintes foncées dans les parties fortement déprimées. D'autres fois il est d'un gris sale ou est masqué en partie par des pellicules (*fig.* 10 de l'Atlas).

La membrane peut être à peu près plane, manifestement jaunâtre, et présenter des teintes d'un gris bleuâtre indiquant des points adhérents, des points atrophiés ou des parties normales. Cette teinte légèrement bleuâtre paraît d'autant plus manifeste que la plus grande partie de la membrane est d'une coloration plus blanchâtre, jaunâtre.

S'il y a eu une suppuration de la caisse pendant quelque temps, si elle a disparu, la perforation du tympan existant ou non, on voit quelquefois pendant des mois une desquamation épidermique couvrant le tympan et masquant des parties étendues de la surface des parois du conduit.

Les pellicules sont d'un gris blanchâtre, ou grisâtre, brunâtre, noirâtre (*fig.* 10 de l'Atlas qui représente un tympan très-épaissi et couvert d'une grande quantité de pellicules).

La coloration différente de ces pellicules est due à des grumeaux de cérumen et à des grumeaux de pus, colorés par le sous-acétate de plomb employé en instillations. Il est donc nécessaire de connaître la valeur diagnostique de cette production morbide.

Dans les inflammations chroniques de la trompe d'Eustache et de la caisse, le tympan est d'un gris blanchâtre opaque, d'un gris terne obscur (*fig.* 8 de l'Atlas), d'un gris blanchâtre vitreux demi-opaque; ses parties périphériques sont souvent épaissies, au point d'être tout à fait rigides et opaques. Elles sont d'un blanc jaunâtre, d'un blanc grisâtre, bleuâtre ou d'un beau blanc opaque (blanc crayeux). La coloration jaunâtre de ces parties épaissies est ordinairement produite par des corpuscules graisseux, seuls ou mélangés à de la lymphe plastique.

La coloration d'un blanc grisâtre ou bleuâtre doit être attribuée à un épanchement de lymphe plastique; tandis que la teinte d'un blanc opaque crayeux tient à des dépôts calcaires. Ceux-ci se rencontreront beaucoup plus souvent dans les parties centrales que dans les parties périphériques du tympan. Indépendamment de la coloration du tympan lui-même, on doit tenir compte de celle du manche du marteau et de l'apophyse externe.

Généralement, toutes les fois qu'il existe une tension de la chaîne des osselets et une hypérémie de l'organe, ou d'une partie de l'organe, pendant le cours d'une inflammation chronique de la caisse, le manche du marteau est injecté à des degrés divers (*fig.* 7, 8, 11, 12 de l'Atlas). Quelquefois cette vascularisation partielle est remplacée par une rougeur diffuse, sombre ou vive, du manche du marteau, de la partie du tympan correspondant à l'apophyse externe et de la paroi supérieure de la portion osseuse (*fig.* 10 de l'Atlas).

Par ce que je viens de vous dire, vous voyez que le tympan, envahi par le processus inflammatoire chronique, présente exceptionnellement des teintes rouges.

Il n'en est pas toujours ainsi, car, longtemps après que l'état aigu ou subaigu de la caisse du tympan a disparu, il est quelquefois possible, même longtemps après le début de la maladie, de constater une hypérémie de la muqueuse de la caisse. Cette hypérémie est indiquée par une coloration d'un gris blanchâtre perlé ou un peu opaque du tympan, modifiée par un reflet rosé manifeste dans toutes les parties centrales de la membrane. Ce reflet est plus accusé au niveau du promontoire, qui correspond généralement, sur le tympan en arrière du manche du marteau, au niveau de ses deux tiers inférieurs (*fig.* 6 de l'Atlas. Derrière le manche du marteau on voit une ligne blanchâtre. Dans ce dessin, c'est la grande branche de l'enclume ayant contracté des adhérences avec le tympan). (Voir Adhérences du tympan.) Ordinairement le triangle lumineux est modifié : tantôt il est plus petit qu'à l'état normal, tantôt il est remplacé par une ou plusieurs taches lumineuses (*fig.* 6 de l'Atlas). Il n'a plus l'éclat ordinaire, est un peu terne et a une légère teinte rosée.

Chez les malades présentant un pareil état pathologique, lorsqu'on fait arriver de l'air un peu vivement dans la caisse, on voit le manche du marteau s'injecter considérablement, ainsi que la partie de la paroi supérieure du conduit avoisinant le tympan. En même temps, par suite de l'hypérémie passagère de la muqueuse,le reflet rosé augmente considérablement, ainsi que les bourdonnements ou battements, quand ils existent, ce qui est le cas ordinaire.

Surface. — La surface de la membrane est ordinairement lisse et peu luisante. Dans l'inflammation chronique de la caisse, la surface du tympan est lisse ; cependant, toutes les fois qu'il survient un état aigu, il produit une desquamation de la couche épidermique. Cette desquamation est composée de pellicules fines; petites, qui donnent à la surface un aspect irrégulier, pelliculeux et sont bien plus petites, moins nombreuses que celles qui sont produites par l'inflammation *eczémateuse* qui survient souvent à la suite des guérisons des suppurations de la Caisse.

La surface du tympan a souvent une courbure irrégulière parce qu'elle a contracté des adhérences avec les parties avoisinantes. (Voir Adhérences du tympan et ankylose des osselets.) Malgré la formation des adhérences, elle peut avoir une courbure peu distincte de celle qui existe à l'état physiologique. Tantôt la concavité est prononcée, et il existe d'autres points où elle l'est plus encore ; tantôt la surface du tympan est plane ou à peu près, ou bien elle est régulièrement beaucoup plus concave qu'à l'état physiologique. (Ankylose des osselets.)

Dans les inflammations chroniques, le tympan a parfois une coloration semblable à celle du verre dépoli (Politzer) et sa surface n'est pas très lisse ; on dirait qu'elle est recouverte d'une poussière fine blanchâtre, que j'attribue à une exfoliation épidermique.

La surface du tympan est humide, trouble, semblable à celle d'une pellicule en baudruche sur laquelle on aurait projeté de la vapeur d'eau, chaque fois que les couches cutanées ont été envahies par le processus morbide.

La courbure au tympan varie beaucoup, suivant que cette

membrane a contracté ou n'a pas contracté d'adhérences. Dans les inflammations chroniques de la trompe avec obstruction de ce canal, le tympan prend une courbure variable dont je vous ai déjà parlé.

Dans les inflammations chroniques de la caisse et de la trompe on peut, lorsque la trompe est rétrécie, constater l'exagération de courbure du tympan comme dans le cas d'obstruction simple de la trompe; mais il existe de plus des colorations pathologiques de la membrane du tympan (*fig.* 14 de l'Atlas) dont l'épaississement très-considérable est indiqué par la coloration blanchâtre jaunâtre, grisâtre opaque.

D'autres fois le tympan d'un gris blanchâtre opaque, avec une zone périphérique très-blanchâtre, fortement épaissie, est très-concave et adhère à la longue branche de l'enclume (*fig.* 12 de l'Atlas; on devine l'étrier). Derrière l'apoplyse externe on voit la teinte produite par la corde du tympan et la poche postérieure.

Lorsqu'il existe une inflammation interstitielle de la caisse, la courbure du tympan, n'offrant rien de particulier pendant les premiers temps de la maladie, s'exagère peu à peu et devient généralement assez considérable; on peut la constater facilement d'après l'obliquité du manche du marteau.

Du manche du marteau et des autres osselets. — L'apophyse externe et le manche du marteau offrent une physionomie fort différente, importante à bien connaître. Vous vous rappelez la forme, le volume et la direction de ces parties à la surface du tympan normal. Il vous est donc facile de reconnaître les transformations que ces parties subissent à l'état pathologique.

Le manche du marteau est petit, comme diminué de volume, dans les otites rhumatismales et les inflammations interstitielles de la caisse. Il ne change pas de grosseur ou est un peu plus gros qu'à l'état normal, dans les inflammations chroniques de la caisse.

Il est beaucoup plus gros (*fig.* 10, 16, 17 de l'Atlas), déformé ou très-petit et résorbé en partie (*fig.* 14 de l'Atlas), toutes les fois qu'il y a eu suppuration de la caisse avec perforation du tympan.

L'augmentation de volume de l'apophyse externe et du manche du marteau est produite ordinairement par la lymphe plastique épanchée autour de ces parties. Leur diminution de volume tient à la résorption d'une partie des corpuscules osseux qui les composent. Le manche du marteau peut-être résorbé en partie, ou en totalité, avec ou sans l'apophyse externe. Son extrémité inférieure invisible peut être masquée seulement par une assez grande quantité de lymphe plastique et simuler une résorption : toutes nuances qu'il est utile de reconnaître, parce qu'elles peuvent faire supposer des lésions de même nature dans d'autres points de la caisse. Le manche du marteau est-il résorbé en partie ? on voit l'apophyse externe à laquelle fait suite le manche du marteau. Celui-ci a une longueur peu considérable, une extrémité inférieure généralement irrégulière, amincie et bien délimitée. Si l'on touche, avec un stylet, la membrane dans les points qui devraient être occupés par la partie inférieure absente du manche du marteau, on n'a aucune sensation osseuse. On éprouve seulement la résistance opposée par une membrane épaissie.

Au moyen du spéculum pneumatique, on peut encore savoir si le manche du marteau a été résorbé en partie. En faisant exécuter des mouvements à la membrane, il est facile de s'assurer de sa mobilité dans des points qui devraient être rigides, c'est-à-dire occupés par le manche du marteau.

Le manche du marteau est-il résorbé en totalité, l'apophyse externe existant encore ? — on voit au-dessous de celle-ci une dépression et une ou plusieurs plicatures partir de sa partie postéro-inférieure. Ordinairement, avec cette lésion, la membrane du tympan est très-concave et a contracté des adhérences. Il en est aussi de même lorsque l'apophyse externe a été résorbée ; dans ce cas les adhérences se remarquent dans différents points de la membrane. Mais il y en a d'autres qui offrent un siége particulier et présentent une physionomie caractéristique. Elles existent dans les parties supéro-antérieure et postérieure du tympan au niveau des *poches* antérieure et postérieure du tympan. Elles se présentent sous la forme de dépressions considérables, qui offrent des aspects divers et sont partiellement mobiles, lorsqu'on les ébranle en employant le spéculum pneumatique.

L'extrémité inférieure du marteau est-elle masquée par la lymphe plastique ? — la partie visible du manche, près de la partie invisible, n'a plus de délimitations nettes (*fig.* 30 de l'Atlas), et se confond insensiblement avec les parties épaissies du tympan. On reconnaît l'existence de cette partie inférieure du manche par le cathétérisme de la membrane au moyen du stylet et par le spéculum pneumatique.

Le stylet donne une sensation dure, caractéristique. Le spéculum permet de reconnaître l'immobilité de la membrane dans une longueur et une largeur indiquant à peu près celle du manche du marteau.

Ces physionomies pathologiques indiquent toujours des modifications profondes, graves, surtout si les perceptions crânienne et auriculaire n'éprouvent aucune amélioration, après quelques insufflations d'air dans la caisse.

L'apophyse externe et le manche du marteau subissent des modifications dans leur position : ainsi, dans les obstructions simples de la trompe ou dans les obstructions de la trompe compliquées d'inflammation chronique de la caisse, la chaîne des osselets est fortement tendue, et le manche du marteau est vu en raccourci (*fig.* 7, 8 de l'Atlas).

Souvenez-vous, Messieurs, de ce que je vous ai dit lorsque je vous ai décrit l'inflammation de la trompe d'Eustache.

Ordinairement on voit seulement le manche du marteau à la surface du tympan ; mais, que la concavité de cette membrane s'exagère par suite de l'obstruction de la trompe, ou de la rétraction de la muqueuse tapissant les parois de la caisse et les objets qui y sont renfermés, l'aspect de la membrane change, et l'on voit, derrière le manche du marteau, la grande branche de l'enclume sous la forme d'une ligne d'un blanc à peine jaunâtre, parallèle au manche du marteau, ou formant un angle variable avec lui. (Pour que les deux appendices, manche du marteau et grande branche de l'enclume, puissent former un angle, il faut, par la pensée, prolonger les extrémités supérieure ou inférieure de ces appendices osseux. (Voir Adhérences du tympan.)

Étiologie. — L'étiologie, qui a une certaine importance dans la production des maladies de l'oreille, en acquiert une grande ici parce qu'elle confirme souvent notre diagnostic.

Parmi les causes qui déterminent les deux formes de l'inflammation chronique de la caisse (forme humide, forme sèche), les unes sont spéciales à la première forme, les autres à la seconde.

Énumérons-les.

Les inflammations chroniques de la caisse succèdent aux inflammations aiguës, ou se produisent d'une manière insidieuse; on doit nommer les fièvres typhoïde, scarlatine, rougeole, variole, les inflammations scrofuleuse, eczémateuse, syphilitique ou catarrhale, etc., de la muqueuse naso-pharyngienne, ou celle qui estproduite par l'usage immodéré du tabac, des liqueurs et l'inflammation interstitielle de la caisse. Celle-ci est fréquente chez des individus maigres, à peau sèche et délicate, à système nerveux très-irritable (de Troeltsch). C'est pourquoi on donne souvent le nom de surdité nerveuse à cet état morbide.

L'âge produit une sécheresse anormale des membranes de l'oreille, comparable à celle de l'inflammation interstitielle de la caisse. Elle en diffère cependant par l'ankylose complète de l'étrier qui est moins fréquente chez les vieillards. C'est ce qui explique pourquoi ces personnes âgées, dont la perception crânienne est faible ou nulle dans la plupart des cas, et dont la perception auriculaire est faible, ont la faculté de suivre la conversation assez facilement.

Diagnostic. — L'inflammation chronique pouvant se présenter surtout sous deux formes diverses, il est important de savoir les différencier l'une de l'autre.

Il est encore un état particulier dont il faut tenir compte, celui dans lequel il y a une grande quantité de mucus.

Pratiquement, nous avons donc trois formes :

1° L'inflammation chronique de l'oreille moyenne, avec hypersécrétion de mucus plutôt qu'avec gonflement de la muqueuse. (Ces deux états peuvent se rencontrer ensemble.)

2° L'inflammation avec gonflement de la muqueuse. (J'entends par là le rétrécissement considérable de la trompe d'Eustache.)

3° L'inflammation interstitielle de la caisse.

Première forme humide. — En explorant l'oreille externe, on trouve les parois du conduit sèches, d'un blanc rosé, ou d'un jaune pâle, suivant l'état sanguin du sujet. Cette sécheresse de la surface du conduit se remarquant dans un certain nombre d'otites, n'est pas un signe distinctif. En examinant la membrane du tympan (il faut chercher d'abord l'apophyse externe du marteau à la partie supéro-antérieure du tympan), on la trouve épaissie à des degrés divers. Elle a une surface un peu humide, une coloration blanchâtre opaque, et une concavité moins prononcée qu'à l'état normal. Quelquefois même sa moitié postérieure tend à bomber du côté du conduit.

Deuxième forme humide. — Dans l'inflammation chronique de la caisse, avec rétrécissement prononcé ou faible de la trompe d'Eustache, sans sécrétion abondante de mucus, la membrane est très-concave (*fig.* 8, 12 de l'Atlas), épaissie, etc. (Voir les planches explicatives depuis la figure 8 de l'Atlas jusqu'à la figure 31 exclusivement.)

Forme sèche. — Dans l'inflammation interstitielle des caisses, le tympan est brillant, d'un gris bleuâtre (*fig.* 13); il a parfois des reflets rougeâtres derrière le manche du marteau, au niveau de sa moitié inférieure. Le manche du marteau est souvent rapetissé, très-oblique, et souvent la partie du tympan située derrière le manche du marteau est fort saillante, parce qu'elle est entraînée en dehors par le manche du marteau, qui fait un relief assez considérable au-dessus de la moitié antérieure du tympan. L'apophyse externe, dans certains cas, soulève le tympan, à la manière de l'extrémité d'une tige arrondie soulevant une étoffe. (Triquet.) Souvent les parties périphériques du tympan sont épaissies, d'un gris bleuâtre (*fig.* 13 de l'Atlas) ou blanchâtre (*fig.* 6, 25, 27 de l'Atlas).

Après avoir examiné l'oreille externe, on explore la région naso-pharyngienne et l'oreille moyenne. La muqueuse qui tapisse la cavité buccale et la cavité naso-pharyngienne est le siége d'une hypérémie variable; les amygdales sont rouges, hypertrophiées, ainsi que les piliers du voile du palais, le voile du palais, la partie visible de la paroi postérieure du pharynx.

Lorsque les malades se plaignent de sécheresse de la gorge, la muqueuse est ordinairement sèche, luisante et d'une coloration rouge-brun à reflets blanchâtres.

En examinant les fosses nasales et l'arrière-cavité avec le spéculum et le miroir rhinoscopique, on voit la muqueuse qui les tapisse, rouge sombre, rouge vif. Celle-ci peut être d'une coloration blanc jaunâtre et présenter des traînées rougeâtres.

A sa surface, on distingue souvent des saillies arrondies, rougeâtres ou d'un brun clair, isolées ou groupées : ce sont des glandes hypertrophiées. Les lèvres du méat des trompes sont souvent rouges, boursouflées, striées de sang, ou séparées par du mucus; quelquefois, même, il y a sur elles des mamelons polypeux. Elles peuvent être soudées ensemble par un tissu cicatriciel.

Pour explorer l'oreille moyenne, on emploie avec avantage le cathéter métallique. Après l'avoir introduit dans la trompe, on le maintient en place, et l'on y introduit une certaine quantité d'air au moyen d'une poire en caoutchouc ou d'un de mes deux appareils.

L'air passe facilement dans la caisse du tympan, si la trompe d'Eustache n'est pas rétrécie par suite du gonflement de la muqueuse qui en tapisse la surface intérieure. Mais il parvient difficilement dans la caisse, toutes les fois que la trompe d'Eustache est suffisamment rétrécie.

Lorsque le rétrécissement est assez considérable, l'air ne passe pas en employant les moyens ordinaires. Alors il faut recourir à l'emploi de la bougie, qui doit être fine et assez résistante, sans être trop rigide. Celle que je vous recommande surtout est la corde *mi* de violon.

On introduit la bougie à une longueur suffisante pour pénétrer dans la caisse. Sans cela, on s'exposerait à commettre des erreurs regrettables, car vous savez que parfois le rétrécissement de la trompe est dû à l'existence de granulations de tissu conjonctif placées à l'orifice tympanique de la trompe, comme Schwartz nous l'a appris.

Comment savoir quand la bougie est entrée dans la caisse? Il y a plusieurs moyens. La bougie, en franchissant l'orifice tympanique de la trompe d'Eustache, est libre. Elle chemine facilement dans un espace large relativement, et donne à la main qui la tient une sensation que vous avez tous appris à reconnaître lorsque, sondant le canal uréthral, vous parvenez à la vessie.

On peut encore marquer sur la bougie la longueur du cathéter, ensuite la longueur des portions fibro-cartilagineuse et osseuse de la trompe. De cette manière, vous serez certains d'avoir parcouru toute la longueur de la trompe d'Eustache.

Toutes les fois que vous n'avez pas la certitude d'avoir franchi l'orifice tympanique de la trompe d'Eustache, il faut retirer la bougie et insuffler dans la caisse une certaine quantité d'air qui passe facilement, si la bougie a rétabli momentanément le calibre du tube d'Eustache. Dans le cas contraire, il faut réintroduire la bougie et la pousser lentement à une plus grande profondeur.

Pendant nos exercices sur le cadavre, je vous ai encore indiqué un excellent moyen, celui d'enfoncer la bougie jusqu'à ce qu'elle touche les osselets, ou un point des parois de la caisse. Connaissant alors la longueur certaine pour arriver à la chaîne ou à un point de la caisse, il vous sera facile désormais de ne rien heurter, en retirant un peu la bougie et en marquant un point sur la bougie.

Pendant tout le parcours de la bougie, vous tâcherez d'apprécier les diverses sensations qu'elle doit vous fournir. C'est ainsi que vous percevez des résistances molles et fermes tout à la fois, franchement molles, dures ou osseuses.

Généralement les résistances molles et fermes vous indiqueront un gonflement par hypérémie de la muqueuse, des granulations polypeuses, une valvule. Celles qui sont dures, élastiques, un rétrécissement fibreux ou des granulations de tissu conjonctif.

Les résistances osseuses seront déterminées par des rétrécissements osseux dépendant d'une tumeur osseuse ou d'un gonflement de l'os.

En parcourant la trompe d'Eustache, la bougie s'arc-boute quelquefois contre un orifice glandulaire ou un plissement de la muqueuse. Pour savoir si l'obstacle est un cul-de-sac ou un pli de la muqueuse, on retire alternativement la bougie et le cathéter, d'une petite quantité seulement, pour pousser de nouveau celui-ci, en effleurant la muqueuse, afin de constater si la surface est plissée ou si elle se plisse sous l'instrument. Si elle est plissée naturellement, on fait exécuter un petit mouvement de rotation à la bougie pour changer de place son extrémité libre, et l'on parvient à franchir l'obstacle. Si le plissement est fait par le cathéter, on l'appuie moins fortement contre la muqueuse. S'il y a un relâchement de la portion fibro-cartilagineuse, on fait pénétrer le cathéter dans la trompe, sans exercer, sur les parois de celle-ci, une forte pression. Agir d'une manière contraire, serait produire un rétrécissement analogue à celui que l'on détermine dans la portion fibro-cartilagineuse de certains conduits lorsqu'on introduit un spéculum plein un peu trop gros. La trompe étant rendue perméable, on pourra introduire une certaine quantité d'air dans la caisse et ausculter l'oreille moyenne.

Troisième forme. — En explorant la région naso-pharyngienne, on voit la muqueuse dont la coloration est à peu près la même que dans les deux premières formes; souvent elle est très-sèche.

La trompe d'Eustache peut être sensiblement rétrécie; ordinairement elle ne l'est pas.

L'auscultation nous permet de constater beaucoup d'états morbides de l'oreille moyenne.

Première forme. — Quand on insuffle de l'air dans les caisses, on entend un gargouillement lointain, au moment où l'air arrive dans la trompe, gargouillement de plus en plus superficiel au fur et à mesure que l'air s'avance vers la caisse. Au moment où l'air arrive dans la caisse et soulève le liquide qui y est renfermé, la crépitation humide à grosses bulles ou le gargouillement est toujours superficiel et se fait entendre immédiatement sous l'oreille.

Deuxième forme. — L'air, en arrivant dans la caisse, produit des bruits variables dont j'ai parlé à propos de l'auscultation de l'oreille.

Troisième forme. — Lorsque l'air arrive dans la caisse, la trompe d'Eustache n'étant pas sensiblement rétrécie, on entend le bruit de souffle normal de la caisse. Peu à peu il devient plus sec, râpeux, et le claquement du tympan plus partiel à mesure que la maladie fait des progrès. A une certaine période avancée de la maladie, la membrane du tympan étant beaucoup plus rigide et plus tendue par suite de la rétraction de la muqueuse de la caisse, on n'entend plus qu'un claquement faible ou moins franc, moins ample qu'à l'état normal. En faisant pénétrer de l'air dans la caisse à plusieurs fois différentes, on peut distendre certaines parties de la membrane et entendre un claquement un peu plus accusé.

Tous ces bruits, difficiles à percevoir à moins d'une grande expérience, existent aussi dans la seconde forme de l'inflammation chronique de la caisse; on ne pourra donc pas faire un diagnostic d'après ces seuls symptômes acoustiques.

Il sera nécessaire de tenir compte des autres données.

L'examen minutieux de l'organe étant fait, il n'est pas facile de porter un diagnostic complet dans la même séance. Voici pour quelle raison. Après avoir constaté l'existence des lésions probables, il reste à savoir si les membranes qui ferment la fenêtre ronde et l'étrier ne sont pas modifiées. C'est donc seulement après avoir donné quelques douches d'air ou de vapeurs, qu'on pourra constater si l'audition augmente, ou reste stationnaire. Dans le cas où l'audition augmente, les parties de l'oreille moyenne sont modifiées avantageusement, et l'on peut supposer que l'organe de l'ouïe recouvrera toute sa fonction ou une grande partie.

Mais, si l'audition varie peu, s'il existe des taches calcaires, s'il y a un bourdonnement en zi, continuel, on peut conclure à des modifications calcaires de la membrane qui tapisse la fenêtre ronde, ou à l'ankylose de l'étrier.

L'audition, après un traitement de dix à quinze jours, pourrait augmenter un peu et vous induire en erreur dans certains cas bien déterminés que voici : L'expérience nous a prouvé bien des fois que certaines améliorations obtenues ne persistaient pas, à cause du retrait de la membrane du tympan projetée en dehors par les douches d'air, de gaz ou de vapeurs qui avaient distendu le tympan, ou d'autres causes qui nous échappent.

Pronostic. — L'inflammation chronique de l'oreille moyenne a un pronostic variable suivant l'ancienneté et le degré de la maladie, l'âge du malade, l'étendue et la gravité des modifications pathologiques. Le degré de la maladie se mesure d'après le degré de surdité et l'état de la perception crânienne. Je suppose nécessairement l'organe complet et les conduits libres. Chez les enfants et les jeunes gens, cette affection peut guérir complétement. Chez les adultes et les vieillards, elle peut être améliorée, mais on ne peut pas rendre à l'oreille son ancienne finesse. (Les faits contraires sont rares.) Par conséquent, avant de porter un pronostic sérieux, il sera nécessaire de suivre attentivement le malade pendant plusieurs jours, à cause des raisons que je vous ai données tout à l'heure.

Après avoir bien saisi, dans les limites possibles, toutes les nuances qui vous indiquent l'espèce d'otite dont le malade est atteint, on portera son pronostic sans donner de trop belles espérances, celles-ci, même pour le praticien le plus expérimenté, pouvant être déçues.

Pour terminer cet article pronostic, il me reste à vous dire encore quelques mots. De toutes les affections de l'oreille moyenne, celles de la trompe d'Eustache sont les plus légères, puisqu'elles cèdent toujours à un traitement rationnel, bien dirigé. Celles qui affectent la trompe d'Eustache et la caisse du tympan sont beaucoup plus sérieuses, non-seulement parce que le plus souvent on ne peut que les améliorer, mais encore parce qu'il y a des rechutes causées par les variations de l'atmosphère. C'est ainsi que, pendant le printemps et en automne, ces états pathologiques reviennent ou s'exagèrent.

Des trois formes dont je vous ai parlé, c'est la forme sèche (inflammation interstitielle de la caisse) qui est la plus grave. Il est donc très-important de savoir la reconnaître.

Il est bon de vous dire qu'il est utile, dans certains cas, de prolonger le traitement pour maintenir plus longtemps une amélioration obtenue, ou pour l'obtenir : c'est quand le processus morbide est ancien et n'a pas trop altéré la sensibilité auditive.

Traitement. — Je distinguerai trois formes. Comme l'inflammation chronique de l'oreille moyenne peut être entretenue par l'état général du sujet, il est nécessaire de vous indiquer le traitement général qui doit être institué en même temps que le traitement local. Dans le traitement général je range les règles de l'hygiène. Je diviserai donc le traitement général en deux parties distinctes, qui sont : l'hygiène et le traitement médical.

De l'hygiène. — A propos de l'inflammation chronique de l'oreille moyenne, permettez-moi de vous indiquer la partie de l'hygiène applicable à l'organe de l'ouïe.

Toutes les fois qu'un organe est malade, il faut éloigner avec soin les causes capables d'accélérer la marche de l'état morbide, ou de favoriser son retour. On doit éviter toutes les transitions brusques de température en se garantissant des courants d'air, pendant que le corps est en sueur et en ne laissant pas la région auriculaire exposée à un vent violent. C'est en ne tenant pas compte de ces règles hygiéniques qu'on voit les soldats, les cochers affectés de surdité.

L'eau introduite dans l'oreille pendant le bain peut déterminer une inflammation vive de l'oreille. Il sera donc nécessaire de garantir l'organe en maintenant un bourdonnet de coton dans le conduit auditif externe. Le séjour dans un appartement trop chaud, mal aéré, la grande contention d'esprit, les cols trop serrés autour du cou, les coiffures qui tantôt couvrent bien l'oreille, tantôt la laissent à découvert, la calvitie, sont encore des causes capables d'aggraver l'état morbide de l'oreille moyenne en augmentant la quantité de sang dans l'organe de l'ouïe.

Le coucher sur la terre pendant la nuit, le froid aux pieds, la constipation, les mauvaises digestions, la carie dentaire, l'usage immodéré des boissons spiritueuses, du tabac, l'hystérie, la cholorose, maintiennent l'organe de l'ouïe dans de mauvaises conditions.

Les ébranlements vifs peuvent produire des désordres dans les parties constituantes de l'oreille. C'est ainsi que les artilleurs et les soldats de marine deviennent sourds, soit par suite d'ébranlements successifs imprimés au nerf auditif, soit par rupture de la membrane du tympan. Dans ces deux cas, il y a une hypérémie de l'organe.

Pour éviter la rupture du tympan, il sera bon d'ouvrir la bouche chaque fois qu'un ébranlement de l'air devra être très-fort.

Les personnes qui entrent dans les appareils à air comprimé devront, pour éviter tout accident, ne pas faire varier trop vite les pressions.

Les personnes qui travaillent dans les ateliers où des ébranlements forts et répétés se font entendre devront maintenir du coton dans leurs oreilles.

Traitement général. — Dans tous les cas, on doit faire fonctionner les glandes sudoripares, c'est-à-dire provoquer la transpiration des malades, soit par l'exercice, soit par l'administration de préparations convenables parmi lesquelles on doit citer en première ligne l'acétate d'ammoniaque et le gaïac.

Les bains d'une manière générale n'ont pas une grande influence, lorsque le malade transpire facilement et ne présente pas les attributions du tempérament scrofuleux. Cependant les bains de mer, ou certaines eaux peuvent exercer une influence favorable lorsque le malade est strumeux. Mais il faut bien éviter les refroidissements et ne pas laisser entrer l'eau dans les oreilles. Lorsque la personne est lymphatique ou strumeuse, il est important de prescrire l'antiscrofuleux par excellence: l'huile de foie de morue, à la dose de deux à six cuillerées à soupe par jour.

S'il y a un état dartreux, syphilitique, etc., il faut le combattre par un traitement approprié. Dans tous les cas on doit faire fonctionner la peau.

Tous les moyens qui réussiront à obtenir ce résultat seront excellents, acétate d'ammoniaque, étuves, hydrothérapie bien faite (cette dernière ne me paraît pas très-active).

Traitement local. — Il consiste à modifier la muqueuse de l'oreille moyenne, ainsi que celles des régions voisines. Négliger de traiter la muqueuse naso-pharyngienne, c'est vouloir s'exposer à avoir des récidives fréquentes. Je vais donc m'occuper du traitement local de l'oreille. Ensuite je vous parlerai de la pharyngite granuleuse. Comme j'ai divisé l'inflammation chronique de la caisse en deux variétés distinctes, la forme humide et la forme sèche, j'indiquerai deux modes de traitement local, le traitement général étant le même pour toutes les formes.

Chez les enfants, il y a ordinairement une inflammation chronique de la trompe d'Eustache coïncidant avec une inflammation chronique de la muqueuse naso-pharyngienne.

En modifiant la muqueuse et en insufflant trois fois par semaine de l'air dans les trompes, on obtient ordinairement la guérison. Dans certains cas rebelles on insufflera des vapeurs d'eau chaude très légèrement alcoolisée. (Six ou sept gouttes dans un demi-verre d'eau.)

Pour faire pénétrer l'air pur ou chargé de vapeurs médicamenteuses et ne pas augmenter l'inflammation de la muqueuse, il est important de maintenir le cathéter dans la trompe sans exercer une pression trop forte sur elle, et de ne pas donner à la douche une force d'impulsion trop grande. Pour se rendre compte de la force de projection et des bruits qui se passent dans l'oreille moyenne, on se sert du tube otoscope qu'on doit toujours avoir à son oreille chaque fois qu'on insuffle des médicaments gazeux ou liquides dans la caisse. Les vapeurs alcoolisées faisant disparaître le processus inflammatoire, il sera inutile d'avoir recours aux vapeurs balsamiques, ou ammoniacales (acétate, chlorhydrate d'ammoniaque). Pendant la durée du traitement par les vapeurs excitantes si les mucosités renfermées dans la trompe deviennent plus abondantes, on se contente, pendant quelques jours, d'insuffler de l'aïr et de la vapeur d'eau.

Chez les adultes, le traitement diffère un peu de celui des enfants, car chez les premiers on rencontre des rétrécissements chroniques de la trompe d'Eustache qu'il faut guérir. Pour obtenir ce résultat, on emploie les bougies graduées comme les ont indiquées Saissy le premier, puis Kramer et M. Bonnafont.

Les bougies que je préfère sont les cordes à boyau graduées comme je les ai indiquées. Quelquefois, j'ai eu recours aux bougies en baleine qui sont terminées par un bout olivaire; elles sont très-rigides et doivent être employées avec beaucoup de précaution. Les bougies employées atteignent rarement deux millimètres de diamètre, et je ne comprends pas comment le docteur Valleroux (1) a pu introduire dans la trompe d'Eustache des bougies de trois millimètres. On prend une bougie fine ou la corde *mi* de violon dont on ramollit un peu l'extrémité en la mordant légèrement, puis on l'introduit avec lenteur en ayant soin de ne pas la pousser fortement quand on éprouve de la résistance. On la laisse en place pendant quelques secondes pour la pousser de nouveau, et l'on est parfois étonné de la sentir passer là où elle avait été arrêtée.

Elle peut être dans une direction vicieuse; alors on la retire de un à deux millimètres environ, et, après lui avoir fait exécuter un mouvement de rotation, on la pousse de nouveau, et on la sent pénétrer librement dans la trompe. Il est très-important de ne pas choisir une bougie trop grosse, pour ne pas commettre l'erreur de croire à l'existence d'un rétrécissement où il n'y en a pas; quand elle est trop volumineuse, elle cause une sensation fort douloureuse, que le malade indique par-

(1) *Mémoire sur le catarrhe de l'oreille moyenne*. Paris, 1845.

faitement en disant qu'on lui perce l'oreille; en même temps, il y porte la main comme s'il voulait empêcher l'algalie de pénétrer plus profondément.

On doit avoir soin de ne pas toucher les osselets ou les parois de la caisse avec la bougie, afin de ne pas hypérémier davantage l'organe et de ne pas causer trop de douleur. Quelquefois la souffrance est vive comme l'éclair et ne disparaît pas toujours avec la cause qui l'a produite lorsque le choc de la bougie a été un peu énergique. Il survient des élancements et une exagération de surdité qui persistent pendant un temps variable.

La première fois que l'on introduit une bougie dans la partie rétrécie après l'avoir enduite avec du cold-cream, on la laisse à demeure pendant quelques secondes, et on la retire doucement. Le lendemain et les jours suivants on fait la même opération en ayant soin d'augmenter le calibre de la bougie et de la laisser en place pendant un temps plus long, à mesure que la trompe d'Eustache s'élargit. Le passage journalier de la bougie cause parfois une hypérémie assez considérable de la trompe et exagère la surdité. Alors il est nécessaire d'espacer les séances et de laisser la bougie à demeure un peu moins longtemps.

Aussitôt que la trompe d'Eustache est suffisamment libre, on y insuffle quelques gouttes de solution faible de potasse caustique (deux fois par semaine) et de l'air (tous les jours).

J'ai eu rarement recours à la cautérisation de la trompe avec le nitrate d'argent. Pour la faire, j'introduis dans ce tube une corde à boyau enduite avec de la pommade au nitrate d'argent ou trempée dans une solution et séchée. Il ne reste plus qu'à la laisser en place pendant quelques secondes. Le lendemain et les jours suivants, on insuffle de la vapeur d'eau ou de l'air jusqu'à ce que l'inflammation causée par le caustique soit disparue. Il ne reste plus qu'à cautériser de nouveau la partie rétrécie s'il y a lieu.

Pour cautériser la trompe, on pourrait encore se servir du moyen employé par Deleau; il consiste à fixer une couche de coton peu épaisse à l'extrémité d'un fil d'archal, à tremper cette extrémité dans la solution caustique et à la porter au moyen de la sonde dans la partie rétrécie. Toutes les fois que l'inflammation chronique a envahi la caisse du tympan, on dirige des vapeurs ou des liquides médicamenteux dans l'oreille moyenne.

Les substances diverses qui ont été employées par les médecins prouvent qu'on n'est pas encore certain de leur efficacité. Je vais les énumérer, vous faire connaître les opinions de certains médecins auristes et vous donner celle que j'ai basée sur mon expérience.

L'air atmosphérique a été beaucoup employé pour guérir la surdité, depuis les publications de Deleau père; seulement, ce médecin distingué a eu le tort de généraliser ce mode de traitement. Certainement, l'air insufflé dans la caisse a une action très-efficace quand il y a une inflammation vive de l'oreille moyenne, parce qu'il agit par sa force de projection comme modificateur des tissus hypérémiés, parce qu'il rétablit le passage obstrué, déplace les mucosités, facilite leur expulsion et éloigne l'une de l'autre les parties mobiles de l'oreille moyenne.

Dans les inflammations chroniques de l'oreille moyenne avec hypersécrétion de liquide qu'on rencontre chez les enfants lymphatiques surtout et chez quelques adultes, l'air exerce encore une action évidente, mais elle est moins grande que celle de quelques substances médicamenteuses dont je vous parlerai tout à l'heure.

Dans les inflammations chroniques avec sécheresse des membranes, dans les surdités nerveuses, dans les otalgies, les douches d'air non-seulement n'exercent aucune action, mais encore elles peuvent être nuisibles.

L'air saturé de vapeurs d'eau mélangée ou non à de l'alcool peut être employé dans tous les cas où l'air pur est employé, mais il est beaucoup plus efficace. Tous les jours, on donnera une douche qui aura une durée de quelques secondes ou de une à deux minutes, en ayant soin de ne pas donner à la vapeur d'eau une température trop élevée qui pourrait brûler le malade et causer une inflammation aiguë de l'oreille moyenne : on devra toujours préférer la vapeur d'eau à l'air.

On a conseillé, depuis 1742, d'insuffler dans la caisse, par la méthode de Valsava, des vapeurs médicamenteuses. C'est ainsi qu'on a pu faire pénétrer dans l'oreille moyenne la fumée de tabac, de rue, de trèfles d'eau, de café, de sauge, de romarin, et bien d'autres substances médicamenteuses dont l'énumération serait inutile.

Aujourd'hui, c'est exceptionnellement qu'on emploie le procédé de Valsava pour insuffler des vapeurs médicamenteuses dans la caisse. Les médecins auristes se servent d'appareils variés que je ne vous décrirai point, parce qu'ils sont bien inférieurs à ceux que j'ai fait construire.

Lorsqu'on veut donner une douche médicamenteuse dans la caisse, par la méthode de Politzer, on emploie l'appareil simple à fumigations dont je vous ai parlé. Veut-on au contraire donner une douche médicamenteuse au moyen de la sonde, on fixe celle-ci préalablement dans la trompe d'Eustache pendant que l'on fait chauffer le liquide médicamenteux renfermé dans un des ballons de l'appareil, p. 107. Puis on introduit la canule *x* du tube dans le pavillon de la sonde, *i* et, prenant la poire *e* en fermant la prise d'air *c* avec le doigt, on la comprime de manière à chasser l'air de la poire dans l'appareil, et à entraîner dans la sonde et la caisse les vapeurs qui se dégagent dans le ballon.

A la première séance, on fera deux ou trois insufflations, mais on en augmentera progressivement le nombre de manière à ne pas déterminer cependant une hypérémie trop vive de la muqueuse.

Au moyen de mes appareils à douches, j'ai insufflé successivement dans la caisse, les vapeurs de benjoin, tolu, myrrhe, eau de goudron ou des huiles essentielles de thym, romarin, mélisse, sauge, mélangées à l'eau chaude, l'acide carbonique, l'oxyde de carbone, l'oxygène, les vapeurs d'eau de Botot mélangée à l'eau (10 à 12 gouttes par demi-verre d'eau chaude), d'eaux minérales sulfureuses naturelles (Enghien) ou artificielles (celle de Marcellin Pouillet, p. 96). J'ai encore donné des douches de vapeurs d'iode, de teinture d'iode, de solution ammoniacale, d'eau-de-vie camphrée, de chloroforme, d'éthers acétique, sulfurique, d'acide acétique, d'acétate d'ammoniaque, de chlorhydrate d'ammoniaque. J'ai encore introduit, dans la caisse du tympan, des mélanges ou des solutions variées; teinture d'iode, bicarbonate de soude, strychnine, vératrine, potasse caustique, sulfate de zinc, alun, cachou, tanin, chlorure de zinc, décoction de têtes de pavot, de feuilles de noyer, d'écorce de chêne. Par conséquent, je me crois autorisé à exprimer mon opinion, c'est-à-dire à vous dire quelles sont les substances les plus actives dans des cas donnés.

Le traitement de l'inflammation chronique de la caisse, comme je vous l'ai déjà dit, doit toujours être commencé par les vapeurs d'eau chaude pure ou mélangée à de l'alcool, de l'acétate d'ammoniaque ou de l'éther acétique (6 à 20 gouttes, par demi-verre d'eau). L'inflammation chronique avec hypersécrétion de mucus résistant quelquefois à ce traitement, on emploie les vapeurs de teinture de benjoin (6 à 10 gouttes pour la même quantité d'eau) ou de ce mélange :

Teinture de tolu	15 gr.
— de benjoin	10 gr.
— de myrrhe	5 gr.

ou celles de chlorhydrate d'ammoniaque, d'eau de Botot, ou d'eau de goudron.

L'inflammation chronique sans hypersécrétion de liquide sera traitée souvent avec succès par les vapeurs d'éther acétique, d'éther sulfurique ou de teinture d'iode, celle-ci étant choisie en dernier lieu. Quand il existe des bourdonnements résistant à ces diverses médications (car les bourdonnements sont un symptôme de l'affection), on peut quelquefois les calmer ou les faire disparaître en employant des vapeurs de chloroforme ou d'éther. Je préfère les vapeurs médicamenteuses aux liquides médicamenteux, parce que je crois qu'elles se distribuent mieux dans les diverses anfractuosités que présente l'oreille moyenne et agissent plus rapidement. Si vous préférez insuffler des liquides, choisissez, les solutions de potasse caustique, de strychnine, de sulfate de zinc, de teinture d'iode et d'iodure de potassium ou de vératrine. Cette dernière sera employée avec beaucoup de prudence. Ces insufflations liquides seront faites une à trois fois par semaine selon leur degré de concentration et suivant que la substance sera plus ou moins irritante. Dans l'intervalle de ces séances, on insufflera de l'air sec ou mieux de l'air saturé de vapeurs d'eau.

Pour faire pénétrer ces liquides dans la caisse, on introduit une sonde à calibre intérieur assez étroit dans la trompe, de manière à ce que sa partie recourbée soit bien parallèle à la trompe.

Pour se rendre un compte exact de la position du cathéter, on insuffle un peu d'air dans la caisse. Celui-ci pénètre facilement dans la caisse sous la forme d'une veine gazeuse, si le cathéter est bien placé; au contraire, il ne pénètre pas ou pénètre par saccades, si le cathéter est dans une position vicieuse. On peut encore placer convenablement le cathéter en y introduisant une bougie ainsi que dans la trompe. Aussitôt qu'elle a pénétré, on la laisse quelques secondes, on fixe le cathéter et on la retire. C'est un moyen excellent de placer dans la même direction la sonde et la trompe d'Eustache. On a encore l'avantage d'écarter un peu l'une de l'autre les parois extensibles du tube d'Eustache et de rendre la voie plus libre.

Il ne reste plus qu'à instiller dans le pavillon de la sonde, au moyen d'une pipette, quelques gouttes du liquide médicamenteux. Pour le faire pénétrer dans la caisse, on fixe la canule x de l'appareil à douches à une poire, au moyen d'un tube en caoutchouc, et l'on insuffle assez vivement de l'air à plusieurs fois consécutives de manière à chasser le liquide. Parfois celui-ci passe d'emblée dans la caisse, quand la trompe est large, d'autres fois on ne réussit qu'au bout de quelques instants.

On peut obtenir plus facilement ce résultat en faisant pencher la tête du côté de l'oreille affectée, lorsque la sonde est fixée dans la trompe d'Eustache et en faisant de légères insufflations.

Tels sont les moyens thérapeutiques à employer dans le traitement de l'inflammation chronique de la caisse.

Il ne me reste plus qu'à vous indiquer un mode de traitement employé par le docteur Politzer, et à vous parler de l'inflammation chronique de la muqueuse naso-pharyngienne si fréquente à Paris.

Pendant le cours de l'inflammation chronique de la caisse du tympan, la muqueuse devient plus épaisse, se dessèche, et fait subir aux muscles qu'elle tapisse des rétractions fort préjudiciables aux sens de l'ouïe. C'est ainsi qu'on voit le tendon réfléchi du muscle tenseur du tympan attirer fortement en dedans et en haut le manche du marteau. Il en résulte une tension de la membrane du tympan pouvant nuire à l'audition et même des bourdonnements continuels, des vertiges dus à la compression du liquide de l'oreille interne par l'étrier fortement enfoncé dans la fenêtre ovale.

Pour améliorer l'ouïe et diminuer les bourdonnements, on ferme hermétiquement le conduit pendant vingt-quatre heures avec du coton enduit avec de la graisse. On pourrait obtenir ce résultat en prenant le *moule* du conduit, et en y introduisant un tube en caoutchouc dont les parois seraient soutenues par un tube dont la forme aurait celle du conduit. J'ai obtenu ainsi de bons résultats en faisant fixer au tube un autre tube qui a une certaine longueur, et est muni d'un robinet de manière à y faire le vide jusqu'à un certain degré bien entendu.

Parmi les nombreuses observations d'otite chronique de la caisse que j'ai prises, je me contenterai de vous citer la suivante :

M. X vint me consulter le 28 novembre 1867 pour une surdité avancée des deux oreilles, et me donna textuellement ces détails. « Il y a dix ans, j'ai consulté le docteur Blanchet, qui après m'avoir sondé plusieurs fois, jugea l'hydrothérapie nécessaire. J'obtins une légère amélioration du traitement combiné. J'arrive d'Allemagne où j'ai été soigné par le docteur Gruber (de Vienne) qui me fit des injections liquides dans la trompe d'Eustache. Ce traitement n'a eu aucun succès. Il y a deux mois, j'ai eu la syphilis, et j'ai été traité pour cette maladie par le docteur Reider de Vienne : traitement antisyphilitique et repos à la chambre. Je viens auprès de vous aujourd'hui pour savoir si vous pouvez améliorer mon état. »

Ce malade, d'une constitution nervoso-lymphatique, est profondément anémique, il est abattu et découragé. Il est affecté par des bourdonnements continuels, qui paraissent avoir augmenté depuis l'époque où il a eu des accidents secondaires de syphilis. Les bourdonnements augmentent pendant l'exercice ou à la suite d'une émotion vive.

L'examen local du malade me révèle les faits qui suivent : perception crânienne très-faible, perception auriculaire un centimètre à un centimètre et demi. Oreilles externes : les conduits auditifs sont larges, secs, assez rectilignes.

Tympans : ils sont d'un gris nébuleux et opaques à leur

périphérie; la surface extérieure est parsemée de pellicules, et il y a derrière le marteau des vaisseaux qui indiquent une hypérémie permanente d'une partie de l'organe au moins.

Le manche du marteau est peu mobile, et le tympan se meut seulement dans ses parties centrales.

Région naso-pharyngienne. — Pharyngite granuleuse.

Exploration de l'oreille moyenne. Les trompes d'Eustache sont larges, sèches, et, quand on insuffle de l'air dans la caisse, on entend le claquement partiel du tympan.

Malgré le degré avancé de l'affection et en me basant sur quelques signes objectifs ou acoustiques particuliers, j'annonçai au malade que mon traitement améliorerait l'audition d'une manière sensible. M. X était affecté d'une inflammation chronique des caisses, avait une anémie profonde résultant du manque d'exercice. Je prescrivis :

1° Un exercice physique progressif;

2° Des toniques tels que : du fer, des viandes rôties, un vin généreux;

3° Du sirop de Gibert, une cuillerée à soupe par jour;

4° Un traitement local que je ferais moi-même.

29 Novembre. Bourdonnements très-forts, douche acide acétique camphré, puis une douche d'éther acétique.

2 Décembre. Douche d'éther acétique, fumigations de goudron dans les narines.

4 Décembre. Les bourdonnements diminuent de temps en temps, et augmentent toujours par l'exercice. Douche d'éther acétique.

7 Décembre. Le malade commence à ressentir un bien-être général. Il est plus gai, a plus d'espoir. (Douche d'éther acétique.)

8 Décembre. Bourdonnements plus faibles, audition meilleure. Après une douche gazeuse prolongée pendant quelques minutes avec intention, il a des craquements dans l'oreille gauche; ces craquements sont dus aux contractions spasmodiques des muscles renfermés dans la caisse du tympan.

Crâne droit faible, oreille droite 3 centimètres.

Crâne gauche faible, oreille gauche 3 centimètres.

Je fais suspendre le traitement jusqu'au 20 décembre.

29 Décembre. { Crâne droit assez bon, oreille dr. 5 centim. / Crâne gauche, moyen, oreille g. 7 centim.

Du 5 au 18 janvier je suspends encore le traitement.

18 Janvier. { Crâne droit assez bon, or. dr. 22 centim. / Crâne gauche moyen, or. g. 12 centim.

Le traitement local a consisté en douches d'éther acétique, de vapeurs d'eau de goudron alcoolisée, d'acide acétique camphré, dirigées dans la caisse du tympan.

Le malade, monomane pour les voyages, et malgré mes conseils partit pour l'Égypte en m'exprimant ses remercîments.

Vous voyez, Messieurs, que les injections liquides dans la caisse ne produisent pas toujours de très-bons effets.

DE LA PHARYNGITE GRANULEUSE CHRONIQUE

ANGINE GRANULEUSE CHRONIQUE, ANGINE GLANDULEUSE, ANGINE FOLLICULEUSE.

Symptômes. — La pharyngite est l'inflammation de la muqueuse du pharynx. Elle est très-rare chez les enfants et vient lentement à l'insu du malade. A une certaine période elle a des exacerbations fréquentes.

Le malade ressent une sécheresse, une cuisson et des picotements dans la gorge. Le matin, après avoir excité la muqueuse en fumant beaucoup par exemple, il a une chaleur âcre, incommode et a des crachements qui durent pendant quelques minutes, ou un certain temps. Ces crachements produisent des spasmes des muscles de la gorge et même des vomissements. Tantôt ces crachements surviennent au moment du lever, avant que le malade ait bu, ou après l'avoir fait. C'est seulement quand les mucosités ont été en partie expulsées que le malade est calme. Pendant la journée, la soif est assez vive ou peu prononcée, tous ces symptômes reviennent au même degré ou très-affaiblis, si ce n'est lorsque le malade excite la muqueuse. Le calme persiste pendant quelques jours, ou un temps plus long, surtout si l'hygiène suivie est sévère, et disparaît à la suite d'excitations nouvelles.

La voix est parfois altérée, et l'enrouement vient assez facilement à la suite d'un séjour même peu prolongé dans un endroit frais. La pharyngite granuleuse ayant une marche chronique a une durée illimitée. Elle ne disparaît pas spontanément. Prise au début, elle guérit lorsque le malade veut se soumettre au traitement médical et à une hygiène sévère, mais les exigences sociales s'y opposent souvent; et le malade améliore seulement cet état pathologique incommode. Celui-ci n'est pas dangereux et ne détermine jamais la tuberculisation, comme le prétendent certains auteurs, le docteur Green de New-York en particulier. Mais il a les inconvénients de causer une odeur forte comme celle de l'ozène, une gêne temporo-frontale toute spéciale, une inflammation de l'oreille moyenne, de l'œsophage ou de la trachée et même des bronches.

Avant de vous indiquer la coloration pathologique de la muqueuse, je vais vous décrire celle de la muqueuse physiologique qui est variable.

La partie supérieure du pharynx qui est excessivement difficile à voir représente une cavité irrégulière dont les parois sont tapissées par une muqueuse assez rouge, c'est-à-dire riche en vaisseaux. Cette muqueuse est lisse comme toutes les muqueuses qui sont tapissées par un épithélium cylindrique. La coloration rouge devient un peu plus rosée à mesure qu'on se rapproche des orifices des trompes d'Eustache. Dans toutes les parties qui avoisinent le pavillon des trompes, la muqueuse est lisse, a une coloration plus rougeâtre que partout ailleurs et se rapproche beaucoup de celle de la membrane pituitaire. Immédiatement au-dessous des orifices des trompes, la muqueuse recouverte par un épithélium pavimenteux prend un aspect grenu qui dépend des papilles renfermées dans le *chorion* ou au-dessous de lui.

Symptômes objectifs. — La couleur de la muqueuse est ordinairement d'un rouge vif ou d'un rouge violacé, lorsqu'elle est le siége d'une hypérémie vive. Dans les cas chroniques ordinaires, elle a une coloration plus rouge chez les personnes sanguines que chez celles qui sont anémiques ou chloro-anémiques.

La muqueuse est humide et recouverte dans certains points par des grumeaux de mucus d'un blanc grisâtre ou des nappes de muco-pus d'un blanc jaunâtre. La muqueuse est gonflée à des degrés divers. A sa surface, surtout à celle de la paroi postérieure du pharynx, on voit des élevures arrondies dont la grosseur varie, depuis celle d'un grain de millet jusqu'à celle d'un grain de chènevis. Ces saillies, produites par l'inflammation chronique des follicules muqueux, sont ordinairement plus rouges que la muqueuse environnante, ou d'un blanc jaunâtre lorsqu'elles sont remplies par du mucus desséché ou du muco-pus. Elles sont souvent entourées par des lacis de vaisseaux et sont isolées ou réunies en groupes diversement disposés. A leur surface, on peut apercevoir un point grisâtre blanchâtre indiquant l'ouverture de leur canal excréteur. Le voile du palais, la luette, les piliers du voile du palais, sont rouges, hypertrophiés ou ont subi des modifications légères.

Czermak le premier a eu l'idée d'examiner la région naso-pharyngienne en dirigeant un miroir réflecteur vers cette cavité. Depuis cette époque on a perfectionné la méthode. C'est ce qui permet de voir généralement une grande partie de la région, d'une manière convenable.

Quand on introduit le miroir dans le fond de la gorge, on éprouve des difficultés inhérentes à la conformation, aux proportions, à la sensibilité du sujet, exagérées par l'état chronique et surtout pendant les exacerbations de cette maladie. Avec de l'habitude, en prenant des miroirs arrondis, en modifiant l'état local et en recommandant au malade d'introduire un doigt au fond de la gorge pour s'habituer au contact des instruments, on parvient facilement à placer convenablement le miroir. Pendant l'examen le malade a l'habitude de prononcer la voyelle *a*, un son nasal (Czermak), ou de respirer par le nez (Fauvel).

Étiologie. — Bien que les causes occasionnelles et prédisposantes soient bien difficiles à distinguer l'une de l'autre, je les admettrai ici comme ailleurs.

Causes occasionnelles. — Le froid est une des causes les plus actives. Viennent ensuite les excitants de la muqueuse agissant différemment, tels que : le tabac, les liqueurs, les poussières, les gaz irritants, etc. Les cris violents (crieurs publics, avocats, prédicateurs, etc.), et toutes les maladies qui peuvent produire l'inflammation de la muquense de la gorge (rougeole, scarlatine, variole, fièvre typhoïde, etc.) sont des causes actives.

Causes prédisposantes. — Parmi elles je range le sexe, la diathèse herpétique, les climats, l'âge, le sexe : l'homme, soit par disposition spéciale, soit par suite de ses habitudes, est plus souvent affecté de la pharyngite granuleuse que la femme.

Diathèse herpétique. La plupart des malades qui ont cette affection ont eu ou ont encore des éruptions eczémateuses cutanées.

Climats. — Ceux qui sont froids, humides, variables, produisent des inflammations chroniques beaucoup plus souvent que les climats doux.

Age. — La pharyngite chronique est très-peu fréquente dans l'enfance ; elle est commune entre vingt et quarante ans.

Diagnostic. — D'après les symptômes physiologiques et objectifs que j'ai décrits, il est impossible de méconnaître l'existence de cette maladie ; c'est pourquoi je ne vous donne pas de plus longs détails,

Pronostic. — Cette affection est ennuyeuse et non dangereuse. Mais les modifications qu'elle peut faire subir aux régions voisines engagent le médecin à porter un pronostic réservé, et à indiquer au malade quelles en sont les conséquences.

Traitement. — Les malades qui viennent réclamer les soins des médecins auristes sont souvent affectés d'une surdité variable causée ou entretenue par cet état morbide. Il faut donc tout en essayant de guérir la surdité tâcher de faire disparaître la pharyngite granuleuse. C'est donc de son traitement dont je vais vous parler. On divise celui-ci en traitement général, et en traitement local. Par traitement général, je comprends l'hygiène et quelques médicaments internes ou externes ; par traitement local toutes les médications appliquées à la muqueuse malade.

Traitement général. — On doit toujours rechercher la cause de la pharyngite granuleuse, et la faire disparaître, ou l'affaiblir. Le malade est-il fumeur, orateur ou chanteur, etc., on l'engage à s'abstenir de tabac, ou à suspendre pendant tout le temps du traitement cette gymnastique vocale faite avec excès. Et de même pour les autres causes. En même temps, on prescrit l'emploi des médicaments qui sont en assez grand nombre, mais qui n'ont pas tous une efficacité bien grande. Parmi ceux qui exercent une action salutaire sur la marche de la maladie, je dois vous nommer tout d'abord les sulfureux. Parmi eux viennent, en première ligne, les eaux minérales sulfureuses naturelles prises de préférence dans les stations. On les prescrit en boisson : Eaux-Bonnes; un demi-litre à trois litres par jour; Cauterets, deux verres, à un litre; Enghien, deux verres à six verres par jour; Aix-la-Chapelle, deux à trois verres par jour. Comme tous les malades ne peuvent pas aller aux stations d'eaux, on a tâché de les suppléer en adoptant la formule de Marcellin Pouillet, page 96; celle-ci donnant le moyen de faire une eau à très-peu de frais.

D'autres médicaments moins actifs ont été employés par divers praticiens. Ce sont : l'iodure de potassium, le bichlorure de mercure et le chlorhydrate d'ammoniaque; vous y aurez recours lorsque les sulfureux auront échoué.

Pour compléter le traitement général, on prescrit des purgatifs tous les huit ou quinze jours, des sudorifiques, et un régime doux.

Traitement local. — On emploie les eaux sulfureuses en gargarismes, en inhalations, en injections par le nez (douche naso-pharyngienne) ou après les avoir pulvérisées. S'il existe des granulations fournissant un pus fétide, ou des points trop hypérémiées, on peut les toucher avec des solutions caustiques (nitrate d'argent, chlorure de zinc, teinture d'iode) ou projeter sur eux de la poudre médicamenteuse, alun, borax ou ce mélange :

Sulfate de zinc	10 gr.
— de cuivre	3 gr.
Sucre candi pulvérisé	5 gr.
Camphre pulvérisé	2 gr.

J'ai obtenu de beaux résultats en employant, alternativement toutes les trois semaines, les eaux sulfureuses, l'eau de goudron, et la solution phéniquée ; celle-ci de préférence à toutes autres. Pour modifier la muqueuse des fosses nasales et de la région naso-pharyngienne, on peut encore employer le moyen indiqué par le docteur Gruber (1) (de Vienne). Il est nécessaire d'avoir une seringue qui contienne environ 45 grammes de liquide et qui ait une extrémité libre assez grosse pour obturer complétement une des narines dont les parois molles sont pres-

(1) *Abeille médicale*, lundi 15 novembre, 1869.

sées contre elle. Alors le malade étant assis tient sa tête à peu près verticale, de manière à ce que le plancher des fosses nasales soit horizontal. L'opérateur introduit l'extrémité libre de la seringue dans la narine et ferme celle-ci complétement, puis il pousse le liquide dans la fosse nasale correspondante. Au moment où l'injection médicamenteuse arrive dans l'arrière-cavité des fosses nasales, il y a une contraction des muscles de la langue, du voile du palais et de l'isthme du gosier, de telle sorte que, au moment où le voile du palais interrompt la communication entre l'arrière-cavité des fosses nasales et la cavité inférieure du pharynx, le liquide ne trouvant plus l'issue la plus naturelle passe dans la trompe d'Eustache correspondante et la caisse, même dans celle du côté opposé et dans l'autre fosse nasale.

Si l'on veut faciliter l'entrée du liquide dans la caisse, on ferme les deux narines.

Ce moyen très-ingénieux de faire parvenir les liquides dans la caisse est seulement applicable dans les cas où les deux oreilles sont malades; il est surtout précieux pour les enfants moins *dociles* que les malades plus âgés.

Il peut cependant être remplacé avantageusement par les autres moyens que j'ai indiqués. Cependant il n'est nullement à dédaigner dans quelques cas spéciaux. On pourra savoir si le liquide a pénétré dans la caisse en interrogeant le malade.

Le docteur Gruber dit : « Toutes les dépressions des parois latérales du pharynx que le liquide injecté rencontre sur son chemin lui servent plus ou moins de réservoir, à moins qu'elles ne soient remplies de mucosités ou d'exsudations, matières qui d'ailleurs sont facilement chassées par l'injection. Ainsi une partie du liquide médicamenteux s'accumulera dans la fossette qui se trouve à l'embouchure pharyngienne de la trompe, et il ne restera plus qu'à le faire pénétrer plus avant vers l'oreille moyenne. Pour y arriver, il faut que, immédiatement après l'injection, le malade fasse pénétrer de l'air dans la caisse du tympan par la trompe d'Eustache.

« Pour faire pénétrer l'air dans la caisse, je procède de la manière suivante. Je ferme moi-même les narines du malade et lui ordonne de laisser sa bouche fermée et de souffler brusquement par le nez comme s'il voulait se moucher.

« Cet ordre est compris de tous, même des enfants, et comme je ferme les narines, il est en mon pouvoir de prolonger l'opération à mon gré. Il est évident que l'air, pénétrant dans les trompes pendant cette manœuvre, pousse devant lui la portion du liquide resté dans les fossettes du pavillon. »

On peut encore prescrire au malade des prises médicamenteuses comme celle-ci :

N° 1.	Calomel	1 gr.
	Sucre candi pulvérisé	20 gr.
N° 2.	Camphre pulvérisé	1 gr.
	Sous-nitrate de bismuth	4 gr.
	Sucre candi pulvérisé	20 gr.
N° 3.	Alun	2 gr.
	Sucre candi pulvérisé	20 gr.

Pendant le traitement, s'il survient un état aigu, il faut suspendre toute médication curative et employer les antiphlogistiques.

DE LA PERFORATION ARTIFICIELLE DU TYMPAN.

La perforation artificielle du tympan est une opération qui a eu un grand retentissement pendant longtemps, soit par ignorance, soit au point de vue spéculatif.

Le hasard, comme on le voit arriver si souvent en toutes choses, montra quels résultats heureux on pouvait obtenir en pratiquant cette opération.

Vers la fin du seizième siéle, Riolan raconta l'histoire d'un sourd qui avait recouvré l'ouïe, après s'être perforé le tympan au moyen d'une tige d'ivoire. Ce succès inspira cependant des craintes et des méfiances, puisque l'on n'osa pas pratiquer cette opération accidentelle. C. Cheselden, Leschevin, Portal, ne firent pas cette opération comme M. Bonnafont et d'autres auteurs l'ont dit. Un charlatan, nommé Éli, et Himly en Allemagne, la pratiquèrent (de Troeltsch). Mais ce fut Astley Cooper qui le premier donna à cette opération une grande importance. C'est pourquoi on abusa de ce moyen thérapeutique. Il en résulta des insuccès qui la discréditèrent à peu près complétement. Je vais tâcher de vous donner, le plus brièvement possible, toutes les indications pratiques nécessaires, en ayant soin de passer sous silence des détails problématiques.

Toutes les fois qu'il s'agit de détruire certaines parties constituantes d'un organe, il faut savoir si la sensibilité y existe encore suffisamment pour qu'il puisse fonctionner après l'opération. Il est donc nécessaire de s'assurer de l'état d'intégrité des nerfs auditifs par l'exploration fonctionnelle. C'est pour avoir méconnu ces données élémentaires de la physiologie que la plupart des auteurs ont eu des déceptions ! Cependant, malgré l'examen méthodique du malade, il peut exister des lésions impossibles à reconnaître, heureusement assez rares.

D'après les faits cliniques et les miens, on peut dire que la perforation artificielle du tympan peut être faite pour guérir une surdité qui dépend :

1° D'accumulation de sang ou de muco-pus dans la caisse;

2° D'épaississement du tympan ;

3° D'obstruction incurable de la trompe ;

4° De modifications survenues dans la chaîne des osselets (arthrite chronique);

5° D'un état hypérémique chronique de la muqueuse de la caisse ;

6° Pour faire disparaître certains bourdonnements dont la cause paraît très-obscure.

1° Il existe des surdités produites par une accumulation de sang ou de muco-pus dans la caisse.

L'accumulation de sang est déterminée par des chutes, des fièvres éruptives comme la coqueluche, par exemple, ou d'autres causes.

Au bout d'un certain temps, ce liquide se résorbe complétement; mais, sur certaines parties importantes de la caisse, il peut y avoir de la lymphe plastique qui porte un trouble dans l'audition pour toute la vie.

Par conséquent, on doit de bonne heure, si c'est possible, donner issue à ces collections sanguines, car le liquide se coagule et ne peut plus être expulsé de la caisse par l'ouverture tympanique artificielle.

Mais, avant d'inciser le tympan, il est nécessaire de savoi reconnaître la présence du liquide dans la caisse.

Au lieu de la teinte d'un gris perlé clair brillant que pré

sente la membrane du tympan à l'état normal, on voit une teinte rougeâtre bien nette, dont la coloration vive persiste pendant plusieurs heures. Au bout de ce temps, elle est remplacée par une coloration brunâtre, ou d'un gris plombé rougeâtre.

La surface de la membrane peut être convexe dans certains points, et, quand on la déprime avec un stylet, on sent une résistance molle, indiquant une collection demi-fluide derrière elle.

Dans tous les cas, il existe des vaisseaux derrière le manche du marteau.

Si la collection sanguine n'est pas assez abondante pour remplir la caisse, on voit, pendant les premiers moments qui suivent l'accident, les teintes du tympan varier, en faisant pencher la tête du malade du côté de l'oreille affectée ou du côté opposé.

Cette différence de teinte est due à la position du liquide qui tantôt touche le tympan, tantôt en est éloigné. Il se passe là du reste le même phénomène que dans les épanchements pleuraux, par exemple, dont le niveau varie suivant la position du malade. Quand la quantité de sang est assez considérable pour projeter le tympan en dehors, les teintes ne varient pas en donnant au malade des positions différentes.

Pour évacuer le sang renfermé dans la caisse, même s'il est en partie résorbé, je procède de la manière suivante. Avec un des couteaux (*fig.* 11), je coupe le tympan dans une étendue de 1 à 3 ou 4 millimètres, au niveau de sa partie postéro-inférieure, et je choisis la partie inférieure de la membrane, afin que le liquide s'échappe plus facilement de la caisse.

Si le sang est tout nouvellement épanché, je fais passer de l'air dans les caisses après avoir fait pencher la tête du malade du côté de l'oreille affectée. Si, au contraire, la collection est plus ancienne et qu'on puisse croire qu'il y a certaines parties qui peuvent être expulsées, on fixe une sonde dans la trompe d'Eustache, et, après avoir fait placer le malade dans la même position, on injecte une solution faible de potasse caustique, de manière à délayer le plasma qui n'est pas organisé.

On peut ne pas obtenir ce résultat, mais on a la satisfaction de favoriser, par un travail inflammatoire provoqué, la résorption des matières épanchées.

Chez deux malades affectés d'une surdité qui reconnaissait cette cause, je parvins à améliorer l'audition d'une manière très-sensible.

Cette incision du tympan et ces insufflations dans la caisse provoquent une suppuration insignifiante ou abondante qu'il faut traiter comme une suppuration de la caisse (voir ce chapitre).

Indépendamment des avantages signalés que présente la perforation artificielle du tympan, elle permet d'injecter directement dans la caisse, à travers l'ouverture tympanique, des liquides calmants, astringents ou caustiques, au moyen d'une canule très-étroite, coudée à angle obtus et vissée sur une petite seringue.

Elle procure un mieux sensible au malade, soit par le dégorgement de la membrane du tympan, soit par la diminution de pression due à l'écoulement d'une partie du liquide morbide. Combinée avec les autres moyens antiphlogistiques, elle conjure des accidents mortels observés quelquefois à la suite d'une inflammation suraiguë de la caisse sans perforation du tympan.

Kramer et d'autres auteurs ont dit que la perforation du tympan avait lieu spontanément toutes les fois qu'il y avait collection purulente dans la caisse. Cependant les neuf cas mortels cités par le docteur Philipeaux (1) et par d'autres auteurs doivent toujours faire penser à la possibilité de l'extension de l'inflammation de la caisse que l'on néglige chez les enfants en bas âge surtout, et qui peut causer la mort ou la surdi-mutité.

2° Pour diminuer la surdité produite par les épaississements de la membrane du tympan, on a proposé de la perforer.

Dans certains cas, cette opération donne de bons résultats, mais dans d'autres elle est inutile. Voilà pourquoi, toutes les fois que le tympan est épaissi, soit par suite de l'hypertrophie de sa couche cutanée (Toynbee), soit par suite des modifications de sa couche fibreuse (Toynbee), on peut tenter l'opération.

(1) *Recherches nouvelles sur la perforation artificielle du tympan.* Paris, 1863.

Mais, si avec l'épaississement du tympan, il existe des épaississements de certaines parties de la caisse, comme la fenêtre ronde, une ankylose de l'étrier ou des autres osselets, on ne doit faire aucune opération. Dans des cas d'inflammation chronique de la caisse avec épaississement considérable du tympan et paralysie assez avancée des nerfs auditifs, on voit parfois la surdité diminuer rapidement et d'une manière sensible à la suite d'un traitement local qui peut être relativement court, alors que la perforation du tympan paraissait formellement indiquée. Par conséquent, il est nécessaire de tenter les moyens médicaux avant d'avoir recours à l'opération.

3° On a proposé de guérir la surdité produite par une obstruction ou un rétrécissement incurable des trompes d'Eustache, en perforant le tympan. Dans ces cas très-rares il y a ordinairement une paralysie avancée des nerfs auditifs impossible à guérir par cette opération.

On rencontre aussi très-rarement des rétrécissements infranchissables depuis que les modes d'exploration de la trompe ont acquis un grand degré de certitude. S'il existait fort exceptionnellement une imperforation de la trompe, l'organe de l'ouïe paraissant bien conformé et la perception crânienne étant bonne, on devrait tenter la perforation du tympan ; mais il ne faudra jamais songer à perforer la trompe avec la sonde à dard de Saissy pour rétablir la voie naturelle de l'air. Ce serait vouloir s'exposer à de nombreux accidents. On ne comprend donc pas pourquoi Fabrize préférait théoriquement cette dernière opération à la perforation du tympan dont les conséquences fâcheuses sont nulles lorsqu'on opère convenablement.

L'inflammation chronique de la caisse produit un épaississement de la muqueuse et par suite une tension de la chaîne des osselets augmentée par la rétraction du muscle tenseur du tympan. Il existe aussi, chez certains malades, des modifications qui échappent à l'investigation du médecin et qui produisent la surdité.

En explorant l'organe et en se rendant compte de l'état de la perception crânienne, on ne trouve aucun indice certain pouvant conduire à un diagnostic rigoureux. Tous les traitements échouent, la perforation seule du tympan réussit. Mais la difficulté est de la maintenir béante.

4° On rencontre par hasard des malades qui, à la suite d'une fièvre typhoïde par exemple, sont devenus sourds et sont affectés de bourdonnements. En les examinant, on trouve les muqueuses de la gorge, rouges, la trompe perméable, mais tapissée par une muqueuse un peu tuméfiée, la caisse un peu engouée et le tympan rougeâtre (*fig.* 6 de l'Atlas).

J'ai rencontré 4 à 5 malades ayant cette affection ; après les avoir soumis au traitement employé pour les inflammations chroniques de la caisse, je me décidai à pratiquer la perforation du tympan. Celle-ci améliora l'ouïe rapidement. Après avoir provoqué une suppuration de la caisse, je laissai la perforation se cicatriser et constatai une grande amélioration, ainsi que la disparition des bourdonnements. (Voir de l'Inflammation chronique de la caisse.)

5° Wilde a proposé la perforation du tympan contre les bourdonnements ; d'autres auteurs l'ont pratiquée aussi avec des succès variables. Chez le plus grand nombre des malades je n'ai obtenu aucun résultat, si ce n'est une amélioration de l'ouïe dans certains cas ; mais, chez d'autres, le bourdonnement a disparu immédiatement, quelques heures après l'opération ou au bout de deux ou trois jours, pour revenir aussitôt que l'ouverture artificielle a été cicatrisée. J'ai constaté deux fois chez deux malades que le bourdonnement était revenu imperceptible, ou nul quand la perforation, véritable incision, avait intéressé le tympan dans une étendue de cinq à six millimètres. Aux tympans des deux autres oreilles, j'avais fait seulement une incision très-courte. Je suis donc obligé de croire que le tissu cicatriciel qui a réuni les lèvres de l'incision large a rendu la membrane moins rigide et lui a permis de vibrer plus facilement. C'est pourquoi je vous engage à faire des expériences dans ce sens ; moi-même je publierai quelques notes concernant ce point thérapeutique.

Je vous ai dit quelles étaient les indications de la perforation du tympan. Il me reste à vous parler spécialement des cas dans lesquels elle ne doit pas être faite.

Contre-indications. — On ne devra point tenter la perforation du tympan dans les cas suivants :

1° Lorsqu'il existe une paralysie avancée ou complète des nerfs auditifs, et même une paralysie commençante indiquée par une perception à peu près nulle sur certaines parties du crâne comme l'apophyse mastoïde par exemple; ce signe indiquant des lésions profondes et une affection qui peut céder plus facilement à d'autres moyens ou continuer sa marche malgré tous les traitements.

2° Toutes les fois que la surdité est héréditaire ou dépend des progrès de l'âge. J'ai rencontré, plusieurs fois, des malades dont plusieurs parents de la même branche avaient commencé à devenir sourds entre vingt-cinq et trente ans et avaient éprouvé les mêmes symptômes.

3° Lorsque le tympan adhère à la paroi interne de la caisse par la plus grande partie de sa surface, à l'étrier ou à l'enclume.

Le docteur J. Gruber croit que la perforation est indiquée dans les cas d'adhérences partielles. Je ne suis pas de son avis, si ce n'est dans des cas très-restreints. Voici pourquoi.

Dans les cas où il existe des adhérences entre le tympan et les parties de la caisse, il est exceptionnellement facile de les reconnaître toutes.

Souvent elles peuvent coïncider avec des ankyloses commençantes de l'étrier, avec des adhérences établies entre l'étrier et les parties avoisinantes ou d'autres parties plus éloignées. Comment reconnaître ces complications? La dissection de ces adhérences, quand elle est possible, se fait de la manière suivante. Je l'ai faite deux fois, une fois sans résultat, une autre fois avec un succès assez satisfaisant: je vais vous donner seulement le résumé d'une observation parce que j'ai l'intention de publier une monographie sur ce sujet.

Le premier malade affecté d'une surdité moyenne (perception auriculaire, 10 centimètres, à la montre) avait un bourdonnement assez incommode continuel en *zi* (j'ai souvent constaté l'existence de ce bourdonnement, dans des cas analogues ou dans certaines ankyloses de l'étrier commençantes ou avancées). En examinant le tympan, il était facile de voir un point déprimé derrière le manche du marteau fortement porté en dedans, en arrière et un peu en haut. Après m'être assuré de l'état de la trompe d'Eustache, j'exprimai mon opinion au malade qui résolut de laisser faire l'opération.

Après avoir coupé le tympan immédiatement en arrière du

manche du marteau et parallèlement à lui dans une étendue de cinq millimètres environ, je saisis la lèvre postérieure du lambeau avec une pince à griffes excessivement fine, la lèvre antérieure de la plaie étant représentée par le bord postérieur du manche du marteau. Après avoir exercé une légère traction sur le lambeau, il me fut impossible d'apercevoir l'intérieur de la caisse à cause de quelques gouttes de sang. Je les étanchai au moyen d'un petit bourdonnet de coton trempé dans de l'esprit-de-vin mélangé à une petite quantité de solution de perchlorure de fer; et exerçant de nouveau une traction sur la lèvre postérieure de la plaie, je pus voir des brides cicatricielles. A travers l'ouverture artificielle, j'insinuai dans la caisse un bistouri à lame coudée à angle obtus et je promenai la lame de haut en bas de l'incision et parallèlement à la face muqueuse de la membrane du tympan.

De cette manière les adhérences furent coupées; avec d'autres bistouris j'explorai les régions correspondantes aux angles supérieur et inférieur de la plaie, et à la lèvre antérieur (bord post. du manche du marteau).

Il survint de la suppuration que je combattis par des injections d'eau tiède dans le conduit, et par des douches gazeuses dans la caisse, en engageant le malade à employer deux fois par jour le procédé de Valsava, excepté à l'époque où, la suppuration étant à peu près tarie, la cicatrisation de la plaie du tympan devenait complète.

Pendant trois semaines j'employai le procédé de Valsava, les douches gazeuses avec la sonde, et je parvins à faire disparaître les bourdonnements.

Quels résultats pouvait-on attendre de cette opération? Premièrement on pouvait laisser des adhérences établies entre le tympan et les parois de la caisse et n'obtenir aucun résultat.

En supposant toutes les adhérences détruites, on pouvait en voir d'autres se former lors du travail de cicatrisation. Ce qui laissait le malade au point où il était, avant l'opération.

Les conditions de l'opération étant toutes remplies, il pouvait exister, entre l'enclume et l'étrier ou l'étrier et les parties voisines, des adhérences maintenant ce dernier osselet en place. Il pouvait encore exister une ankylose commençante de l'étrier: lésions qu'il est impossible de reconnaître et de distinguer l'une de l'autre dans la plupart des cas. Par conséquent, jusqu'à ce que le diagnostic de ces lésions soit devenu possible, il faut, contrairement à ce que j'ai fait avec succès, s'abstenir de toute opération.

Des divers procédés employés pour perforer le tympan. — La perforation du tympan a été faite un grand nombre de fois en se servant des moyens variés que vous devez connaître. On a employé des caustiques, des instruments tranchants ou piquants, le fer rouge même. De là des procédés qu'on peut ranger sous les chefs principaux : perforation : 1° par ponction ; 2° par cautérisation ; 3° par incision ; 4° par dissection ; 5° par section du manche du marteau ; chacun de ces procédés comprend des variétés.

Procédé par ponction. — Les procédés par ponction étant nombreux et exigeant l'emploi d'instruments différents suivant les auteurs, on regrette de voir compliquer à plaisir une opération aussi simple et de voir employer des instruments coûteux dont le maniement est parfois difficile, lorsqu'on peut arriver au même résultat avec une tige quelconque légèrement acérée ou au moyen d'une goutte de solution caustique placée sur le tympan.

Le célèbre Astley Cooper pratiquait la perforation du tympan avec un trocart très-fin. Il soulevait le pavillon de l'oreille, de manière à diminuer la courbure du conduit dont l'intérieur était bien éclairé par la lumière naturelle ; puis, tenant le trocart caché dans sa canule comme une plume à écrire, il l'introduisait dans le conduit, jusqu'à ce qu'il fût arrivé à la membrane du tympan. Dès qu'il sentait la résistance opposée par la membrane du tympan, il poussait la pointe du trocart et traversait le tympan. A ce moment on entendait un bruit sec produit par la membrane. Il n'est pas besoin de montrer jusqu'à quel point ce procédé est défectueux.

La canule complique inutilement le manuel opératoire, car au moment où l'extrémité de l'instrument touche le tympan, il y a un moment douloureux d'arrêt pendant lequel on maintient la canule pour faire pénétrer la pointe du trocart.

Cellier, Buchanam, ont augmenté la grosseur de l'instrument, afin d'avoir une plaie dont la largeur rendît la réunion impossible.

Indépendamment de l'inconvénient que présente la grosseur du trocart, qui ne permet pas aux rayons lumineux de pénétrer en assez grande quantité dans le conduit, il est utile de dire que la largeur de la plaie n'empêche pas sa réunion rapide.

Gairal se servait d'un emporte-pièce renfermé dans une canule. Lorsque celle-ci était arrivée vers le tympan, il faisait jouer l'emporte-pièce et coupait le tympan; mais la grosseur de la canule, la pression qu'il faut exercer sur le tympan, rendent le procédé fort défectueux. Deleau, Fabrize, M. Bonnafont imaginèrent des perforateurs dont la première idée appartient à Gairal.

On doit adresser à ces instruments les reproches suivants: ils sont rectilignes, d'un emploi difficile et font des solutions de continuité qui se referment toujours. Itard a employé un cure-oreille dont la pointe mousse détermine une plaie contuse et par suite une perte de substance qui se comble plus lentement. On doit préférer à tous ces instruments une petite lame fixée à une tige coudée à angle obtus (*fig:* 16) dont le maniement est très-simple. Cet instrument permet aussi d'inciser la membrane en suivant tous les temps de l'opération. On éclaire parfaitement le conduit avec mon spéculum otoscope, ce que les anciens faisaient mal, on porte l'extrémité de la lame vers la membrane que l'on perfore dans un point déterminé, sans courir le risque de porter trop profondément l'instrument. On peut faire une perforation linéaire, ou deux incisions perpendiculaires l'une à l'autre. Lorsque la perforation est faite dans le but de donner passage à des liquides morbides, on ne doit pas craindre d'ouvrir largement le tympan.

Il me reste à vous esquisser la physionomie d'un tympan gauche perforé avec un stylet mousse, après avoir élargi la perforation avec une corde à boyau.

Immédiatement après la perforation, une vascularisation assez considérable de la portion osseuse du conduit et du manche du marteau a lieu, et les lèvres de la plaie sont saignantes.

Le lendemain matin, on voit des vaisseaux dans toute la partie inférieure du tympan; quelques-uns apparaissent dans la partie postéro-supérieure de la membrane qui est d'un gris perlé blanchâtre. La perforation est assez large; ses bords sont tuméfiés, d'un blanc jaunâtre rougeâtre, très-vascularisés.

Elle est sombre, parce que la cavité du tympan, mal éclairée, est remplie de liquide. Dans la soirée, les vaisseaux sont plus nombreux, les bords de la plaie sont tuméfiés davantage.

Le surlendemain, l'hypérémie est moins grande; les bords de la perforation sont plus tuméfiés, mais moins vascularisés; ils commencent à suppurer. Les vaisseaux qu'on remarque sur le tympan se prolongent presque tous jusqu'à la portion osseuse du conduit, où on les suit pendant un certain trajet. Parmi eux on en remarque qui s'anastomosent avec des vaisseaux voisins, après avoir parcouru une certaine distance. Trois jours après l'opération, la suppuration des bords de la perforation est plus abondante; au bout de quelques jours la suppuration disparaît. La figure 21 de l'Atlas représente le tympan le surlendemain de l'opération.

Procédé par cautérisation. — Triquet (1) dit que Ravaton a, le premier, parlé de la perforation du tympan au moyen du caustique. Plusieurs auteurs ont dit que Sabatier et Richerand avaient employé la cautérisation; cependant il est impossible de lire dans leurs écrits le moindre passage qui puisse y faire croire. Sabatier n'en parle pas. Richerand dit : « C'est avec un trocart que la perforation du tympan a été jusqu'ici pratiquée; on pourrait encore y employer non point le cautère actuel, son impression causerait une inflammation trop vive, mais la pierre infernale dont un bout, bien assujetti dans son étui, serait porté à plusieurs reprises contre le point indiqué. L'ouverture que l'on obtiendrait par l'application de ce caustique serait avec perte de substance; par conséquent, l'on craindrait moins l'oblitération. » Ces lignes indiquent parfaitement qu'il n'a pas fait l'opération.

Ménière employait un crayon de nitrate d'argent, très-pointu et légèrement humecté, qu'il portait vers le tympan et maintenait en place pendant un certain temps.

Il obtenait une solution de continuité avec perte de substance, dont la cicatrisation était moins rapide que celle qu'on obtient au moyen des perforateurs.

Ce moyen, comme les autres, cause des douleurs assez vives, généralement peu prolongées, et ne donne pas une solution

(1) *Traité théorique et pratique des maladies de l'oreille.* Paris, 1857.

de continuité persistante. Itard s'est servi d'un stylet rougi à blanc, sans être plus heureux. Il courait le risque de déterminer des désordres très-graves succédant à des douleurs horribles. C'est donc un moyen dangereux qu'il faut se garder d'employer.

M. Bonnafont emploie le caustique de Vienne délayé avec de l'alcool, de manière à former une pâte ayant une légère consistance. Il le porte sur la partie du tympan qu'il veut perforer, au moyen d'une petite cuvette fixée à une tige mince montée sur un manche ; et après l'avoir laissé en contact avec la membrane pendant quelques secondes, il le retire. Il en résulte une douleur assez vive pendant plusieurs heures. Au bout de deux ou trois jours, l'eschare produite par le caustique se détache, tombe et laisse voir une ouverture assez large, dont la cicatrisation est plus lente à se faire, puisqu'elle peut durer pendant des mois. Cependant, d'après les observations de M. Bonnafont et les faits que j'ai observés, la perforation diminue peu à peu pour disparaître et laisser à sa place une tache opaque pendant un temps variable.

Procédé par dissection. — Les procédés qui viennent d'être indiqués donnant toujours des résultats temporaires, il a fallu songer à en imaginer d'autres. C'est pourquoi Toynbee a songé à tailler un lambeau triangulaire dans le tympan, de manière à obtenir une ouverture large et toujours béante. Le professeur de Troeltsch a proposé de couper un lambeau triangulaire assez grand et de tâcher de le faire adhérer à un point de la caisse ou du conduit, en le pressant pendant un certain temps contre une de ces parties préalablement excitée.

La difficulté de ce manuel opératoire tout théorique que ce praticien n'a pas probablement expérimenté, consiste à pouvoir exercer une pression prolongée sur le lambeau, pour déterminer la formation d'adhérences entre les parties désignées et le lambeau tympanique.

J'ai adopté le procédé suivant : J'ai remarqué plusieurs fois que certaines perforations de date récente ne se fermaient pas ou se fermaient très-difficilement lorsqu'elles étaient limitées dans une certaine étendue par le manche du marteau. En conséquence, j'ai pu obtenir des succès durables en opérant de la manière suivante. Je coupe le tympan en rasant le bord postérieur du manche du marteau dans ses deux tiers inférieurs et en prolongeant l'incision jusqu'à la partie correspondante inférieure du cadre osseux. A partir de l'angle supérieur de la plaie, je coupe le tympan jusqu'à la partie postérieure correspondante du cadre osseux. J'ai ainsi un lambeau triangulaire adhérant seulement au cadre osseux. Il ne me reste plus qu'à le disséquer dans ces points et à l'enlever. Une fois la première incision faite, on peut faciliter la seconde incision en maintenant le lambeau avec la pince à griffes que j'ai fait fabriquer.

On doit avoir soin de bien raser le bord postérieur du manche du marteau et de bien couper le tympan au niveau du cercle tympanique.

Procédé par section du manche du marteau. — Dans le compte rendu des séances du Congrès médical de Paris (année 1867), un médecin étranger indiqua un procédé qui permet de faire la section du manche du marteau.

Trouvant ce procédé beaucoup trop compliqué, j'ai employé celui que je vais décrire en me servant de l'un des bistouris représentés dans la figure 16. L'instrument qui me sert

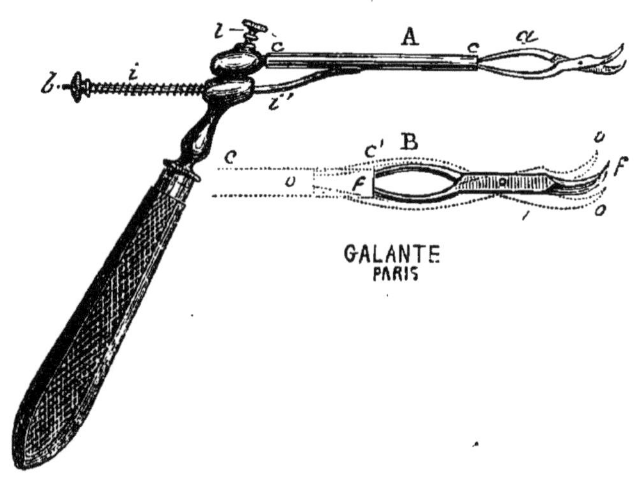

Fig. 17.

à couper le manche du marteau se compose d'une canule *cAc* ou *cc'*, à laquelle est fixée une tige *ii'*, qui passe librement dans le manche de l'instrument et est munie d'un ressort à boudin *i* et d'un bouton *b*. Dans la canule passe une tige pleine *a* ou B *f*, fixée au manche de l'instrument par une vis *l*, et terminée à son extrémité opposée en forme de ciseaux *a* ou *f*.

Ces lames de ciseaux peuvent être dirigées en plusieurs sens. Pour cela, il suffit de faire pivoter sur elle-même la tige qui les supporte et qu'un bouton à vis *l* sert à fixer dans la position voulue.

Pour couper le manche du marteau, on écarte les parois de la portion fibro-cartilagineuse, et l'on éclaire suffisamment le tympan.

Après avoir introduit le couteau dans le conduit, vers le tympan, on perfore celui-ci à un millimètre environ au-dessous de l'apophyse externe, un peu en avant du manche du marteau, puis on le coupe de haut en bas en suivant une direction 1 à peu près parallèle au manche du marteau.

On porte ensuite le couteau en arrière du manche, dans un point symétrique au premier, pour couper le tympan suivant la ligne 2. Si l'écoulement sanguin ne survient pas après les

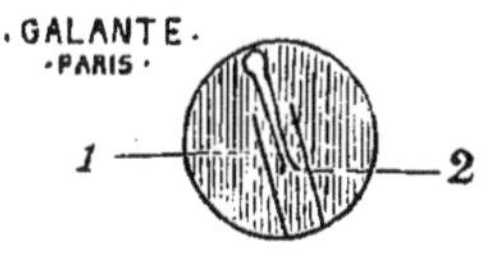

Fig. 18.

incisions, on ne donne pas d'injection auriculaire, mais on agit autrement dans le cas contraire. Lorsqu'on voit bien les incisions, on prend le sécateur de la main droite, on l'introduit dans l'oreille externe de manière à placer le manche du marteau entre les lames des ciseaux. A ce moment on applique le pouce sur le bouton *b*, pour exercer sur lui une pression graduelle assez forte. Alors la canule *cc* glisse sur la tige et force les lames des ciseaux à se rapprocher de manière à faire la section du manche du marteau. En pressant sur le bouton *b*, il faut avoir bien soin de maintenir solidement l'instrument pour ne pas permettre aux lames de l'instrument de glisser sur le manche et d'ébranler trop fortement la chaîne des osselets.

Cette opération, faite en employant ce procédé ou celui du médecin étranger est d'un emploi fort difficile, a l'inconvénient d'ébranler fortement la chaîne des osselets et peut causer une inflammation vive de l'organe.

Pendant le mouvement de section du manche du marteau on peut couper la longue apophyse de l'enclume, luxer l'étrier ou léser la paroi interne de la caisse ; ce procédé auquel j'ai renoncé est inapplicable dans les cas suivants : 1° d'une manière générale, toutes les fois que le tympan est très-rapproché de la paroi interne de la caisse ; 2° d'une manière particulière, toutes les fois que le tympan a contracté des adhérences avec la longue branche de l'enclume, avec l'étrier, avec la paroi interne de la caisse.

Du lieu d'élection. — La membrane du tympan étant rarement visible dans tous les points de sa surface, il est souvent impossible de pratiquer la perforation où l'on veut. Il faut donc toujours choisir un point parfaitement visible et avoir soin d'éviter de perforer le tympan dans sa moitié supérieure pour ne pas produire des désordres graves en coupant la corde du tympan, par exemple, et déterminer des otites excessivement intenses. Suivant les cas, on perforera la membrane dans ses parties inférieure, antérieure ou postérieure. Mais comme le tympan est plus rapproché de la paroi interne de la caisse dans sa partie antérieure, il est bien préférable de choisir sa partie postérieure quand on le peut.

Des conséquences de la perforation tympanique. — En perforant le tympan, on cause une douleur variable qui dépend du procédé employé.

La ponction n'est pas douloureuse quand on la fait avec un instrument très-pointu et qu'on a soin de ne pas ébranler un des osselets ou de ne pas léser les parois de la caisse. Dans certains cas elle a si peu de gravité qu'elle est presque indolore, et que le lendemain elle est refermée.

Il n'en est pas de même, quand on se sert d'un instrument à pointe mousse qui cause une douleur d'autant plus vive que la pointe est plus grosse. On conçoit facilement qu'il en doit être ainsi, puisque le tympan est rompu seulement en exerçant une pression assez forte sur lui. Malgré ces inconvénients, la suppuration est rare, à moins que l'instrument n'ait atteint les parois de la caisse.

Toutes les fois que la perforation est faite avec un caustique, il y a des douleurs qui persistent pendant un certain temps. Bientôt il survient une suppuration dont l'abondance dépend de la nature du caustique et de la manière dont on l'a employé. On doit toujours préférer le nitrate d'argent solide ou liquide, quand on choisit la méthode par cautérisation.

L'incision faite avec une lame très-acérée et très-tranchante cause une douleur passagère, faible ou un peu plus forte.

La dissection, quand elle est indiquée, est celle qui donne les plus beaux résultats. Vous pourrez employer les procédés de Toynbee ou du docteur de Troeltsch, mais je trouve le mien supérieur parce qu'il permet d'obtenir une perforation permanente.

La section du manche du marteau détermine des ébranlements de la chaîne des osselets et peut faire naître des accidents inflammatoires fort graves : je l'ai reconnue mauvaise.

En employant un de ces procédés, s'il survenait une inflammation vive, il faudrait la combattre comme celle de la caisse.

Il me reste à vous indiquer le choix d'un procédé dans un cas donné. En commençant à vous parler de la perforation artificielle du tympan, j'ai dit que la surdité pouvait être produite par différents états morbides que j'ai divisés en six classes et que je nommerai par le numéro indiquant la classe où je l'ai placé. Dans les cas rangés dans la première classe, on doit préférer l'incision et la ponction à tous les autres procédés.

1° Parce que, en incisant le tympan dans une certaine étendue, on sectionne un plus grand nombre de vaisseaux et que l'on obtient un écoulement sanguin plus considérable ;

2° Parce que, l'ouverture étant plus grande, le liquide renfermé dans la caisse s'échappe plus facilement au dehors, et que les liquides qu'on injecte dans la caisse y pénètrent plus facilement, soit qu'on opère par la voie de la trompe d'Eustache, soit qu'on opère par celle du conduit auditif externe.

Pour ouvrir un abcès formé dans l'épaisseur du tympan, on emploie aussi l'incision ou la ponction, en ayant soin de ne pas perforer toutes les couches du tympan.

Pour les cas rangés dans les deuxième, troisième, quatrième classes, je préfère mon procédé que je vous ai décrit à l'article Incision du tympan, parce que tous les autres moyens employés sont insuffisants.

Pour ceux qui sont rangés dans les cinquième et sixième

classes, j'emploie l'incision et je provoque une suppuration de la caisse.

Moyens d'empêcher la cicatrisation de la perforation tympanique. — La perforation du tympan, dont l'utilité est réelle, se refermant toujours, on a songé depuis longtemps à s'opposer à cette cicatrisation en plaçant entre les lèvres de l'ouverture une corde à boyau à demeure (Saissy), une canule en argent (Bonnafont), un bourdonnet de coton (Yearsley).

M. Philipeaux a indiqué le moyen de tenir béante l'ouverture artificielle du tympan, en la dilatant tous les six, huit, dix ou quinze jours, avec des bougies en gomme élastique plus ou moins grosses suivant les cas. Tout dernièrement, le docteur Politzer a employé un œil en caoutchouc durci.

Je vais dire deux mots de chacun de ces moyens employés et tâcher de faire ressortir leurs avantages et leurs inconvénients.

Après avoir perforé la membrane, on introduit dans l'ouverture un corps étranger destiné à s'opposer à la réunion immédiate. Lorsque le corps n'augmente pas de volume et ne touche pas un des points de la caisse, il y a généralement des douleurs assez faibles. Mais quand le corps se dilate et élargit l'ouverture, ou qu'il s'appuie contre une des parois de la caisse, il survient une otite intense de la caisse et des douleurs atroces qui peuvent troubler le sommeil du malade, pendant un ou plusieurs jours. Il y a donc des règles à suivre sans lesquelles on déterminera des accidents importants à éviter. Si l'on veut placer une corde à boyau, on la prend très-petite et l'on en coupe une longueur de un centimètre environ. On la place entre les mors de la pince représentée dans la figure 4, et on l'introduit dans l'ouverture tympanique de manière à la faire pénétrer très-peu dans la caisse pour qu'elle n'exerce pas une pression fâcheuse sur un point de ses parois. Lorsqu'elle est bien placée, on la laisse en place, en ayant soin de l'immobiliser au moyen de bourdonnets de coton très-petits que l'on porte jusqu'au fond du conduit. Matin et soir on l'enlève, on donne une injection d'eau tiède, on dessèche le conduit en y portant des bourdonnets de coton sec ou en faisant pencher fortement le malade, puis on place un autre bout de corde à boyau ; au bout de dix à quinze jours, on cesse les applications de corde à boyau pour continuer les irrigations d'eau tiède. Bientôt la suppuration diminue et disparaît, tandis que l'ouverture persiste pendant un certain temps et se referme.

Si l'on veut placer un morceau d'éponge préparée ou de laminaria digitata entre les lèvres de la plaie, on le taille en forme de cylindre très-fin si la perforation est petite, un peu plus gros si elle est plus grande. Ensuite on le place de la même manière que le bout de corde à boyau. Bientôt l'éponge préparée ou la laminaria augmente de volume et dilate l'ouverture. Pour ne pas causer trop de douleur au malade, il faut que la dilatation ne se fasse pas trop rapidement ; pour cela il faut tenir compte de la dilatation très-grande que subit l'éponge préparée ou la laminaria lorsqu'elle est mouillée, et ne pas laisser le corps étranger trop longtemps en place. C'est le seul moyen d'éviter des symptômes inflammatoires intenses. On devra donc retirer l'éponge préparée au bout d'une demi-heure, d'une ou de plusieurs heures, laisser l'ouverture libre pendant la nuit, et répéter trois fois par jour le pansement. Quand on le jugera convenable, on cessera la dilatation. La suppuration abondante disparaîtra sous l'influence des injections d'eau tiède, et l'ouverture se maintiendra telle pendant quelque temps pour diminuer peu à peu et se refermer.

Lorsqu'on veut placer des bourdonnets de coton entre les lèvres de la perforation, on procède de la manière suivante: après avoir roulé entre les doigts un peu de coton pour former un cylindre peu volumineux, on le trempe dans de la teinture de benjoin, on le fait un peu sécher et on l'introduit dans l'ouverture tympanique de la manière indiquée tout à l'heure. On a soin de renouveler son application deux fois par jour et d'injecter de l'eau tiède dans le conduit de manière à entraîner le pus.

Les bougies employées par M. Philipeaux offrent des inconvénients qui les empêcheront toujours d'entrer dans la pratique; car il faut tous les huit ou dix jours dilater l'ouverture tympanique, de telle sorte que le malade, ne demeurant pas dans le même pays que le médecin, est assujètti à faire quelquefois un long voyage pour un pansement à l'efficacité duquel je ne crois pas. M. Philipeaux, tenant compte des objections que l'on peut adresser à sa méthode, ajoute qu'un malade intelligent peut lui-même dilater l'ouverture de son tympan. Je ne le pense pas, et j'ajoute que conseiller au malade de faire lui-même un pareil pansement serait un moyen dangereux qui peut avoir des conséquences assez sérieuses.

Dernièrement le docteur Politzer a indiqué le moyen suivant : après avoir perforé le tympan, le docteur Politzer dilate l'ouverture pendant quelques jours et place un œil en caoutchouc durci.

Ne connaissant pas la manière d'opérer de ce célèbre praticien, j'ai procédé ainsi :

Après avoir fait une incision linéaire dans la partie postéro-inférieure de la membrane, je saisis l'œillet métallique avec la pince, de manière à introduire un des mors dans la cavité. Lorsqu'une des rondelles a franchi la perforation, j'ouvre la pince et la retire doucement.

Bientôt, les lèvres de la plaie se resserrant, la rondelle empêche le petit appareil d'être entraîné par le pus. Comme il survient généralement une inflammation variable, on prescrit des fumigations et des instillations émollientes ainsi que des injections. Mais lorsque la période inflammatoire a diminué, on remplace les émollients par les astringents et les irrigations abondantes. Pendant tout ce temps, il est nécessaire de maintenir l'œillet en plaçant chaque jour au-dessous de lui de petits bourdonnets de coton.

Peu à peu la suppuration diminue, disparaît bientôt, et l'appareil continue à rester en place sans déterminer la moindre douleur.

L'audition devient meilleure même avant que la suppuration soit tarie.

Il est peut-être utile de vous donner la physionomie que présente un tympan à travers lequel on a introduit un œillet métallique. Immédiatement après l'opération, on voit les lèvres de la perforation sanguinolentes, et des vaisseaux en assez grand nombre derrière le manche du marteau et dans la portion osseuse. Le lendemain, le tympan est d'un gris trouble avec des reflets rougeâtres. Il y a quelques grumeaux de pus près de l'œillet, vers les lèvres de la plaie, et il existe des vaisseaux partant de la perforation et cessant d'être visibles à une certaine distance de la perforation. La partie postérieure du tympan est en partie vasculaire. Le surlendemain et les jours suivants, la partie postérieure du tympan est rougeâtre.

La figure 23 de l'Atlas représente ce tympan quelques jours après la perforation ; la moitié antérieure de cette membrane présente des stries blanchâtres formées par l'épiderme qui se desquame.

L'apophyse externe et le manche du marteau sont visibles sans qu'on puisse bien voir leurs contours. La moitié postéro-supérieure de la membrane est rouge, on voit à sa surface quelques points imperceptibles, d'une coloration grisâtre, blanchâtre, qui sont des pellicules épidermiques et des grumeaux de pus.

A la partie postéro-inférieure, on voit une des rondelles métalliques de l'appareil, l'autre étant située dans l'intérieur de la caisse.

Le contact de tous ces corps étrangers a l'inconvénient grave de causer une inflammation vive de la muqueuse de la caisse et une suppuration dont la durée est parfois assez longue. Comme on refoule souvent le tympan en plaçant ces corps étrangers, il peut se former entre le tympan et certaines parties de la caisse des adhérences qui n'empêchent pas la cicatrisation de la plaie, mais qui immobilisent la partie correspondante de la membrane.

Depuis l'époque à laquelle j'ai posé le premier appareil, j'ai fait de nombreux essais qui m'ont fait abandonner ce mode thérapeutique. Les raisons qui ont confirmé mon jugement défavorable sont les suivantes :

1° L'appareil est fort difficile à placer. Cependant, en suivant les nouvelles indications que j'avais trouvées et que je crois devoir passer sous silence, on le mettait en place avec assez de facilité ;

2° La lumière du petit tube est fermée par des matières composées de pus et de pellicules, lorsque la suppuration devient peu abondante ;

3° L'appareil même parfaitement maintenu en place pendant trois mois (j'ai deux exemples), et améliorant l'audition d'une manière très-sensible, est entraîné dans le conduit, soit pendant le moucher répété ou à la suite d'autres expirations répétées. La perforation se referme, et la surdité devient ce qu'elle était auparavant ;

4° Pendant tout le temps que l'appareil reste en place, il survient à des époques variables des douleurs névralgiques trop souvent intolérables, probablement produites par l'hypérémie des parties environnantes.

En résumé, je préfère, dans les cas indiqués, l'incision, la ponction et la dissection du tympan.

DE LA SUPPURATION DE L'OREILLE EN GÉNÉRAL ET DE LA CAISSE EN PARTICULIER.

L'écoulement purulent des oreilles est l'un des symptômes d'un grand nombre d'affections de cet organe, dont quelques-unes présentent une grande gravité.

Cependant on y attache peu d'importance, puisque, malgré les écrits et les avertissements des médecins auristes, on veut trop souvent laisser persister un écoulement qui entretient la santé du malade, d'après une opinion vulgaire fort répandue.

Les personnes qui sont sous l'influence de cette idée fausse, devraient raisonner comme elles le font d'ordinaire lorsqu'il s'agit d'une autre affection. Et, puisqu'elles s'efforcent d'enrayer une maladie grave, elles devraient bien essayer de faire disparaître un écoulement qui désorganise l'oreille, lui fait subir des transformations pathologiques trop souvent incurables ou peut causer la mort.

Symptômes. — La suppuration de l'oreille vient ordinairement à la suite d'une otite aiguë. Elle apparaît aussi sans qu'il y ait eu des symptômes inflammatoires bien appréciables.

La suppuration venue à la suite d'une otite aiguë présente pendant un certain temps les symptômes déterminés par l'affection initiale. C'est dire qu'il y a une surdité variable, en rapport avec le gonflement et l'hypérémie de l'organe, des douleurs lancinantes, des bourdonnements, des vertiges, un sentiment de fatigue et d'abattement très-prononcé, de l'insomnie, de l'inappétence, de la soif et un mouvement fébrile en rapport avec le degré de l'inflammation. Ces syptômes peuvent survenir à la suite d'une suppression rapide de la suppuration. Celle-ci peut être réelle, mais elle est souvent apparente; et dans ce cas elle est due à un obstacle qui existe, soit dans le conduit, soit au niveau de la perforation du tympan.

Cet obstacle dépend d'une accumulation de pellicules épidermiques mélangées à des grumeaux de pus ou à une espèce de magma formé par le mélange de l'injection (alun, poudres médicamenteuses) et du pus. Le pus, en s'accumulant, exerce une compression et est un cloaque permanent dans l'oreille. Il n'est pas étonnant alors que la congestion augmente dans ces parties déjà très-vasculaires.

La surdité très-variable suivant le degré du gonflement des parois molles du conduit, la quantité de pus renfermé dans l'oreille externe ou l'oreille moyenne, et suivant l'état de la perception crânienne, est généralement assez grande. Il arrive cependant que, malgré des lésions étendues (destruction du tympan, chute des osselets moins l'étrier, ou élimination d'une partie de l'apophyse mastoïde par suite de carie), l'audition s'est conservée assez bonne pour entendre une montre ordinaire placée à 1 mètre de distance de l'oreille.

La surdité dépend aussi, comme les auteurs l'ont dit, du gonflement des parois du conduit rétrécissant beaucoup son calibre. Cette cause, que beaucoup d'auteurs ont signalée, est assez rare lorsque l'on tient compte de tout ce qui existe dans ces cas.

Les auteurs, en répétant presque tous qu'il y avait une surdité en rapport avec l'atrésie du conduit, n'ont pas à mon sens observé strictement les faits. Voici pourquoi. Le gonflement des tissus, rétrécissant le conduit auditif externe à des degrés variables, est inflammatoire ou chronique. Il n'a pas la même influence sur l'audition; car dans le premier cas il y a dans une partie de l'organe une hypérémie coïncidant avec des bourdonnements plus ou moins tumultueux. Dans le second, il y a un obstacle passif pouvant ou non coïncider avec un état hypérémique de l'organe.

Lorsqu'il y a un afflux de sang dans l'oreille, le deuxième cas rentre dans le premier; mais lorsqu'il n'y a pas d'état inflammatoire, la surdité est parfois très-peu appréciable, même lorsque le conduit est transformé en une fissure étroite.

Par conséquent, toutes les fois qu'il y a seulement une hypérémie peu appréciable de l'organe et une surdité prononcée, on doit en chercher la cause, soit dans l'abondance du liquide purulent remplissant l'oreille, soit dans la présence de grumeaux plus ou moins solides remplissant la cavité du tympan, le canal de la fenêtre ronde ou couvrant les osselets. La preuve en est dans l'exemple suivant et bien d'autres que je pourrais citer.

J'ai donné des soins à un malade affecté d'un écoulement strumeux depuis vingt-cinq ans.

La portion osseuse du conduit auditif gauche était tellement rétrécie, que je ne pouvais pas franchir le rétrécissement avec un stylet, lorsque les tissus mous étaient un peu hypérémiés. Et cependant le malade pouvait entendre ma montre à une distance de un mètre vingt centimètres, lorsque l'espace libre d'ordinaire n'était pas fermé par des matières purulentes s'opposant à la transmission des ondes sonores à l'oreille interne.

Lorsque ces obstacles pathologiques existaient, la montre était entendue sur l'oreille ou à dix, douze, quinze, vingt centimètres. Cette variation de l'audition prouve qu'il ne faut pas se hâter de conclure d'après le symptôme surdité.

Lorsqu'il existe un rétrécissement appréciable, mais beaucoup moins prononcé que celui que je viens de vous indiquer, lorsque la suppuration est peu abondante et la perception crânienne excellente, on pourrait croire, bien que la chaîne des osselets existe et que le tympan soit seulement détruit en partie, que l'audition sera toujours bonne après la disparition de l'écoulement; mais parfois ce pronostic favorable ne se réalise pas, à cause des adhérences établies entre le sommet de l'étrier et le promontoire (adhérences les plus fréquentes, Toynbee), ou à cause de grumeaux desséchés dans le canal de la fenêtre ronde, comme j'ai pu le constater chez une jeune fille du Havre qui me fut envoyée par un médecin distingué de cette ville, M. le docteur Tarral. En présence de ces faits assez rares heureusement, on ne devra pas toujours considérer la perception crânienne comme devant faire porter un bon pronostic et ne pas s'étonner d'une surdité persistante et incurable. La surdité est encore prononcée dans les cas où la perforation est petite et facilite la stagnation du pus dans la caisse.

Les bourdonnements manquent souvent dans les suppurations chroniques de la caisse ; mais quand il survient un état hypérémique de cette partie de l'organe, il existe des battements artériels qui augmentent à la suite d'un exercice prolongé ou diminuent par la compression des carotides primitives.

Dans les écoulements du conduit auditif par suite d'otite

externe, il existe souvent des bourdonnements en battements, ou pouvant être comparés à un bruissement, à un sifflement ou à un tintement.

Le seul bourdonnement important à connaître est le bourdonnement en battements, qui dépend de l'accélération du sang dans les vaisseaux et indique un état hypérémique de l'organe, ou seulement l'existence d'une granulation vasculaire agitée par des battements très-marqués. Les autres bourdonnements que je vous ai signalés tout à l'heure pour mémoire seulement, ne donnant aucune indication pratique, je ne vous en reparlerai pas maintenant.

La douleur appréciable ou nulle occupe plus spécialement un endroit déterminé suivant la partie affectée de l'organe. C'est ainsi qu'on la voit correspondre plus particulièrement au tragus dans les otites catarrhales, dans l'hélix pour les suppurations scrofuleuses (myringites), à l'apophyse mastoïde dans les suppurations de la caisse et de l'apophyse mastoïde.

La douleur est aiguë lorsqu'il existe des exacerbations. Dans la carie osseuse, elle revient avec force par intervalles, persiste pendant longtemps et a une durée passagère. Elle apparaît au commencement ou seulement à la fin de la maladie.

Symptômes objectifs. — Le pus de bonne nature est presque incolore, blanchâtre ou jaunâtre, parfois sanguinolent; il a une odeur fade assez faible, mais désagréable. Dans les suppurations anciennes, au contraire, le pus est d'un jaune verdâtre, grisâtre ou sanguinolent. Il a une odeur très-forte, fétide, repoussante, comparable à celle du sang décomposé des parties génitales, ou de l'eau qui a servi à faire macérer des préparations anatomiques. J'ai remarqué que les stries sanguinolentes sont d'une belle coloration rouge toutes les fois que le sang provient d'une plaie de bonne nature, et d'une coloration vineuse, rougeâtre, rouge-brique, lorsque le sang est fourni par des granulations fongueuses.

En parlant de ces écoulements sanguins qui ont une grande valeur clinique, je passe sous silence tous ceux qui pourraient provenir d'une blessure grave (fracture), ou d'un gros vaisseau, artère carotide, veine jugulaire, etc.

Quand, au lieu de pus, on voit du mucus filant, glutineux, assez semblable au blanc d'œuf, incolore ou plus souvent d'un blanc jaunâtre, on peut dire qu'il existe toujours une inflammation récente et de bonne nature de la caisse du tympan.

Souvent le liquide est plus fluide, mélangé à des grumeaux d'un blanc jaunâtre teints parfois en noir par le sous-acétate de plomb, qui forme avec le soufre des produits pathologiques un sulfure de plomb.

Le savant professeur de Troeltsch a remarqué que, dans certaines suppurations graves de l'oreille, les solutions de sels plombiques instillées dans l'oreille se coloraient en noir lorsque l'affection prenait une mauvaise tournure, tandis qu'elles cessaient de se colorer en noir lorsque l'affection se modifiait avantageusement.

Cette remarque judicieuse du praticien allemand me paraît avoir une certaine valeur, mais il y a de nombreuses exceptions.

J'ai remarqué la coloration de ces matières noirâtres chez les malades scrofuleux dont le système osseux est souvent prédisposé aux maladies, ainsi que chez les sujets dont la suppuration a modifié profondément le périoste et a déformé le squelette osseux de l'organe de l'ouïe.

Le pus cache les parties profondes visibles qui apparaissent avec des physionomies différentes lorsqu'on a enlevé lesmatières purulentes, au moyen d'une injection ou d'un bourdonnet de coton fixé à un stylet explorateur.

Les parties couvertes par le pus sont ordinairement hypérémiées à des degrés variables.

Dans les inflammations du conduit auditif externe, les parois sont tuméfiées pendant la période inflammatoire et rendent impossible ou difficile l'examen des parties profondes.

Pendant le cours des suppurations de la caisse, si le conduit auditif est libre, celui-ci est rempli de pus; et sa surface est couverte, dans certains moments, de pellicules grisâtres, blanchâtres ou noirâtres qui sont parfois assez nombreuses pour opposer un obstacle à la vue et au cours libre du pus.

La membrane du tympan présente des physionomies très-différentes. Pendant la période inflammatoire, la membrane est d'un rouge assez vif (*fig.* 2 de l'Atlas), et présente une perforation ordinairement petite qui donne passage au pus.

Pendant les périodes subaiguë ou chronique, elle est épaissie, d'une coloration blanc opaque, blanc calcaire, blanc jaunâtre, grisâtre, rougeâtre. Elle est plus ou moins largement perforée et a contracté des adhérences avec les parties voisines. (Voir des Perforations du tympan.)

Dans les suppurations du conduit, le tympan est rarement perforé. Mais dans celles de la caisse il présente toujours une perforation dont les bords sont rouges, granuleux ou sont couverts seulement dans un point limité de granulations fongueuses ou de meilleure nature.

D'autres fois les bords sont blanchâtres, peu humides ou très-secs, très-indurés et d'un gris blanc bleuâtre. Le pus renfermé dans la caisse est agité par les battements vasculaires lorsqu'il y a une hypérémie assez vive, ou lorsqu'on active la circulation de cette partie de l'organe par des attouchements des parois de la caisse, par une cautérisation, ou une injection fortement poussée dans le conduit ou dans la caisse, etc. Lorsque le pus est enlevé, la perforation se présente sous la forme d'une tache sombre excavée lorsqu'elle est petite, mais si elle est assez grande, ou si elle intéresse la plus grande partie du tympan, elle apparaît sous la forme d'une tache rouge-carmin si la muqueuse est très-hypérémiée, rosée si la muqueuse a conservé encore une certaine vascularisation, blanc jaunâtre si la muqueuse est hypertrophiée, et non vascularisée, blanc éclatant ou d'un beau blanc opaque si la muqueuse est recouverte de tissu conjonctif ou colorée par le sous-acétate de plomb, noirâtre, ou d'un gris brunâtre verdâtre si la muqueuse a été colorée par le perchlorure de fer ou des sels de fer.

Comme vous le voyez, Messieurs, il est facile de se rendre compte de l'état des parties profondes même quand il y a un gonflement inflammatoire qui est temporaire.

Les gonflements osseux sont infiniment plus préjudiciables parce qu'ils s'opposent toujours à une exploration même superficielle du fond de l'oreille. Cependant on peut savoir si le tympan est perforé, mais on n'a que des probabilités sur l'étendue des lésions.

Toutes nos connaissances se bornent là, et nous sommes forcés d'avouer notre impuissance.

Les écoulements anciens de l'oreille déterminent souvent la formation de granulations ou de polypes qui siégent dans le conduit, sur le tympan ou dans la caisse. Ces productions pathologiques, par leur volume, rendent souvent l'examen fort difficile. Aussi doit-on les enlever pour explorer minutieusement les parties profondes de l'organe.

Marche, durée, terminaison. — Les suppurations du conduit persistent pendant un temps beaucoup moins long que celles de la caisse.

L'eczéma du conduit peut fournir cependant du liquide pendant plusieurs années. Un trajet fistuleux, un point carié de cette partie de l'organe peut être la cause d'une suppuration qui persiste tant que la partie cariée n'est pas expulsée. La présence d'un polype inséré sur les parois du conduit entretient une suppuration jusqu'à ce qu'il ait été détruit ou enlevé.

La suppuration de la caisse peut avoir une durée de quelques jours, comme aussi elle peut persister pendant toute la vie sans causer la mort ou amener cette terminaison fatale dans un laps de temps fort court. Kramer me semble très-exagéré lorsqu'il dit qu'une suppuration de la caisse durant des mois cause le plus souvent la mort. Les faits cliniques m'ont démontré que des suppurations datant de vingt, vingt-cinq, trente ans, taries sous l'influence de mon traitement, n'avaient cependant pas causé la mort; elles n'avaient même pas altéré beaucoup la sensibilité du nerf acoustique.

A l'appui de mon opinion, je vous donnerai plus loin quelques-unes de mes observations les plus intéressantes.

Relativement au grand nombre de suppurations de la caisse, la mort est une des terminaisons rares de cette maladie. Cet accident arrive seulement à la suite d'un nouvel état inflammatoire ou lorsque le malade a une *cachexie* profonde.

Lorsque la mort arrive, elle est produite par l'inflammation de la caisse transmise au cerveau (abcès du cerveau) aux méninges, aux os (carie), aux vaisseaux (ulcération de toutes les couches d'un vaisseau, artère, veine, ou sinus).

Contrairement à monsieur Bonnafont, j'admets avec les auteurs allemands dont les recherches nécroscopiques sont très-nombreuses et très-consciencieuses :

1° Que les désordres trouvés dans les oreilles des malades qui ont succombé à des fièvres graves sont causés par l'extension de l'inflammation de l'oreille moyenne aux parties environnant cette cavité ; 2° que le pus se forme rarement sous les méninges, dans les régions correspondantes au rocher, pour fuser à travers les fissures de cet os qu'il altère, et venir enfin tomber dans l'oreille moyenne où il détermine tous les accidents d'une otite purulente profonde et aiguë, comme le dit M. Bonnafont. Chez les enfants la mort survient souvent à la suite d'une méningite causée par l'inflammation de la caisse dont l'existence passe le plus souvent inaperçue. « A son début, dit Kramer, cette affection n'offre pas toujours des symptômes capables d'attirer toute l'attention du médecin, et plus tard quand les accidents cérébraux ont pris un caractère grave, on ne s'occupe plus de l'oreille, de sorte qu'il est presque impossible de savoir quelle est la marche véritable de cette affection. Toutes les fois que l'on vient à constater un rapport quelconque entre une douleur de tête et des douleurs d'oreilles, même légères, il importe beaucoup d'explorer avec le plus grand soin l'appareil auditif tout entier. Chez les enfants, la douleur d'oreilles se caractérise par un besoin de porter sans cesse les mains vers ces organes, et il faut donner beaucoup d'attention à ce signe. »

Les causes occasionnelles sont toutes celles que j'ai déjà énumérées à propos des otites, par exemple le froid sous toutes les formes, les exanthèmes fébriles, la syphilis, et toutes les affections qui déterminent l'inflammation de la muqueuse naso-pharyngienne.

Diagnostic. — Toutes les fois qu'il existe un écoulement purulent de l'oreille, il est très-important de savoir de quelle partie de l'organe il vient.

Rappelez-vous ce que j'ai déjà dit des otites externes, de l'inflammation aiguë de la caisse et de ce que je vous dirai en parlant des perforations du tympan.

Avant d'explorer attentivement l'oreille externe et le tympan, enlevez le pus de manière à rendre bien nettes toutes les surfaces que vous devez voir. Examinez si la couche cutanée du tympan est hypérémiée, épaissie, ou si c'est la couche muqueuse. L'épaississement de la couche cutanée sera facilement reconnnue en examinant le manche du marteau qui devient d'autant moins visible que cette couche devient plus épaisse.

Vous verrez si la perforation est large, si le manche du marteau existe, si le tympan n'a pas été détruit et si les osselets existent.

Lorsque le tympan, détruit dans toutes ses parties centrales, est conservé dans ses parties périphériques, il se présente sous la forme d'une zone d'un blanc opaque fixée à la circonférence osseuse du conduit auditif. En haut et en avant, on aperçoit l'apophyse externe prolongée par le manche du marteau qui est disséqué en partie ou en totalité et porté vers l'intérieur de la caisse, dont la muqueuse est rouge, rosée, blanchâtre, ou d'un blanc opaque. A travers cette ouverture pathologique, on voit la partie interne, dont la plus grande partie est représentée par le promontoire. En haut et un peu en arrière de celui-ci, on aperçoit l'étrier fixé, d'une part à l'enclume, quand ces osselets sont encore articulés ensemble, de l'autre à la fenêtre ovale; mais il est impossible de voir l'étrier tout entier quand la grande branche de l'enclume a conservé ses rapports normaux. En bas et en arrière du promontoire, on peut voir l'ouverture représentant le commencement du canal qui conduit à la fenêtre ronde.

Parfois, le manche du marteau ayant été résorbé, on ne voit qu'une saillie assez informe représentant l'apophyse externe, et l'on peut distinguer, quand elle y est, la grande branche de l'enclume. Dans le cas de destruction complète du tympan, fait rare, la portion osseuse a souvent subi des déformations quelquefois très-grandes, d'autres fois légères, et l'on aperçoit le manche du marteau seul suspendu au cadre osseux ou complétement détruit.

La suppuration de la caisse est facile à reconnaître dans la plupart des cas; cependant il est possible de commettre des erreurs même en faisant un examen minutieux comme dans le cas suivant, par exemple. Lorsque le manche du marteau est très-saillant et que le tympan est fortement porté contre la paroi interne de la caisse avec laquelle il a contracté de nombreuses adhérences, il est difficile de savoir si la membrane est détruite ou est tout entière. L'erreur est d'autant mieux permise que la membrane, très-épaissie, peut être rougeâtre, granuleuse ou d'un blanc opaque qui est la coloration de la muqueuse de la caisse, modifiée par le sous-acétate de plomb. Cependant, après avoir bien enlevé le pus au moyen d'une injection d'eau tiède, on fait passer l'air dans la caisse par une des méthodes connues ou bien on emploie le spéculum pneumatique, et l'on voit le pus sourdre à travers une perforation étroite et en même temps la membrane se meut et bombe en dehors dans quelques points.

Il est important de reconnaître de bonne heure l'existence de ces adhérences pour ne pas porter un pronostic trop défavorable.

Car, chez certains malades, il y a une hypertrophie assez considérable de la muqueuse qui sécrète une grande quantité de pus et des matières interposées entre la paroi interne de la caisse et la face interne du tympan.

Il n'est donc pas étonnant de constater une surdité prononcée qui diminue beaucoup lorsque les matières retenues plus facilement dans la caisse, à cause des adhérences du tympan, ont été expulsées. Lorsque le pus se fait jour au dehors par l'apophyse mastoïde, il arrive parfois que la perforation du tympan se referme et que le pus, s'accumulant dans la caisse, sort par l'ouverture mastoïdienne et parfois par la trompe d'Eustache. Lorsque le pus passe dans le pharynx par le tube d'Eustache, le malade s'en aperçoit parfaitement par la saveur et l'odeur nauséabonde qui provoquent de la toux et parfois des vomissements.

Il est donc important de reconnaître cette particularité afin de ne pas laisser le pus séjourner dans la caisse.

Pronostic. — Le pronostic n'a pas la même gravité dans les suppurations de l'oreille, surtout lorsque l'affection est traitée de bonne heure ou qu'elle n'a pas encore causé de désordres graves. Mais les suppurations de la caisse offrent toujours une certaine gravité, parce qu'elles peuvent persister pendant toute la vie, malgré les traitements les plus efficaces et les mieux suivis, ou prédisposer le malade à des rechutes, lorsqu'elles sont taries ou causer une surdité à des degrés divers.

Lorsque la suppuration de la caisse affecte des enfants depuis peu de temps, et que les désordres produits sont peu considérables, le pronostic est très-favorable parce que l'on est presque certain de tarir l'écoulement, de faire cicatriser la perforation du tympan, et de rendre l'audition telle qu'elle était avant le début de la maladie ou à peu près. Si la suppuration, remontant à une époque plus éloignée, est accompagnée de désordres plus graves, tels que : destruction du tympan, gangrène des parties molles, et carie comme on le voit quelquefois pendant le cours de la rougeole, chez les enfants, par exemple, il est probable que le malade est presque voué à une mort certaine ou à une surdité prononcée. Généralement lorsque la perforation est large, que le sujet est scrofuleux et que la suppuration est ancienne, on doit porter un pronostic défavorable, aussi bien au point de vue de la perforation du tympan que de la surdité et de la suppuration.

La perforation du tympan doit fixer notre attention, surtout lorsqu'elle intéresse la plus grande partie de la membrane, car souvent elle ne se referme pas. Cependant Triquet a cité des cas où le tympan, presque détruit, s'est reformé ; moi-même j'ai eu un certain nombre de cas du même genre.

La surdité existe à des degrés variables, mais elle n'est pas ordinairement aussi prononcée que le dit Kramer, dont l'exagération dans le passage suivant est aussi regrettable que dans d'autres parties de son ouvrage : « même dans les cas les plus favorables, la sensibilité acoustique est tellement compromise, que l'oreille est presque toujours frappée d'une surdité contre laquelle il n'y a pas de remède possible. »

Avant de porter un pronostic, il sera nécessaire de connaître l'état de la sensibilité du nerf auditif en mesurant la sensibilité auditive qui peut être assez obtuse s'il y a une hypérémie de l'organe, et redevenir bonne dès que la congestion sanguine aura disparu.

Il est des cas cependant où il ne faut concevoir aucun espoir, c'est lorsque le diapason, mis en vibration et appliqué sur les diverses parties du crâne, n'est pas entendu.

La suppuration doit aussi être prise en sérieuse considération avant de porter un pronostic.

Si elle est mélangée à des parcelles osseuses, elle indique une carie ; l'odeur n'en est pas un indice pathognomonique. La couleur sanguinolente indique la présence de granulations ou de tumeurs polypeuses sans cependant avoir une signification de mauvais augure.

On ne peut pas toujours dire avec le pessimiste Wilde : « aussi longtemps qu'il existe une otorrhée, nous ne sommes jamais en état de dire quand ni comment elle se terminera, » puisque, contrairement à cette opinion, les faits cliniques prouvent chaque jour qu'il est souvent facile de dire qu'une suppuration de la caisse disparaîtra, même en peu de temps.

Pour porter un bon pronostic, on tiendra compte de la constitution du malade, de la cause, de l'ancienneté de la maladie, des désordres objectifs existants, et de l'état des perceptions crânienne et auditive.

Pour ces derniers cas on aura soin de se rappeler que la perception crânienne peut varier avec l'état congestif de l'organe, et que la perception auriculaire dépend de la quantité de pus renfermé dans le conduit, la caisse du tympan, etc.

Il est cependant des cas où le pronostic ne peut pas être indiqué d'une manière précise. C'est quand il existe une carie superficielle ou profonde soupçonnée ou indiquée par l'existence de parcelles osseuses entraînées par le pus.

Traitement. — Les suppurations du conduit auditif externe ayant été traitées en même temps que les affections de cette partie de l'organe, je n'y reviendrai pas. Je me contenterai donc de vous parler, avec quelques détails, des suppurations de la caisse.

En vous décrivant les symptômes déterminés par la suppuration de la caisse, j'ai dit seulement quelques mots de la période aiguë parce qu'elle ressemble à l'inflammation aiguë de la caisse avec cette différence qu'il y a perforation de la membrane du tympan. Mais maintenant il me paraît indispensable de bien insister sur les deux états inflammatoires afin de vous montrer quelle doit être la marche à suivre dans le traitement de la suppuration aiguë de la caisse, et dans celui de la suppuration chronique. Tout état inflammatoire, qu'il siége dans la caisse du tympan ou dans une autre partie du corps, doit être combattu par les antiphlogistiques et non par la méthode expectante.

C'est pourquoi on devra prescrire les émissions sanguines locales, c'est-à-dire des sangsues appliquées à la région mastoïdienne et même au-devant du tragus, si la portion osseuse du conduit est très-vascularisée. Elles seront plus ou moins abondantes et répétées suivant l'intensité de l'inflammation et la force du sujet.

Nuit et jour et toutes les demi-heures, on fait instiller dans l'oreille une décoction tiède de têtes de pavots (deux têtes pour un demi-litre), et injecter quatre ou cinq fois par jour une petite quantité d'eau tiède pour entraîner le muco-pus.

En même temps on prescrit des révulsifs drastiques : jalap, scammonée pédiluves, sinapismes et un altérant associé à un calmant (calomel et opium). (Voir Thérapeutique générale.)

Le malade garde le repos au lit ou sur une chaise longue en ayant soin de couvrir très-légèrement la tête et le cou.

Sous l'influence de ce traitement, le processus inflammatoire diminue rapidement. Supposons que l'affection ait augmenté d'intensité et qu'il y ait une inflammation naso-pharyngée intense, on agirait comme précédemment, avec cette différence que l'on compléterait le traitement en indiquant les moyens de modifier avantageusement la muqueuse naso-pharyngée. Par conséquent on devrait prescrire des gargarismes émollients (plusieurs fois par jour), des fumigations de décoction chaude de têtes de pavots et des douches naso-pharyngées cinq à six fois par jour, avec une décoction tiède de têtes de pavots, d'eau de graine de lin, ou de mauve. (Voyez De l'Inflammation de la muqueuse naso-pharyngienne.)

Je n'ai jamais constaté, comme le disent les praticiens allemands, que l'eau tiède soit préférable aux décoctions indiquées. Je l'ai employée concurremment avec celles-ci et je trouve son action moins prompte ; c'est pourquoi j'emploie les décoctions émollientes ou calmantes toutes les fois qu'il y a un état suraigu, et l'eau tiède dans les autres cas.

Dans le traitement de la suppuration aiguë, il est important d'expulser le muco-pus renfermé dans la caisse. Pour y parvenir, on emploie la sonde tant que la trompe n'est pas devenue perméable afin d'insuffler de l'air dans la caisse (deux fois par jour) et même une solution faible de potasse caustique (une fois par jour). On engage le malade à employer le procédé de Valsava ou celui de Politzer aussitôt qu'on le peut.

L'inflammation aiguë disparue, il est très-important de ne pas laisser l'affection passer à l'état chronique. C'est moins facile qu'on ne le pense, parce que le malade, éprouvant un mieux sensible, un repos relativement parfait, cesse de consulter le praticien ou vient à des intervalles trop éloignés, c'est pourquoi il conserve souvent une suppuration chronique.

DE LA SUPPURATION CHRONIQUE DE LA CAISSE DU TYMPAN.

Comme les suppurations chroniques de la caisse sont généralement entretenues par un état diathésique prononcé, il faut le combattre par un traitement général sans perdre de vue toutes les indications spéciales que présente chaque cas particulier.

Traitement général. — On essayera donc d'améliorer, de modifier ou de transformer la constitution du sujet. C'est ainsi que l'on prescrira aux malades scrofuleux, l'huile de foie de morue brune qui est le plus puissant antiscrofuleux connu, ensuite les autres préparations iodurées, le sirop antiscorbutique, le sirop de raifort iodé, les amers, les bains sulfureux, les bains de mer, l'exercice au grand air.

Aux syphilitiques on donnera le sirop de Gibert qui agit beaucoup mieux dans les syphilis graves que les autres préparations hydrargyriques, les sudorifiques, une bonne alimentation, etc.

Aux goutteux on conseillera de suivre une hygiène sévère, c'est-à-dire de prendre une quantité d'aliments moins considérable. Car il ne suffit pas de prendre beaucoup d'exercices pour ne pas avoir la goutte. On complétera le traitement par les sudorifiques, l'exercice et certaines eaux connues, comme celles de Vichy, de Vals, et de Marienbad.

Traitement local. — Dans certains cas, on ne doit pas attacher une grande importance au traitement général; c'est au médecin à les reconnaître. On doit donc tâcher de tarir l'écoulement purulent le plus vite possible. Pour y parvenir on enlèvera toutes les productions morbides susceptibles d'entretenir ou de produire la suppuration.

Par conséquent s'il existe un polype, un trajet fistuleux, un séquestre osseux, on tâchera de les détruire ou de les enlever.

Ensuite on prescrira des injections fréquentes d'eau tiède de manière à ne pas laisser séjourner le pus dans l'oreille. Les médecins auristes ne sont pas d'accord sur la manière de les faire. Itard conseillait de faire une douche d'un quart d'heure de durée avec de l'eau sulfureuse (eau et sulfure de potasse), contenue dans un vase placé à une hauteur de dix à douze pieds. L'eau s'échappait du vase et tombait par la seule force de la pesanteur dans un long tube dont l'extrémité était placée vis-à-vis du méat auditif.

Il conseillait aussi de faire passer pendant une heure avec une seringue à lavement une eau ordinaire, ou médicamenteuse. Ce mode de traitement a été donné dernièrement comme nouveau par le docteur Prat.

Les Allemands ne donnent pas d'injections fortes qui peuvent avoir l'inconvénient de causer quelque dommage à raison de la grande sensibilité et de l'état ramolli de toutes les parties.

Pour donner les injections, les praticiens allemands emploient une seringue en étain dont la canule en corne est courte, conique ou cylindrique, à pointe émoussée et dont le piston porte un anneau pour recevoir le pouce (de Troeltsch).

Il s'agit de savoir quel est le meilleur des deux modes de traitement proposés. Pour avoir une idée nette sur leur valeur, il est nécessaire d'établir certaines distinctions que les auteurs ont paru négliger jusqu'à présent.

Il y a, premièrement, une otite externe sans perforation du tympan avec ou sans polype.

Deuxièmement, une suppuration de la caisse avec perforation étroite du tympan, avec destruction complète du tympan et chute ou conservation d'un ou plusieurs osselets.

1° S'il y a une suppuration du conduit auditif externe avec ou sans polype, et que le gonflement des parois ne soit pas assez considérable pour s'opposer à la pénétration du liquide, on pourra employer des injections assez faiblement poussées de la valeur d'un demi-litre chaque fois et répétées trois ou quatre fois par jour. Ces injections serviront de lavage afin d'entraîner les matières sécrétées et de permettre aux liquides médicamenteux de toucher plus facilement les surfaces malades. Et l'on emploiera le reste du traitement indiqué au chapitre des otites externes.

2° S'il existe une suppuration de la caisse avec perforation étroite du tympan, les injections médicamenteuses pénétrant difficilement dans la caisse, exercent sur elle peu d'influence par leur contact immédiat; mais comme on doit les prescrire en injections assez peu abondantes (un quart de litre) faiblement poussées et souvent répétées (deux à six fois par jour), elles exercent sur la membrane du tympan un effet salutaire se continuant de proche en proche et agissant sur la muqueuse de la caisse dont elle tempère l'hypérémie et la sécrétion.

Ces injections seront prescrites toutes les fois qu'il n'existera pas une hypérémie marquée, car dans ce cas elles augmenteraient l'intensité du processus inflammatoire.

En même temps on ordonnera d'instiller dans le conduit auditif, une à deux fois par jour, huit à dix gouttes d'une solution médicamenteuse (astringente ou balsamique) qui séjournera dans le fond du conduit pendant un temps variable; une à vingt minutes. Pendant ce temps, le malade ayant la tête fortement penchée du côté opposé à l'oreille malade fera passer l'air dans l'oreille moyenne en employant un des procédés indiqués, ou bien on emploiera la sonde. Tous les deux ou trois jours on aura soin de pousser dans la caisse, au moyen de la sonde ou par un des autres moyens indiqués, une douche potassique. S'il existe des granulations, on les touche avec une solution de nitrate d'argent au trentième ou au quinzième.

La suppuration de la caisse étant tarie, si l'audition redevient bonne et qu'il ne paraisse plus exister d'hypérémie de la caisse, on favorise la cicatrisation du tympan en touchant les bords avec un mélange à parties égales de teinture de tolu et de benjoin et en prescrivant deux à trois fois par jour une fumigation de borate de soude dissous dans de l'eau.

Lorsque la perforation du tympan est large et que la suppuration est abondante et fétide, il est nécessaire de prescrire des injections abondantes d'eau tiède, d'eau de goudron, d'eaux sulfureuses (3, 4, 5, 8 litres chaque fois, méthode d'Itard) légèrement poussées.

Ce lavage prolongé, fait trois ou quatre fois par jour, a l'avantage d'entraîner les matières pathologiques sans avoir l'inconvénient de rompre certaines parties de l'organe.

Sous l'influence de ces irrigations abondantes faiblement poussées, la suppuration devient beaucoup plus louable et diminue rapidement. Lorsque la sécrétion est très-peu abondante, il faut diminuer la quantité de liquide employé à chaque irrigation et arriver progressivement à donner de petites injections. Pendant tout le temps que dure le traitement, on a soin de réprimer les bourgeons charnus inflammatoires ou fongueux, parfois agités de mouvements vasculaires et d'employer les autres moyens que je viens d'indiquer (instillations, injections dans la trompe et dans la caisse, fumigations).

Si la cicatrisation du tympan n'a pas lieu après la cessation de l'écoulement, et si elle persiste malgré le traitement rationnel, on appliquera un tympan artificiel s'il y a lieu, ou l'on recommandera au malade de porter dans l'oreille un bourdonnet de coton assez mince pour gêner le moins possible la transmission des ondes sonores à l'oreille externe, en ayant soin de lui donner une hygiène à suivre et de le prévenir de la possibilité d'une rechute. S'il y a une destruction complète du tympan, il y a généralement des lésions assez profondes et une suppuration très-fétide qui n'est pas l'indice d'une carie, à moins que l'on ait constaté la sortie de parcelles osseuses ; alors on prescrit des irrigations d'eau tiède très-légèrement alcoolisée, aussi abondantes que dans le cas précédent, et l'on agit de la même manière.

Ces irrigations, faiblement poussées dans les cas de perforation large ou de destruction du tympan, causent souvent une douleur assez vive, des étourdissements, des vertiges violents, un état syncopal prononcé. Ces symptômes ne sont pas dangereux et disparaissent rapidement avec la cause qui les a produits. Ils sont beaucoup plus rares en employant une canule percée de trous qui donne un jet divisé. (V. p. 103, *fig.* 14.)

Il y a cependant des personnes d'une susceptibilité fort grande, qui sont affectées désagréablement lorsqu'elles injectent dans leur oreille une grande quantité d'eau tiède. Pour éviter ces inconvénients, on prescrit des injections peu abondantes et fréquemment répétées, six à sept fois par jour, tant que la suppuration est fétide et abondante, puis moins nombreuses, deux à quatre fois par jour, dès que le pus est moins abondant et plus louable ; le reste du traitement étant le même que dans les cas précédents.

Je termine ce que j'avais à dire des suppurations de l'oreille en vous donnant quelques observations curieuses.

Mademoiselle R., âgée de 21 ans, vient me consulter et me donne ces détails :

Vers l'âge de 10 ans, elle avait été affectée de douleurs très-violentes d'oreilles qui se calmaient du jour au lendemain et revenaient par intervalles indéterminés. Elle ne souffrait point pendant les rémissions, mais était parfois très-sourde.

Ces douleurs parurent et disparurent ainsi pendant deux

ans. Mais vers l'âge de 12 ans, à la suite de douleurs en élancements et en battements très-violents, une suppuration apparut pendant quelque temps, puis cessa pour revenir plusieurs fois dans l'année.

Vers l'âge de 13 ans, à la suite d'élancements assez vifs dans les oreilles, celles-ci suppurèrent. Depuis ce temps l'écoulement n'a point tari, mais il a varié beaucoup en quantité et en qualité. Pendant toute la durée de l'écoulement, elle a ressenti de temps à autre seulement quelques élancements.

Au mois de septembre 1865, à la suite de bourdonnements et d'élancements insupportables, elle vient consulter le docteur Blanchet à son dispensaire où je constate l'état suivant.

Cette jeune fille, âgée de près de 20 ans à cette époque, est brune, mais d'une constitution strumeuse; elle tousse un peu, sa figure est un peu bouffie.

Elle a des ganglions cervicaux; souvent elle est enrhumée du cerveau et de la gorge; les amygdales sont très-développées. Elle n'est pas réglée, a beaucoup de flueurs blanches, souvent des douleurs d'estomac. Perception crânienne : la montre placée sur le crâne est mieux entendue sur les apophyses mastoïdes que sur le pariétal et le frontal. Sur les pavillons elle est moyennement entendue, un peu moins à gauche cependant.

Pavillons, chauds, rouges, très-developpés; conduits auditifs externes, larges, presque rectilignes, pleins d'un pus jaune, grisâtre, très-fétide, parsemé de stries sanguinolentes.

La partie profonde du conduit gauche est remplie par un polype assez volumineux qui vient de la caisse.

Dans l'oreille droite, il y a de petits bourgeons qui sortent de la caisse par une perforation du tympan.

Le polype touché avec un stylet saigne facilement. Gorge très-rouge, amygdales très-développées.

Bruit de souffle dans les carotides.

Traitement général. Au moment du repas, une cuillerée à bouche de sirop d'iodure de fer, un vésicatoire au bras, viandes rôties, vin généreux.

Chaque jour 3 injections d'eau tiède dans chaque oreille.

Octobre. La suppuration est un peu moins abondante, moins fétide. Le polype gauche est enlevé au moyen d'une pince à polypes. On continue le même traitement général et les mêmes pansements locaux.

Novembre. Suppuration beaucoup moins abondante, attouchement des mamelons de l'oreille droite avec de la teinture d'iodure pure.

Traitement. 2 grandes injections d'eau tiède par jour ; 4 instillations avec ce liquide :

Sous-acétate de plomb........................	3 gr.
Eau distillée....................................	200 gr.

1er décembre. Suppuration moins abondante, audition meilleure.

Cathétérisme des trompes : la douche fait entendre un gargouillement qui dégénère en sifflement humide, lorsque le liquide contenu dans la trompe et la caisse est passé en partie dans le conduit.

Jusqu'au mois de juillet 1866, la suppuration et l'audition diminuent ou augmentent.

A cette époque je revois la malade et je reconnais :

Premièrement. Que la portion osseuse des conduits est rouge, très-vascularisée.

Deuxièmement. Que le polype de l'oreille gauche n'a pas récidivé, mais qu'il existe encore un mamelon qui ferme la perforation du tympan gauche.

Troisièmement. Qu'il y a en outre à la partie inférieure du tympan gauche une autre perforation obturée par un autre mamelon.

Quatrièmement. Qu'il y a dans l'oreille droite un mamelon sortant par une perforation située à la partie antéro-inférieure du tympan, un peu au-dessous du sommet du manche du marteau ; que la suppuration des deux oreilles est bien moins fétide, moins abondante ; que la perception crânienne est parfaite, et que la montre est entendue de l'oreille droite à vingt centimètres.

Je prescris le traitement suivant : 1° trois injections d'eau tiède par jour.

2° Chaque jour, trois instillations avec ce liquide :

Sous-acétate de plomb liquide..............	2gr,50
Eau distillée....................................	200 gr.

3° Chaque matin une cuillerée à café de cette solution :

Iodure de potassium	6 gr.
Eau distillée	200 gr.

dans une tasse de tisane de gentiane.

4 décembre. Bien que la suppuration ne soit pas arrêtée, la malade éprouve du malaise, de la lourdeur de tête. Comme cette jeune-fille n'est pas réglée, je prescris, tous les jours, pendant trois jours de suite, gros comme un pois d'aloès à prendre le matin à jeun, des sinapismes aux cuisses le soir en se couchant, et quelques infusions de tilleul et d'absinthe.

8 décembre. La suppuration de l'oreille droite est à peu près tarie. On voit la perforation aux bords amincis et blanchâtres.

Le pavillon de l'oreille gauche étant toujours chaud et douloureux, je fais trois scarifications dans le conduit.

15 décembre. J'instille dans les conduits une solution de perchlorure de fer à 30° mélangée à quatre parties d'eau; la malade étant penchée chaque fois du côté opposé à l'oreille pansée, j'emploie le procédé de Valsava pour faire pénétrer plus facilement le liquide dans la caisse.

Pendant l'année 1867, la suppuration varia beaucoup, mais l'audition resta assez bonne. Le traitement local consista en injections d'eau tiède et en instillations médicamenteuses faites avec ces liquides : Eau quadruple.

N° 1.	Sulfate de zinc	2 gr.
	Eau distillée	200 gr.
N° 2.	Sous-acétate de plomb liquide	3 gr.
	Eau distillée	200 gr.
N° 3.	Sulfate de fer	3 gr.
	Eau distillée	200 gr.

Et en frictions sur l'apophyse mastoïde avec de la pommade stibiée.

Comme traitement général, je prescrivis les préparations suivantes : huile de foie de morue, sirop d'iodure de fer, vin de quinquina. Tisanes amères, telles que : celles de houblon, de gentiane, de chicorée, de quassia amara, de feuilles de noyer. Iodure de potassium, pilules de lactate de fer et de goudron, pilules de Blaud, fer réduit par l'hydrogène.

Au mois de juillet 1867, l'état actuel des conduits était satisfaisant ; il y avait peu de suppuration.

Le tympan gauche était très-épaissi et présentait deux perforations à travers lesquelles on voyait le pus noirci par le sous-acétate de plomb renfermé dans la caisse. Le bord supérieur de la perforation inférieure présente des mamelons rouges très-petits et saignant au moindre contact.

Cette membrane qui a subi des transformations profondes ressemble tellement à la peau du conduit qu'il serait impossible de l'en distinguer si elle n'avait pas une direction très-différente.

Par ces ouvertures pathologiques, il est facile de faire des injections avec une petite canule et d'introduire dans la caisse des bourdonnets de coton trempés dans un liquide astringent ou caustique. Le tympan droit est très-épaissi, soutenu par le manche du marteau ; il a été perforé à quatre fois différentes par des mamelons de la caisse se développant peu à peu, causant de l'inflammation et déterminant une perforation.

Malgré cet épaississement considérable des tympans, la malade entend bien lorsque la caisse ne renferme pas de pus. Aussitôt après une injection par la trompe, le muco-pus qui couvrait la paroi interne de la caisse est entraîné, et l'audition redevient bonne, car la montre est entendue à une grande distance, et la conversation suivie sur tous les tons.

Il y a un an et demi, cette jeune fille conservait encore un léger écoulement des caisses, et entendait d'une manière satisfaisante.

Je crois que si les menstrues apparaissaient, l'écoulement des oreilles disparaîtrait. On doit donc attendre patiemment et continuer un traitement général et quelques pansements locaux.

OTITE PÉRIOSTISTE STRUMEUSE DE LA CAISSE DU TYMPAN. — GUÉRISON.

Madame D., âgée de vingt-huit ans, m'est adressée par un praticien distingué, M. le docteur Moity.

Elle me donne les renseignements qui suivent :

« Vers l'âge de onze ans, j'ai commencé à m'apercevoir que j'entendais imparfaitement de l'oreille droite.

Comme on m'avait guérie des gourmes lorsque j'étais plus jeune, mes parents pensèrent que cette guérison hâtive était cause de la surdité. Mais comme je ne souffrais pas, ils s'en préoccupèrent peu ; et cependant j'avais des démangeaisons vives, assez fréquentes, dans les oreilles et un écoulement intermittent.

L'oreille droite fut affectée d'un écoulement, quelque temps après.

Le 25 février dernier, douze jours après ma couche, j'éprouvai de vives démangeaisons que j'essayai de calmer en introduisant une épingle à cheveux dans les oreilles. Les douleurs augmentèrent ainsi que l'écoulement qui ressemblait à de l'eau claire ; quelques jours après, mes oreilles enflèrent et la surdité augmenta. »

5 mai. En examinant la malade, il est facile de reconnaître sa constitution strumeuse. Malgré son mauvais état général, elle se porte bien.

La montre appliquée sur le crâne est bien perçue ; moins bien à gauche qu'à droite.

Oreille droite un demi-centimètre, oreille gauche au contact. La conversation est entendue sur un ton très-élevé.

Pavillons. — Larges, bien conformés, obliques.

Conduits, larges, rosés, remplis d'un pus blanchâtre, très-fétide, très-abondant.

Tympans. — Le tympan gauche, aux trois quarts détruit, laisse voir une partie de la caisse dont les parois sont rouges, mamelonnées, fongueuses ; le pus est soulevé par les battements artériels.

Le tympan droit est perforé dans sa partie antéro-inférieure. Je sonde les trompes d'Eustache, et la douche d'air en passant dans les caisses du tympan fait entendre un gargouillement très-fort.

Après la douche ; or. g. 6 centim., or. d. 4 centim.

Traitement général. — Chaque jour une cuillerée à bouche de sirop d'iodure de fer, viandes rôties, vin généreux, promenades au grand air.

Traitement local. — Je touche l'intérieur de la caisse avec de la teinture d'iode au dixième; tous les jours, matin et soir, une injection avec de l'eau tiède, puis une instillation avec ce liquide:

Sous-acétate de plomb liquide................	3 gr.
Eau distillée..............................,...	200 gr.

13 mai. Or. g. 8 centim., or. d. 3 centim.

Après la douche or. g. 21 centim., or. d. 8 centim.

Douche de vapeurs de goudron, un vésicatoire aux apophyses mastoïdes.

24 mai. Je touche les parois de la caisse avec de la teinture d'iode; la malade éprouve quelques douleurs.

Crâne très-bon, oreille 2 centimètres de chaque côté. Injections à l'eau de Seltz.

29 mai. L'eau de Seltz calme la douleur produite par l'inflammation que cause la teinture d'iode; elle produit un grand soulagement et rend l'oreille plus légère (expression de la malade). Les oreilles se bouchent beaucoup moins.

(Remarque.) Pour employer les injections d'eau de Seltz, il faut avoir soin de ne pas ouvrir le piston complétement, car le courant d'eau serait trop fort, et causerait des étourdissements violents. La sensation de pétillement que les malades ressentent dans l'oreille est due au dégagement de l'acide carbonique.

31 mai. Or. g. 17 centim., or. dr. 15 centim.; pas de suppuration.

On voit les mamelons rouges de la caisse; je les touche avec de l'acide chlorhydrique; douleur vive, mais passagère.

5 juin. L'audition est moins bonne, mais l'oreille ne se bouche plus dix à quinze fois par jour comme auparavant, et l'audition se soutient beaucoup mieux. La suppuration imperceptible pendant la journée est plus abondante le matin en se levant, mais beaucoup moins qu'avant.

7 juin. L'audition est très-bonne des deux côtés, la caisse s'est détergée, et laisse voir des mamelons rouges, mais d'une teinte moins foncée.

7 juin. Il n'y a plus de suppuration.

Or. droite 8 centim., or. g. 5 centim.

Après la douche, or. d. 20 centim., or. g. 25 centim.

17 juin. Or. g. 11 centim., or. dr. 17 centim. Je suspends l'eau de Seltz. Je touche un mamelon de la caisse droite avec de l'acide chlorhydrique, et la caisse gauche avec du perchlorure de fer à 35°.

28 juin. L'audition est bonne, il n'y a plus de battements dans la caisse. Une instillation de perchlorure de fer dans la caisse (un tiers d'eau). Je reprends l'eau de Seltz tous les deux jours.

2 juillet. Écoulement assez abondant; une instillation de solution de perchlorure de fer pure dans la caisse; cuisson assez vive.

19 juillet. Depuis huit jours suppuration nulle.

Or. dr. 30 centim., or. g. 15. centim.

27 juillet. Pas de battements, pas de suppuration (les battements venaient seulement dans la journée en se mouchant).

17 août. On voit les manches du marteau.

Pas de suppuration. Audition 25 centim. à la montre; pas de battements, pas de bourdonnements, pas de chaleur dans les oreilles.

1er septembre. Même état, la conversation est entendue sur tous les tons. J'ai revu la malade, depuis cette époque, et j'ai constaté que l'audition était excellente : audition à la montre 80 centim.

Après la guérison des écoulements chroniques, il reste de l'eczéma du conduit, eczéma dont les croûtes causent de la démangeaison que les malades essayent de calmer en se labourant l'oreille plus ou moins fortement; ce qui cause parfois de la suppuration ou une rechute. De plus ces croûtes en séjournant dans le conduit ou sur le tympan entretiennent un état hypérémique qui nuit à l'audition.

Les instillations et les fumigations avec une décoction de têtes de pavots, le soir un badigeonnage des parois du conduit avec une pommade sulfurée, goudronnée, camphrée, une pommade au calomel ou de la glycérine alcaline feront disparaître un reste d'affection qui ne guérit pas spontanément.

M. D., artiste peintre, âgé de quarante-deux ans, né d'un père âgé de trente-trois ans et d'une mère âgée de vingt-deux ans, parfaitement bien portants tous les deux : conditions hygiéniques parfaites, ouïe d'une finesse extraordinaire. Intelligence précoce.

En 1830, il avait alors cinq ans, se trouvant en Allemagne, il entendit tout à coup un matin dans les oreilles, lorsqu'il était à la fenêtre, comme un grand bruit comparable à des coups de marteau. Ce bruit dura une demi-heure environ.

Quelque temps après, il tomba malade, revint à Paris, en proie à une coqueluche des plus violentes compliquée d'accidents cérébraux. Broussais le soigna et le guérit. Pendant les efforts de la toux, il y eut perforation des tympans; bientôt survint un écoulement des oreilles dont on ne s'inquiéta point parcequ'il devait disparaître avec les progrès de l'âge (disait-on).

L'écoulement était assez abondant, fluide, séro-purulent dans l'oreille droite, séro-purulent et moins abondant dans l'oreille gauche.

En 1832, nouvelle maladie que le malade ne peut pas préciser. Soignée par Broussais : diète, saignée, cinq vésicatoires successifs aux mollets, un sur la poitrine, un sur chaque bras.

En 1833, déviation de la colonne vertébrale guérie par l'usage des bains et des béquilles (dit le malade). Ce malade étant à peu près rétabli, Broussais le fit examiner par Amussat, Deleau, Blanchet. Avis général : rien à faire, attendre tout du temps.

En 1836, section des amygdales par Amussat. De temps à autre quelques jours d'audition meilleure.

En 1849, l'écoulement de l'oreille droite devint plus abondant; celui de l'oreille gauche l'était un peu moins; mais il augmentait pendant la nuit. Légères douleurs en élancements, particulièrement dans l'oreille gauche. En peu de temps, elles devinrent intolérables. A cette époque, les parois du conduit très-tuméfiées, furent examinées par M. Briquet qui soigna ce malade après la mort de Broussais.

Calmants internes et externes, injections émollientes. Pendant trois semaines douleurs horribles et toujours croissantes, insomnie. Enfin, cessation des douleurs, puis peu à peu cessation presque complète de l'écoulement de l'oreille droite, aucun écoulement de l'oreille gauche.

En 1853, quelques bourdonnements et tintements dans les

oreilles, sans aucune altération de la santé. A cette époque grands chagrins, grandes pertes matérielles.

Les bourdonnements, quoique intolérables par moments, continuent avec des variations très-grandes.

En 1859, voyage en Russie : voyages pendant la nuit, traversées sur mer, santé parfaite.

De 1861 à 1865, santé parfaite.

En 1865, à la suite d'un bain de mer, refroidissement, douleurs d'oreilles, écoulement, maux de tête violents, insomnie : un vésicatoire derrière chaque oreille.

En 1866, à la suite de veilles, de fatigues très-grandes, il ressentit, dans les oreilles et dans la tête, des bourdonnements, des bruissements, des étourdissements assez forts pour troubler le sommeil : étourdissements, parfois comme des envies de tomber ; douleurs en battements du côté des articulations temporo-maxillaires et dans les tempes. Ces symptômes étaient influencés, d'une manière fâcheuse, par les mauvais temps.

C'est en proie à tous ces symptômes morbides que ce malade vint me consulter le 8 mai 1867.

A ce moment j'obtins de plus les renseignements qui suivent :

Ce malade, de constitution athlétique en apparence, est de taille moyenne ; il est assez gros, assez replet, le cou assez gros et court, le visage congestionné. Il est tourmenté par des bourdonnements qui présentent deux rhythmes différents : les uns en *dzin dzin* très-vifs non en rapport avec les battements du pouls. Les autres ressemblant à des ondulations de hauteur différente, revenant par moment et étant très-incommodes. Dans la position horizontale, les bourdonnements sont plus forts, et le malade est souvent réveillé pendant la nuit ; cauchemars de temps à autre, sentiment de bruits vagues dans toute la partie inférieure du cerveau, sentiment de faiblesse avec crainte de tomber.

Le malade a des digestions bonnes, des selles régulières quoique parfois un peu tardives, un bon appétit ; sa constitution est strumeuse, son tempérament nerveux, irritable ; son imagination vive et exaltée.

Des ganglions cervicaux indiquent surabondamment sa constitution strumeuse.

Les poumons sont sains.

Exploration de l'organe de l'ouïe :

Perception crânienne, nulle à la montre.

Les diapasons sont bien entendus.

Oreille gauche, oreille droite; assez bien au contact.

Conduits auditifs, larges, rectilignes, et remplis de pus mal lié, sanguinolent, très-fétide.

Tympan gauche. Il se présente sous l'aspect d'une membrane plane, à surface irrégulière, blanchâtre; il est ramolli, épaissi; c'est en vain qu'on cherche les lignes indiquant le manche du marteau et le triangle lumineux.

Il présente à sa partie moyenne une perforation assez large qui intéresse le tiers du tympan et laisse passer un polype assez volumineux. Le liquide est soulevé par les battements artériels.

Tympan droit. Il est opaque, très-épaissi, perforé et n'offre rien de bien spécial à noter.

Trompes, larges et libres; elles laissent passer la douche d'air qui soulève des flots de pus en faisant entendre un gargouillement très-fort, puis un sifflement humide lorsque le pus a été chassé dans les conduits auditifs externes. Gorge, rouge : pharyngite granuleuse.

Le diagnostic était facile à faire, non pas dans tous ses détails, mais dans ses grands traits.

Suppuration chronique de l'oreille moyenne compliquée d'un état aigu : perforation du tympan, polype ayant son insertion sur les parois de la caisse gauche. Chute probable du marteau et de l'enclume.

Pronostic. — Défavorable et mauvais en ce sens que le malade ne pouvait pas recouvrer l'ouïe; mais favorable parce que l'affection avec tout son cortége, pouvait être arrêtée.

Traitement local. — Chaque jour cinq à six injections de décoction tiède de têtes de pavots. Un vésicatoire aux apophyses mastoïdes.

Traitement général. — Iodure de potassium, aloès.

Hygiène : Ni tabac, ni café, ni liqueurs, un peu de diète pendant quelques jours.

16 mai. Bourdonnements moins forts, sommeil meilleur.

23 mai. Un vésicatoire aux apophyses mastoïdes; même traitement.

27 mai. Comme la suppuration est tarie et que les douleurs reviennent, je les attribue à une accumulation de pus dans la caisse, et je fais une large perforation du tympan ; il sort par l'ouverture beaucoup de sang et de pus, le tympan est épaissi et la muqueuse hypertrophiée.

Toutes les nuits, de une heure à deux environ, avant de s'endormir, il éprouve des bourdonnements, des spasmes, il est agité ; cependant le calme est bien grand.

30 mai. Je touche l'intérieur de la caisse avec du perchlorure de fer.

1er juin. Il est survenu pendant la nuit un écoulement plus abondant qui l'a beaucoup soulagé. Dans ce moment, il est moins bien, et a la tête lourde, fatiguée.

3 juin. Amélioration sensible ; il entend les gros bruits, tels que le roulement un peu éloigné de la voiture, la pose d'un verre sur un marbre. Sommeil meilleur. Je touche les mamelons polypeux de l'oreille gauche avec de l'acide chlorhydrique (moitié eau).

Je continue ainsi jusqu'au mois d'octobre le traitement indiqué ci-dessous.

Traitement local. — Application de vésicatoires, injections auriculaires d'eau tiède, instillations de sous-acétate de plomb, de sulfate d'alumine, de sulfate de zinc, attouchements avec de l'acide chlorhydrique, du perchlorure de fer et du nitrate d'argent, douches naso-pharyngiennes, injections dans la caisse.

Traitement général. — Sirop d'iodure de fer, iodure de potassium, sirop de perchlorure de fer, fer réduit par l'hydrogène, décoction de feuilles de noyer, bains sulfureux. Viandes rôties, vin généreux, laxatifs, exercices physiques en plein air.

Au mois de décembre 1867, je revis ce malade, et je constatai ce qui suit.

Ce malade a parfois quelques chaleurs à la tête ; il est toujours très-nerveux, mais il n'est plus affecté par ces symptômes morbides inquiétants qui troublaient son sommeil et sa santé; son appétit est développé, bien soutenu.

Ce malade qui ne pouvait pas entendre la conversation à une voix très-élevée, la suit maintenant lorsqu'on lui parle sur un ton ordinaire.

Avant de terminer et de donner la description des tympans réformés, il est bon d'insister sur les saignées locales que j'ai fait très-souvent dans l'oreille gauche. Bien des fois, j'ai déterminé un écoulement sanguin, dans l'oreille gauche, en scarifiant les productions polypeuses, et j'ai obtenu une amélioration rapide en diminuant l'état de congestion de l'organe.

Je ferai remarquer que les mamelons polypeux qui existaient à gauche n'étaient pas de ceux que, l'on coupe, parce que sortant peu de la caisse, il était difficile de les saisir pour les couper complétement. Il aurait fallu, pour opérer ainsi, faire une large section au tympan et chercher la base d'implantation difficile à trouver et à circonscrire, puisque dans ce cas elle était large. Agir ainsi était s'exposer à augmenter dans l'oreille moyenne les désordres déjà si grands. La destruction de ces mamelons par les caustiques était donc la seule manière d'opérer.

Au mois de janvier 1868, j'examinai avec soin les tympans de ce malade au moyen de mon spéculum otoscope dont l'éclairage parfait me permit de voir des détails très-minutieux.

Tympan gauche. — Il se présente sous l'aspect d'une membrane dont la surface irrégulière rappelle assez bien une peau de parchemin ramollie et sinueuse avec cette différence qu'ici la teinte est plus blanchâtre.

Les saillies plus éclairées paraissent beaucoup moins teintées que les dépressions dont la coloration est grisâtre. On ne voit plus le manche du marteau. Toutes les parties périphériques du tympan sont blanches, opaques, beaucoup plus épaissies que les parties centrales. A la partie inférieure de la membrane, il y a une parcelle épidermique noirâtre qu'on doit bien se garder de confondre avec une perforation. La peau recouvrant la portion osseuse du conduit est rougeâtre.

Tympan droit. — Le tympan droit a un aspect bien différent. C'est une membrane blanchâtre, rendue très-saillante dans sa moitié supérieure par l'apophyse externe et le manche du marteau. En avant de celui-ci la membrane est excessivement déprimée. Dans le reste de son étendue on aperçoit des dépressions et des saillies qui indiquent des parties adhérentes et d'autres libres d'adhérences. La peau qui recouvre la portion osseuse est rougeâtre.

DES PERFORATIONS DU TYMPAN.

Les perforations du tympan se rencontrent si souvent dans les maladies de l'oreille, qu'il est nécessaire d'en parler longuement en vous indiquant le moyen de les reconnaître, en donnant leur valeur pronostic et leur traitement.

Les perforations portent généralement ce nom lorsqu'elles reconnaissent une cause pathologique, tandis qu'elles sont plutôt appelées déchirures ou ruptures, lorsqu'elles sont dues à une augmentation de pression agissant sur une des faces de la membrane. Ces solutions de continuité, bien qu'elles puissent occuper tous les points de la membrane, se remarquent plus souvent dans ses parties centrales que dans ses parties périphériques dont la résistance est rendue plus considérable par la plus grande quantité d'éléments élastiques de la couche fibreuse. Elles affectent des directions très-variées ; tantôt elles sont verticales, tantôt elles sont obliques ou transversales. Leur direction et leur situation dépendent, beaucoup moins qu'on ne l'a dit, de la cause qui les a produites. Cependant elles sont généralement obliques et linéaires lorsqu'elles ont été déterminées par une augmentation de pression sur une des faces du tympan, comme, par exemple, le refoulement brusque de l'air dans la caisse, pendant le moucher ou des accès de toux, au moment d'une détonation d'une pièce d'artillerie, ou par le refoulement brusque de l'air dans le conduit, déterminé par le choc de l'eau (le plongeon) ou de la main portée violemment sur l'oreille (claque).

Elles sont généralement linéaires, parfois irrégulièrement triangulaires et siégent à la partie postérieure du tympan, lorsqu'elles reconnaissent pour causes celles qui viennent d'être énumérées. On les remarque aussi à la partie antérieure : antéro-inférieure ou antéro-supérieure de la membrane près du cadre osseux.

Les perforations ont une étendue variable ; tantôt elles sont comparables à un point, tantôt elles intéressent toute la largeur du tympan, lorsque celui-ci a été complétement détruit. Entre ces deux extrêmes il existe une foule de variétés. Les plus petites, quand elles ne sont pas réunies entre elles, sont les perforations déterminées par les phlyctènes (Triquet) que l'on remarque sur la membrane pendant le cours de l'otite phlycténulaire qui est toujours d'origine strumeuse.

Les plus grandes sont celles qui ont été déterminées par la scarlatine et la variole. Celles qui ont une étendue moyenne sont produites par la fièvre typhoïde, la rougeole, etc. Les perforations occupent plus particulièrement la périphérie du tympan, dans l'otite phlycténulaire. Cependant on peut les remarquer dans tous les points de la membrane. Ces phlyctènes ont des phases fort comparables à celles des phlyctènes de la cornée.

Les perforations occupent de préférence les parties : antéro-inférieure ou postéro-inférieure, parfois ces deux parties quand elles sont produites par les otites : variolique, morbilleuse ou typhoïde.

Symptômes. — On peut reconnaître les perforations du tympan, d'après des caractères physiologiques et des caractères objectifs. Parmi les premiers dont la valeur, d'une manière générale, est beaucoup moins grande que celles des seconds, il faut remarquer surtout le sifflement, la crépitation humide ou le gargouillement qui se produisent dans le fond du conduit auditif externe, lorsqu'on fait pénétrer de l'air dans la caisse.

Toutes les fois que la trompe est obstruée, on obtient aussi les bruits morbides en poussant une douche liquide ou gazeuse, après avoir désobstrué le tube d'Eustache au moyen d'une bougie que l'on y a préalablement introduite.

On entend un sifflement variable toutes les fois qu'il n'y a plus de liquide dans la caisse, ni au niveau de la perforation du tympan.

Le sifflement aigu se produit d'ordinaire dans les cas où la perforation est linéaire ou arrondie et petite. Mais lorsque la la perforation est large, le bruit produit est ordinairement grave.

Il n'en est pas de même quand la perforation est large ainsi que la trompe d'Eustache, et que le pus baigne la caisse. Car il se produit un véritable gargouillement à bruit clair, éclatant ou plus voilé, selon la force de projection de la colonne d'air et la consistance du liquide morbide. Ce symptôme est le seul qui soit certain, puisque les autres se rencontrent aussi dans d'autres affections. Ainsi l'écoulement sanguin, noté par Triquet et survenant seulement dans des circonstances exceptionnelles, n'est pas toujours reconnu, même si le malade vient réclamer des soins peu de temps après l'accident. C'est seulement lorsque le malade, affecté d'une rhinite ou d'une toux morbilleuse, indique parfaitement dans quelles circonstances l'écoulement sanguin est arrivé, qu'on peut diagnostiquer une perforation d'une manière certaine, avant d'avoir exploré l'organe malade. L'écoulement sanguin pouvant survenir dans un assez grand nombre d'affections de l'oreille, on devra le considérer comme pathagnomonique, seulement lorsqu'il sera constaté dans des circonstances aussi nettes que celles que je viens de vous indiquer. J'en dirai autant de la douleur brusque et vive, de la sensation de déchirement ressentie par le malade au moment de l'accident, de la surdité consécutive et de la suppuration.

Symptômes objectifs. — Ceux-ci offrent, au contraire, une grande importance sur laquelle il est inutile d'insister, puisque vous avez reconnu vous-mêmes que l'examen seul du tympan est nécessaire pour y voir une solution de continuité dans la plupart des cas.

Toutes les fois qu'on examine un malade affecté de suppuration de la caisse, on trouve l'oreille externe contenant du pus en quantité variable. Celui-ci a une coloration blanchâtre ou noirâtre, d'un blanc jaunâtre ou d'un jaune verdâtre. Ce liquide réfléchissant une partie de la lumière, on voit à sa surface des taches lumineuses variables de forme, de nombre, d'étendue.

Lorsque le malade a fait passer l'air de la caisse dans le conduit, il reste souvent, à la surface du liquide, une ou plusieurs bulles d'air qui réfléchissent et réfractent fortement la lumière.

Le pus reste immobile dans le conduit auditif s'il n'y a pas d'hypérémie de l'oreille ou est agité de mouvements isochrones à celui du pouls dans le cas contraire. Quelquefois il remplit tout le conduit, d'autres fois il masque une partie de la membrane du tympan ou remplit seulement la caisse et arrive au niveau de la perforation. En couvrant le tympan, il peut masquer la perforation en partie ou en totalité; c'est pourquoi il est nécessaire d'enlever avec soin les matières étrangères renfermées dans le conduit, avant de faire une exploration minutieuse.

Pour mettre un certain ordre dans ma description, je vous décrirai les aspects que présentent la membrane du tympan, les perforations et les osselets. La membrane du tympan qui vient d'être perforée pendant le cours d'une otite aiguë est très-vascularisée. Au fond du conduit dont les parois sont hypérémiées, on aperçoit le tympan, rouge, tuméfié, percé d'une ouverture dont les bords sont tuméfiés et rougeâtres, ou cachés par le pus (*fig.* 2 de l'Atlas), si l'on n'a pas eu le soin d'enlever ce liquide avant d'examiner l'oreille.

Pendant tout le temps que dure l'état aigu et que la couche cutanée du tympan est tuméfiée, on ne peut distinguer ni le manche du marteau ni l'apophyse externe.

La coloration du tympan, atteint par une inflammation chronique, n'est plus la même. Au lieu des tons rouges ou rosés, on voit ordinairement des teintes opaques, blanchâtres, jaunâtres, ou d'un gris bleuâtre, etc. Tantôt le tympan se présente sous la forme d'un disque blanchâtre, opaque, à surface à peu près plane (*fig.* 15 de l'Atlas), tantôt il est d'un gris sale avec queques tons violacés qui indiquent un reste d'hypérémie (*fig.* 16 de l'Atlas), d'un blanc jaunâtre très-opaque (*fig.* 18 de l'Atlas), d'un gris sale (*fig.* 19 de l'Atlas), ou d'un blanc gris jaunâtre parcheminé (*fig.* 14 de l'Atlas).

La coloration du tympan est beaucoup plus opaque pendant le cours de la suppuration (à cause de l'imbibition des tissus).

Les bords de la perforation sont tuméfiés, rougeâtres (*fig.* 21 de l'Atlas) tant qu'il existe une certaine hypérémie, ou granuleux, saignant au moindre contact (*fig.* 16 de l'Atlas). A l'état chronique, la perforation change d'aspect; ses bords sont secs, amincis, demi-brillants, comme fibreux (*fig.* 19 de l'Atlas) ou secs et un peu plus épais (*fig.* 18 et 20 de l'Atlas).

Parfois la perforation est petite et située sur une partie ulcérée; vers sa partie centrale, le tympan, représenté dans la figure 15 de l'Atlas, a une ulcération granuleuse de la couche dermique probablement, et une perforation assez petite dont les bords sont amincis.

Siége. — Les perforations intéressent plus fréquemment les parties centrales du tympan que ses parties périphériques. On les voit rarement à la périphérie, comme la figure 14 de l'Atlas l'indique.

Parfois, en avant ou en arrière de l'apophyse externe, il existe une perforation qui donne passage à une assez grande quantité de pus fourni par les parties supérieures de la caisse. Ces perforations, importantes à reconnaître, ont une grande importance pratique puisqu'elles indiquent un état pathologique grave des poches découvertes par le docteur de Troeltsch et de la muqueuse qui les tapisse. Comme elles sont toujours assez petites, il n'est pas facile de reconnaître l'état pathologique dans le cas où la suppuration se prolonge, ce qui est fréquent. Et il n'est pas prudent d'agrandir la perforation de peur de léser la corde du tympan.

Plus rarement encore, on voit une perforation de peu d'étendue intéresser la partie du tympan située entre l'apophyse externe et la partie supérieure du cadre osseux. Elle donne passage à un pus noirâtre et se ferme très-difficilement, parce que la suppuration est entretenue par des granulations ou même un point carié.

La forme des perforations est très-variable, je vous en ai déjà parlé ; elles peuvent être arrondies, ovales, obcordées-linéaires, allongées et sans forme bien déterminée (*fig.* 18 de l'Atlas).

Quand le tympan est détruit, le manche du marteau est comme suspendu au cadre osseux, s'il existe encore. Tantôt le manche est vertical, tantôt il est porté vers l'intérieur de la caisse et vu en raccourci. Cette position verticale du manche tient probablement à ce que le tendon du muscle tenseur du tympan a été détruit ; sans cela cet osselet, par suite de la destruction de son soutien naturel, la membrane du tympan, et de la rétraction du muscle tenseur de la membrane, cet osselet serait porté en dedans, en haut, en arrière et serait vu en raccourci.

Quand la perforation est large et que le manche du marteau est fortement tiré en dedans, il peut toucher la paroi interne de la caisse (*fig.* 18 de l'Atlas).

Le tympan perforé a souvent contracté des adhérences avec différentes parties de la caisse. C'est ainsi qu'on voit une perforation ancienne adhérer à la paroi interne de la caisse. La figure 19 de l'Atlas représente une perforation allongée transversalement, dont le bord supérieur est soudé à la paroi interne par des adhérences blanchâtres qui ont attiré la partie correspondante du tympan vers l'intérieur de la caisse. De telle sorte que, dans sa partie postérieure, le bord supérieur est situé dans un plan plus interne que le bord inférieur; c'est donc tout à fait à l'extrémité antérieure de la perforation que les bords supérieurs sont dans le même plan.

Quelquefois, à travers une large perforation, on peut voir des adhérences établies entre le manche du marteau et la grande branche de l'enclume, ou entre la grande branche de l'enclume et différentes parties de la caisse. D'autres fois le tympan a contracté des adhérences étendues à tel point qu'il est accolé à la paroi interne de la caisse. L'apophyse externe et le manche du marteau font une saillie considérable; le manche du marteau est vasculaire et paraît disséqué parce que la membrane coudée brusquement au niveau de cet osselet est portée complétement vers l'intérieur de la caisse (*fig.* 17 de l'Atlas). Si avec cette courbure anormale, le tympan a une perforation étroite, s'il a une surface rougeâtre, granuleuse et recouverte de pus, s'il existe des granulations, il est possible de croire qu'il est détruit. C'est donc après avoir fait passer de l'air dans la caisse, en examinant l'oreille externe, qu'on pourra reconnaître la lésion.

Il me reste à vous parler des transformations que subit le manche du marteau. Dans beaucoup de cas, il est à peu près le même qu'à l'état normal. Cependant on peut dire que très-souvent il est augmenté de volume, soit par la lymphe plastique épanchée autour de lui ou entre les lames du tympan, soit par suite d'une inflammation de la substance qui le compose. Il en est de même de l'apophyse externe.

Dans d'autres cas, le manche du marteau est résorbé en totalité ou en partie, et l'extrémité inférieure est comme usée ; ou bien on n'aperçoit plus que l'apophyse externe qui peut aussi manquer. Quand le marteau n'existe plus et que le tympan existe en partie, on ne voit à sa place qu'une surface plane et mobile. Quand le manche du marteau, diminué de volume, a été attiré en haut en dedans et en arrière, il présente la physionomie indiquée dans la figure 14 de l'Atlas.

Lorsque la perforation du tympan est beaucoup plus large,

le manche du marteau peut aussi être porté en dedans, en haut et en arrière, par suite de la rétraction du muscle tenseur du tympan, de telle sorte qu'on pourrait croire que l'osselet a été détruit en partie ou en totalité.

Si le tympan est détruit, on voit, à l'extrémité du conduit, un espace vide, assez large, qui indique l'intérieur de la caisse. Si la grande branche de l'enclume et de l'étrier existent encore et ont conservé leurs rapports respectifs, on aperçoit une tige d'un blanc jaunâtre qui est la grande branche de l'enclume située en dedans du cercle osseux. Cette apophyse se termine par une partie arrondie de laquelle part une autre ligne qui se dirige en haut et en arrière, et disparaît derrière le cadre osseux. Cette ligne est une des branches de l'étrier (V. *fig.* 8 de l'Atlas et sa planche explicative qui indique la place occupée par l'étrier). La figure 8 représente une autre lésion; je ne la signale que pour montrer la physionomie de l'enclume et de l'étrier.

La muqueuse qui tapisse les parois de la caisse présente une physionomie différente, suivant qu'elle est hypérémiée ou à peu près exsangue. Pour la voir, il faut que la perforation ait une certaine largeur; sans cela les rayons lumineux qui pénètrent dans la caisse ne suffisent point pour éclairer convenablement la muqueuse. C'est pourquoi celle-ci présente des teintes d'autant plus sombres qu'elle est moins éclairée. Pendant la période de l'état aigu, la muqueuse a une coloration d'un rouge vif carminé. A mesure que l'inflammation disparaît, elle devient rougeâtre, d'un rouge jaunâtre, rosé pâle, ou brun pâle. Ces teintes n'apparaissent pas dans tout leur éclat, quand la perforation est petite; car l'ombre projetée par les bords de la perforation et le tympan est trop forte.

Dans les perforations de moyenne étendue, dans les destructions complètes ou à peu près complètes de la membrane, on distingue les véritables teintes de la muqueuse et la forme de la plus grande partie de la paroi interne de la caisse. Le premier détail qui attire l'attention, est le promontoire. Celui-ci se présente sous forme d'une saillie souvent volumineuse à cause de l'épaississement de la muqueuse et de l'accumulation de tissu conjonctif qui peut simuler un polype, voici comment : ce tissu pathologique se développe parfois à tel point qu'il vient proéminer dans le conduit en dépassant un peu les bords de la perforation. Il en résulte que ceux-ci étant accolés au tissu conjonctif (Politzer), ou placés en dedans de lui, on ne peut pas toujours reconnaître ces nuances pathologiques, au premier examen.

Quand l'articulation de l'enclume et de l'étrier a été détruite, on peut aussi distinguer l'étrier, de la muqueuse. Cet osselet, placé au niveau du tiers supérieur de la partie postérieure du cadre osseux du tympan, se présente sous la forme d'une saillie blanchâtre ou d'un blanc jaunâtre. Celle-ci est dirigée de haut en bas, d'arrière en avant, de dedans en dehors et dépasse légèrement la partie correspondante du rebord du cadre osseux du tympan. Ordinairement on distingue la branche antérieure de l'étrier, quelquefois les deux. Pour voir plus facilement cet osselet, on a soin d'obliquer l'extrémité auriculaire du spéculum du côté de la paroi postérieure du conduit et de regarder dans l'oreille de manière à ce que l'œil plonge un peu de bas en haut et d'avant en arrière.

On peut aussi apercevoir l'entrée du conduit au fond duquel est la fenêtre ronde ; mais je doute qu'on puisse apercevoir la membrane qui ferme la fenêtre ronde à cause des obliquités différentes du canal et du conduit auditif externe.

La muqueuse, à l'état chronique, est ordinairement rougeâtre, jaunâtre, ou d'un blanc d'argent très-beau, lorsque le malade a fait usage de sous-acétate de plomb en instillations pendant longtemps.

Tous ces détails renfermés dans la caisse sont visibles lorsque le conduit a une largeur suffisante, et que ses parois ne sont pas trop incurvées. Quand la portion osseuse du conduit a été déformée, rétrécie, par suite d'ostéo-périostite, il est impossible de faire une exploration complète. On voit seulement un conduit plus ou moins étroit à l'extrémité interne duquel on aperçoit un espace sombre, limité par des parois plus ou moins régulières et souvent mal éclairées. Tant que le calibre du conduit n'est pas trop rétréci, on peut voir certains points de la caisse ; mais il n'en est plus de même lorsque les parois du conduit osseux se touchent dans presque tous leurs points. Car il est impossible de poser un diagnostic rigoureux, et d'instituer un traitement énergique (la dilatation du rétrécissement osseux ne donnant pas des résultats brillants).

Deux fois j'ai constaté que l'inflammation des parois osseuses avait augmenté le calibre du conduit, par suite de la résorption des corpuscules osseux. Une fois j'ai vu la paroi supérieure résorbée au point de distinguer le col du marteau.

Marche, durée, terminaisons. — Les perforations du tympan ont une marche, une durée et une terminaison fort variables. Lorsqu'elles sont d'origine traumatique, elles se referment très-vite, quand on les met dans de bonnes conditions. Leur cicatrisation rapide désespère même les chirurgiens qui pratiquent la perforation du tympan dans le but de faciliter la transmission des ondes sonores à l'oreille interne par l'ouverture artificielle.

Mais les perforations pathologiques ont une marche moins rapide, et persistent quelquefois pendant toute la vie, en exposant ainsi le malade à contracter des inflammations nouvelles. La cicatrisation des perforations pathologiques peut cependant se faire, même quand la perte de substance a intéressé la plus grande partie de la membrane du tympan.

Après une perforation accidentelle, on voit une plaie plus ou moins étendue, dont les bords sont recouverts d'une petite quantité de sang. Quelquefois même il existe un caillot sanguin entre les lèvres de la plaie (*fig.* 22 de l'Atlas), et au bout de quelques heures, la réunion est presque complète. Mais cette termaison est exceptionnelle. Généralement les lèvres de la plaie se boursouflent, se vascularisent, se recouvrent de lymphe plastique mélangée à du pus; une suppuration très-peu abondante et toute locale a lieu, et la cicatrisation se fait au bout de deux ou trois jours.

Lorsque les choses ne se passent pas ainsi, les lèvres de l'ouverture se boursoufflent davantage et se recouvrent de pus. En même temps des vaisseaux apparaissent derrière le manche du marteau, et dans toute la partie du tympan correspondante à la perforation. Peu à peu, par suite de l'imbibition de la couche cutanée du tympan, la membrane se ternit dans les points vascularisés, et ne reprend ses caractères physiologiques qu'après la disparition des vaisseaux. Lorsque la cicatrisation a eu lieu, on voit à sa place une partie déprimée, fort amincie dont la surface se ride, lorsque l'on fait exécuter des mouvements au tympan. Cette partie déprimée, d'un gris un peu plus foncé que le reste de la membrane, a généralement la forme de l'ancienne perforation. S'il existe avec une perforation du tympan une suppuration de la muqueuse, il n'y aura pas de cicatrisation durable de la solution de continuité. Ou, si elle survient, elle durera quelques heures seulement ou un peu plus (Politzer), car le pus, s'accumulant dans la caisse et exerçant une pression sur la membrane du tympan, déterminera la rupture de cette mince couche de lymphe plastique nouvellement formée. Les perforations se cicatrisent parfois sans contracter d'adhérences avec les parties voisines, d'autres fois les bords de la perforation se soudent avec les parties voisines, et la cicatrisation se fait. Cette complication survient surtout lorsque le manche du marteau fortement porté en dedans vers le promontoire a attiré la membrane si près de la paroi interne de la caisse que la membrane la touche. Ce contact prolongé favorise donc singulièrement la formation de pareilles adhérences. Lorsque, la perception crânienne étant bonne, il existe une cicatrisation complète du tympan, et des modifications très-légères dans cette membrane avec un certain degré de surdité, on doit l'attribuer à des matières plastiques ou autres déposées sur les articulations des osselets, et gênant leurs mouvements ou obstruant le canal de la fenêtre ronde, à un certain gonflement de la muqueuse qui obstrue la trompe, et ne permet pas à l'air de pénétrer dans la caisse (Politzer). Si tous ces produits pathologiques sont encore récents, on peut, par un traitement convenable, les modifier, les faire disparaître ou les changer de place de manière à améliorer beaucoup l'audition, et même à la rendre excellente. S'ils sont de date plus ancienne, il n'y a rien à faire, ou seulement une amélioration à obtenir; c'est aussi l'opinion du savant praticien M. le docteur Politzer.

Causes.. — Les causes de la perforation du tympan sont excessivement nombreuses. Elles sont chirurgicales, accidentelles ou pathologiques. Comme j'ai décrit les perforations chirurgicales (V. De la perforation artificielle du tympan), je n'en parlerai pas de nouveau. Les perforations accidentelles sont dues à trois causes : à l'air, à des vapeurs ou à l'eau ou à un corps contondant venant frapper les surfaces intérieure ou extérieure de la membrane du tympan (le moucher, toux, claque sur l'oreille, eau venant frapper l'oreille moyenne, détonation d'armes à feu, extraction de corps étrangers. Lorsqu'elles surviennent par suite d'un ébranlement trop violent de l'air causé par une détonation de canon, il peut y avoir rupture du tympan et paralysie du nerf par apoplexie de l'oreille interne.

Il peut survenir aussi des déchirures du tympan, au moment où, renfermé dans un appareil à air comprimé, on élève trop vite la pression. Permettez-moi, Messieurs, de vous indiquer ce qu'on ressent dans les oreilles au milieu de l'air comprimé. Lorsque les trompes sont obstruées ou peu perméables, l'air, n'entrant pas dans la caisse au fur et à mesure que la pression augmente, presse la face extérieure du tympan, refoule cette membrane en dedans et détermine une sensation de pression dans les conduits auditifs externes ainsi que des douleurs qu'il est impossible de supporter à un moment donné. Chez certaines personnes les douleurs sont déjà vives lorsque la pression est à trois ou quatre dixièmes d'atmosphère. Cette douleur survient aussi dans l'oreille lorsqu'on augmente rapidement la pression, parce que la muqueuse de la trompe déjà gonflée, ou refoulée dans le tube, le ferme complétement, de telle sorte que l'air ne peut pas pénétrer dans la caisse.

En examinant le tympan, on voit la peau qui tapisse la portion osseuse du conduit se vasculariser peu à peu et des vaisseaux apparaître derrière le manche du marteau. Lorsque la rupture du tympan se produit, elle se fait de deux manières: ou elle se produit de dehors en dedans, parce que la pression devient supérieure à la résistance de la membrane, ou elle se produit de dedans en dehors de la manière suivante. La pression augmentant rapidement et l'air n'ayant pu passer dans la caisse, il arrive un moment où le tube d'Eustache se débouche et où l'air entre vivement et brusquement, ébranle violemment le tympan et le rompt en produisant une douleur très-vive.

Au contraire, si la pression augmente lentement, elle peut s'établir également sur les deux faces du tympan de manière à ce qu'on ne ressente aucune douleur; on voit seulement apparaître quelques vaisseaux derrière le manche du marteau.

Les perforations peuvent encore être produites par des corps étrangers introduits dans l'oreille ou par des instruments qui sont portés dans cet organe dans le but de les extraire. Le plus souvent on brise le tympan pendant les tentatives d'extraction, et c'est très-exceptionnellement que le corps étranger perfore cette membrane.

Les perforations pathologiques du tympan peuvent se produire toutes les fois qu'il y a une inflammation du conduit auditif externe, ou de la muqueuse de l'oreille moyenne, car le processus inflammatoire peut gagner le tympan et causer une ulcération de toutes les couches de cette membrane. L'inflammation de la muqueuse naso-pharyngienne étant celle qui se propage le plus souvent à l'intérieur de l'oreille moyenne, on doit leur attribuer cette origine, de préférence à toutes les autres, lorsque les renseignements donnés par le malade nous font défaut (Politzer).

Diagnostic. — D'après tout ce que j'ai dit, on peut reconnaître facilement une perforation du tympan. Avant d'explorer l'organe, on doit avoir soin d'enlever les matières étrangères qui masquent les surfaces malades, avec un stylet garni de coton ou avec de l'eau tiède introduite dans l'oreille au moyen d'un appareil à injections. L'eau étant épongée avec soin, on essaye de bien distinguer la perforation, et de ne pas croire à la destruction complète du tympan, lorsque celui-ci est accolé à la paroi interne de la caisse. On évite cette erreur en engageant le malade à souffler, la bouche et le nez étant fermés. Si la trompe est perméable et si le malade s'y prend adroitement, l'air passe dans la caisse, soulève le tympan et s'échappe dans le conduit à travers la perforation, en faisant entendre un sifflement variable. Si la trompe n'est pas perméable, on emploie leprocédé de Politzer ou la sonde, et l'on a recours à la méthode de Valsava, seulement lorsque le tube d'Eustache est redevenu perméable.

Quand le tympan est granuleux, on peut le prendre pour un polype ; mais les mouvements de la membrane, le cathétérisme du tympan empêcheront de commettre cette erreur de diagnostic.

On peut encore être d'ans l'incertitude, lorsqu'un polype sort de la caisse et obstrue le conduit ou que du tissu conjonctif comble tout l'espace compris entre la paroi interne de la caisse et les bords de la perforation. Car le polype empêche de constater l'étendue des lésions, et le tissu conjonctif peut dépasser et masquer les bords de la perforation.

Dans ce dernier cas, en faisant passer l'air dans la caisse, il est possible de voir des bulles d'air se former autour de la tumeur et de constater, avec un stylet, que ce tissu s'implante sur le promontoire et forme une saillie peu volumineuse, beaucoup moins mobile qu'un polype.

Telles sont les remarques que j'avais à vous indiquer.

DU PRONOSTIC.

Après avoir examiné le malade, il est nécessaire de lui indiquer, d'une manière intelligible, la lésion dont il est affecté et de lui dire s'il y a des probabilités pour qu'elle soit curable. C'est pourquoi, il faut s'assurer auparavant de l'état de la perception crânienne dont la connaissance, précieuse en tous les cas, n'a pas cependant une valeur absolue. Car s'il existe des symptômes inflammatoires aigus ou une hypérémie avec épaississement chronique de la muqueuse de la caisse, la montre est moins bien entendue. Quand la perception crânienne est excellente, on doit porter un pronostic favorable, s'il n'existe pas d'adhérences étendues de la membrane nuisant beaucoup à la mobilité des surfaces articulaires des osselets, s'il n'y a pas des parcelles osseuses mélangées à un pus très-fétide, et si le tympan existant dans sa plus grande partie a conservé ses insertions avec le manche du marteau.

Il en est autrement toutes les fois que le malade a une constitution mauvaise, que l'écoulement est ancien et a résisté à plusieurs traitements, car il est impossible d'indiquer l'époque de la guérison, même d'une manière vague. Il est bien préférable de dire que la suppuration sera de longue durée et qu'elle persistera peut-être pendant toute la vie. Cette opiniâtreté de l'écoulement est importante à noter au point de vue de l'audition qui varie si souvent et à des degrés si divers.

Toutes choses étant égales d'ailleurs, on peut dire, d'une manière générale, que les petites perforations se cicatrisent plus facilement que les grandes, et que la meilleure condition pour voir une perforation se cicatriser est le bon état de la muqueuse de la caisse, l'étroitesse de la perforation, et la présence de granulations sur les bords de l'ouverture pathologique.

Dans les cas où il y a une destruction complète du tympan avec chute des osselets moins l'étrier et une déformation de la portion osseuse du conduit (lésion fréquente chez les malades scrofuleux), l'audition reste toujours assez mauvaise. Elle pourra cependant devenir très-bonne, à des intervalles variables, chaque fois que le conduit sera libre et l'étrier mobile.

Les petites perforations du tympan causent une surdité plus grande que celles qui ont une étendue plus considérable. Quand la surdité est grande, dans ce dernier cas, on peut affirmer que la perforation n'en est pas seule la cause, et qu'il y a des grumeaux de pus dans le canal de la fenêtre ronde, un épaississement des liens fibreux qui unissent les articulations des osselets, des transformations fibreuses calcaires ou osseuses de certaines parties de la caisse, des adhérences établies entre le tympan et certaines parties de la caisse ou entre l'étrier et les parties voisines, etc.

Traitement. — Les perforations accidentelles du tympan guérissent très-vite quand elles existent sans complication. Tous les auteurs sont d'accord sur ce point.

On favorisera leur cicatrisation en privant la membrane du contact de l'air (coton dans le conduit auditif externe), en prescrivant des instillations astringentes, des fumigations de borate de soude (Triquet), et des injections peu abondantes d'eau tiède (deux à trois par jour) s'il y a de la suppuration.

Toutes les fois qu'on voit survenir des symptômes inflammatoires marqués, on peut faire une application de sangsues en avant ou en arrière de l'oreille suivant la partie enflammée de l'organe, ou bien remplacer seulement les instillations astringentes et les fumigations de borate de soude par des instillations et des fumigations de décoction de tête de pavot, (une tête pour un quart de litre d'eau) quand l'inflammation est peu intense. Les instillations seront d'autant plus fréquentes que le processus inflammatoire sera plus considérable. Pour faire pénétrer plus facilement le liquide médicamenteux dans la caisse, on emploie le procédé de Valsava, celui de Politzer ou la sonde.

On tinstiue le même traitement dans les cas de perforation pathologique du tympan avec hypérémie de la muqueuse de la caisse.

Les perforations chroniques se ferment très-difficilement; c'est pourquoi il faut, par tous les moyens possibles, causer une inflammation de leurs bords, afin de déterminer la formation d'un tissu cicatriciel.

Si la perforation n'est pas trop large, si ses bords n'ont pas subi des transformations calcaires ou osseuses, on peut concevoir un peu d'espoir. C'est pourquoi on doit les toucher avec une solution de nitrate d'argent (tous les quatre ou cinq jours), avec une solution astringente ou ce mélange :

Teint. de tolu............. Teint. de benjoin.........	} a. a.

tous les deux ou trois jours.

Pour faire ces pansements, on plonge dans le liquide choisi l'extrémité de la tige coudée (*fig.* 11), très-légèrement doublée d'une couche de coton bien tassé, de manière à mettre une petite quantité de liquide sur les lèvres de la perforation.

S'il existe une perforation avec suppuration fétide et abondante de la muqueuse de la caisse, on emploie des irrigations très-abondantes prescrites par Itard et découvertes tout dernièrement par le docteur Prat!

Le jet en pluie, comme je l'ai indiqué, est plus doux à l'oreille, et paraît avoir une action plus grande sur les tissus malades que le jet ordinaire.

Ces divers modes de traitement permettent de faire cicatriser les perforations dans la plupart des cas.

La cicatrisation étant complète, on voit souvent la perforation se reformer, parce que, l'inflammation de la muqueuse de la caisse n'étant pas disparue, une nouvelle quantité de muco-pus se forme dans l'oreille moyenne, presse le tissu cicatriciel et produit une inflammation qui le détruit. Par conséquent on ne doit jamais faire cicatriser une plaie du tympan, lorsqu'il y a de l'hypérémie de la muqueuse de la caisse.

Quand la perforation est maintenue ouverte par la soudure de ses bords avec les parties de la caisse (de Troeltsch), on peut la guérir, suivant cet auteur, en détruisant les adhérences par des moyens mécaniques, comme la douche d'air, le spéculum de Siegle ou le bistouri. Les adhérences de nouvelle formation peuvent être détruites en employant la douche d'air ou le spéculum de Siegle ; mais jamais elles ne céderont à ces moyens si elles sont de formation ancienne. (V. des Adhérences du tympan.)

DU TYMPAN ARTIFICIEL (1).

Toutes les fois qu'il existe une perforation ou une destruction incurable du tympan, il y a une surdité très-variable qui dépend surtout des modifications de l'étrier et de la fenêtre ovale, ainsi que de celles du canal, de la membrane et de la *fenêtre ronde.*

Cette ouverture pathologique prédispose le malade à contracter des inflammations nouvelles, et l'engage à recourir aux moyens prothétiques employés en pareil cas. Pour tâcher de diminuer ou de faire disparaître les inconvénients, qui à un moment donné peuvent se changer en danger, beaucoup d'auteurs ont indiqué les bons résultats de l'introduction dans l'oreille de corps étrangers, tels que : de la charpie, du coton, de l'amadou, de la laine, la partie centrale d'un oignon, etc., une lame de caoutchouc appelée tympan artificiel. Celui-ci fut imaginé en 1640 par Banzer (2). Il se compose d'un tube fait avec de l'ongle d'élan, fermé à l'une de ses extrémités par un morceau de vessie de cochon.

En 1763, Leschevin tâcha de perfectionner les tympans artificiels. Puis vinrent, à des époques différentes, des auteurs qui, sans avoir étudié spécialement la question, ont remarqué que des corps étrangers introduits dans l'oreille amélioraient l'audition. Itard, par exemple, cite un cas de surdité qui a été sensiblement améliorée par l'introduction d'une boulette de coton dans le fond du conduit. Deleau cite également un malade qui améliorait son audition, en introduisant dans son oreille un morceau de laine, ou la partie centrale d'un oignon. M. Todd (3) parle « du soulagement qui résulte de la simple

(1) *Mémoire lu à la Société du Panthéon.* Paris, 1868.
(2) De Troeltsch, *Maladies de l'oreille*, traduit par le Dr Sengels, de Forbach. Paris, 1868.
(3) *Anat. et Physiol. de l'organe de l'ouïe.* Londres, 1852.

introduction d'un peu de charpie dans le conduit auditif externe, dans le cas où la membrane du tympan est perforée. Telle est l'amélioration qui suit l'application de ce remède si simple, que les malades paraissent très-souvent étonnés d'être facilement soulagés. »

Toynbee parle du traitement de M. Yearsley qui publia en 1848 une brochure intitulée : Sur un nouveau mode de traitement de la surdité, produite par la destruction partielle ou totale de la membrane du tympan accompagnée ou non d'un écoulement par l'oreille (1). Dans cette brochure, M. Yearsley conseille l'application d'une boulette de coton humide dans le cas de destruction partielle ou totale de la membrane du tympan ; le rôle de cette substance est de soutenir la portion restante de la membrane tympanique ou les osselets, comme Toynbee le prouve dans son ouvrage. D'autres praticiens distingués, parmi lesquels on doit citer Triquet, Hinton, Politzer, s'occupèrent aussi à perfectionner les tympans artificiels.

Ce court aperçu étant indiqué, il me reste à établir une classification des tympans artificiels, à en indiquer les avantages comme les inconvénients, et à en montrer les indications et les contre-indications. Ces points traités, il sera facile d'en tirer des conclusions.

On peut diviser les tympans en trois genres :

Le premier comprend tous ceux qui sont faits avec un tube auquel est fixée une membrane. Il comprend les tympans imaginés par Banzer, Autenrieth, Triquet, C. Miot. Ils ont été abandonnés par leurs auteurs, et Triquet a jeté sur les tympans artificiels un anathème injuste en les proscrivant de la façon la plus formelle. Ils ont tous l'inconvénient d'être difficilement applicables et d'être mal supportés, parce qu'ils déterminent, au bout d'un certain temps, un érythème prononcé avec des démangeaisons insupportables, accompagnées de pellicules et de croûtes parfois très-adhérentes à la peau du conduit.

Deuxième genre. — Il comprend tous les corps étrangers introduits dans l'oreille pour fermer une perforation ou exer-

(1) Yearsley, *Provincial medical and surgical Journal*. Auguste, 1852.

cer une certaine pression, soit sur le manche du marteau, soit sur l'étrier, de manière à permettre aux ondes sonores d'arriver plus facilement à l'oreille interne. Après avoir fait des essais nombreux, M. Yearsley a choisi le coton qui remplit toutes les indications, selon l'auteur, et doit toujours être préféré à tous les tympans artificiels. Il place son petit tampon de coton, tantôt pour fermer une perforation, tantôt pour exercer sur les osselets une certaine pression. Il s'inquiète peu de la perforation, et en fait même un mode de traitement pour guérir les suppurations. J'ai expérimenté ce moyen, et je le trouve peu efficace. Tout en recommandant son traitement, M. Yearsley ne parle pas de la perception crânienne, si importante à noter dans tous les cas, et ne fait pas un diagnostic rigoureux. Les observations qu'il a publiées pèchent donc complétement par la base. Toutes les fois que l'on écrit dans le but d'instruire les autres, il faut mettre beaucoup de soin, aussi bien dans la publication que dans la manière d'observer et d'exposer les faits.

J'ai tâché de diminuer la surdité en plaçant le pellet (tampon de coton) indiqué par M. Yearsley; je l'ai essayé dans les cas de relâchement, d'adhérences du tympan, de chute des osselets moins l'étrier, de perforation large du tympan avec conservation du manche du marteau ou seulement de l'apophyse externe. Parfois il a amélioré l'audition; d'autres fois il a été peu efficace pour diminuer la surdité. Dans les cas de suppuration de l'oreille moyenne avec perforation du tympan, le pellet a été peu utile, mais il n'a pas déterminé de congestion du côté de l'encéphale.

Quand on place un tampon de coton dans le fond de l'oreille malade, le pus s'accumule dans la caisse, exerce une pression sur ses parois, et cause un sentiment de plénitude qui est gênant et indolore. Il y a parfois des élancements et des battements, et en retirant le pellet on aperçoit une vascularisation plus ou moins considérable de la muqueuse. Le pus est abondant, plus fétide, et ne paraît pas diminuer de quantité lorsque l'on continue l'application du pellet. S'il y a encore un peu d'inflammation, l'application du pellet l'augmente rapidement, et détermine des douleurs assez vives pour troubler le sommeil du malade.

Troisième genre. — On doit citer les tympans de Toynbee, Hinton, Aug. Lucae, Politzer, C. Miot.

Le tympan de Toynbee se composait dans le principe d'une rondelle en gomme élastique vulcanisée, percée à son centre d'un trou dans lequel passait un fil. Lorsqu'on voulait placer la membrane, on passait le fil dans un tube, on faisait arriver la membrane jusqu'à l'extrémité du tube, et maintenant le fil tendu on appliquait la membrane en suivant les règles que je vais indiquer dans un instant. Une certaine longueur de fil sortait du conduit, de sorte que le malade ou le médecin pouvait retirer à volonté la membrane artificielle (Toynbee). Les désavantages de cet appareil, comme le dit Toynbee, étaient les difficultés que son application présentait au malade et l'inconvénient de voir la membrane déchirée par le fil. Ce praticien en fit bientôt construire d'autres dans lesquels le fil était remplacé par deux petits disques d'argent réunis entre eux par une longue tige métallique et comprenant la partie centrale du tympan dans leur intervalle. La lame en caoutchouc est assez grande pour être taillée à volonté et laisser les disques d'argent au centre de la membrane ou sur les côtés. Les disques d'argent ont l'inconvénient de se détacher et de rester dans le conduit, comme le docteur de Troeltsch le fait judicieusement remarquer. C'est pourquoi Aug. Lucae a remplacé la tige et les disques métalliques par un très-petit tube en caoutchouc de 3 centimètres de longueur. Le tube en caoutchouc, quand on lui laisse toute sa longueur, a l'inconvénient de frapper les parois du conduit et de produire un bruit incommode toutes les fois que le malade fait des mouvements.

J'emploie ordinairement le tympan de Lucae dont je laisse un demi-centimètre de tube environ. Pour bien appliquer le tympan, j'ai le soin de prendre la forme du conduit, contrairement aux autres praticiens, en procédant de la manière suivante : je mesure les différents diamètres du conduit, au moyen d'un instrument qui se compose : d'une pince ordinaire munie de deux extrémités coudées, revêtues ou non d'une mince couche de coton ou de caoutchouc. A l'une des branches est fixée une tige graduée qui passe à frottement doux à travers l'autre branche. Lorsque l'on veut connaître le diamètre du cercle osseux tympanique, on introduit l'instrument dans l'oreille, les branches fermées, en ayant soin de les écarter jusqu'à ce qu'elles touchent un des points de la surface du conduit, chacune par leur extrémité coudée. Alors l'écartement se trouve indiqué par la tige graduée.

On peut ainsi adapter des membranes de formes très-variées; car pendant la durée des écoulements purulents de la caisse, la portion osseuse du conduit subit parfois des déformations assez considérables. Cependant il est utile de dire que le cercle tympanique varie moins de forme que la partie moyenne de la portion osseuse.

Les tympans de la troisième espèce sont généralement préférés dans la plupart des cas parce qu'ils sont ordinairement bien supportés. Ils doivent être renouvelés de temps en temps parce qu'ils changent de forme en se racornissant; alors, n'exerçant plus la même pression ou ne fermant plus aussi bien l'ouverture pathologique, ils deviennent inutiles.

Des avantages et des inconvénients que présente le tympan artificiel. — Le tympan artificiel augmente l'audition. En fermant l'ouverture pathologique, il prive l'oreille moyenne du contact de l'air et la garantit des poussées inflammatoires auxquelles elle est sujette, lorsqu'elle communique largement avec l'air extérieur. Aussi, même quand il y a une paralysie complète du nerf auditif et une perforation tympanique, faut-il songer à placer un obturateur quelconque. Celui-ci ne devra pas agir comme un corps étranger, c'est-à-dire ne devra pas faire naître un processus inflammatoire préjudiciable à l'organe.

Le tympan artificiel est utile toutes les fois qu'il existe :

1° Une ouverture bien définie du tympan;

2° Une destruction complète de cette membrane avec hypertrophie de la muqueuse (Toynbee); dans ce dernier cas j'ai vu le tympan présenter des avantages, seulement quand le manche du marteau existait encore en totalité ou en partie ;

3° Une destruction des parties centrales du tympan (l'apophyse externe et la périphérie de la membrane étant conservées);

4° Il est encore indiqué, dans certains cas où la membrane est intacte ; alors il exerce probablement une certaine pression sur la chaîne des osselets et la met dans un certain état de tension qui améliore l'audition, comme le dit fort bien le docteur Politzer, et comme il est facile de le constater chez plusieurs malades.

Il ne faut pas laisser un tympan à demeure toutes les fois qu'il existe de la suppuration, car le malade entend bien pendant six, douze, vingt-quatre heures, ou plusieurs jours, parce que le pus s'accumule dans la caisse et ne tarde pas à baigner ses parois.

Lorsque la collection purulente devient assez abondante dans la caisse, le malade entend moins bien, et les sons lui arrivent assez confusément; mais s'il penche la tête du côté de l'oreille malade, le pus baigne le tympan artificiel en s'éloignant de la paroi interne de la caisse et permet aux vibrations de se transmettre plus facilement au liquide de l'oreille interne. Quelquefois, le tympan étant solidement fixé, le pus exerce sur les parois de la caisse une pression assez forte et détermine aussi, par son séjour prolongé, une congestion assez vive de l'organe, caractérisée par des battements variables, une douleur en barre au-dessus des sourcils ou une lourdeur de tête assez prononcée. Cette application anticipée ne produisant aucun symptôme inquiétant, il suffit d'enlever le corps étranger pour faire diminuer l'hypérémie passagère. Il est donc inutile, à plus forte raison, de produire derrière l'oreille une contre-irritation avant de placer le tympan, comme le disent fort sérieusement Toynbee et J. Hinton.

Lorsque le tympan artificiel est placé, il est utile de le changer de temps en temps parce qu'il s'altère. L'usage ordinaire du tympan fait souvent naître un peu de rougeur du cercle tympanique et du tympan ; mais cette vascularisation n'est pas inquiétante.

Le tympan artificiel ne donne aucun résultat, au point de vue de l'audition, lorsqu'il existe :

1° Une paralysie avancée ou complète du nerf auditif ;

2° Une ankylose des articulations des osselets, ou bien des adhérences du tympan avec les osselets ou la paroi interne de la caisse ;

3° Une destruction complète du tympan avec chute des osselets, moins l'étrier.

Le tympan artificiel ne peut pas rester appliqué pendant plusieurs mois, sans causer de l'inflammation et sans faire revenir la suppuration. Par conséquent on devra, tout d'abord, maintenir seulement un bourdonnet de coton dans le conduit auditif, afin que l'air tamisé à travers cette substance arrive moins froid dans la caisse. C'est plus tard qu'on appliquera la membrane artificielle.

Depuis que j'ai tâché de perfectionner la membrane du tympan et de varier la manière de l'appliquer, j'ai constaté que ce moyen prothétique n'était pas d'un emploi facile, c'est-à-dire pratique pour les malades. C'est pourquoi j'ai toujours essayé de remplacer le tympan en caoutchouc par de la baudruche gommée qui ferme exactement la perforation, donne parfois une audition bien meilleure et n'a pas les inconvénients que présente le tympan en caoutchouc. Pour appliquer cette baudruche, je ne procède pas toujours de la même manière. Distinguons plusieurs cas. Il existe :

1° Une perforation assez large du tympan;

2° Une destruction de toutes les parties centrales du tympan et du manche du marteau, moins l'apophyse externe;

3° Une destruction complète du tympan, du manche du marteau, de l'apophyse externe et une déformation de la portion osseuse du conduit.

Dans le premier cas, je découpe un disque en baudruche gommée, qui a la forme de la perforation et a des dimensions un peu plus grandes qu'elle, je plisse ce disque comme on plisse un papier-filtre, de manière à ce que la partie gommée soit en dehors, je saisis avec une pince cette baudruche pliée par l'extrémité qui correspond à la périphérie du disque, et je l'introduis dans le conduit vers le tympan. Là je laisse le disque en retirant la pince. Puis avec une tige (*fig.* 11), je le déplisse, je mouille la surface gommée avec une petite couche de coton mouillé et fortement tassé. Il ne me reste plus qu'à exercer une légère pression sur le disque pour le faire adhérer au tympan.

Dans le deuxième cas, j'opère de la même manière en ayant soin de ne pas donner à mon disque des dimensions supérieures à celles du tympan.

Dans le troisième cas, je coupe un disque rond de un centimètre et demi de diamètre environ, je le plisse à la manière d'un papier-filtre et je coiffe avec lui une tige métallique de un millimètre de diamètre environ. C'est elle qui me sert à l'introduire dans le fond du conduit jusqu'à l'endroit où l'on veut faire adhérer la baudruche. Ensuite, entre elle et les parois du conduit, j'introduis une tige garnie d'une mince couche de coton mouillé de manière à humecter la surface gommée. Il ne me reste plus qu'à exercer une pression sur la baudruche de manière à la déplisser et à la faire adhérer aux parois. Dans quelques cas, j'emploie un simple bourdonnet de coton.

En terminant, il me reste à vous dire que les auteurs cités ont trop exagéré l'importance du tympan en caoutchouc, si ce n'est Yearsley qui a employé le pellet de préférence. C'est pourquoi j'ai cru devoir signaler le fait, et vous faire connaître les modifications que j'ai imaginées afin que vous ne vous abusiez pas sur la valeur de ce mode de traitement.

DES ÉCOULEMENTS SANGUINS DE L'OREILLE.

Dans ses *Leçons cliniques*, IIe partie, le docteur Triquet leur a consacré un chapitre spécial assez étendu auquel j'emprunterai quelques détails.

L'écoulement sanguin de l'oreille est le symptôme fréquent d'états pathologiques fort variables, qu'il est important de savoir distinguer les uns des autres.

Symptômes. — Comme vous connaissez toutes les affections qui déterminent des otorrhagies, je me contenterai de vous indiquer les symptômes que présentent les hémorrhagies des gros vaisseaux.

Pendant le cours d'une otite aiguë ou chronique, les lésions étant variables, il peut survenir une hémorrhagie abondante qui provient d'une artère, d'une veine ou d'un sinus veineux. Généralement, au moment où l'hémorrhagie arrive, il existe dans le rocher ou les parties voisines, des lésions profondes, telles que des parties cariées et en partie éliminées ou des séquestres osseux qui adhèrent encore et exercent une pression fâcheuse sur un vaisseau.

L'hémorrhagie survient tout à coup, après avoir été annoncée pendant quelque temps par une douleur subite qui se fait sentir dans l'oreille et réveille le malade (1). Ou bien elle est précédée par un écoulement purulent qui a une coloration brune. Dans ce cas, l'hémorrhagie a eu lieu deux fois de suite et a causé la mort du malade (Chassaignac) (2).

D'autres fois, elle se répète pendant trois, cinq, six jours de suite, et la mort arrive pendant le cours de l'hémorrhagie ou peu de temps après sa cessation. Quelquefois le malade meurt en présentant des symptômes qui indiquent des modifications pathologiques du côté du cerveau ou une infection purulente.

Il pourrait survenir des hémorrhagies dues à des lésions de l'artère méningée moyenne; mais il n'en existe aucun exemple, je crois.

Le sang sort par l'oreille; il est d'un rouge rutilant, très-abondant, formant un jet qui peut avoir la grosseur du petit doigt et présenter des saccades assez marquées. Alors il arrive une syncope pendant laquelle la mort arrive ou l'écoulement s'arrête. D'autres fois le sang est d'un rouge noirâtre, veineux, il coule en bavant et en petite quantité. Quelquefois il sort en même temps par la bouche ou les narines, ou bien il peut tomber dans le pharynx et passer inaperçu.

Dans certains cas, l'otorrhagie survient à la suite d'un effort de toux, ou est annoncée par de la lourdeur de tête, un peu de congestion et une espèce de bourdonnement; quelquefois le malade, sans ressentir aucune douleur, sent un liquide chaud sortir de son oreille.

L'hémorrhagie arrive par intervalles de 12, 24 heures, 2,3,6 jours, une semaine. Cette suspension de l'écoulement sanguin, pendant ce laps de temps variable, doit être attribuée à la formation d'un caillot obturateur qui est chassé au moment où survient l'hémorrhagie.

Pendant ces rémissions, le malade ressent peu de douleurs, si ce n'est souvent une tension céphalique déterminée par une congestion des méninges ou du cerveau. Après avoir eu 2,3 ou plusieurs hémorrhagies, à des intervalles plus ou moins éloignés, le malade succombe pendant l'hémorrhagie ou peu de

(1) *Observ. du docteur Porter, Leçons de Graves*, traduit par le Dr Jaccoud.
(2) *Traité de la suppuration.*

temps après sa cessation ; car la mort ne survient jamais après la première hémorrhagie, quelle que soit son abondance et l'importance du vaisseau intéressé.

Étiologie. — Les modifications pathologiques déterminant l'ulcération des gros vaisseaux étant les plus importantes, je vais les signaler avant celles qui offrent une gravité moins grande. Les hémorrhagies succèdent presque toujours à la carie ou à la nécrose. M. Joly, dans les archives de médecine de 1866, a bien expliqué le mode de perforation des vaisseaux, en disant que le séquestre osseux détermine une ulcération de la paroi correspondante du vaisseau parce qu'il exerce sur elle une certaine pression. Ordinairement l'artère carotide interne est le plus souvent lésée, surtout au niveau du coude formé par l'union de sa portion verticale avec sa portion horizontale.

Viennent ensuite, dans l'ordre de fréquence, la veine jugulaire interne, le sinus pétreux supérieur, le sinus latéral.

Le cérumen durci et adhérant aux parois du conduit détermine, par sa présence prolongée, un erythème assez prononcé et une dénudation du derme à la surface duquel on peut voir des granulations qui saignent au moindre contact. (Triquet.)

Les granulations, les polypes, peuvent fournir un écoulement sanguin généralement insignifiant. Cependant le docteur Triquet cite l'exemple d'un jeune étudiant qui avait des granulations dans le conduit et perdit en une fois un verre et demi de sang. Moi-même j'ai vu un exemple pareil. C'était une dame à laquelle je perforai l'apophyse mastoïde. Voici son observation en deux mots :

Madame M. vint me consulter le 18 septembre 1869, et me donna les détails suivants :

« En 1864, j'ai eu la variole avec délire. Pendant la convalescence de cette maladie, j'ai eu un écoulement purulent de l'oreille gauche qui dura deux ans et disparut. Quelque temps après, il survint un écoulement de l'oreille droite qui dura un an. Au bout de ce temps, l'écoulement de l'oreille gauche revint, mais il était sanguinolent. Peu de temps après, la quantité de sang perdu par l'oreille fut plus abondante. Et bientôt le sang coula de l'oreille sous la forme d'un jet assez considérable pendant plusieurs minutes. Cet écoulement sanguin existait seulement dans l'oreille gauche, se répétait si souvent qu'il m'affaiblit au point de ne pas pouvoir prendre un exercice même modéré. Depuis 40 nuits, je ne puis plus rester au lit. Vers minuit j'ai une agitation très-grande, j'ai beaucoup de soif et ne peux plus manger. Je souffre énormément. » L'examen de cette malade me permit de constater l'existence d'un polype inséré dans la partie supéro-postérieure de chaque caisse et d'une suppuration très-abondante.

Les scarifications, les sections des polypes donnent un écoulement sanguin faible dont l'effet est très-salutaire, lorsqu'il existe une congestion de tout l'organe. Les corps étrangers renfermés dans le conduit donnent souvent lieu à des manœuvres imprudentes pendant lesquelles on cause des désordres graves le plus souvent, et l'on détermine un écoulement sanguin qui cesse bientôt de lui-même, ou sous l'influence d'instillations astringentes.

Les fractures de la paroi antéro-inférieure du conduit auditif déterminent aussi un écoulement sanguin immédiat de peu de durée, dont la gravité ne peut pas être comparée à celui qui survient à la suite d'une fracture du rocher. Il est donc important de différencier l'un de l'autre ces deux états morbides. Les piqûres, les coupures, les contusions, ne déterminent pas ordinairement un écoulement sanguin grave ni abondant.

La rupture du tympan, produite par une forte explosion, par un soufflet donné sur l'oreille ou pendant les efforts déterminés par la toux, le moucher, etc., cause un écoulement sanguin dont les conséquences sont peu graves, mais dont la valeur symptomatique a une grande importance. On voit aussi survenir des hémorrhagies supplémentaires, non-seulement par le nez, les parties génitales, les bronches, mais encore par les oreilles. Elles indiquent un état général qu'il est prudent de modifier, mais elles n'offrent pas de gravité.

Diagnostic. — D'après les causes si diverses de l'otorrhagie, on voit que, dans la plupart des cas, il est facile de reconnaître l'état morbide initial. Mais comme j'ai donné des détails assez longs sur les divers états pathologiques de l'oreille, je crois qu'il est inutile de vous donner le moyen de les diagnostiquer.

D'après ce que j'ai dit des hémorrhagies artérielles ou veineuses il sera peut-être facile de les distinguer l'une de l'autre. Le sang fourni par l'artère carotide sort en jet saccadé; il est rouge et cesse de couler ou diminue beaucoup de quantité si l'on comprime l'artère carotide primitive correspondante ou toutes les deux. Celui qui est fourni par une veine ou un sinus veineux est noir, d'un rouge moins vif et coule en bavant. Cependant il peut sortir en jet légèrement irrégulier et saccadé. De tous les caractères différentiels, celui qui me paraît le meilleur est la cessation du jet, quand on comprime les carotides.

Pronostic. — Généralement, le pronostic offre peu de gravité, si ce n'est dans le cas où l'otorrhagie provient de la lésion d'un gros vaisseau, car la mort en est le plus souvent la terminaison fatale. Les écoulements sanguins symptomatiques d'une fracture du rocher sont fort graves aussi, puisque la mort en est souvent la terminaison.

Traitement. — Le traitement est très-variable. Je vous l'ai indiqué lorsque je vous ai parlé des affections que j'énumérais tout à l'heure ; mais comme je n'ai point indiqué celui que l'on se propose, lorsqu'il existe une hémorrhagie produite par la perforation d'un gros vaisseau, je traiterai maintenant ce point de pratique chirurgicale. Des auteurs, considérant la difficulté du diagnostic différentiel de l'hémorrhagie artérielle ou veineuse, ont conseillé d'abandonner la maladie pour ainsi dire à elle-même en ne tentant aucune médication efficace. Agir ainsi, c'est vouloir laisser mourir un malade voué à une mort certaine, au lieu de tenter le dernier moyen, le seul qui puisse être héroïque : la ligature de l'artère carotide. Avant d'opérer, on doit croire que le vaisseau est seul lésé, car il ne servirait à rien de lier une artère pour arrêter une hémorrhagie veineuse. On liera d'abord la carotide primitive du côté correspondant à l'oreille malade ; mais si l'hémorrhagie ne cesse pas et que l'on ait beaucoup de raisons de croire à l'existence d'une perforation de l'artère carotide, on liera l'autre artère carotide primitive. Si l'hémorrhagie persiste, on pourra lier le tronc brachio-céphalique, comme on le fit une fois avec succès.

On peut cependant porter un faux diagnostic, et tenter un traitement inutile. Tel est l'exemple de Syme, cité par MM. Duplay (1) et Brouardel (2), qui lia inutilement l'artère carotide

(1) *Résumé des trav. d'otol.* (*Arch. génér. de méd.* Paris, 1866).
(2) *Bulletin de la Société anatom. de Paris.* 1867.

primitive dans un cas où la lésion portait sur le sinus pétreux supérieur.

DES DÉPOTS CALCAIRES.

A la suite d'inflammations idiopathiques ou symptomatiques de la membrane du tympan et surtout de suppuration de la caisse, on voit apparaître dans l'épaisseur ou à la surface du tympan des dépôts calcaires d'une coloration blanchâtre (blanc crayeux). Wilde et Toynbee en ont donné les premiers une description qui a été complétée par deux praticiens allemands distingués, de Troeltschet, Politzer. Ce dernier a de plus fait représenter dans des dessins exacts ces états pathologiques.

Les dépôts calcaires ont une couleur comparable à celle de la craie, ou sont un peu jaunâtres lorsqu'il y a au milieu d'eux des globules graisseux. Quelquefois, autour d'eux ou au milieu d'eux, on aperçoit des traînées noirâtres ou brunâtres produites par des granulations pigmentaires. Parfois, à côté d'une tache calcaire, on aperçoit une partie de la membrane dans laquelle il s'est formé une certaine quantité de corpuscules osseux (Politzer); cas pathologique reconnu pour la première fois par Hyrtl chez un animal.

Les dépôts calcaires, formés par du carbonate de chaux, se présentent ordinairement sous la forme de plaques blanchâtres ou d'un blanc à peine jaunâtre, d'une opacité et d'une étendue variables.

Ils sont ordinairement placés en avant ou en arrière du manche du marteau (*fig.* 27 et 30 de l'Atlas), parfois simultanément en avant et en arrière du manche du marteau (*fig.* 28 et 30 de l'Atlas), rarement à la périphérie de la membrane et mélangés à des granulations graisseuses (*fig.* 29 de l'Atlas).

Ils sont isolés ou réunis et assez larges pour comprendre presque toute la largeur du tympan, ou bien ils masquent des parties moins étendues, comme le manche du marteau par exemple. Alors on ne distingue plus que l'apophyse externe.

Les taches calcaires sont ordinairement arrondies, ellipsoïdales, allongées en forme de croissant ou de fer à cheval.

La membrane du tympan présente aussi des teintes blanchâtres qu'on ne peut pas confondre avec celles des taches calcaires et qui ont une grande importance. A l'état normal, sa couleur est ordinairement d'un gris perlé uniforme, quand on emploie une lumière artificielle ; mais quand on y remarque des taches blanchâtres, elle présente des parties grisâtres dont la coloration est normale et d'autres qui ont une coloration blanchâtre bleuâtre assez comparable à celle que présente la fumée du tabac. Ces teintes, dues à des dépôts amorphes placés généralement dans la *subtantia propria* et parfois dans la couche muqueuse du tympan, donnent à la membrane un aspect marbré-pommelé caractéristique. C'est pourquoi je nomme tympan pommelé celui qui présente cette physionomie spéciale. Ces teintes apparaissent pendant le cours d'une inflammation chronique de la caisse et se présentent aussi chez les personnes âgées. Parfois on les remarque chez des personnes âgées dont l'audition est normale (Politzer). Ce fait me paraît étonnant ; car j'ai vu un grand nombre de personnes âgées, et j'ai constaté presque toujours qu'il y avait une sécheresse anormale de la muqueuse de l'oreille moyenne et un affaiblissement léger ou très-marqué de la sensibilité auditive, d'autres fois une ankylose variable des osselets.

Indépendamment de ces colorations variées, on en rencontre une particulière à la périphérie de la membrane du tympan. Dans ces points on remarque qu'il y a une zone assez large, d'un blanc bleuâtre, d'un gris blanchâtre, ayant au toucher une résistance très-grande et n'exécutant pas de mouvements bien sensibles quand on emploie le spéculum pneumatique. Cet épaississement analogue à celui de la cornée (arc sénile) est produit par des dépôts plastiques, des corpuscules graisseux et même des grains calcaires déposés entre les fibres de la *substantia propria*.

Cette zone a une largeur beaucoup plus considérable que l'épaississement linéaire périphérique qui est souvent physiologique et que je vous ai signalé en décrivant le tympan normal. Elle paraît située dans un plan beaucoup plus externe que les parties centrales. Mais cette apparence est tantôt réelle, tantôt imaginaire.

Elle est réelle quand, observant avec soin et employant le spéculum pneumatique, on voit que les parties centrales ont été portées vers l'intérieur de la caisse et forment un angle avec la partie périphérique épaissie.

Elle est imaginaire quand on reconnaît que ces parties ne forment pas un angle et qu'on sait que cette apparence tient à la différence des teintes des parties périphériques et des parties centrales; les parties périphériques ayant une certaine rigidité et des teintes claires, et les parties centrales étant mobiles et ayant des teintes plus sombres.

La figure 8 de l'Atlas, si l'on en excepte la position des osselets, représente à peu près la membrane du tympan ainsi modifiée. Les taches calcaires coïncident souvent avec des adhérences établies entre le tympan et différentes parties de la caisse.

Il ne me reste plus qu'à vous décrire la physionomie de la membrane du tympan. Tantôt celle-ci a une coloration physiologique, tantôt, et le plus souvent, elle présente des teintes pathologiques. Elle est d'un gris perlé un peu terne avec un triangle lumineux un peu modifié. Le manche du marteau normal est côtoyé par des vaisseaux dont le nombre augmente rapidement lorsqu'on fait un examen un peu prolongé au moyen du spéculum; à plus forte raison, si l'on fait exécuter des mouvements à la membrane, etc. Parfois la membrane est d'une teinte d'un gris terne bleuâtre, comparable à celle de la fumée de tabac, et n'a plus de triangle lumineux; l'apophyse externe est assez grosse, le manche du marteau est saillant, très-oblique, et divise la membrane en deux plans assez distincts formant un angle dièdre dont l'arête est représentée par le manche du marteau; dans une partie de la membrane, on aperçoit très-rarement dans toute l'étendue une tache calcaire, quelquefois on voit une bande calcaire dont le pourtour antérieur très-net paraît épais et faire saillie à la surface de la membrane, tandis que le pourtour postérieur a une teinte qui tend à se confondre avec celle du tympan.

D'autres fois la membrane est d'un gris bleuâtre, blanchâtre opaque.

Étiologie. — Les taches calcaires viennent ordinairement pendant le cours des suppurations de la caisse, des myringites phlycténulaires plus rarement pendant le cours d'une inflammation chronique ordinaire.

Parfois il est impossible de donner aux dépôts calcaires une origine quelconque. Par conséquent, toutes les fois qu'on ignorera la cause, il vaudra mieux croire à l'existence d'une suppuration de l'oreille tarie maintenant qu'à celle d'un autre état morbide.

Diagnostic. — D'après les caractères objectifs que j'ai donnés plus haut, il est impossible de confondre les dépôts calcaires avec les exsudats plastiques. Ces taches calcaires paraissent souvent faire une saillie au-dessus de la surface de la membrane, à cause de leur teinte claire; mais c'est tout simplement un effet d'optique.

Pronostic. — Souvent les dépôts calcaires n'indiquent pas des lésions graves, puisqu'on en voit sur le tympan de certaines personnes qui entendent parfaitement.

Cependant les dépôts calcaires qui arrivent à toutes les époques de la vie (Toynbee), peuvent coïncider avec des dépôts calcaires placés sur les parois de la caisse du tympam, sur la membrane de la fenêtre ronde ou avec des modifications de l'étrier (ankylose de cet osselet, etc.). Par conséquent, toutes les fois que les conduits seront libres et qu'on n'obtiendra pas une amélioration dans l'audition après un certain nombre de douches poussées dans l'oreille moyenne, on pourra dire qu'il y a une ankylose avancée de l'étrier, etc.

Traitement. — Le traitement qui consiste à faire disparaître les dépôts calcaires doit être complétement nul, mais il faut s'attacher à faire disparaître ou à diminuer l'état morbide initial par un traitement convenable, s'il en est encore temps.

DES ADHÉRENCES DU TYMPAN AUX PARTIES VOISINES.

Pendant le cours d'une inflammation aiguë ou d'une inflammation chronique avec ou sans perforation du tympan, celui-ci contracte souvent des adhérences dans les trois cas ci-dessous désignés :

1° Sans qu'il y ait eu perforation du tympan ;

2° Avec perforation persistante du tympan ;

3° Lors de la cicatrisation d'une perforation du tympan ;

Quand la membrane contracte des adhérences avec certaines parties de la caisse sans qu'elle ait été perforée auparavant, il faut que des parties plastiques aient été formées dans la caisse et aient relié le tympan à une autre partie, ou bien que la membrane, fortement portée en dedans, ait été accolée pendant longtemps à la muqueuse de la caisse, surtout quand elle est un peu hypérémiée.

Ce fait a lieu toutes les fois que les trompes d'Eustache sont peu perméables. Alors la pression n'étant plus égale sur les deux faces du tympan, celui-ci devient peu à peu beaucoup plus concave en dedans. En même temps le manche du marteau se porte en dedans, en haut et en arrière, le tendon réfléchi et les fibres élastiques qui le doublent se rétractent. Alors la membrane touche les parois de la caisse en un point quelconque et y contracte des adhérences, surtout lorsqu'il existe un état hypérémique de la muqueuse de l'oreille moyenne.

Cependant il peut y avoir accolement de la muqueuse sans formation d'adhérences. D'autres fois, les adhérences se forment pendant le cours d'une inflammation aiguë de la caisse sans perforation du tympan (*fig.* 5 de l'Atlas), et chaque jour on peut suivre les changements qui s'opèrent dans la concavité de la membrane. Pendant la période de l'état aigu de la caisse, on constate la présence de mucosités qui peuvent être résorbées ou se frayer un passage à travers la trompe d'Eustache ou la membrane du tympan. Si le tympan n'est pas perforé, il devient ordinairement un peu plus concave pendant la période subaiguë, lorsque des adhérences commencent à s'établir entre un point de la membrane et une partie de la caisse. Peu à peu ces liens anormaux acquièrent plus de consistance, se rétractent et exagèrent la concavité de la membrane (*fig.* 5 de l'Atlas). A ce moment, comme ils sont peu résistants et en petit nombre, on peut encore les rompre en engageant le malade à employer la méthode de Valsava, le procédé de Politzer, ou en dirigeant des gaz ou des vapeurs dans la caisse du tympan au moyen de la sonde. Bientôt les adhérences devenant plus denses, plus élastiques, plus fermes, ne peuvent plus être rompues.

Ces adhérences, comme l'a fort bien dit le docteur Politzer, peuvent être serrées ou lâches ; lorsqu'elles sont très-denses, fortement rétractées, la membrane du tympan est fortement attirée en dedans, comme on le voit dans les figures 25, 27, 28 de l'Atlas. En faisant exécuter des mouvements à la membrane du tympan, au moyen du spéculum pneumatique, on voit souvent, dans les points adhérents, des parties assez mobiles unies par des adhérences lâches, tandis que d'autres solidement soudées restent immobiles. D'autres fois, les adhérences étant rigides, mais peu nombreuses ou séparées les unes des autres par des intervalles appréciables, on voit les parties libres du tympan, comprises entre ces adhérences, exécuter de petits mouvements.

Lorsque, dans un grand nombre de points de sa surface, le tympan a contracté des adhérences avec la paroi interne de la caisse, il présente parfois une physionomie curieuse. Cette membrane ne se présente plus sous sa forme et sa couleur normale. Elle n'a plus sa surface régulière, sa concavité habituelle. Elle est divisée en deux plans parfaitement distincts, comme la figure 26 de l'atlas l'indique. Le plan externe, formé par les parties périphériques, se présente sous la forme d'une zone blanchâtre, beaucoup plus large au niveau du manche du marteau. Cette apophyse très-saillante est vue en raccourci, parce qu'elle est portée en haut, en dedans et en arrière. Elle est côtoyée par des vaisseaux qui, arrivés au niveau de l'apophyse externe, en forment deux seulement qui se perdent dans les tissus de la partie osseuse du conduit.

Cette zone se recourbe brusquement pour se porter vers l'intérieur de la caisse qu'elle tapisse et forme le plan interne. Celui-ci a une surface parsemée de saillies et de dépressions.

En employant le spéculum pneumatique, on voit que le plan externe est formé par une membrane très-épaissie, peu susceptible d'exécuter des mouvements, et que le plan interne est à peu près immobile. Cependant les parties immédiatement situées au-dessus du manche du marteau sont les seules qui soient animées de mouvements peu étendus mais bien appréciables.

En touchant les différents points de la membrane avec un stylet, on confirme ce que le spéculum démontre.

L'air poussé dans l'oreille moyenne fait percevoir un demi claquement partiel, mal dessiné, dû à la partie du tympan refoulé en dehors; et l'on entend l'air qui arrive dans un espace fort limité, en produisant un bruit beaucoup moins ample que celui qui est causé par l'air pénétrant dans la caisse.

Parfois il existe des adhérences sans modification de courbure de la membrane. Bien qu'elles soient difficiles à diagnostiquer, on peut cependant les reconnaître en employant le spéculum pneumatique et en observant très-attentivement les mouvements de la membrane. Malgré ces précautions, on peut commettre des erreurs en diagnostiquant des adhérences là où il n'y en a pas. Cette variété d'adhérences, signalée par Toynbee, de Troeltsch, Politzer, est assez rare.

Avec certaines adhérences, l'articulation de l'enclume et de l'étrier a été rompue. On aperçoit une membrane à surface assez irrégulière, vers le tiers supéro-postérieur de laquelle on distingue une saillie mamelonnée, prolongée par une petite bande saillante indiquant une branche de l'étrier. Lorsque l'adhérence du tympan est plus complète, on distingue les deux branches. Toute la face extérieure de l'étrier étant tapissée par le tympan, apparaît sous la forme d'un relief très-visible, et il est parfois facile de voir le rebord correspondant de la platine de l'étrier (Politzer). Quand le tympan est soudé à toute la longue branche de l'enclume, on aperçoit derrière le manche du marteau une ligne blanchâtre d'une certaine épaisseur, qui tantôt lui est parallèle, tantôt forme avec lui un angle variable (*fig.* 7, 8, 12 de l'Atlas). Cette extrémité de l'enclume est terminée par une partie arrondie qui est le sommet de l'enclume. Ces deux parties saillantes sont séparées l'une de l'autre par un léger sillon qui indique le point où ces deux extrémités articulaires s'articulent entre elles, par l'intermédiaire de l'os lenticulaire et des liens articulaires. Lorsque le tympan a contracté des adhérences avec l'enclume et l'étrier, et que le sommet de ce dernier osselet ne dépasse pas la circonférence osseuse du tympan, pour constater l'existence de cette dernière adhérence, il faut obliquer en haut et en arrière l'extrémité auriculaire du spéculum et se placer un peu en avant de cet instrument pour apercevoir le sommet de l'étrier (V. *fig.* 29 de l'Atlas). Alors on voit entre le cadre osseux du tympan et le sommet de l'étrier un espace assez considérable qu'il aurait été impossible de reconnaître autrement.

Les adhérences du tympan à l'étrier sont rares (Toynbee, de Troeltsch, Politzer) et paraissent avoir été produites pendant le cours de la suppuration de la caisse, puisque l'articulation de l'enclume et de l'étrier est détruite généralement, que le tympan est aminci et remplacé, dans certains points, par du tissu cicatriciel. L'adhérence de l'étrier avec la partie antérieure du tympan est encore plus rare (Toynbee).

Troubles de l'audition causés par les adhérences. — Ils ne sont pas en rapport avec l'étendue des adhérences. Il n'y a guère que la soudure des osselets entre eux ou aux parties voisines et que l'épaississement de la membrane de la fenêtre ronde qui causent un trouble marqué de l'audition.

Dans la figure 28 de l'Atlas, on remarque des adhérences très-étendues, et cependant la montre était entendue de cette oreille à une distance de plus d'un mètre. On est donc en droit de croire que dans ce cas, l'étrier, les autres osselets, ainsi que la fenêtre ronde, n'ont pas subi des modifications bien profondes.

Dans d'autres cas (*fig.* 29 de l'Atlas) où il y a des soudures moins étendues, l'audition est moins bonne. Par conséquent, il faut admettre que non-seulement il existe des adhérences du tympan avec le sommet de l'étrier, mais que la platine de cet osselet est rivée à la fenêtre ovale, d'une manière ou d'une autre. Car on voit, entre la branche de l'enclume, l'étrier et le tympan, des adhérences qui n'empêchent pas le malade d'entendre parfaitement (V. *fig.* 8 de l'Atlas). Par conséquent, toutes les fois qu'il existera des cas semblables ou analogues, on sera certain d'obtenir une amélioration de l'audition s'il n'y a qu'une obstruction ou un rétrécissement de la trompe d'Eustache.

Lorsque les parties adhérentes du tympan sont épaissies, on ne les voit pas facilement, mais le spéculum pneumatique les fait souvent reconnaître. Quand les mêmes parties sont atrophiées, amincies, les parties adhérentes, comme les osselets, par exemple, se dessinent très-fidèlement en relief, et l'on peut même apercevoir certains détails de la caisse, par transparence.

Étiologie. — Toutes les causes capables de déterminer l'inflammation de la muqueuse de la caisse du tympan sont susceptibles de produire la formation d'adhérences.

Diagnostic. — D'après tout ce que j'ai dit tout à l'heure, à propos de l'examen objectif, on peut dire que les adhérences du tympan sont parfois fort difficiles à reconnaître. Générament, lorsqu'il existe une transformation pathologique de cette espèce, on aperçoit la membrane du tympan fortement déprimée dans une partie de sa surface. La dépression peut être très-forte et bien séparée du reste de la membrane par des bords perpendiculaires pouvant faire croire à l'existence d'une perforation, comme par exemple dans la figure 25 de l'atlas. Cependant ces dépressions se distinguent des perforations par le fond blanchâtre assez lisse, relié aux bords de la prétendue perforation. La surface de la dépression ne sera pas confondue avec du tissu cicatriciel, quelquefois formé en grande quantité sur le promontoire dont la surface est plus irrégulière et n'est pas soudée au tympan aussi nettement que si la membrane était tout entière et tapissait la paroi interne de la caisse. Dans ce cas, le tympan a été perforé anciennement, et les bords de la perforation se sont intimement soudés à la partie correspondante de la caisse, de manière à former une dépression dont la physionomie ne ressemble pas à celle qui serait produite par une membrane déprimée et non interrompue.

Indépendamment de l'examen objectif, on peut savoir si le fond de la dépression est la muqueuse de la caisse ou la membrane du tympan, en employant la sonde, le spéculum pneumatique, le stylet explorateur.

Quand l'air arrive dans la caisse, le tympan est ordinairement porté en dehors dans les points non adhérents, ce qui permet d'en voir les mouvements variables. Au contraire, les parties adhérentes restent immobiles. Mais si les liens cicatriciels qui adhèrent au tympan ne sont pas courts et rigides, s'ils ne sont pas très-nombreux et laissent entre quelques-uns d'entre eux une certaine partie de membrane libre d'adhérences, on voit de petits mouvements partiels dont l'ampleur dépend du tissu cicatriciel. Cependant, comme par suite de la formation du tissu cicatriciel qui unit le tympan à la paroi interne de la caisse, la cavité du tympan peut être divisée en plusieurs compartiments communiquant entre eux ou n'ayant aucune communication, il n'y a aucun mouvement dans les parties où l'air ne pénètre point. Par conséquent, ce moyen de diagnostic ne nous donne pas toujours une idée de l'étendue des adhérences.

Le spéculum pneumatique permettant de faire varier facilement la pression sur la face extérieure du tympan, nous fournit le moyen de faire un bon diagnostic. Par des changements de pression, brusques ou lents, la membrane exécute des mouvements fort étendus lorsqu'elle est libre d'adhérences ou lorsqu'une partie peu étendue en a contracté. Les parties du tympan fixées par le tissu cicatriciel sont immobiles ou tremblent sur place. S'il existe, avec ces parties adhérentes, des parties atrophiées ou d'anciennes perforations comblées par du tissu de cicatrice, on les voit exécuter des mouvements fort étendus, et la surface se rider, à l'exemple d'une membrane de mirliton.

Cette mobilité anormale est due à l'absence des deux couches fibreuses.

Le manche du marteau obéissant aux mouvements de la membrane se meut aussi. Lorsqu'on n'est pas bien fixé sur l'aspect que présentent ces détails pathologiques, il peut être utile de se servir du stylet explorateur, dont l'emploi ne présente aucun des dangers signalés par les auteurs; à moins que, n'éclairant pas suffisamment le conduit, on ne heurte vivement la membrane du tympan. Le stylet explorateur, promené doucement à la surface de la membrane, permet de savoir si celle-ci est accolée à une surface osseuse, ou bien si elle en est assez éloignée; car il est quelquefois facile de déprimer le tympan sans causer une douleur violente. Dans la plupart des cas, cette pression est inutile et douloureuse. Lorsque le fond de la dépression n'est pas tapissé par le tympan et est formé par du tissu cicatriciel, ou la muqueuse de la caisse unie aux bords d'une perforation, il est impossible de constater souvent l'existence d'ouvertures à travers lesquelles passe l'air, pendant les moments où l'on fait varier la pression dans la caisse ou le conduit auditif externe. Ces ouvertures sont le résultat d'une soudure imparfaite des bords de la perforation avec la muqueuse de la caisse. Lorsque la soudure est complète, le fond de la dépression reste immobile lorsque l'on fait varier la pression. Lorsque l'on fait une forte et longue aspiration avec le spéculum pneumatique, on voit les parties mobiles, qui avoisinent le fond immobile, bomber et exécuter des mouvements variables. Cette immobilité d'une partie adhérente assez étendue, se remarquant très-rarement dans les parties adhérentes du tympan, est un excellent signe pour différencier la nature du fond d'une dépression. Les dépressions ne présentent pas très-souvent des bords taillés à pic ; quelquefois une partie de la circonférence de la dépression est perpendiculaire, tandis que l'autre se confond insensiblement avec la membrane. Lorsque la partie, se confondant insensiblement avec la membrane est rapprochée de la circonférence du tympan, elle paraît plus déprimée qu'elle ne l'est véritablement, à cause de la coloration plus blanchâtre et opaque de la circonférence du tympan qui est souvent épaissie (V. fig. 28 de l'Atlas).

Lorsque la dépression est très-petite, elle peut avoir la forme d'un infundibulum et être prise plus facilement encore pour une perforation ou pour une partie atrophiée. Il est facile de la reconnaître en variant la pression sur une des faces du tympan. S'il y a perforation, les bords seront taillés à pic, bien nets, et vibreront généralement pendant l'essai de la méthode de Valsava. S'il y a une partie atrophiée, la mobilité très-grande, le plissement de sa surface seront des indices révélateurs de cette transformation pathologique. Lorsque le tympan a contracté des adhérences avec d'autres parties de la caisse, comme la grande branche de l'enclume par exemple, il présente souvent une des physionomies décrites à l'article : obstruction de la trompe, avec cette différence que la membrane présente souvent, sur d'autres points, des épaississements calcaires, plastiques, ou graisseux. Le manche du marteau, fortement oblique, forme une saillie considérable au-dessus de la surface du tympan très-déprimée dans toutes ses parties postéro-supérieures. Comme je vous ai déjà décrit ces physionomies, en vous parlant des signes objectifs, je n'insisterai pas ; mais je vous indiquerai la manière de distinguer trois états pathologiques qui peuvent être confondus en un seul. Ces trois états sont les suivants :

1° La membrane est seulement appliquée contre l'enclume et l'étrier.

2° Le tympan est projeté en dedans comme précédemment; seulement il y a rétraction des tissus qui entourent le tendon réfléchi du muscle tenseur du tympan.

3° La membrane du tympan est adhérente à l'enclume et à l'étrier.

1° Lorsque le tympan est appliqué sur l'enclume, ou que cet osselet, très-rapproché de la membrane, est parfaitement visible, comme les modifications pathologiques sont de date récente, l'enclume devient invisible lorsque, la trompe étant devenue perméable, l'air arrive dans la caisse. Quelque temps après le passage de l'air, le tympan s'accole de nouveau à l'enclume qui devient visible, parce que la membrane distendue ne revient que peu à peu sur elle-même pour reprendre sa concavité anormale. C'est seulement au bout de quelque temps, après l'usage de quelques douches d'air poussées dans la caisse par un des moyens indiqués, que la membrane reprend ses caractères physionomiques habituels.

2° Si l'inflammation a produit un épaississement de la muqueuse de la trompe, celle-ci devient perméable à certains moments, et reste imperméable pendant les intervalles. Comme l'inflammation a gagné la caisse et a modifié la muqueuse et les fibres élastiques entourant le tendon réfléchi du muscle tenseur du tympan, dès que l'air passe avec force dans la trompe, la membrane du tympan se porte en dehors, bien que le manche du marteau reste à peu près immobile. En même temps la grande branche de l'enclume devient beaucoup moins visible, ou même devient un moment invisible, lorsque la membrane du tympan est violemment projetée vers le conduit auditif externe. Après avoir rendu la trompe perméable, par le passage des bougies ou par l'emploi de moyens convenables, si les modifications pathologiques des fibres élastiques désignées plus haut disparaissent ou diminuent au point de leur rendre leur qualité première, le tympan se porte peu à peu en dehors, et le manche de l'enclume, de moins en moins visible, cesse d'apparaître à la surface du tympan. Dans le cas contraire, les lésions des fibres élastiques étant trop profondes pour se modifier, l'enclume reste toujours visible. Mais, après l'emploi de douches fréquemment et assez longtemps répétées, on voit sur la membrane du tympan des parties assez limitées, convexes et comme boursouflées. Cette convexité partielle de la membrane (*fig.* 38 de l'Atlas), due à l'allongement de ses fibres en ces points, dépend généralement d'une atrophie variable des tissus qui forment le tympan. Plus la membrane du tympan est atrophiée dans les parties désignées, plus la distension est facile à obtenir, mais le plus souvent elle ne persiste pas très-longtemps. Car cet allongement subsiste seulement lorsque les pressions exercées sur le tympan ont été assez fortes, longtemps et souvent répétées.

3° Dans les cas d'adhérences situées entre l'enclume et le tympan, cette membrane reste généralement immobile pendant que l'on fait varier les pressions sur les parois de la caisse ou du conduit auditif externe, et l'enclume reste visible. Lorsque les liens pathologiques qui unissent le tympan à l'enclume sont assez lâches pour permettre des mouvements assez faibles à la membrane, on pourrait croire, en voyant l'image de cet osselet s'affaiblir un peu, que le tympan n'est pas soudé à l'enclume. Mais en faisant varier la pression sur le tympan, de différentes manières, on voit des mouvements très-limités, ou il y a une immobilité complète dans les points adhérents.

Quand on fait bomber la membrane en dehors, les points mobiles disséminés au milieu des parties adhérentes se portent beaucoup moins en dehors que le reste de la membrane qui est libre d'adhérences.

Quand l'étrier a contracté des adhérences courtes avec le tympan, on voit une saillie mamelonnée, d'un blanc jaunâtre, à l'extrémité inférieure de la grande branche de l'enclume (V. *fig.* 8 de l'Atlas).

L'étrier apparaît presque toujours au niveau du tiers postero-supérieur de la membrane du tympan. Cependant, par suite de la dislocation de la chaîne des osselets, la partie antérieure de la membrane peut contracter des adhérences avec l'étrier. Ce cas pathologique renfermé dans la collection de Toynbee est rare.

Pronostic. — Le degré de surdité n'étant pas en rapport avec l'étendue des adhérences (Toynbee, de Troeltsch, Schwartz, Politzer, etc.), il est important de savoir porter un pronostic convenable dans les cas variés qui peuvent se présenter à votre observation. Les adhérences de mauvais augure sont toutes celles qui s'opposent au jeu des articulations des osselets ou qui ont modifié les fenêtres : ovale et ronde. Quand les adhérences intéressent les parties inférieures du tympan (V. *fig.* 28 de l'Atlas), et laissent le reste de la membrane assez libre pour vibrer à l'unisson des sons, l'audition est un peu affaiblie sans que le malade se plaigne de sa surdité légère. Chez quelques malades, on remarque même une ouïe assez fine. Par conséquent, toutes les fois que l'on constate un degré très-appréciable de surdité, on est autorisé à dire qu'il existe d'autres adhérences que celles qu'on voit, ou des produits pathologiques sur la fenêtre ovale dans le canal de la fenêtre ronde ou sur elle.

Si les parties supérieure et moyenne du tympan sont adhérentes à la paroi interne de la caisse, si le sommet de l'étrier compris ou non dans les adhérences proémine à la surface de la membrane, l'audition est assez bonne ou très-obtuse. Elle est assez bonne, si l'étrier non ankylosé ou non adhérent est mobile dans la fenêtre ovale. Car les ondes sonores ébranlent directement cet osselet qui les transmet à l'oreille interne. Elle est obtuse ou nulle, s'il existe une paralysie commençante ou complète avec une ankylose incomplète ou complète.

Traitement. — Après avoir constaté la présence d'adhérences du tympan à certaines parties de la caisse, il s'agit de savoir s'il faut les détruire.

Les adhérences qui commencent à se former pendant la période inflammatoire, doivent être rompues en employant les procédés de Valsava, de Politzer, ou le cathétérisme. Plus tard, ces moyens sont insuffisants, il faut se servir d'instruments tranchants. Je procède de la manière suivante : avec un de mes bistouris de forme particulière, je perfore le tympan près du point adhérent, et avec une pince je saisis le lambeau que je dissèque.

La membrane devenue libre, j'ai le soin de faire pénétrer de l'air dans la caisse, matin et soir, et même de placer un très-petit bourdonnet de coton entre les deux parties soudées, afin de m'opposer à la formation d'une nouvelle soudure.

On peut ainsi disséquer toutes sortes d'adhérences, même celles qui sont établies entre l'étrier et les parties voisines.

La suppuration qui survient à la suite de ces opérations est tarie au moyen des injections d'eau tiède (V. Des suppurations de l'oreille).

DE L'ANKYLOSE DES OSSELETS.

En vous décrivant l'inflammation interstitielle de la caisse, je vous ai déjà dit deux mots de l'ankylose des osselets. Aujourd'hui j'ai l'intention d'insister plus longuement sur ce sujet.

De l'anatomie pathologique. — Comme Toynbee a fait des recherches intéressantes sur l'ankylose de l'étrier, recherches qui sont très-peu connues en France, il me paraît utile de dire deux mots d'anatomie pathologique.

Je cite Toynbee :

Dans le catalogue des préparations contenues dans mon musée, j'ai décrit 136 cas d'ankylose de la base de l'étrier avec la fenêtre ovale. Ces exemples sont la base sur laquelle a été faite la pathologie de cette articulation.

Dans un aperçu des lésions morbides trouvées dans 1149 oreilles malades, inséré d'abord dans les Transactions de la Société royale de médecine et de chirurgie, et ensuite comme un appendice du catalogue de mon musée, 53 cas d'ankylose membraneuse sont décrits : cas dans lesquels l'étrier était fixé plus fortement à la circonférence de la fenêtre ovale qu'à l'état normal ; c'est-à-dire que si l'on explorait avec un stylet fin, l'étrier offrait une résistance plus grande qu'à l'état normal. Dans ces cas on n'observait aucune extension (aucun agrandissement) de la base de l'étrier ou de la surface articulaire de la fenêtre ovale. La seule déduction que l'on pût tirer de là, était qu'il s'agissait d'ankyloses partielles de l'articulation *stapeddó*-vestibulaire résultant de la rigidité de ses ligaments *capsulaires*.

Je suis disposé à croire que cette rigidité de tissu fibreux constitue une des premières phases et des plus remédiables de l'ankylose de cette articulation et des autres, ankylose qui, si elle vient à faire des progrès, finit par cet état pathologique terrible, connu sous le nom d'arthrite rhumatismale, et que nous décrirons plus particulièrement bientôt.

La seconde altération trouvée dans cette articulation consiste simplement en une étendue plus grande des surfaces articulaires conservant sa structure naturelle, comme on peut s'en assurer. Cet état morbide des surfaces articulaires fut trouvé 49 fois sur 136 cas d'ankylose. On le distinguait de l'ankylose membraneuse à cause d'un degré plus grand d'adhérences de l'étrier à la fenêtre ovale, et de l'existence d'une tuméfaction prononcée de l'une ou l'autre surface articulaire, mais surtout de la surface articulaire de l'étrier.

Le troisième état pathologique est caractérisé par l'hypertrophie de toute la base de l'étrier, qui est devenue d'une blancheur calcaire; son bord est tellement étendu, qu'il adhère à la fenêtre ovale à un degré tel que les branches sont souvent séparées de la base, lorsque l'on tente d'éloigner celle-ci de la fenêtre ovale. Dans quelques cas, outre cet élargissement de la base de l'étrier, on peut voir cette base projetée dans la cavité du vestibule; toutefois il arrive que, même dans ces cas, il n'y a rien de plus qu'une hypertrophie et une condensation du tissu osseux normal. Cet état morbide a été rencontré dans 29 cas.

Dans le quatrième état pathologique, la base de l'étrier a pris un grand développement, et du tissu osseux nouveau s'étend au delà de la limite naturelle de l'étrier, de manière à relier l'étrier aux parties voisines de la fenêtre ovale; on trouve cet état morbide dans 35 cas.

Dans le cinquième état pathologique, la structure de la base de l'étrier n'a subi que peu ou point d'altération : mais du tissu osseux s'est développé en dehors à sa circonférence, et la base est ainsi en partie ou en totalité ankylosée avec la fenêtre ovale. Cet état morbide comprend 21 cas, parmi lesquels il y en a 8 où le bord inférieur de la base de l'étrier est seul ankylosé : alors il existe un espace libre entre le bord supérieur de la base et la fenêtre ovale. Au contraire, dans les 13 autres cas, toute la circonférence de la base est fortement ankylosée avec la fenêtre ovale.

Le sixième état pathologique consiste dans l'élargissement de la surface vestibulaire de l'articulation, et dans un dépôt de matière osseuse autour de la fenêtre ovale, l'étrier restant parfaitement sain; cet état anormal a été rencontré 12 fois.

Les six états morbides qui viennent d'être décrits comprennent 136 cas et peuvent être classés sommairement comme il suit :

1° Simple élargissement du bord articulaire de la base de l'étrier, 49.

2° Élargissement du bord articulaire de la base de l'étrier avec blancheur calcaire de toute la base, 29.

3° Élargissement de toute la base avec dépôt de matière osseuse réunissant les deux surfaces articulaires, 25.

4° Dépôt de matière osseuse entre l'étrier et la fenêtre ovale réunissant les deux surfaces articulaires, 21.

5° Dépôt de matière osseuse autour de la fenêtre ovale, 12.

Symptômes physiologiques. — L'ankylose détermine souvent des bruits variables. On a essayé de diagnostiquer les divers états pathologiques de l'oreille, d'après la nature du bourdonnement. Mais jusqu'à présent les efforts qu'on a tentés sont restés à peu près inutiles.

Le bourdonnement est généralement continuel et peut être comparé au mot *zi* prolongé dans certaines ankyloses de l'étrier; le type de ce bourdonnement m'a souvent frappé.

La surdité est prononcée dans l'ankylose avancée, et à peu près complète lorsque l'ankylose coïncide avec une diminution notable ou complète de la sensibilité du nerf auditif.

Dans l'ankylose incomplète on améliore sensiblement l'audition, dit Triquet, en touchant le manche du marteau avec un stylet. Ce caractère, auquel ce praticien paraissait attacher de l'importance, ne suffit pas pour un diagnostic.

Les symptômes suivants sont ceux qu'a donnés Toynbee. Ils indiquent une ankylose de l'étrier et sont très-analogues à ceux qu'on rencontre dans les cas de rigidité de la muqueuse de la caisse (inflammation chronique de la caisse).

« Le malade est affecté d'une surdité graduelle dont les progrès sont généralement lents. Souvent, sans aucun symptôme, le malade éprouve un sentiment de plénitude et de pression dans les oreilles, ou un bourdonnement lorsque sa tête est placée sur l'oreiller.

« A des intervalles de deux, trois ou quatre mois au plus, le malade remarque que la surdité augmente réellement, quoiqu'il soit soulagé temporairement peut-être après un très-violent exercice, en se mettant à une diète légère ou en prenant des médicaments opératifs. Si l'on n'arrête pas les progrès de cette affection, il en résulte une surdité complète qui peut arriver à une période peu avancée de la vie, comme entre vingt et trente ans, quoique d'ordinaire elle arrive beaucoup plus tard. On remarque aussi que la surdité, arrivée à un degré assez avancé, persiste souvent au même degré pendant longtemps, quelquefois même pendant toute la vie. Parfois l'affection donne souvent lieu à un certain degré de surdité ; le malade peut entendre la voix à une distance de un yard ou deux, et, à moins de quelque accident, la surdité ne fait plus de progrès. Lorsque l'on bâille largement, que l'on tire l'oreille externe ou que l'on exerce une pression assez forte sur le tragus, de manière à le porter vivement vers le conduit auditif externe, on détermine, dans certains cas d'ankylose de l'étrier, une amélioration momentanée.

« Des sons très-éclatants, venant subitement, peuvent produire le même effet. Ainsi, dans un cas où sans doute l'étrier était fixé à la fenêtre ovale par l'élargissement de sa base, un cri aigu poussé dans l'oreille rétablit l'audition, probablement en faisant mouvoir l'étrier. Ce phénomène dura plusieurs jours jusqu'à ce que l'étrier ait repris sa position habituelle.

« Dans un autre cas, un son très-aigu de cornemuse dans la maison du malade où celui-ci était assis, augmenta tellement la surdité que ses amis furent obligés, pendant quelque temps, de se servir d'une ardoise et d'un crayon pour se faire comprendre. Cet accroissement de la surdité disparut aussi, et le malade recouvra l'audition telle qu'elle était auparavant.

« Un symptôme intéressant et très-commun des premiers degrés de l'ankylose de l'étrier est la perte du pouvoir d'accommodation de l'organe. Il en résulte que le malade peut entendre parfaitement une seule voix distincte ; mais si une seconde voix s'ajoute à la première, il devient complétement incapable d'entendre l'une ou l'autre voix. Il a perdu le pouvoir d'accommoder rapidement son oreille, pour entendre la voix de la personne qui s'adresse directement à lui, à l'exclusion de celle de l'autre personne.

« Il est encore un autre symptôme frappant dans les premiers degrés de l'affection. C'est la nécessité de faire un effort de volonté pour saisir le son d'une voix qui cesse d'être perceptible aussitôt que cet effort diminue. Il m'est arrivé en effet de recevoir des malades qui se plaignaient non pas d'avoir l'oreille dure, puisqu'ils entendaient tout ce qui se disait dans une chambre, mais de n'être pas capables d'entendre sans un effort prolongé d'attention, ce qui leur causait bientôt une fatigue insupportable. Ce dernier phénomène s'explique naturellement et parfaitement par le plus ou moins de rigidité de la chaîne des osselets dans cette maladie, et l'effort musculaire qui est conséquemment exigé pour mouvoir les osselets et les tenir dans un mouvement continuel.

« Un autre symptôme, qui est certainement un symptôme caractérisque des degrés ultérieurs de cette affection, mais que je ne puis pas nier pouvoir exister aussi dans une autre maladie de l'oreille, c'est l'immense soulagement qu'éprouvent les malades qui voyagent en voiture sur une grande route raboteuse. Des vibrations considérables sont communiquées au corps. Ce sont ces vibrations, sans doute qui ébranlent la chaîne des osselets et lui impriment une sorte de mouvement vibratoire qui, en se prolongeant, permet aux muscles d'agir sur les osselets (Toynbee). »

En auscultant l'oreille, on acquiert des données précieuses.

Dans l'ankylose commençante, l'auscultation n'indique rien, mais un peu plus tard elle permet d'entendre un bruit plus sec, moins doux, un peu râpeux, qui n'est pas caractérisque, mais qui indique seulement que la surface de la muqueuse est moins lisse, moins lubrifiée qu'à l'état normal. (J'admets qu'il n'y ait pas d'état aigu ou subaigu de la caisse.) Parfois ce bruit râpeux est mélangé à un autre qui est un peu rude et se produit toutes les fois que des matières pathologiques peu adhérentes se déplacent.

A ce bruit sec, râpeux, en succède un autre produit par la projection du tympan vers le conduit auditif externe. Ce claquement de la membrane ressemble au claquement physiologique dont je vous ai parlé.

A mesure que la tension de la chaîne des osselets augmente, le bruit de la membrane devient plus partiel et disparaît lorsque l'ankylose est complète. Alors l'air arrive dans la caisse, sans produire aucun claquement.

Pour ne pas commettre une erreur et croire à l'existence d'une ankylose incomplète quand il y a une ankylose complète, on doit faire pénétrer l'air dans la caisse, avec beaucoup de douceur, et ne pas répéter trop de fois de suite les insufflations d'air. Car on distendrait la membrane et l'on produirait un claquement partiel, trompeur.

Dans cette affection, on est étonné de la sécheresse anormale de la muqueuse de la caisse. On a dit et on a redit qu'il était impossible de distinguer ces nuances acoustiques; c'est une grande erreur.

Symptômes objectifs. — Ils complètent les symptômes fournis par l'auscultation et nous permettent de poser un bon diagnostic.

Voltolini, en disant que des symptômes de l'ankylose de l'étrier, étaient la sécheresse du conduit, l'absence du cérumen, le trouble du tympan, les adhérences de cette membrane, s'est étrangement trompé. Car tous ces signes physiques peuvent exister dans d'autres affections auriculaires sans qu'il y ait la moindre lésion de l'étrier. La membrane du tympan, au début de l'ankylose des osselets, ne présente aucune modification pathologique ou est épaissie, par suite d'une inflammation chronique de la muqueuse de la caisse. Donc elle peut être opaque à des degrés divers et même présenter une coloration spéciale. On voit des zones d'un gris blanc bleuâtre séparées par des parties d'un gris bleuâtre ou d'un gris ardoisé; de telle sorte qu'elle est pommelée (V. *fig.* 13 de l'Atlas).

La membrane peut être d'une coloration semblable à celle de la fumée de tabac ou à celle d'un bout de tube en verre fondu à la lampe à alcool.

Quand la caisse n'a pas suppuré, la surface du tympan est lisse, luisante, et le manche du marteau est diminué de volume.

Le point et la ligne blanchâtre ou d'un blanc à peine jaunâtre que forment l'apophyse externe et le manche du marteau à la surface du tympan, sont plus saillants, moins gros, moins larges. On dirait que ces apophyses sont devenues plus grêles.

La concavité de la membrane est plus prononcée. Elle est toute naturelle, quand on connaît les changements que subit la chaîne des osselets. Les articulations des petits os qui forment celles-ci sont tapissées par la muqueuse de la caisse dont la souplesse diminue de jour en jour. Il en résulte que les surfaces articulaires glissent moins facilement les unes sur les autres et que cette ligne brisée (chaîne des osselets), dont les parties sont si mobiles, peut être comparée à une tige rigide, chaque jour avec plus de vérité. Mais comme la chaîne ne peut devenir rigide sans tendre la membrane du tympan, il est tout naturel de la trouver très-concave. Cette tension de la chaîne des osselets explique aussi pourquoi les claquements du tympan deviennent de plus en plus partiels, puis nuls quand l'air pénètre dans l'oreille moyenne. On peut encore examiner la membrane, au moment où l'air pénètre dans la caisse, et voir si elle est mobile ainsi que le manche du marteau, ou bien employer le spéculum pneumatique.

Lorsque la caisse a suppuré, l'apophyse externe et le manche du marteau peuvent être un peu plus gros qu'à l'état normal, et la membrane du tympan peut être plus opaque, d'un blanc jaunâtre, d'un gris blanchâtre sale.

Dans tous les cas, qu'il y ait eu ou non suppuration de la caisse, on peut constater en même temps des taches calcaires dans l'épaisseur du tympan, des adhérences, des perforations, l'atrophie de cette membrane dans une étendue variable.

Diagnostic. — L'ankylose commençante des osselets peut être soupçonnée. C'est seulement lorsqu'elle est plus avancée qu'on peut la reconnaître.

Pour établir un diagnostic rigoureux, on remarquera les symptômes curieux notés par Toynbee, sans y attacher une grande importance. Mais on ajoutera une grande confiance aux symptômes objectifs et acoustiques (auscultation).

L'examen minutieux de l'organe ne permettra pas de confondre cette affection avec une surdité nerveuse. (Erreur commise très-souvent par des médecins et même par de jeunes médecins auristes.)

S'il reste encore quelques doutes, quant à ce qui concerne l'état de l'articulation de l'étrier et de la membrane de la fenêtre ronde, il faut faire la perforation artificielle du tympan. Cette petite opération, qui se fait sans aucun inconvénient, donne un passage libre aux ondes sonores et permet de savoir s'il y a une ankylose de l'étrier et un épaississement de la membrane qui ferme la fenêtre ronde. Car l'audition n'est pas améliorée, si ces lésions existent.

Vous voyez donc, Messieurs, que je considère la perforation artificielle du tympan comme un excellent moyen de diagnostic.

Étiologie. — L'ankylose des osselets vient à la suite d'une inflammation chronique de la caisse.

Pronostic. — Cet état morbide est grave puisqu'il peut causer la surdité complète. Il s'agit de savoir si l'on peut, dans un cas donné, porter un pronostic certain. Non, parce qu'on ne peut pas reconnaître si la surdité incomplète est produite :

1° Par un élargissement faible de la base de l'étrier pouvant rester stationnaire.

2° Par des stalactites osseuses formées sur l'étrier ou sur le rebord de la fenêtre ovale.

3° Par l'épaississement simple et la rigidité de la muqueuse de la caisse, etc.

On peut cependant distinguer quelques états morbides, comme je l'ai dit en parlant des symptômes et du diagnostic. Vous savez maintenant combien il est difficile de porter un bon pronostic.

Généralement la sensibilité du nerf acoustique diminue, puis disparaît lorsqu'il y a une ankylose plus ou moins avancée de toute la chaîne des osselets ou d'une partie seulement. Car le processus inflammatoire de la caisse s'étend peu à peu à l'oreille interne, produit un ramollissement du névrilème de l'oreille interne et la paralysie des dernières ramifications du nerf auditif.

Peu à peu, les transformations devenant plus grandes, les liquides de l'oreille interne disparaissent et la surdité est complète. C'est ce que l'on remarque chez les vieillards affectés de surdité. Telle est la terminaison des inflammations chroniques de l'oreille moyenne entrevue par l'illustre et célèbre Itard (1).

De tout ce que je viens de dire, il faut porter un pronostic excessivement réservé, même après avoir fait suivre un traitement au malade pendant quelques jours.

Traitement. — Comme l'ankylose des osselets dépend le plus souvent d'une inflammation chronique de la muqueuse de l'oreille moyenne, il est nécessaire d'instituer un traitement rationnel afin de modifier l'affection initiale à l'ankylose.

L'affection initiale sera traitée par les moyens que j'ai indiqués dans le traitement de l'inflammation chronique de la caisse. Comme la goutte et le rhumatisme sont deux causes fréquentes déterminant l'ankylose des osselets et de l'étrier surtout, il est important de combattre ces deux diathèses par

(1) *De la surdité par absence du liquide labyrinthique*. Paris, 1828.

tous les moyens employés en pareil cas. Dans les cas d'ankylose incomplète susceptibles d'amélioration ou de guérison, si l'on n'obtient aucun résultat, on devra diriger dans la caisse, par la voie de la trompe d'Eustache, les injections suivantes indiquées par le docteur Triquet.

N° 1.	Strychnine		30 centigr.
	Ether acétique	a. a.	16 grammes.
	Eau distillée		
N° 2.	Strychnine		30 centigr.
	Acide acétique		7 gouttes.
	Eau distillée		16 gr.

Chaque fois, on injecte trois ou six gouttes dans chaque caisse tous les deux ou trois jours.

N° 3.	Alcool	12 parties.
	Vératrine	1 partie.

On étend cette solution de 24 à 5 fois son volume d'eau. Cette substance étant très-irritante, il est important d'injecter trois ou quatre gouttes chaque fois et de mettre entre les séances un intervalle de quelques jours pendant lesquels on fait des insufflations d'air tous les jours.

DES GRANULATIONS ET DES POLYPES DE L'OREILLE.

Les granulations et les polypes de l'oreille sont des saillies de grosseur variable qui, d'ordinaire, naissent pendant le cours d'une suppuration.

Leur marche généralement lente est parfois si rapide qu'on peut dire qu'elle est aiguë.

Dès les premiers temps de leur évolution, ces productions pathologiques se présentent sous la forme de granulations qui prennent des proportions plus ou moins considérables et deviennent des polypes ou restent à l'état primitif.

Les granulations du tympan par exemple, quand elles se développent au point de devenir des polypes, n'acquièrent jamais un grand volume. C'est pourquoi il serait peut-être préférable de leur conserver le nom de granulations.

On remarque ces productions morbides à la surface des portions fibro-cartilagineuse et osseuse du conduit, à la surface du tympan et de l'oreille moyenne.

Les granulations ont ordinairement une coloration d'un rouge vif très-franc ou d'un rouge vineux. Elles sont quelquefois pulsatiles, assez grosses et molles et produisent une certaine quantité de sang, lorsqu'on les détruit avec l'instrument tranchant. On a vu, comme le dit Triquet (1), un fongus de la dure-mère former une saillie au fond de l'oreille et présenter l'aspect d'une grosse granulation rougeâtre, ressemblant à une excroissance de nature catarrhale, strumeuse ou syphilitique et pouvant jeter dans le doute et la plus affreuse perplexité un praticien instruit et expérimenté (2). On aura donc soin, avant de cautériser les granulations ou de les enlever, de bien examiner les antécédents et l'état actuel du malade afin de ne pas commettre une erreur regrettable.

Les polypes de l'oreille, dont la structure paraît dépendre de la région qu'ils occupent, se présentent sous la forme de tumeurs charnues dont la couleur, la physionomie, la consistance le volume sont très-variables.

Quant à ce qui concerne le conduit auditif externe, le mot polype est une mauvaise désignation ; mais je crois qu'il est bon de le conserver parce qu'il répond bien à la pratique. Les anciens ne paraissent pas avoir connu les polypes de l'oreille, et il faut arriver à Ambroise Paré pour trouver une mention assez brève de cette production morbide. La première observation de polype paraît être due à Fabrice de Hilden, comme le dit Triquet.

Les auteurs ne sont pas d'accord sur la nature des polypes. Cependant on peut, avec Toynbee, les diviser en trois classes bien distinctes :

1° Les polypes cellulaires framboisés.

2° Les polypes fibro-gélatineux.

3° Les polypes cellulo-globulaires.

Toynbee a donné la meilleure description des polypes ; la voici en partie.

Polypes cellullaires framboisés. — Ces polypes sont ainsi dési-

(1) *Leçons clin.*, 2ᵉ partie. Paris, 1866.
(2) Thibaut, thèse de Paris, 1836.

gnés parce qu'ils sont à peu près entièrement constitués par de petites cellules arrondies et qu'ils offrent l'aspect de la framboise.

Ils se composent de petites masses arrondies qui se rattachent à un pédicule par de petits filaments. Ces polypes, les plus fréquents de tous, ont une consistance si faible qu'ils se déchirent et saignent abondamment lorsqu'on les saisit avec une pince. Leur volume est très variable. Parfois, aussi petits qu'un grain de moutarde, ils peuvent grossir jusqu'à remplir complétement le conduit et faire même une saillie au dehors. Tant qu'ils restent peu volumineux, leur couleur est d'un rouge foncé, mais ils pâlissent à mesure qu'ils augmentent de volume. Ils siégent le plus ordinairement sur les parois de la moitié interne du conduit, souvent même tout près du tympan.

Polypes fibro-gélatineux.— Les polypes fibro-gélatineux, parfois seuls, sont cependant réunis le plus souvent au nombre de deux ou trois sur la même base d'implantation. Leur volume varie généralement depuis celui d'un pois jusqu'à celui du petit doïgt.

Après avoir fait macérer un polype de cette variété, on voit qu'on peut en séparer une couche corticale de l'épaisseur et de la couleur d'une feuille de papier à lettres blanc ordinaire. Cette couche présente une analogie complète avec l'épithélium de la muqueuse buccale. Elle recouvre une masse composée pour la plus grande partie, parfois même pour la totalité, de fibres translucides et très-résistantes en même temps que très-adhérentes entre elles. Les éléments qui viennent s'ajouter à ces fibres, dans la plupart des cas, sont formés :

1° Par des corpuscules de forme arrondie ou ovalaire dont le volume assez variable est généralement inférieur à celui d'un globule sanguin.

2° Par une substance amorphe, gélatinéuse et transparente, qui sépare les corpuscules nommés les uns des autres.

3° Dans certains cas, par un certain nombre de cristaux fusiformes que l'action de l'acide acétique rend plus apparents. Ce même acide fait apparaître des granulations nombreuses dans les fibres et dans les corpuscules qui sont alors convertis en une masse gélatineuse amorphe.

Les polypes globuleux cellulaires sont les plus rares. On les rencontre principalement chez les enfants et les adolescents, à la partie la plus interne de la paroi supérieure du conduit, à laquelle ils sont suspendus de manière à masquer, d'une façon variable, la surface externe du tympan. Ils se présentent sous la forme d'une masse globuleuse, dont la coloration est d'un rouge foncé, dont la surface est parfaitement lisse et dont le volume est généralement inférieur à celui d'un pois. Ils sont plus mous que les polypes cellulo-framboisés dont ils se distinguent du reste d'une manière suffisante par leur configuration. Toynbe dans sa description ne parle pas des polypes de la caisse, qu'il considère comme des productions fongueuses analogues à celles qui se développent autour des fistules résultant de carie osseuse. Il serait donc à souhaiter, dit cet auteur, que l'on fasse de nouvelles recherches pour éclaircir ce point, surtout au point de vue histologique.

Les polypes du tympan ne dépassent jamais un certain volume ; je les considérerai comme des granulations.

Symptômes physiologiques. — Au début, les symptômes physiologiques déterminés par les polypes sont toujours ceux de la cause qui les produit.

Ces productions pathologiques deviennent bientôt un obstacle mécanique aux ondes sonores et causent ordinairement une surdité proportionnelle à leur volume. Cependant il n'en est pas toujours ainsi, car on rencontre quelquefois des polypes fibreux de la caisse qui remplissent à peu près le conduit, sortent du méat où ils s'étalent et causent une surdité relativement peu prononcée. Cette particularité tient certainement à ce que la tumeur conduit bien les ondes sonores ; j'ai vu deux exemples semblables.

Dès les premiers temps de leur évolution, les polypes ne causent pas de gêne dans le conduit. C'est seulement lorsqu'ils ont atteint un certain volume qu'ils produisent la sensation d'oreille bouchée, ou lorsqu'étant peu volumineux, il existe dans le fond du conduit un liquide purulent qui couvre la surface du tympan.

Lorsque le polype naît dans le conduit auditif externe, s'il s'y développe et se dirige vers le tympan, il produit des symptômes que Toynbee a bien indiqués et qui pourraient en imposer pour une affection fort grave. On doit donc songer à la possibilité de ces symptômes afin de ne pas commettre d'erreurs regrettables. Le polype déprime le tympan du côté de la caisse, refoule le manche du marteau et fait pénétrer plus avant la platine de l'étrier dans la fenêtre ovale. Il en résulte des tintements, de la lourdeur de tête, des vertiges et même des nausées, des vomissements dus à l'excitation des filets du nerf pneumogastrique. Comme le polype, plus vasculaire à certains moments qu'à d'autres, exerce une pression variable qui dépend de son volume, il en résulte des moments de calme. Cette pression exercée par le polype détermine parfois la rupture du tympan ou la formation d'adhérences entre lui et les parties de la caisse, de telle sorte que, après la destruction du polype, la membrane ne reviendra pas toujours sur elle-même et que la surdité pourra persister assez prononcée. Il n'est pas étonnant non plus de voir le polype formé dans le conduit, remplir la portion osseuse, pénétrer dans la caisse après avoir largement perforé la membrane et faire croire à son insertion dans la caisse. Lorsque le polype se développe dans la portion osseuse de la trompe, il cause une surdité prononcée par suite de l'obstruction de ce canal.

Les polypes déterminent généralement des bruits variables qui dépendent de la congestion de tout l'organe ou du rétrécissement mécanique qu'ils occasionnent. Les bourdonnements causés par l'hypérhémie sont caractérisés par des battements plus ou moins tumultueux, accompagnés de douleurs qui troublent le repos du malade, au point de faire croire à l'état aigu de l'encéphale.

Ces symptômes diminuent ou disparaissent rapidement dès qu'on fait saigner le polype ou dès qu'on l'enlève ; seulement, l'hypérhémie redevenant aussi vive qu'auparavant, les douleurs reparaissent avec d'autant moins de rapidité que l'écoulement sanguin a été plus prolongé.

Dans un cas où les nerfs du conduit auditif étaient comprimés par un polype, le docteur H. Valleroux a constaté que les douleurs du conduit se propageaient au côté correspondant de la tête, du cou, et dans le bras.

Marche, durée, terminaison. — Les polypes ont une marche très-variable, généralement chronique, quelquefois d'une rapidité extrême ; car certains d'entre eux apparaissent brusquement en même temps que la suppuration, et l'on peut dire que la cause qui fait naître la suppuration les fait en même temps développer. La preuve en est dans deux exemples que je puis citer et dont je suis parfaitement sûr. Ces malades qui entendaient parfaitement, qui n'avaient jamais eu d'écoulement de l'oreille, sont pris de douleurs vives, d'élancements après un refroidissement. Le lendemain ou seulement quelques jours après, on constate un polype peu volumineux, mou, très-vasculaire, rouge, implanté dans les deux tiers externes du conduit et peu de pus.

Après l'extraction de ces polypes, qu'il est très-facile de voir, car ils sont peu volumineux et assez rapprochés du méat, la guérison se fait en quelques jours ; l'un des malades dont je parle en avait un qui était implanté sur la paroi postérieure de la portion fibro-cartilagineuse, près de son union avec la portion osseuse.

Les polypes ne disparaissant jamais spontanément, leur durée est illimitée. Lorsqu'ils se développent et séjournent pendant un certain temps dans l'oreille externe, ils peuvent élargir considérablement le conduit auditif.

Symptômes objectifs. — Les symptômes objectifs ont une importance très-grande parce qu'ils donnent une idée très-nette de la production morbide. En éclairant suffisamment l'intérieur de l'oreille, on voit les tumeurs polypeuses dont la forme, la couleur, la grosseur sont très-variables. En les touchant avec le stylet explorateur, on connaît leur consistance. Ce dernier mode d'exploration donne plus de valeur aux signes objectifs, en permettant de faire un diagnostic différentiel douteux dans certains cas. Les polypes qui ont un certain volume se présentent sous la forme de tumeurs arrondies, ovales, à surface lisse ou granuleuse, d'un rouge vineux (*fig.* 32 de l'Atlas), d'un rouge vif (*fig.* 31 de l'Atlas), ou d'un rosé jaunâtre, d'un blanc jaunâtre pâle (*fig.* 33) de l'Atlas. Ils ferment complétement le conduit ou en masquent seulement une partie. Tantôt ils sont collés contre le tympan et paraissent sortir de la caisse, tantôt ils ont la forme d'une petite groseille rouge fixée au conduit par un pédicule. Quelquefois ils occupent la partie profonde du conduit et offrent une coloration d'un rouge carmin vif, une surface granuleuse et peuvent être confondus avec un tympan granuleux.

Dans les cas douteux, il est nécessaire de se servir de la tige exploratrice dont l'extrémité est garnie d'une mince couche de coton fortement tassé. Avec elle on peut connaître la nature de la surface granuleuse de la tumeur et le siége de sa base d'implantation. Pour acquérir ces données, on introduit la tige le long d'une des valves du spéculum maintenu dans le conduit, et, prenant un point d'appui sur l'instrument, on pousse très-doucement la tige jusqu'au polype, pour avoir une idée de sa consistance. Si le polype est volumineux, on insinue la tige entre les parois du conduit et la tumeur qu'on déprime en lui faisant exécuter un mouvement de rotation de manière à savoir où est placée la base d'implantation, ou bien on déprime la tumeur dans certains points, de la circonférence au centre. Si c'est un polype, on voit une masse qui obéit aux mouvements de la tige, et l'on aperçoit une tumeur plus ou moins arrondie. Il n'y a plus qu'à déterminer le siége et la situation de la base d'implantation. Quand le polype a son point d'insertion dans le conduit et qu'il est peu volumineux, son extrémité libre peut être déplacée, tiraillée, et sa base d'implantation peut être parfaitement circonscrite. Lorsqu'il est volumineux, on le déprime un peu fortement dans différents sens, comme je vous l'ai indiqué tout à l'heure, en l'attirant un peu dehors. Et, après plusieurs tâtonnements, on sait qu'il s'implante sur les parois du conduit, sur le tympan, ou sur les parois de la caisse. Lorsqu'il y a une surface granuleuse qui peut faire croire à l'existence d'un polype volumineux implanté sur le tympan, il est nécessaire de faire pénétrer de l'air dans la caisse par un des procédés connus ou d'employer le spéculum pneumatique. On verra l'air passer à travers une fissure et arriver dans le conduit en faisant entendre une crépitation humide ou un véritable gargouillement. En même temps, s'il y a un polype volumineux, il sera porté légèrement en dehors, et la rainure qui se formera tout autour de lui indiquera l'existence de cette tumeur. Au contraire, si c'est un tympan granuleux, on verra bomber la membrane, à des degrés divers, et l'air passer à travers une perforation si elle existe.

Il sera donc possible de connaître le point précis de la base d'implantation du polype.

Si la tumeur est ovale, située en dehors du tympan et tout

près de cette membrane, si elle n'occupe pas toute la largeur du conduit, on la voit trancher sur le fond blanc jaunâtre représenté par le tympan dont la couche épidermique est irrégulière, épaissie. Ces espèces de polypes, qui siégent dans la portion osseuse, sont généralement peu volumineux, lisses ou légèrement granuleux, mous et très-vasculaires. On les voit souvent insérés à la partie postéro-supérieure de la portion osseuse, sur un point carié. On les enlève facilement, et l'on supprime rapidement la suppuration ; mais il n'est pas rare de la voir revenir à des intervalles plus ou moins éloignés et persister pendant un temps variable, jusqu'à l'élimination complète des parties cariées.

Diagnostic. — Il est toujours facile de reconnaître la présence d'un polype, en examinant l'oreille externe avec soin. On y parvient facilement après avoir enlevé le pus qui est renfermé dans le conduit, au moyen d'un courant d'eau tiède ou d'une tige garnie de coton. Lorsque le pus est en petite quantité, que le polype est peu volumineux et qu'il est facile de reconnaître sa base d'implantation, le courant d'eau a l'avantage d'enlever toutes les matières étrangères qui peuvent masquer bien des détails curieux à connaître; il a l'inconvénient de provoquer un écoulement sanguin lorsque le polype est recouvert de granulations fongueuses. Mais il est facile d'arrêter cette hémorrhagie insignifiante en maintenant pendant quelques instants dans l'oreille un liquide astringent.

Il ne faut pas confondre un polype avec une tumeur formée par le périoste et l'os et située à la partie supérieure du conduit, près du tympan.

Cette tumeur, ordinairement peu volumineuse et recouverte par des tissus rouges, hypertrophiés, lisses ou granuleux, pourra être prise pour un polype qui a son point d'insertion sur les parois de la caisse. On évitera toute erreur en remarquant que la tumeur ostéo-périostique est dure, résistante et immobile.

Cette sensation ne doit pas être confondue avec celle que donne un polype fibreux venant de la caisse ou un amas de tissu conjonctif développé à la surface du promontoire.

Les polypes peuvent être confondus avec des ostéites condensantes ou raréfiantes qui forment quelquefois des tumeurs assez volumineuses pour obturer complétement le conduit. Celles-ci ont généralement une coloration d'un rosé jaunâtre blanchâtre, une surface lisse, une immobilité parfaite, et une résistance osseuse très-nette : caractères qui les distinguent parfaitement des polypes.

Précautions à prendre avant d'opérer un polype. — J'ai insisté assez longuement sur la nécessité de faire, autant que possible, un diagnostic complet avant d'opérer. Toutes les fois que le polype est profondément situé, il est toujours nécessaire de reconnaître le point où il est implanté, comme je vous l'ai dit lorsque j'ai traité le chapitre Diagnostic. Pour faciliter votre exploration, il est utile de bien nettoyer le conduit avec une eau légèrement alcoolisée ou alunée, qui agit comme lavage et resserre les petits vaisseaux dont la rupture entraînerait momentanément vos recherches. Lorsque le polype apparaît bien nettement, il faut tenir compte de sa couleur, de sa consistance, de la facilité avec laquelle il saigne lorsqu'on le touche avec un stylet; il faut vous assurer de l'état de la membrane du tympan presque toujours imperforée lorsque la tumeur n'adhère pas à la caisse. Pour faire cette exploration, on devra insuffler une certaine quantité d'air dans la caisse après avoir introduit le tube otoscope dans votre oreille et dans celle du malade.

L'air qui pénètre dans la caisse produit parfois un claquement sourd du tympan, ou un bruit sourd, parfois un gargouillement; vous connaissez la valeur diagnostique de ces bruits.

Il produit une crépitation ou un sifflement humide dans le conduit, sous l'oreille, lorsque le tympan est perforé.

L'état de la membrane, perforée ou non, vous rendra donc beaucoup plus réservé dans votre diagnostic et vous engagera peut-être quelquefois à procéder d'une manière bien différente de celle que vous auriez choisie sans avoir fait cet examen préalable.

Pronostic. — Le pronostic dépend, comme l'a dit M. Bonnafond, de l'altération des tissus desquels naît le polype, de son point d'insertion, des désordres qu'il a déjà produits. Il est donc très-variable et n'offre pas le degré de gravité indiqué par Triquet. Lorsque le polype s'est développé en quelques jours dans les deux tiers externes du conduit, le pronostic est très-léger, la perception crânienne étant intacte et l'oreille moyenne n'étant pas atteinte. Lorsqu'il siége à un demi-centimètre du méat, comme j'en ai vu cinq exemples, la guérison a lieu très-rapidement. Dans ce cas, comme dans ceux qui vont suivre, on doit examiner la perception crânienne et auditive en n'attachant qu'une très-faible importance à la seconde, car un épaississement de la couche épidermique du tympan, une petite quantité de pus suffisent pour rendre l'audition très-mauvaise. La perception crânienne est-elle mauvaise, il faut examiner avec soin le conduit et savoir s'il n'est pas le siége d'une hypérhémie marquée ; si le polype est très-rouge, interroger le malade pour savoir s'il a des battements dans l'oreille, et si, à certains moments, il ressent des douleurs.

Après avoir reconnu l'existence d'une congestion sanguine, on sera moins réservé dans son pronostic, puisque l'écoulement sanguin qui suivra l'opération du polype ou les émissions sanguines locales rendront la perception crânienne beaucoup plus nette. Le polype siége-t-il près du tympan et en dehors de cette membrane, est-il peu volumineux, quand on peut constater des mouvements de la membrane ou entendre des claquements assez étendus (ces claquements sont sourds à cause de l'épaississement et du ramollissement de la couche épidermique), on peut porter un pronostic favorable. Cependant on devra se rappeler que des polypes se développent quelquefois sur des points cariés qui sont éliminés avec lenteur et entretiennent la suppuration pendant longtemps. En même temps, s'il y a une perforation du tympan, il faut être réservé.

Lorsque le polype vient de la caisse, il est nécessaire de tenir compte de l'état général du malade, de l'ancienneté de la maladie et des traitements méthodiques suivis antérieurement. Le pronostic est grave toutes les fois qu'il y a destruction du tympan, chute des osselets, paralysie du nerf facial, rougeur vive et empâtement des tissus recouvrant l'apophyse mastoïde. Cependant tous ces états morbides peuvent disparaître, excepté les deux premiers.

Quelquefois, après la disparition du polype et la cicatrisation de la perforation du tympan, on voit l'écoulement persister et résister aux solutions astringentes. On doit songer à l'existence de points cariés, de trajets fistuleux communiquant avec la caisse ou de granulations situées dans la portion osseuse, près du tympan. Mais il est souvent impossible de constater ces lésions.

Du traitement des polypes. — L'existence de granulations ou de tumeurs polypeuses reconnue, il faut songer à les détruire par des moyens variables que l'on peut ranger sous les sept chefs suivants : cautérisation, arrachement, excision, dessiccation, ligature, râclage, écrasement. Je vais examiner chaque méthode, d'une manière générale, et divisant les polypes d'après leur siége, je vous indiquerai quel est le meilleur mode de traitement à employer dans ces cas donnés.

Cautérisation. — La cautérisation se fait de deux manières : avec le cautère actuel ou l'un des nombreux caustiques employés en médecine. Le cautère actuel a été employé avec succès par Scultet et Marchétis. Je pense, d'après quelques essais, qu'il faut rejeter cette méthode de traitement, parce que la cautérisation par le cautère actuel peut être bien plus profonde, bien plus étendue qu'on ne le désire et excessivement dangereuse ; car, le polype étant profondément placé, il est difficile de voir les parties touchées et d'apprécier la profondeur de la cautérisation, lorsque des vapeurs se dégagent en abondance dans le conduit et le masquent aux yeux du chirurgien.

Le galvano-caustique offre aussi des inconvénients, avec cette différence que le moyen est très-coûteux et que l'on complique à plaisir une opération rendue si simple par d'autres méthodes. La cautérisation avec les caustiques, bien préférable aux deux moyens que je viens de vous indiquer, offre des inconvénients sérieux dont je vous parlerai tout à l'heure. Pour la faire, on emploie des caustiques solides ou liquides comme le nitrate d'argent, le muriate d'antimoine, l'alun calciné (Itard), la potasse caustique (Toynbee), une solution concentrée de chlorure de zinc (Triquet), l'acide chlorhydrique, le perchlorure de fer, l'acétate de zinc, l'acide acétique cristallisable, l'acide azotique. Tous ces caustiques dont j'ai expérimenté la puissance ont une action lente, lorsque le polype est fibreux. Ils agissent trop lentement, lorsque le polype est mou et volumineux. Aussi l'on peut dire que les caustiques devront être seulement employés toutes les fois qu'il existera des granulations, un mamelon polypeux ou la base d'un polype enlevé par une autre méthode. Parmi ces caustiques, tous ne conviennent pas également. On aura d'abord recours à une solution très-concentrée de nitrate d'argent, qui n'a pas l'inconvénient de produire une inflammation vive et s'étendant au loin. Je vous le recommande d'une manière toute particulière. Son action est très-efficace ainsi que celle du nitrate d'argent fondu, placé dans un porte-nitrate. (Kramer, Bonnafont.) On pourra employer aussi le chlorure de zinc, à des degrés divers de concentration, et la teinture d'iode pure, le perchlorure de fer pur ou l'acétate de zinc, toutes les fois que les granulations seront fongueuses et que les autres caustiques indiqués n'auront pas réussi.

Certains caustiques, comme l'acide azotique, seront réservés pour des cas particuliers, et devront être employés avec une extrême réserve. Ordinairement ils sont très-douloureux. Je me rappelle avoir employé l'acide azotique dans deux cas de suppuration syphilitique de la caisse, pour cautériser des mamelons fibreux qui suppuraient abondamment et ne pouvaient être réprimés par aucun caustique, ni modifiés par les irrigations abondantes d'eau tiède et les instillations astringentes.

Lorsqu'on emploie un caustique liquide, on y plonge l'extrémité de la tige garnie d'une petite couche de coton et l'on dépose à la surface du polype ou de la granulation une goutte ou une demi-goutte de liquide. Au bout de quelques secondes, quand la cautérisation a été un peu forte, des douleurs vives peuvent se faire sentir dans l'oreille, dans la gorge, le long du cou, et le malade s'en plaint. C'est pourquoi il est toujours utile de le prévenir à l'avance.

Si l'on emploie une solution de potasse caustique ou de l'acide acétique, le polype devient sanguinolent dès que le caustique a été déposé à sa surface; alors on porte un bourdonnet de coton pour étancher le sang qui en masque la surface, et l'on recommence deux ou trois fois le même pansement.

Les caustiques liquides doivent être employés avec beaucoup de soin, afin qu'ils touchent seulement les parties malades et ne causent pas de douleurs très-vives ainsi que des désordres très-graves. C'est pourquoi, il est toujours nécessaire d'injecter une certaine quantité d'eau tiède dans l'oreille, quelques minutes après la cautérisation.

On ne devra donc pas, à plus forte raison, laisser fondre dans l'oreille un morceau de caustique, comme du nitrate d'argent par exemple, sans courir le danger de déterminer une otite phlegmoneuse, une paralysie faciale ou d'autres accidents.

Après une cautérisation trop énergique, si le malade ressent des douleurs trop vives qui se prolongent outre mesure, il faut prescrire un traitement antiphlogistique. M. Bonnafont dit que les caustiques solides sont supérieurs aux caustiques liquides, parce qu'ils ont l'avantage, quand ils sont bien dirigés, de n'atteindre que la partie sur laquelle on les applique. Cette objection manque de valeur, parce qu'on ne peut pas atteindre toutes les parties malades aussi facilement avec un caustique solide qu'avec un caustique liquide. Il est plus facile de porter une tige mince et flexible à l'endroit convenable, que le porte-caustique des médecins auristes; celui-ci ayant un calibre plus considérable que celui de la tige mince et masquant une partie du conduit aux regards du médecin.

Arrachement. — On peut encore employer la méthode par arrachement, pour enlever les polypes de l'oreille. Elle consiste à saisir le polype avec une pince coudée à griffes et à exercer sur lui une traction suffisante pour le rompre. Divers instruments ont été employés pour arriver à ce résultat. Dans le principe, on s'est servi de pinces droites très-incommodes, et plus tard on a eu recours à des instruments plus commodes, parmi lesquels on doit citer les pinces bi-valves et tri-valves du docteur Bonnafont. Elles se composent d'une canule fixée à angle obtus à un manche; dans la canule passe à frottement doux une tige qui présente une extrémité libre, bifide ou trifide.

Lorsqu'on veut se servir de l'instrument, on prend le manche à pleine main, on porte la tige dans le conduit jusqu'à ce que son extrémité touche le polype. A ce moment, on écarte les branches de l'instrument de manière à placer la tumeur dans leur intervalle. Ensuite on fait manœuvrer le bouton que présente l'instrument, de manière à rapprocher les branches suffisamment l'une de l'autre, pour maintenir le polype solidement fixé. Il ne reste plus qu'à retirer l'instrument en lui faisant exécuter des mouvements de rotation.

Ce praticien a combiné l'arrachement avec la torsion, parce

que ce procédé douloureux expose moins aux hémorrhagies consécutives et permet d'enlever une plus grande quantité du polype.

Quant à l'hémorrhagie, elle n'est jamais dangereuse et produit un effet très-salutaire en anémiant un organe dont la grande quantité de sang gêne les fonctions. La méthode par arrachement convient seulement pour des polypes du conduit et quelques polypes volumineux insérés dans la caisse ; on l'emploie rarement.

On a dit que pendant l'arrachement des polypes de la caisse, on pouvait non-seulement enlever le pédicule, mais des lambeaux de la muqueuse, et produire des désordres préjudiciables à l'audition. Cet accident n'arrive pas lorsque l'on combine la torsion à l'arrachement, dont l'efficacité ne peut pas être mise en doute pour les polypes venant de la caisse. L'arrachement ne doit pas être adopté lorsqu'il s'agit d'opérer des polypes de la membrane du tympan.

Excision. — L'excision est une méthode prompte et excellente lorsqu'on peut l'employer. Pour la pratiquer, on se sert de ciseaux courbes ou de bistouris de formes différentes, dont les lames plus ou moins courbes ou obliques sont fixées à une tige formant avec son manche un angle obtus.

Kramer, le premier, s'est servi de bistouris spéciaux pour couper les polypes attachés au tympan, mais il ne paraît pas s'être servi d'instruments coudés. Depuis cette époque, Bonnafont, Triquet, ont adopté des bistouris de différentes formes : moi-même j'en ai fait fabriquer un certain nombre. D'après ces praticiens, pour opérer un polype par excision, il faut le saisir avec une érigne en exerçant sur lui une certaine pression, puis le couper à sa base avec un bistouri courbé sur le plat.

L'incision faite d'après les méthodes de Kramer, de Triquet ou de Bonnafont doit être simplifiée. Pour opérer comme M. Bonnafont, il faut avoir un aide et deux tiges dans le conduit. Ce qui complique l'opération et ne permet pas d'avoir un aussi bon éclairage.

C'est pourquoi je vous conseille, messieurs, de ne jamais employer l'incision faite de cette manière : c'est généralement une mauvaise méthode qui peut être remplacée le plus souvent :

1° Par la cautérisation ou le râclage, quand le polype est peu volumineux et qu'il a son point d'insertion sur les parois du conduit;

2° Par l'écrasement, la cautérisation ou la ligature, lorsque le polype s'insère sur le tympan, les parois du conduit auditif externe ou de la caisse.

Dessiccation. — On a aussi cherché à faire disparaître les polypes par la dessiccation, mais on a bientôt abandonné cette méthode très-inférieure aux autres.

Ligature. — La ligature est certainement la meilleure méthode quand on peut l'employer. Rejetée par Vidal de Cassis, elle aurait été adoptée par ce praticien, s'il avait connu les progrès qui ont été faits en otologie depuis l'époque à laquelle il vivait.

Wylde, comprenant fort bien que le procédé de Fabrizj était trop compliqué, trop incommode, imagina l'ingénieux écraseur qui porte son nom.

Cet instrument a l'inconvénient d'avoir une tige dont l'épaisseur est trop grande pour la largeur du conduit, et d'être d'un maniement moins facile qu'il pourrait l'être.

Depuis cette époque, le docteur Garrigou-Désarènes en a fait construire un qui est plus parfait. La canule très-petite n'obstrue pas le conduit, et l'instrument est commode. Moi-même j'en possède un que l'on manœuvre facilement.

La ligature est indiquée toutes les fois que le polype est un peu volumineux, qu'il soit dur ou de consistance moindre.

Lorsque l'on veut sectionner un polype, au moyen de la ligature, on éclaire suffisamment le conduit, on prend l'instrument de la main droite par le manche qui doit être assez long pour être commode, on introduit la tige dans le conduit, on fait passer l'anse métallique suffisamment élargie entre le polype et le conduit, et l'on exerce de petits mouvements de pression, de manière à entourer le polype avec l'anse que l'on fait cheminer lentement jusqu'à la base de la tumeur. L'anse, une fois arrivée au point voulu, est maintenue en place; à ce moment, on fait jouer le ressort de manière à faire rentrer l'anse dans la canule et à couper le polype.

Cette opération est simple, rapide, peu douloureuse, assez facile. Le seul temps délicat de cette opération est de placer l'anse autour du polype, et de la maintenir fixée au niveau de la base de la tumeur lorsqu'on la sectionne. Il peut arriver que l'anse glisse sur le polype, lorsqu'on la fait rentrer dans la canule, et se casse. Ce fait arrive toutes les fois que l'extrémité libre de la canule a des bords tranchants non évasés, et que le fil est de mauvaise qualité. Je vous engage donc, messieurs, à y faire attention, lorsque vous choisirez un écraseur.

De la méthode par râclage. — Desmonceaux en est l'inventeur. Depuis cette époque, Ménière l'a aussi employée.

Pour enlever des polypes peu volumineux, ces auteurs avaient recours à cette méthode.

Pour cela, ils introduisaient une curette droite dans le conduit, de manière à placer le bord tranchant au niveau de la base de la tumeur, et exerçant une certaine pression sur elle ils ramenaient l'instrument au dehors.

Dans ces derniers temps, j'ai ajouté quelques indications bonnes à suivre. C'est ainsi que j'ai employé un spéculum qui laisse une main libre, permet d'éclairer parfaitement l'intérieur de l'oreille, et laisse une main libre. Je puis ainsi suivre tous les temps de l'opération, et ne pas perforer le tympan lorsque j'extrais des polypes situés près de cette membrane, ce qu'on ne faisait pas du temps de Ménière, puisque cet auteur, d'une honnêteté rare, dit qu'on ne peut pas agir avec sécurité au fond du conduit, là où la lumière pénètre peu (1).

J'ai aussi remplacé la curette droite par une curette coudée, c'est-à-dire fixée à une tige qui forme un angle obtus. Pour opérer, j'éclaire le conduit en maintenant mon spéculum otoscope de la main gauche, j'introduis de la main droite dans le conduit la curette coudée, de manière à la placer entre la base du polype et la paroi opposée du conduit, j'appuie contre la base de la tumeur l'extrémité demi-tranchante de l'instrument, et continuant à exercer une certaine pression, je retire l'instrument.

Écrasement. — Cette méthode consiste à saisir le polype entre les deux mors assez larges d'une pince ou de la pince canule de M. Bonnafont, et à l'écraser.

(1) Kramer, traduit et annoté par Ménière, p. 157. Paris, 1848.

DU PROCÉDÉ A EMPLOYER DANS UN CAS DONNÉ.

Hors la dessiccation dont j'ai parlé pour mémoire seulement, presque tous ces procédés ont leur utilité dans des cas qu'il est utile d'indiquer. Pour rendre plus net mon exposé, je distinguerai :

1° Les polypes qui siégent dans les deux tiers externes du conduit auditif externe;

2° Ceux qui siégent dans les deux tiers internes;

3° Ceux qui siégent à la surface du tympan;

4° Ceux qui siégent à la surface de la caisse.

Le polype placé dans les deux tiers externes du conduit auditif peut être opéré par râclage, par excision, arrachement, cautérisation ou ligature. Lorsque le polype est mou, peu volumineux, qu'il s'insère au méat ou tout près de lui, on l'enlève facilement par excision, soit avec des ciseaux courbes, soit avec une pince et un bistouri. S'il est mou, petit, situé un peu plus loin et que le sujet soit un peu courageux, on l'enlève par râclage au moyen de la curette, comme le fit Desmonceaux (1), ou on l'opère par arrachement ou excision.

Comme les polypes qui siégent dans cette région sont ordinairement peu volumineux, la ligature est rarement applicable.

Toutes les fois que le polype siége dans les deux tiers internes du conduit, il offre une consistance variable. Ordinairement il n'est pas très-dur et il saigne facilement, même à un contact assez léger.

Pour les enlever on peut se servir de la curette coudée (*fig*. 4) et opérer sans beaucoup de douleur, cette méthode ayant l'avantage d'être rapide et assez facile à employer. On peut aussi employer la ligature.

Si le polype est inséré sur le tympan, on doit préférer l'excision, au moyen des ciseaux spéciaux que j'ai fait construire, la cautérisation ou l'écrasement sans torsion. Pour broyer le polype, on se sert de pinces à mors plats dont les branches sont coudées à angle obtus, on saisit le polype, et on l'écrase sur place, puis on laisse saigner la plaie. Au bout d'une demi-

(1) *Maladies des yeux et des oreilles*. Paris, 1783.

heure environ, il suffit d'injecter une certaine quantité d'eau tiède dans le conduit afin d'enlever les matières étrangères qui y sont renfermées. Si le polype n'a pas été suffisamment écrasé, on recommence l'opération. Celle-ci terminée, on peut cautériser la plaie avec une solution de nitrate d'argent au vingtième, le jour même ou le lendemain de l'opération; je préfère attendre au lendemain.

Depuis quelque temps, j'emploie presque toujours la cautérisation avec la solution de nitrate d'argent plus ou moins concentrée, ou celles de chlorure de zinc, d'acétate de zinc. La première est celle que je préfère.

S'il y a seulement des granulations du tympan (*fig.* 35 de l'Atlas), on les cautérise deux à trois fois par semaine avec une solution de nitrate d'argent au vingtième ou au trentième, en ayant soin de ne pas badigeonner toute la membrane mais seulement le sommet des granulations.

Vous verrez quelquefois à la surface de la portion osseuse, près du tympan, une tumeur rougeâtre sur laquelle j'appelle votre attention.

En la touchant, vous reconnaîtrez qu'elle est formée en totalité ou en partie par des tissus mous, hypertrophiés, qui ont pris naissance sur une partie osseuse saine ou cariée. Il faudra enlever les parties molles et favoriser l'élimination des parties cariées, soit en tâchant de les enlever avec une pince ou un crochet, soit en les cautérisant.

Lorsque le polype vient de la caisse, le tympan est détruit dans sa presque totalité, ou présente une ouverture dont la largeur est variable. Dans les deux cas, il est difficile d'atteindre le pédicule, surtout quand le polype sort du méat et remplit le conduit. Je vais tâcher de vous indiquer la manière d'agir dans tous les cas.

Le tympan étant perforé, si le polype dépasse très-peu les bords de la perforation, les procédés à employer sont: la cautérisation, l'écrasement de la partie visible, ou l'arrachement combiné à la torsion.

La cautérisation est très-longue, très-laborieuse, très-douloureuse et peut déterminer la paralysie du nerf facial, etc., quand elle est trop énergique. Je vous engage à y recourir seulement quand vous ne pourrez pas faire autrement. Dans les cas où le polype est encore dans la caisse, c'est la seule méthode à employer.

L'écrasement vous donnera peu de résultats ; il aura seulement l'avantage d'anémier l'organe de l'ouïe et de procurer un soulagement immédiat. Lorsqu'il y aura des symptômes douloureux de congestion sanguine, si on l'emploie, on aura soin d'opérer *de visu*, afin de ne pas courir le risque de commettre des désordres regrettables.

L'arrachement combiné à la torsion, malgré ce qu'en ont dit quelques auteurs, n'est pas une méthode barbare. Elle est indiquée toutes les fois que le polype peut être bien saisi, c'est-à-dire toutes les fois qu'il a une longueur et une résistance suffisantes. Comme les polypes de la caisse ont toujours une résistance assez grande, vous pourrez les saisir et les tordre sans craindre d'arracher par lambeaux la muqueuse qui tapisse les parois osseuses de la caisse. Je vous ai montré plusieurs polypes de la caisse qui avaient des grosseurs différentes; quelques-uns sortaient du conduit et arrivaient dans la conque. Tous ont été opérés par arrachement et torsion sans que j'aie pu constater des désordres faits pendant l'opération. La suppuration a été tarie au bout d'un certain temps, et l'audition s'est rétablie d'une manière satisfaisante.

Indépendamment du traitement spécial des polypes, il faut essayer de tarir l'écoulement purulent qui est ordinairement la cause de ces productions morbides.

On y parvient en prescrivant l'usage répété deux à trois fois par jour des irrigations d'eau tiède (de un demi-litre à six ou sept litres de liquide, chaque fois ; méthode d'Itard), ou des injections d'eau tiède (deux à six injections par jour, avec une seringue en verre qui contient cent à cent trente grammes de liquide).

Après avoir donné l'injection, le malade se penche du côté de l'oreille affectée pour faire tomber l'eau tiède restée dans l'oreille, et y instille sept à huit gouttes de liquide astringent.

Tels sont, messieurs, les points que j'avais à vous signaler.

DES DÉFORMATIONS OSSEUSES DU CONDUIT AUDITIF EXTERNE

(RÉTRÉCISSEMENTS OSSEUX, TUMEURS OSSEUSES).

Les déformations osseuses du conduit n'ont pas attiré suffisamment l'attention des praticiens, puisque la plupart ont négligé de parler de cet état pathologique, ou en ont seulement dit quelques mots.

Kramer, dans son traité (1), a signalé seulement les rétrécissements du conduit, sans parler des tumeurs osseuses du conduit.

M. Bonnafont, non-seulement n'a pas reconnu les premiers, mais encore il les a niés, en disant que les périostites ou les ostéites ont bien plus de tendance à élargir le conduit qu'à le rétrécir. Mais nous verrons tout à l'heure que ces états morbides peuvent produire un rétrécissement complet, permanent ou temporaire, de la portion osseuse du conduit.

Toynbee le premier, puis M. Bonnafont, nous ont signalé l'existence des tumeurs osseuses du conduit. Le premier auteur en a publié neuf observations, et le second trois.

Moi-même, j'ai eu l'occasion rare, du reste, d'en voir trois cas magnifiques.

Pour faire l'étude des déformations osseuses, il me paraît utile de les diviser en deux classes parfaitement distinctes, qui comprennent :

La première, les rétrécissements de la portion osseuse du conduit;

La deuxième, les tumeurs osseuses.

Symptômes physiologiques. — Les rétrécissements osseux qui surviennent à la suite d'une ostéo-périostite causent des douleurs qui sont celles de l'otite ostéo-périostite dont je vous ai parlé en décrivant les maladies du conduit auditif externe.

Les douleurs qu'ils déterminent n'existent pas continuellement ; elles surviennent lorsqu'une inflammation nouvelle éclate et produit un gonflement de l'os. Elles s'exagèrent beaucoup à mesure que les parois antérieure et postérieure du conduit se rapprochent l'une de l'autre. Quand celles-ci se

(1) Traduit par Ménière. Paris, 1848.

touchent, il y a des douleurs encore plus vives dues à l'étranglement des tissus mous qui recouvrent la portion osseuse du conduit.

Une fois l'inflammation aiguë disparue, les douleurs diminuent et disparaissent. En même temps, les parois s'écartent l'une de l'autre à un degré variable et reviennent complétement sur elles-mêmes, de telle sorte que le conduit reprend à peu près les calibres qu'il avait auparavant. Mais il n'en est pas toujours ainsi, parce que chaque fois qu'il survient des inflammations nouvelles de l'os, les parois se tuméfient davantage et diminuent peu à peu la largeur du conduit. C'est pourquoi, après un certain nombre de récidives, le conduit a diminué beaucoup de largeur. Que, dans cet état, les parois osseuses s'enflamment, il pourra se former un rétrécissement assez complet pour qu'on ne puisse pas le franchir au moyen d'une tige de un millimètre de diamètre. On comprend donc pourquoi, s'il existe en même temps une suppuration de la caisse, les douleurs seront très-vives non-seulement parce qu'elles sont produites par l'inflammation de l'os et l'étranglement des tissus, mais encore parce qu'elles sont exagérées par le pus qui séjourne dans l'oreille moyenne et augmente l'inflammation des parties voisines.

Les tumeurs osseuses, bien étudiées par Toynbee, viennent à l'insu du malade et causent une surdité subite ou graduelle.

La surdité est quelquefois subite. Ce fait qui est rare dépend de la cause suivante que j'ai constatée d'une manière très-évidente chez un de mes malades. Lorsque le conduit est excessivement rétréci, s'il survient, par suite d'une cause quelconque, une otite externe, il y a un gonflement des tissus mous. En même temps des pellicules épidermiqûes s'accumulent dans le conduit, complètent le rétrécissement et produisent une surdité complète. Quelquefois, à la surface de la tumeur, on voit des granulations qui ne prennent jamais un grand volume. Elles diffèrent des bourgeons et des granulations polypeuses en ce qu'elles ne suppurent pas.

Le cérumen pourrait encore produire la surdité ; mais j'ai remarqué que les individus qui ont des tumeurs osseuses ont des conduits dépourvus de cérumen.

La surdité peut venir graduellement. Alors on la constate lorsque les parois osseuses se touchent. Cependant les ondes sonores se transmettant différemment au tympan, lorsque le rétrécissement commence à devenir assez considérable, l'ouïe est moins fine, et le malade peut en faire la remarque. Mais comme l'autre oreille est excellente, il s'aperçoit parfois de la surdité quand on lui parle bas à l'oreille.

Indépendamment de la surdité, le malade éprouve quelquefois une sensation de pesanteur, d'oreille bouchée ou des douleurs assez fortes, qui peuvent faire penser à des lésions analogues dans l'oreille moyenne ou dans l'oreille interne (Toynbee).

Marche, durée, terminaisons. — Les rétrécissements osseux ont une marche assez rapide et ordinairement aiguë, c'est-à-dire qu'ils peuvent devenir complets en très-peu de temps.

La portion osseuse, déformée une première fois, peut l'être bien des fois par suite d'inflammations nouvelles. Après quelques récidives, le rétrécissement persiste plus ou moins prononcé pendant toute la vie. Et comme les malades affectés de pareilles lésions ont généralement un tempérament scrofuleux, il n'est pas rare de constater l'existence de trajets fistuleux entretenus par des parties cariées.

Les tumeurs osseuses, au contraire, que je regarde comme congénitales, ont une marche très-lente et tellement insidieuse, que le malade ne peut donner aucun renseignement capable de guider le praticien. Elles ne me paraissent pas susceptibles de disparaître spontanément, contrairement aux assertions de Toynbee.

Symptômes objectifs. — Les déformations osseuses sont faciles à distinguer des autres états pathologiques par leur physionomie spéciale. Les rétrécissements osseux, comprenant généralement la plus grande largeur du conduit, diffèrent des exostoses qui intéressent souvent une partie des parois antérieure et postérieure du conduit, ou l'une d'elles seulement, ou la paroi entière.

Les rétrécissements osseux appréciables, mais incomplets, se présentent sous des formes variées. On voit la portion osseuse diminuée de largeur, plus ovale qu'à l'état normal ou réduite à l'état d'une fente assez large ou excessivement étroite.

Si les parois antérieure et postérieure se touchent, elles laissent toujours entre elles un intervalle placé vers les parois supérieure ou inférieure du conduit, mais plus souvent vers la première.

La surface de ces parties déformées a une coloration rosée, rougeâtre assez vive, tant qu'il existe un certain degré d'hypérémie; mais peu à peu, la coloration devenant plus pâle, ces parties prennent une coloration jaunâtre rosée assez comparable à celle de la peau qui recouvre la portion osseuse du conduit.

Ces parties déformées sont couvertes de pus, ou laissent apercevoir dans l'intervalle qu'elles ont laissé libre ce produit pathologique agité par des battements artériels, lorsqu'il existe une hypérémie assez vive de l'organe. En les touchant avec un stylet, elles donnent une sensation osseuse très-manifeste ou un peu voilée, à cause de l'épaississement de la peau (pachydermie chronique) assez fréquent dans les suppurations de l'oreille.

Si la pression exercée par le stylet est un peu brusque ou un peu forte, le malade ressent des douleurs assez vives, beaucoup plus intenses lorsqu'il existe encore une hypérémie de l'organe. Il n'est pas rare de voir ces déformations osseuses coïncider avec des granulations polypeuses, fongueuses, saignant au moindre contact.

Les exostoses se présentent sous la forme de tumeurs beaucoup mieux dessinées et bien plus distinctes des parois du conduit auxquelles elles adhèrent par une base large d'ordinaire. Elles ont une surface lisse d'un blanc jaunâtre rosé nullement opaque, mais comme translucide. A voir quelques-unes de ces tumeurs, on dirait qu'elles sont gélatineuses, tant la couleur de la peau qui tapisse la tumeur est tendre.

On en voit qui ont une coloration d'un blanc jaunâtre plus légèrement rosé, et sont très-opaques.

Elles se développent sur la paroi postérieure du conduit, et viennent toucher parfois la partie antérieure au point de ne laisser aucun intervalle; parfois il y a un petit espace comblé par des granulations.

Généralement l'exostose n'atteint pas un volume aussi considérable et ne touche point la paroi antérieure du conduit.

Lorsqu'elles naissent en même temps sur les parois antérieure et postérieure, elles viennent à la rencontre l'une de l'autre. Après avoir atteint un certain développement, elles restent stationnaires ou augmentent de volume. Alors peu à peu elles se touchent. L'une devient concave dans un point, et l'autre convexe dans le point correspondant; on les dirait moulées l'une sur l'autre.

Étiologie. — Les rétrécissements de la portion osseuse du conduit surviennent toujours pendant le cours d'une inflammation vive de ses parois, que cette inflammation ait eu pour cause un état aigu primitif ou venant compliquer un état chronique, une cautérisation trop forte de l'oreille externe, ou l'usage prolongé d'une solution trop concentrée.

Bien que ces causes aient une influence évidente, il est probable que ces déformations osseuses auraient lieu moins souvent si la constitution scrofuleuse du sujet ne prédisposait pas l'oreille à être modifiée aussi profondément.

Indépendamment de ces déformations et de ces rétrécissements qui siégent dans la portion osseuse, on en voit qui affectent la portion fibro-cartilagineuse au point de fermer complétement le méat. Cette soudure du méat se produit pendant le cours d'une suppuration chronique de la caisse, par suite de la formation de granulations qui se touchent et forment un tissu cicatriciel qui comble la lumière du méat et peut obturer celle de la portion fibro-cartilagineuse.

Quand la soudure est complète, on voit à la place du méat une petite dépression à peu près linéaire qui indique le tissu cicatriciel de nouvelle formation. Quand la soudure est incomplète, au lieu du méat, on aperçoit une ouverture plus petite, de grandeur variable, par laquelle sort le pus.

Le rétrécissement ou la soudure de la portion fibro-cartilagineuse rend plus difficile ou empêche la sortie du pus, de telle sorte que dans le premier cas le pus séjourne plus longtemps qu'il ne faudrait, et augmente la congestion de l'organe.

Dans le second, le pus séjourne dans l'oreille, devient très fétide et augmente beaucoup l'inflammation, au point de déterminer des douleurs vives. Cette inflammation amène la résorption d'une partie ou de la totalité du tissu cicatriciel, et une couverture nouvelle se fait à la place même occupée par le tissu cicatriciel. L'ouverture persiste ou se referme pour s'ouvrir de nouveau à une époque variable. Les phases que suivent ces rétrécissements, les symptômes qu'ils déterminent, nous indiquent le traitement à faire dans des cas pareils. Je vous en parlerai tout à l'heure.

Les exostoses véritables reconnaissent le plus souvent pour causes, d'après Toynbee, les diathèses rhumatismale ou goutteuse. D'après les faits que j'ai recueillis, je pense que ces tumeurs osseuses sont congénitales, qu'elles ne prennent dans certains cas aucun accroissement, mais que dans d'autres elles augmentent de volume et déterminent la surdité. Du reste, ces tumeurs peuvent laisser libre une partie du calibre du conduit sans causer la surdité. Mais qu'il survienne, par suite d'une cause quelconque, un amas de pellicules, de pus, de cérumen, de granulations, l'intervalle laissé libre est comblé en quelques heures ou quelques jours, et le malade devient sourd brusquement. Il est donc important de ne pas se laisser induire en erreur en ajoutant foi aux détails racontés par le malade.

Diagnostic. — Par la description que je viens de vous faire, vous voyez qu'il est nécessaire de savoir distinguer deux états pathologiques parfaitement distincts : les déformations inflammatoires et les déformations congénitales; les premières indiquant, beaucoup plus souvent que les secondes, des lésions graves. En effet, dans les cas où il existe un rétrécissement du conduit, on peut toujours constater les traces indélébiles d'une inflammation chronique de la caisse, ou bien une suppuration persistante de la caisse avec perforation ou destruction de la membrane du tympan, et paralysie variable du nerf auditif, etc.

Il n'en est plus ainsi dans les cas où l'on constate la présence d'une exostose. On ne voit aucune trace de suppuration ancienne ou persistante. La perception crânienne est excellente, à moins qu'il n'existe aussi, comme Toynbee l'a démontré, des productions osseuses dans les oreilles moyenne ou interne.

Pronostic. — Le pronostic varie suivant qu'il existe un rétrécissement ou une exostose. Lorsqu'il existe un rétrécissement inflammatoire peu prononcé, on peut examiner assez bien l'oreille externe et le tympan, pour reconnaître les lésions existantes et porter un pronostic sérieux. Mais lorsqu'il y a une obstruction complète ou un rétrécissement fort considérable, comme dans certains cas, il est impossible de connaître l'étendue des lésions existantes et d'émettre une opinion arrêtée. On peut cependant savoir si le tympan est perforé, si la trompe est perméable ou peut le devenir, si la perception crânienne est conservée, s'il existe des battements et des douleurs indiquant une hypérémie de l'organe.

Après avoir reconnu l'existence d'une exostose congénitale et l'intégrité de la perception crânienne, après avoir bien constaté qu'il n'y a pas d'autres symptômes que la surdité, on peut certainement concevoir de grandes espérances.

Traitement. — Comme il y a trois variétés de rétrécissements, il est nécessaire d'indiquer des modes différents de traitement.

L'obstruction ou le rétrécissement qui siége dans la portion fibro-cartilagineuse est facile à détruire. S'il y a obstruction, on sectionne le tissu cicatriciel avec un bistouri et l'on introduit une mèche graissée dans la voie artificielle, à travers laquelle on injecte de l'eau et des solutions médicamenteuses s'il y a lieu.

On a soin de mettre des mèches d'un calibre assez fort afin d'empêcher la réunion des lèvres de la plaie nouvelle.

S'il y a un rétrécissement assez considérable qui nuise au traitement ou au sens de l'ouïe, on coupe les tissus et on place une mèche à demeure comme dans le cas précédent.

Dans les cas de rétrécissement osseux, on doit agir bien différemment, suivant que celui-ci est dû à une ostéo-périostite de nature inflammatoire chez un sujet strumeux, ou à une exostose.

Dans le premier cas, on pourrait employer la dilatation avec les corps dilatants (corde à boyau, éponge préparée, la minaria digitata), et les cautérisations légères. Mais il vaut mieux attendre. L'inflammation une fois disparue, le gonflement osseux diminue suffisamment. (Voir le Traitement de l'ostéo-périostite.)

Dans le second cas, il y a une tumeur osseuse à base large, qui est peu résistante et spongieuse ou très-compacte, très-dure, très-dense, comme l'exostose éburnée.

Pour la faire disparaître, on a conseillé divers traitements. Toynbee a recommandé des préparations iodurées pour le traitement général et pour le traitement local. Sous l'influence de cette médication, dit ce praticien, la tumeur diminue assez de volume pour laisser un passage libre aux ondes sonores. Ce traitement ne m'a pas réussi. M. Bonnafont, dans trois cas soumis à son examen, a obtenu de beaux résultats par le passage des bougies dont il augmentait progressivement la grosseur, et par la cautérisation à l'azotate d'argent. Il est utile d'examiner la base de la tumeur, si l'on veut l'opérer, et de remarquer que toute tumeur qui n'obstrue pas complétement le conduit ne cause jamais une surdité complète. Quand la tumeur ferme la lumière du conduit, il faut l'examiner avec soin pour savoir où est sa base d'implantation. On tâche de trouver un espace libre à travers lequel on puisse introduire une tige assez fine afin de franchir le rétrécissement.

Ensuite il ne reste plus qu'à mettre à demeure des bougies en gomme, dont on augmente progressivement le calibre jusqu'à ce que l'espace libre soit suffisant (Bonnafont) pour que les ondes sonores arrivent facilement au tympan. Pour faciliter la résorption des parcelles osseuses, on peut déterminer, de temps en temps, une inflammation légère en touchant le rétrécissement avec un bourdonnet de coton ou un stylet trempé dans une solution de nitrate d'argent au trentième.

Généralement les cautérisations et le passage des bougies déterminent une suppuration peu abondante, nullement préjudiciable au succès définitif. Car, peu de temps après la cessation de l'emploi des bougies, la suppuration disparaît sous l'influence de petites injections aqueuses et d'instillations astringentes. Si la tumeur ne diminuait pas de volume par suite de l'emploi journalier des bougies progressives, on pourrait se servir de tiges de laminaria digitata, de morceaux très-fins d'éponge préparée, ou de cordes à boyau.

La laminaria, l'éponge préparée, doivent être taillées en morceaux dont la grosseur doit être proportionnée à la largeur de l'orifice à dilater et au degré de dilatation de ces substances. Sans cela, on déterminerait des douleurs horribles en augmentant énormément le processus inflammatoire. On devra préférer à ces substances la corde à boyau, dont l'action est moins énergique, il est vrai, mais plus sûre et beaucoup moins douloureuse.

On pourra combiner les cautérisations légères et les cordes à boyau enduites avec des pommades à l'iodure de potassium ou au précipité rouge. Dans quelques cas, lorsque l'obstruction est complète et ne peut pas être détruite par les moyens ordinaires, ou exige un traitement trop long, on peut trépaner la tumeur osseuse comme je l'ai fait deux fois avec succès.

Chez la première malade, croyant à l'existence d'une tumeur osseuse résistante, je la trépanai en trois endroits au moyen d'un trocart fin et très-pointu, et je parvins à enlever des débris osseux. Ces perforations multiples déterminèrent une inflammation vive, à la suite de laquelle le reste de la tumeur disparut complétement.

Le deuxième malade auquel je fis l'opération vint me voir le 1er mai 1869 et me donna les détails suivants :

« Depuis quelque temps je suis devenu sourd sans avoir ressenti la moindre douleur ni le moindre bourdonnement : j'ai seulement une sensation d'oreille bouchée. Après avoir reçu des soins de M. le docteur Descroizilles, je viens près de vous afin de vous demander votre avis sur le genre de surdité qui m'affecte en ce moment. »

Après avoir constaté l'intégrité de la perception crânienne et avoir remarqué que la montre était seulement entendue sur l'oreille, j'explorai le conduit auditif externe au moyen de mon spéculum otoscope. Il existait à la partie moyenne de la portion osseuse du conduit une tumeur osseuse qui s'implantait sur la paroi postérieure du conduit et fermait complétement ce canal.

L'opération fut faite en présence de deux de mes élèves : M. le docteur de Capdeville, qui doit exercer maintenant la médecine à Marseille, et un médecin russe dont je regrette d'avoir oublié le nom.

Le malade, après avoir été soumis à l'influence du chloroforme par M. le docteur de Capdeville, fut opéré de la manière suivante :

J'introduisis dans l'oreille externe un perforateur dont l'extrémité bien trempée a une grande résistance et présente un pas de vis terminé par deux pointes courtes bien acérées et très-résistantes. Après avoir porté la pointe de l'instrument sur la partie antérieure de la tumeur, je la perforai en faisant exécuter à l'instrument des mouvements de rotation. Mais l'instrument, bien que suffisamment trempé et bien acéré, pénétra avec une grande difficulté. Je perforai ainsi la tumeur en plusieurs endroits avec beaucoup de peine, car l'instrument, sur certains points, glissait sans pénétrer. Après avoir ainsi foré plusieurs trous, j'essayai vainement d'ébranler la tumeur dont la résistance était affaiblie par les trous que j'y avais pratiqués. Tout en diminuant le volume de la tumeur de manière à créer une voie libre jusqu'au tympan, je pris le soin de maintenir l'instrument de l'autre main afin qu'il ne pût pas pénétrer trop profondément pendant que je perforais la tumeur.

Pendant l'opération, le malade perdit une assez grande quantité de sang; mais les suites furent très-bénignes puisqu'il ne ressentit pas la moindre douleur. Les jours suivants une suppuration louable s'établit et élimina un assez grand nombre de parcelles osseuses. Pendant un certain temps, je fis quelques cautérisations, je plaçai des cordes à boyau à demeure ; le canal devint libre et je vis la membrane du tympan qui était un peu opaline, mais n'offrait pas de modifications profondes. Le malade recouvra une ouïe si bonne qu'il put entendre ma montre à deux mètres de distance.

Depuis cette époque la guérison s'est parfaitement maintenue. J'ai rapporté cette observation en détails parce qu'elle prouve que la trépanation, que j'ai faite le premier, je crois, réussit parfaitement en donnant de beaux résultats.

Dans d'autres cas, j'ai pu rétablir une voie suffisante en employant les cordes à boyau et les cautérisations.

DE L'INFLAMMATION DE L'APOPHYSE MASTOIDE.

Lorsque l'inflammation de la muqueuse de la caisse commence à gagner les cellules mastoïdiennes, le malade accuse une douleur fixe, lancinante, profonde, à l'apophyse mastoïde. Les tissus qui recouvrent cet os deviennent plus épais, un peu douloureux et le plus souvent la peau se colore légèrement. Bientôt les douleurs augmentent, envahissent toute la tête et troublent le malade dont le sommeil est impossible. En même temps l'empâtement des tissus augmente, la peau devient tendue, luisante, prend une coloration d'un rouge sombre plus ou moins foncé, qui s'étend parfois jusqu'à la partie moyenne du cou. En exerçant une pression sur l'apophyse mastoïde, on détermine de la douleur et l'on sent une résistance osseuse sans reconnaître la moindre fluctuation. Peu à peu, les cellules mastoïdiennes devenant moins solides ou étant détruites et le pus s'accumulant dans l'intérieur de l'apophyse, la surface externe de cet os est très-amincie et peut être déprimée en exerçant sur elle une certaine pression. Alors on sent des tissus empâtés, et plus profondément une surface assez résistante qui cède un peu à l'effort du doigt. Bientôt les douleurs augmentent, il y a une chaleur insolite et un malaise considérable dans l'oreille, dans les régions mastoïdienne et pariétale. L'apophyse mastoïde est très-augmentée de volume et, lorsqu'on l'explore avec le doigt, on sent une fluctuation manifeste produite par l'accumulation du pus qui a passé à travers une perforation de la paroi externe de l'apophyse et a décollé les tissus qui la recouvrent. En déprimant les tissus, on peut sentir le rebord osseux de la perforation dans une étendue variable. Le doigt pénètre alors dans un enfoncement et donne une sensation comparable à celle qu'on éprouve quand on touche la fontanelle postérieure du fœtus, à travers les membranes de l'œuf. Il y a cependant cette différence que la sensation du rebord osseux de la perforation est un peu plus ferme, un peu plus dure. L'inflammation ne tarde pas à perforer tous les tissus, le pus s'écoule au dehors et le malade éprouve un soulagement immédiat.

Marche, durée, terminaison. — L'inflammation de l'apophyse mastoïde a une marche rapide, quelquefois lente. Elle se termine par résolution ou par suppuration. Dans ce cas il y a une élimination d'un certain nombre de lamelles osseuses ou de la plus grande partie de l'apophyse. Après avoir duré pendant un certain temps, l'écoulement disparaît et la cicatrisation a lieu. Celle-ci devient complète lorsque toutes les parties cariées ont été éliminées.

Le processus morbide peut aussi envahir le cerveau et causer la mort.

Étiologie. — L'inflammation des cellules mastoïdiennes vient surtout après la suppression brusque d'un écoulement, ou à la suite d'une inflammation aiguë de la caisse, chez un sujet dont les oreilles étaient saines auparavant ou affectées d'une inflammation chronique, ou bien par suite d'une fonte tuberculeuse.

Diagnostic. — Pour examiner un malade affecté d'une inflammation de l'apophyse mastoïde, il s'agit de savoir distinguer l'un de l'autre les abcès superficiels, c'est-à-dire ceux qui se développent en dehors de l'apophyse et ceux qui occupent l'intérieur même de cet os.

Les premiers ont été divisés par le professeur Chassaignac en deux espèces bien distinctes : 1° les abcès sous-cutanés; 2° les abcès profonds.

De l'abcès sous-cutané. — L'abcès sous-cutané est une tumeur circonscrite, d'un volume variable. Elle est dure à sa circonférence, et devient d'autant plus molle et élastique qu'on s'approche davantage de son centre. La peau est rouge, tendue, luisante. Peu à peu, en même temps que la coloration de la peau devient plus vive, la tumeur grossit et l'empâtement du centre se change en une fluctuation qui ne tarde pas à devenir très-nette. La peau s'amincit, s'ulcère et laisse passer une quantité variable de pus. Le malade ressent dans la région mastoïdienne des douleurs qui sont exagérées par la pression ; il a de légers frissons et de la fièvre pendant les périodes que parcourt l'abcès. Quelquefois le pus décolle les tissus, fuse à travers les incisures de Santorini, sort par le conduit et peut en imposer pour un abcès de la caisse, qui s'est ouvert spontanément dans le conduit, si l'on ne fait pas un examen complet. Lorsque cette terminaison a eu lieu, vous éviterez toute erreur en explorant la sensibilité du nerf acoustique, au moyen de la montre promenée sur les différents points du crâne correspondants au côté affecté.

Il sera facile de constater que la sensibilité est conservée en enlevant le pus qui remplit le conduit, et en approchant la montre de l'oreille pour savoir si elle est entendue à une certaine distance.

L'exploration fonctionnelle étant faite, il sera nécessaire d'examiner le conduit auditif externe et le tympan. Celui-ci se présentera sous des aspects très-différents qui dépendent de la présence plus ou moins prolongée du pus dans le fond de l'oreille. Lorsque le pus n'est point parvenu vers le tympan, cette membrane présente une coloration normale et l'audition est peu altérée. La couche cutanée du tympan a-t-elle macéré dans le pus pendant un temps variable, elle a subi un épaississement qui donne à la membrane un aspect grisâtre, gris sale, avec des tons jaunâtres. On ne distingue plus le triangle lumineux, la coloration grisâtre du tympan, et l'on voit, à un moment donné, des pellicules épidermiques dues à la desquamation d'une partie de la couche cutanée de la membrane. En engageant le malade à faire une forte expiration, la bouche et le nez fermés, il y a un claquement sourd du tympan, mais on n'entend pas de sifflement et l'on ne voit pas sortir de bulles d'air à travers une solution de continuité de cette membrane. Le spéculum pneumatique permet aussi de constater l'intégrité de la membrane.

Lorsqu'il survient un abcès sous-cutané, coïncidant avec un abcès de l'apophyse mastoïde, il est souvent difficile d'acquérir des données certaines sur son mode de formation. Cependant, comme le dit le docteur Délaissement (1), dans le cas où les deux abcès existent, on ouvre l'abcès superficiel, on explore la surface de l'apophyse avec un stylet pour savoir si elle est normale. On ausculte l'apophyse mastoïde au moment où l'on insuffle de l'air dans la caisse, pour savoir s'il n'y a pas une collection liquide, et l'on se rappelle tout ce que j'ai dit précédemment.

Abcès profonds. — Les abcès profonds de l'apophyse mastoïde sont ordinairement déterminés par une périostite ou une ostéite superficielle, et débutent par des douleurs fixes, lancinantes ou sourdes et profondes. Celles-ci correspondent à l'apophyse mastoïde, s'irradient le long du cou et s'étendent à tout le côté correspondant de la tête. Peu à peu, les tissus recouvrant l'os rougissent, s'empâtent, sans former une tumeur circonscrite comme dans l'abcès superficiel. On perçoit bientôt de la fluctuation, et le pus se fait jour à l'extérieur ou dans les cellules mastoïdiennes. Il peut en résulter une inflammation de la caisse et une surdité incurable.

Quand on peut reconnaître les abcès profonds, il faut les ouvrir de bonne heure, afin de conjurer les accidents qui peuvent en être la conséquence. Comme l'ostéo-périostite est souvent difficile à diagnostiquer, on peut être certain de son existence quand on peut explorer l'os et sentir sa surface rugueuse et dénudée dans une certaine étendue.

(1) Thèse de doctorat. Paris, 1868.

Pronostic. — Il est extrêmement grave dans certains cas, puisque la mort peut en être la conséquence. Après avoir examiné les parties constituantes de l'oreille, directement ou indirectement, on pourra posséder des données plus certaines. On aura soin de rechercher l'état de la perception crânienne obtenue par l'ébranlement du nerf auditif à travers les parois solides du crâne. Ce mode d'exploration avait été indiqué par Riolan, cité par Dézeimeris (1).

« Si tuba obturetur crasso humore, vel muco, humores, vel « flatus irruentes in cavitates, nec exitum habentes, vel sur- « ditatem, aut tinnitus, vel susurros producunt, quo depre- « hendes, si, utraque aure exquisite obturata, non percipias « sonum instrumenti musici, ore aperto et baculo dentibus « imposito. »

Depuis cette époque, il a été perfectionné par Vidal de Cassis, Bonnafond, Politzer.

Si des diapasons de gamme différente ne sont pas entendus, quand on les applique sur différents points du crâne correspondants à l'oreille affectée, on peut affirmer que les fonctions du nerf sont à jamais abolies, ou qu'elles resteront toujours très-faibles. Au contraire, on peut dire que le malade recouvrera une partie ou la totalité de l'audition quand le malade entendra une montre à mouvement moyen, appliquée sur les parois du crâne ou placée à une petite distance du pavillon de l'oreille.

Traitement. — Dès qu'on a reconnu l'existence d'une collection purulente dans les cellules mastoïdiennes, il faut lui donner un passage libre en perforant la lame externe de l'apophyse. C'est le seul moyen d'enrayer la marche de l'inflammation et de diminuer la production du pus, qui, en s'accumulant sans cesse dans l'oreille moyenne, peut fuser au loin, augmenter le processus inflammatoire et déterminer des accidents très-graves, comme la mort, par exemple.

On devrait agir aussi de la même manière s'il y avait en même temps une perforation du tympan, parce que l'on créerait une voie nouvelle qui permettrait d'entraîner le pus au dehors avec plus de facilité.

Il me reste maintenant à vous parler de la trépanation de l'apophyse mastoïde.

(1) Délaissement, thèse de doctorat. Paris, 1868.

Cette opération, vantée par certains chirurgiens, réprouvée par d'autres, a été jugée sous l'influence d'idées préconçues toujours nuisibles. Pour vulgariser cette opération, les premiers, voyant dans les faits heureux des indications nouvelles, ont voulu l'appliquer dans les cas où elle était contre-indiquée. Pour la faire mal juger, les seconds ont mis surtout en relief quelques faits exceptionnellement malheureux, mal racontés et mal interprétés. De là une réprobation imméritée.

Depuis cette époque, toute animosité ayant disparu, on doit voir seulement les faits et les interpréter froidement. C'est là mon intention.

La trépanation de l'apophyse mastoïde était inconnue dans les premiers temps de la médecine, comme la plupart des connaissances en otiatrie. Hippocrate décrivit des abcès qui se forment dans l'apophyse mastoïde, sans faire la moindre remarque et sans penser à la carie de cet os. Les auteurs qui vinrent après lui gardèrent pendant longtemps le mutisme le plus complet. Ce fut seulement de 1514 à 1564 (seizième siècle) que Vésale (1) fit connaître la disposition aréolaire de l'apophyse mastoïde, et sa communication avec la caisse du tympan.

Riolan vint compléter les connaissances ébauchées par Vésale, et songer le premier à rétablir par l'apophyse mastoïde le passage de l'air dans la caisse du tympan, lorsqu'il est interrompu par suite de modifications survenues dans la trompe d'Eustache. J.-L. Petit, le premier, pratiqua la trépanation de l'apophyse mastoïde, comme le dit le docteur Délaissement dans son excellente thèse à laquelle j'emprunterai plus d'un détail (2).

Je n'entrerai pas dans les minutieux détails historiques avec lesquels le docteur Délaissement prouve que la plupart des médecins auristes ont commis des erreurs graves. Je vous parlerai seulement des détails pratiques de cette opération.

La trépanation de l'apophyse mastoïde a été faite dans le but d'agir d'une manière efficace dans le traitement des affections de la caisse et de l'apophyse mastoïde.

L'opération sera contre-indiquée toutes les fois qu'il existera des désordres très-grands dans l'oreille interne, qu'il y aura des

(1) Dézeimeris.
(2) Délaissement, *De la trépanation de l'ap. mast.*, thèse de Paris, 1868.

cavernes tuberculeuses dans le poumon, une carie étendue du rocher et que le malade aura été très-affaibli par la souffrance et l'abondance de la suppuration. La perforation de l'apophyse mastoïde trop vantée et trop critiquée a, comme toute opération, ses indications et ses contre-indications qu'on ne saurait méconnaître sans s'exposer à de terribles mécomptes. Elle ne doit jamais être faite que dans le but de donner de bonne heure une issue à une collection purulente, qui est toujours nuisible en séjournant dans une partie du corps quelle qu'elle soit. Lorsqu'il y a du pus dans l'apophyse mastoïde et qu'il existe des symptômes indiquant une inflammation des méninges, on doit la tenter parce que le malade est voué, la plupart du temps, à une mort certaine. En ouvrant ainsi une large issue au pus, on pourra faire doucement des irrigations continues d'eau de goudron faiblement alcoolisée et diminuer rapidement le processus inflammatoire.

Manuel opératoire. — Lorsque la lame externe de l'apophyse mastoïde a été détruite et qu'il y a une vaste collection purulente recouverte par des tissus déjà amincis, il suffit de les inciser largement pour donner un passage au pus.

Lorsqu'il existe déjà une fistule à l'apophyse mastoïde et qu'il paraît y avoir une rétention de pus dans les cellules, il faut élargir l'ouverture et explorer l'intérieur de l'apophyse avec un stylet boutonné ; c'est le moyen de savoir s'il existe des séquestres mobiles et si la destruction de l'os est considérable. Au contraire, il faut faire l'opération en deux temps si la lame externe de l'os existe encore, en ayant soin de se rappeler que les cellules les plus vastes sont dans la moitié inférieure de l'apophyse mastoïde et que la base de cet os a des rapports étendus avec le sinus latéral.

On fait à la peau une incision jusqu'à l'os. Cette incision a la forme d'une croix ou d'un T. On dissèque les lambeaux en ayant soin de lier les vaisseaux qui donnent beaucoup de sang. L'os étant découvert, on le perfore avec un trépan que l'on manœuvre avec la main. En se servant de cet instrument, il faut bien se garder d'agir brusquement, ce serait le moyen de pénétrer dans les cellules plus loin qu'on ne le voudrait, et d'atteindre le sinus latéral ou le cerveau.

Le point d'élection pour la perforation de l'apophyse devra

être choisi à 12 milimètres du sommet de cet os et à 1 centimètre en arrière du sillon auriculo-mastoïdien. On dirigera l'instrument un peu en avant et en haut, en ayant soin de le retirer dès que l'on sentira une résistance vaincue. Puis on introduira la canule d'une seringue à travers l'ouverture, afin de faire pénétrer doucement de l'eau tiède qui fera ressortir le pus par les oreilles et les narines. Quelquefois la communication entre les cellules et la caisse n'étant pas libre, le liquide injecté exerce une compression qui peut être indiquée par une douleur assez vive dans l'oreille, des éblouissements et des vertiges. Il suffit alors de ne pas fermer complétement l'ouverture artificielle avec la canule de la seringue, afin de laisser ressortir facilement le liquide de l'injection. Dans la première séance, ou dans une autre, l'eau passera dans la caisse. On doit faire chaque jour trois injections d'eau tiède légèrement alcoolisée et les pousser lentement. On maintient l'ouverture béante au moyen d'une mèche, et l'on recommande au malade de se coucher du côté de l'oreille affectée, afin de permettre un libre écoulement au pus. (Pagenstecher.)

Lorsque le processus inflammatoire commence à diminuer, on multiplie le nombre des injections qui sont rendues plus efficaces par l'addition d'extrait de goudron mélangé à de l'esprit-de-vin en proportion de plus en plus considérable. Si des cellules mastoïdiennes paraissent s'opposer à l'écoulement libre du pus, on les brise au moyen d'une tige métallique, comme une sonde cannelée, par exemple.

On devra seulement laisser fermer l'ouverture artificielle quand le liquide de l'injection ressortira tel qu'il était avant son entrée et qu'il n'y aura pas de suppuration le matin après le repos de la nuit. On ne devra pas confondre la suppuration causée par quelques bourgeons charnus développés à l'ouverture artificielle avec celle des parties profondes.

Pour terminer cet article, il me reste à donner quelques observations.

Première observation. — Au mois de janvier 1868, M... X., âgé de 63 ans, vint me consulter pour une affection de l'oreille droite. Du mois de mars au mois de novembre de l'année précédente, il a éprouvé des fatigues physiques et morales excessives. Au mois de novembre il a fait une promenade au bord de l'eau.

Le soir même il a ressenti dans l'oreille droite des élancements vers le pariétal et dans l'oreille qui lui paraissait bouchée.

9 janvier. M. X... est fortement constitué, mais sa figure pâle, ses yeux fatigués prouvent qu'il a beaucoup souffert. Il ressent dans toute la partie droite de la tête des douleurs en battements, des élancements qui ne lui laissent aucun repos depuis le mois de novembre. Sa tête est alourdie; de temps à autre il a des éblouissements. L'appétit est nul, la soif vive, la bouche est sèche, pâteuse, les pulsations fréquentes (120 par minute), l'amaigrissement considérable. Il existe aussi une douleur vive dans l'articulation temporo-maxillaire, quand le malade ouvre la bouche.

Perception crânienne. — Le diapason est bien entendu sur le crâne ; la montre est seulement perçue quand on l'applique sur le pariétal. — Conduit auditif externe droit. Est large, rectiligne, dépourvu de cérumen et contient un peu de pus fétide.

Le tympan, qui est ramolli, un peu épaissi, donne encore insertion au manche du marteau. Vers sa partie inférieure, il existe une perforation de 3 millimètres de largeur, à travers laquelle on aperçoit un mamelon charnu, très-vasculaire, situé dans l'intérieur de la caisse.

Région mastoïdienne. — Elle est transformée en une tumeur un peu saillante, luisante, d'un rouge violacé. Cette coloration pathologique monte jusqu'au cuir chevelu et atteint par en bas le tiers moyen du cou. En la palpant, on détermine de la douleur et on sent que les tissus sont très-épaissis et gorgés de sang.

Les symptômes indiqués plus haut, l'âge du malade, m'engagèrent à pratiquer l'opération séance tenante. A peu près à 12 millimètres au-dessus du sommet de l'apophyse mastoïde, et à 1 centimètre en arrière de l'arête de l'angle dièdre que forme le pavillon de l'oreille avec la partie correspondante de l'apophyse mastoïde, je fis parallèlement à cette arête une incision allant jusqu'à l'os. J'explorai ensuite avec le doigt la paroi externe qui était faible et me parut fort amincie. Le peu d'épaisseur, le peu de résistance probable de cette paroi m'engagèrent à rejeter le trépan pour prendre un bistouri à lame résistante. Avec cet instrument, je perforai la partie externe et j'agrandis l'ouverture en détruisant des tractus fibreux et des cellules. Il sortit beaucoup de sang, du pus d'assez belle nature, à peine odorant. Avec un stylet j'explorai l'intérieur de l'apophyse mastoïde dont les cellules étaient en partie détruites, et à travers l'ouverture artificielle je poussai une injection émolliente qui me permit d'observer un phénomène évident de compression. Pendant quelques secondes, le liquide ne sortit point par le conduit ni par la trompe d'Eustache. A ce moment, le malade éprouva des battements forts et un éblouissement qui disparurent dès que le liquide eut trouvé un passage.

10 janvier. La suppuration est abondante, mais le sommeil troublé depuis un mois et demi a été satisfaisant, les douleurs sont diminuées, les battements sont moins forts.

15 janvier. Le pus est moins abondant; il n'est plus sanguinolent comme il l'était, très-peu de battements et de douleurs dans l'oreille, bon sommeil, retour de l'appétit. Comme l'ouverture tendait à se fermer, j'y plaçai un cylindre d'éponge préparée.

16 janvier. En enlevant l'éponge, il sortit un flot de pus sanguinolent. Cette accumulation de liquide avait fait revenir la lourdeur de tête, les battements, le gonflement et la rougeur qui avaient en partie disparu. Je donnai une injection d'eau tiède et le malade fut immédiatement soulagé; la plaie fut maintenue béante au moyen d'une mèche.

Ce fait démontre que les médecins qui temporisent ou qui laissent cicatriser trop vite le trajet fistuleux ont tort, et prouve qu'il ne faut pas laisser fermée trop longtemps l'ouverture mastoïdienne.

17 janvier. Il n'avait plus de suppuration de l'oreille.

20 janvier. Le gonflement était à peine sensible et la rougeur à peu près disparue. La suppuration était toujours plus abondante le matin que le soir.

Ce fait est tout naturel.

25 janvier. Un peu de muco-pus sortait par l'ouverture presque complétement fermée; l'audition était assez bonne; la douleur, la rougeur le gonflement étaient nuls. L'appétit et le sommeil étaient bons, les forces en partie revenues.

2 février. Ouverture artificielle cicatrisée ; audition assez bonne.

Deuxième observation. — M. X... vient me consulter le 15 janvier 1867 et me donne les détails suivants :

Il a été atteint, il y a un an, d'un écoulement de l'oreille gauche survenu à la suite d'un refroidissement. Cet écoulement a été précédé par des douleurs et des élancements dans l'oreille, à l'apophyse mastoïde et le long du muscle sterno-mastoïdien. Pendant plusieurs nuits l'insomnie a été complète, et des douleurs atroces ont persisté pendant plusieurs jours.

Une fois l'écoulement purulent bien établi, les douleurs et les raideurs du cou qui existaient auparavant ont considérablement diminué. Pendant un an, l'écoulement, variable en qualité et en quantité, persista. De temps à autre il y eut des douleurs durant deux, trois, quatre ou cinq jours et survenant sans cause appréciable ou à la suite d'une exposition au froid. Trois semaines après le début de l'affection, l'écoulement devint fétide.

Il y a un mois, de nouvelles douleurs éclatèrent dans l'oreille; les tissus recouvrant l'apophyse sont devenus rouges, luisants, douloureux. En même temps il est survenu de la céphalalgie, des douleurs lancinantes dans tout le côté gauche de la tête, de la soif, un état saburral des voies digestives, de l'inappétence, de l'insomnie, de l'amaigrissement.

Examen du malade. — Ce jeune homme a la constitution strumeuse très-prononcée, est chétif et amaigri ; ses poumons sont tuberculeux. Il ressent le long du sterno-mastoïdien, dans la tête et jusqu'au vertex, des douleurs très-fortes. Il a de la photophobie, et les rayons calorifiques peu intenses lui sont insupportables. Il a de temps à autre des battements dans les deux paupières. Quand il veut se lever et marcher, il sent sa tête alourdie et tomberait s'il persistait à se tenir debout. Il a de l'inappétence, de l'insomnie, un état saburral des voies digestives.

Perception crânienne, faible. — Perception auriculaire, la montre n'est pas entendue au contact.

Oreille externe et moyenne. Le conduit auditif externe est rempli d'un pus assez fétide, mal lié, sanguinolent; le tympan épaissi, rougeâtre, ramolli, présente une perforation antéro-inférieure. La caisse du tympan a des parois rouges, granuleuses et le sang renfermé dans les vaisseaux soulève le pus avec violence.

Région mastoïdienne. — Chaude, volumineuse, douloureuse au toucher. Les tissus qui la recouvrent sont moins tuméfiés que chez le malade dont j'ai parlé dans l'observation précédente. La peau est luisante et d'un rouge sombre. D'après les symptômes, la trépanation de l'apophyse mastoïde me parut indiquée, je la pratiquai. Quelques jours après l'opération, tous les symptômes inquiétants avaient disparu. Au bout de deux mois la suppuration était tarie, la plaie cicatrisée, la perforation du tympan refermée et l'audition satisfaisante.

Troisième observation. Au mois de juillet 1868, on m'amena un jeune homme de 19 ans. Ce malade, atteint d'un écoulement purulent de l'oreille gauche depuis trois ans, a ressenti des douleurs lancinantes dans l'oreille et le côté correspondant de la tête, à des intervalles variables. Ces douleurs, après avoir déterminé de l'insomnie et avoir persisté pendant une semaine, ont été suivies d'un écoulement purulent de l'oreille que l'on combattit au moyen d'injections de roses de Provins et de têtes de pavots en décoction. Une fois la suppuration bien établie, les douleurs et la raideur du cou ont été beaucoup moins considérables. Depuis cette époque, le malade a injecté une certaine quantité d'eau tiède dans l'oreille lorsque la suppuration est devenue trop abondante. Pendant tout ce laps de temps, le malade a ressenti des douleurs plus ou moins intenses toutes les fois qu'il s'est exposé à un froid un peu vif et l'écoulement est devenu plus abondant.

Il y a un mois, à la suite de douleurs dans l'oreille et dans le côté correspondant de la tête, il est survenu de la fièvre qui a duré huit jours environ, de la soif et de l'inappétence.

5 juin. État du malade. Le malade, dont la constitution est délabrée, est strumeux. Il présente un abcès qui soulève le muscle sterno-mastoïdien et fait une saillie assez forte à la surface de la région latérale du cou ; les tissus sont tendus, luisants, d'un rouge érysipélateux. Depuis la formation de l'abcès, la suppuration de l'oreille est beaucoup moins abondante.

Je conseille aux parents de maintenir *loco dolenti* un cataplasme de farine de lin arrosé de laudanum de Sydenham (20 gouttes).

7 juin. Depuis deux jours les douleurs ont augmenté et affectent la région mastoïdienne, ainsi que la partie correspondante de la tête et du cou, dont les mouvements sont très-douloureux. Ce matin, le malade a éprouvé un sentiment de picotement dans la gorge ; il a craché du pus venant de l'arrière-gorge et provenant de la caisse, très-probablement. Le malade a une grande photophobie et a des battements dans les paupières. L'abcès a augmenté de volume. Après avoir ouvert l'abcès avec du caustique de Vienne, le pus sortit abondamment et je constatai la destruction presque complète des cellules mastoïdiennes. Je parvins à tarir le foyer purulent des cellules mastoïdiennes par des injections répétées d'eau de goudron alcoolisée et quelques cautérisations avec une solution de nitrate d'argent, mais la fonction de l'organe fut abolie.

Voilà une collection purulente qui, faute de soins, pouvait déterminer des accidents graves.

De ces observations, et de deux autres que je n'ai pas encore publiées, il résulte ces conclusions pratiques.

1° Toutes les fois que le processus inflammatoire a envahi les cellules mastoïdiennes et qu'il ne cède pas aux émissions locales (sangsues à l'apop. mast.), et au reste du traitement, il faut trépaner l'apophyse mastoïde. Cette opération, qui n'offre aucun danger, conjure rapidement les accidents inflammatoires et permet d'établir une voie nouvelle dans laquelle on doit injecter une certaine quantité d'eau tiède. On peut même, dans certains cas graves, obtenir un jet continu qui produit des effets remarquables. Pour s'en rendre compte, il n'y a qu'à lire, dans un traité de pathologie externe, l'action du courant d'eau continu dans le traitement des plaies.

On doit rejeter les injections de liqueur de Villatte qui peut causer un empoisonnement, et ne jamais employer des liquides trop caustiques, de peur de causer une inflammation nouvelle qui peut gagner le cerveau et entraîner la mort.

DE LA PARALYSIE FACIALE.

Je n'ai pas l'intention de vous parler longuement de la paralysie faciale qui est décrite dans tous les traités de pathologie. Je veux seulement vous en dire quelques mots, au point de vue de la spécialité qui nous occupe.

Étiologie. — La paralysie faciale peut dépendre d'une congestion (Schvartze), d'une compression, d'une atrophie, ou d'une destruction du nerf facial. Ces différents états, difficiles à reconnaître, seraient les meilleurs guides pour instituer un traitement rationnel. Elle vient à la suite d'une cautérisation de la caisse, d'une carie dentaire, d'une carie du rocher, d'une ostéite des parois du canal de Fallope.

Diagnostic. — Les symptômes étant très-nets, il est facile de savoir si le nerf facial est paralysé, mais il est quelquefois plus difficile de connaître la cause de la paralysie. Lorsque celle-ci est symptomatique d'une affection du cerveau, on rencontre, dans des parties plus ou moins éloignées de l'oreille, des paralysies commençantes, comme une hémiplégie au début. C'est donc en interrogeant le malade, en l'examinant avec soin, qu'on peut savoir si le nerf est affecté d'une paralysie symptomatique d'un état pathologique du cerveau.

En explorant le conduit auditif externe et en adressant quelques questions au malade, il est très-facile de savoir si la paralysie est essentielle, ou dépend d'une otite aiguë ou chronique.

Mais nos moyens d'investigation ne nous permettent pas de reconnaître quelles sont les modifications survenues dans le nerf facial.

Pronostic. — Le pronostic doit souvent embarrasser, même dans les cas paraissant très-simples.

Lorsque la paralysie du nerf facial a été déterminée par une cause qui n'a pas été trop énergique et que le malade a ressenti des douleurs vives, mais peu prolongées, comme à la suite d'une cautérisation de l'intérieur de la caisse du tympan, on doit espérer une amélioration ou une guérison. Si la paralysie dépend d'une carie dentaire, la guérison est certaine. Mais si elle a été déterminée par une otite scrofuleuse chronique, si elle est ancienne, si l'on constate la présence de parcelles osseuses dans le pus, on doit porter un pronostic des plus défavorables. Il en sera de même lorsque le malade, faible, amaigri, sera cachectique.

Toutes choses égales d'ailleurs, le pronostic sera plus favorable chez les enfants et les jeunes gens que chez les adultes et les vieillards, parce que la paralysie est moins ancienne, que la cause qui l'a produite est souvent moins énergique, et que le travail de résorption est plus rapide.

Traitement. — On doit porter autant que possible un bon diagnostic pour faire un traitement efficace. Pour guérir la paralysie produite par une carie dentaire, il faut faire enlever la dent malade et attendre ou soumettre le nerf à une électrisation méthodique (courants continus).

La paralysie qui tient à une atrophie ou à une modification pathologique profonde du nerf auditif est incurable ; on aura seulement à se préoccuper de la suppuration de l'oreille.

La paralysie récente ou ancienne qui paraît curable doit être traitée par l'électricité. Si l'on croit qu'il y a un gonflement des parois du canal de Fallope, ou une hypérhémie des tissus environnants, qui entretiennent la paralysie, il est important d'employer des révulsifs énergiques appliqués sur l'apophyse mastoïde, comme la cautérisation avec l'acide azotique ou la cautérisation transcurrente, et d'instituer un traitement local et général convenable.

DE LA PHLÉBITE DES SINUS CONSÉCUTIVE A L'OTITE. — DE LA MÉNINGO-ENCÉPHALITE.

L'inflammation de l'oreille gagne quelquefois les sinus, les méninges ou le cerveau et cause la mort. On s'explique parfaitement la possibilité de ces complications, lorsqu'on se rappelle les rapports étendus de l'oreille avec un grand nombre de vaisseaux et avec le cerveau. Et l'on est étonné de voir les accidents consécutifs aux inflammations de l'oreille ne pas arriver plus souvent. On dirait que la nature s'est plu à donner de la résistance à ces cloisons si minces qui séparent les cavités de l'oreille des régions voisines.

Les otites, quelles qu'elles soient, peuvent produire des modifications pathologiques pendant ou après la période suraiguë, dans un espace de temps assez court. Le plus souvent on les voit survenir peu à peu, alors que l'otite a atteint un sujet scrofuleux, syphilitique ou très-affaibli.

La phlébite des sinus soupçonnée par Abercrombie a été assez bien étudiée par Ribes en 1825. Plus tard Tonnellé publia, dans le Journal hebdomadaire de 1829, un mémoire curieux par les détails anatomopathologiques qu'il renferme.

D'autres auteurs publièrent d'autres mémoires parmi lesquels on doit remarquer l'article Rilliet et Barthez (1), la thèse du docteur Weil (2), celle du docteur Sentex (3).

La phlébite des sinus, présentant des symptômes variables selon la forme qu'elle affecte, peut être divisée en deux variétés distinctes :

La première est la forme méningée ou convulsive : méningite. La deuxième est la forme pyohémique ou typhoïde : encéphalite.

Forme méningée. — Lorsque les méninges commencent à être envahis par le processus inflammatoire, on observe ordinairement tous les phénomènes qui indiquent une congestion faible. Il existe un sentiment de malaise général, un peu d'hypéresthésie du sens de la vue, quelques vertiges et une lourdeur de tête qui rendent le malade impatient et incapable de s'occuper sérieusement. Souvent cette céphalalgie apparaît le matin lorsque le malade s'éveille ; elle est très-forte, occupe la région frontale ou toute la tête, devient plus intense sous l'influence d'un exercice violent ou même d'un mouvement peu énergique. Alors il y a des élancements qui arrachent des pleurs, des plaintes, quelquefois même des cris au malade. Pendant ces exacerbations, il y a quelquefois des vomissements généralement peu prolongés. La fièvre est forte ; certains sens, comme celui de la vue, sont très-impressionnables (photophobie).

Le malade est facilement irritable, il a du délire, rarement du coma. Peu à peu, les symptômes se dessinent davantage; avec la céphalagie, il y a quelquefois un peu d'assoupissement bientôt remplacé par une agitation fort grande pendant la-

(1) *Traité des maladies des enfants.*
(2) Th. de Strasbourg. 1858.
(3) Thèse de Paris, 1853.

quelle le malade pousse des cris et peut être en proie à un délire furieux. Il existe des contractions spasmodiques des muscles de la face, des soubresauts des tendons. Ces contractions quelquefois générales, d'autres fois locales, dégénèrent parfois en véritables convulsions : par exemple, chez les enfants de préférence. Voilà pourquoi beaucoup d'enfants deviennent sourds-muets à la suite des convulsions. On voit rarement survenir des paralysies locales qui apparaissent plutôt vers la fin de la maladie. L'intelligence conservée dans les premiers temps devient de plus en plus obtuse, et les réponses se font plus longtemps attendre ou sont beaucoup moins nettes. La face pâle est fortement colorée au niveau des pommettes, les yeux sont excavés, à demi fermés. Le pouls est fréquent et assez régulier. La langue est blanchâtre et n'offre pas un aspect caractéristique. Peu à peu l'agitation et le délire sont remplacés par le côma et le silence. Par intervalles variables, le malade sort de la mort apparente pour pousser quelques mots entrecoupés ou quelques soupirs plaintifs. A cette époque, les contractions sont remplacées par le relâchement et le repos complet des muscles. Cependant une excitation forte tire momentanément le malade de son accablement, de son assoupissement; et lorsque la maladie ne touche pas encore à sa fin, il est possible d'obtenir quelques réponses du moribond. Bientôt le coma se prononce, des paralysies surviennent, certaines fonctions s'accomplissent d'elles-mêmes ; il en résulte une mixtion par regorgement et des garde-robes involontaires, etc. Le pouls encore assez fort devient petit, filiforme, la peau encore chaude se couvre de sueur, se refroidit à la périphérie du corps. Des hoquets apparaissent quelquefois, et le malade meurt sans avoir eu conscience de son état, ou au milieu d'un dernier effort convulsif.

Forme pyohémique. — Pendant le cours d'une suppuration, ou dès que celle-ci a cessé rapidement, une céphalalgie intense affecte surtout le côté de la tête correspondant à l'oreille malade. Les douleurs s'étendent vers le pariétal, le vertex ou le cou et rendent les mouvements de la tête très-pénibles. Elles cessent pour reparaître. Le malade semble être dans un état satisfaisant, malgré la chaleur de la peau et son abattement. Au bout de quelques jours, son appétit diminue; il a de l'anorexie, des nausées, quelquefois des vomissements, des selles régulières ou rares. Il arrive que tous ces symptômes diminuent, quelquefois à tel point, qu'ils semblent disparaître. Mais bientôt les alternatives de mieux et de moins bien deviennent plus rares, et une céphalalgie intense affecte le malade. Des frissons apparaissent, et le malade ne tarde pas à présenter un aspect typhoïde bien accusé. La langue est alors un peu sèche, fuligineuse, la soif assez vive, l'appétit nul, les selles rares ou diarrhéiques, la tête chaude, brûlante.

Le malade, plongé dans le coma ou la stupeur, se plaint souvent de douleurs qui se manifestent le long du cou, vers l'apophyse mastoïde ou dans la gorge; ces douleurs indiquent une phlébite, une inflammation de l'os ou un abcès. Peu à peu, l'intoxication devenant plus forte, la peau du malade devient jaunâtre, terne; elle se couvre de sueur et est moins chaude.

La respiration devient pénible, embarrassée, le pouls filiforme, et le malade succombe bientôt au milieu de l'agitation ou de l'abattement le plus complet.

Étiologie. — L'âge moyen de la vie prédispose à la phlébite des sinus, qui survient rarement chez le vieillard.

D'après un assez grand nombre de faits, d'après l'opinion du docteur Sentex, il résulte que la phlébite des sinus ne s'observe jamais chez des enfants qui n'ont pas atteint l'âge de neuf ans. Cependant il y a des enfants qui succombent à une méningite déterminée par une suppuration de l'oreille moyenne que l'on ne remarque pas le plus souvent et à laquelle on ne rapporte jamais la mort. J'en ai eu plusieurs exemples.

L'eau, s'introduisant avec violence dans l'oreille, comme le docteur Weill en cite un exemple (1), peut produire une rupture du tympan avec inflammation vive de la caisse et amener rapidement la mort; mais on doit dire que le jeune homme dont parle cet auteur avait eu pendant plusieurs années une suppuration de la caisse.

La forme méningée est plutôt produite par une inflammation suraiguë affectant un individu sanguin. Elle parcourt quelquefois rapidement ses périodes et peut causer promptement la mort sans la moindre manifestation extérieure la plus évidente, qui est l'écoulement purulent. Cette extension rapide

(1) Thèse de Strasbourg, 1858.

de l'inflammation aux méninges peut donc survenir, comme des praticiens l'ont observé, sans perforation de la membrane du tympan.

La forme pyohémique se remarque surtout à la suite des inflammations chroniques affectant des personnes cachectiques, scrofuleuses, syphilitiques, ou après la suppression brusque d'un écoulement. Il y a généralement chez les malades qui succombent à cette dernière forme, des désordres beaucoup plus grands ; c'est ainsi que l'on remarque des destructions du tissu osseux, comme celui du rocher, par exemple, une atrophie ou une destruction du nerf facial, des perforations d'artères ou de veines.

Diagnostic. — D'après tous les symptômes exposés plus haut, il sera possible de reconnaître les deux formes de cette complication qui détermine la mort dans la plupart des cas. On explore le conduit auditif pour savoir s'il y a des fistules, des séquestres osseux, si la membrane du tympan est perforée ou détruite, s'il existe un polype.

S'il existe de la suppuration, il faudra examiner le pus, afin de reconnaître sa couleur, sa consistance, et de savoir s'il existe des parcelles osseuses qui seront rendues évidentes par l'examen microscopique toujours indispensable, même lorsqu'on ne semble pas soupçonner une lésion osseuse.

On demandera s'il n'y a pas eu une suppression rapide d'un écoulement purulent de l'oreille. On se rendra compte de l'état de la perception crânienne avec la montre et le diapason, pour savoir si la sensibilité acoustique est complétement détruite. Cette connaissance utile rendra le pronostic plus réservé et engagera peut-être le médecin à étudier son malade avec soin. Malgré toutes les investigations, si le doute existe, on examinera attentivement l'état général du malade, et l'on tâchera de savoir dans quelles circonstances sont survenues les dernières complications. On aura soin de ne pas confondre la méningite symptomatique d'un état pathologique de la caisse avec une autre méningite.

On pourrait confondre la forme pyohémique ou l'encéphalite symptomatique avec une fièvre typhoïde ; l'erreur ne doit pas être possible. Quand un malade est atteint d'une fièvre typhoïde, celle-ci vient lentement, et ce n'est qu'après plusieurs jours de malaise qu'on peut constater qu'il y a de l'inappétence, de la tristesse, de l'abattement, des épistaxis, des coliques et de la constipation, des râles sibilants dans la poitrine, du gargouillement dans la fosse iliaque droite. Dans l'inflammation symptomatique des méninges, il y a toujours dans l'oreille un écoulement qui a été supprimé brusquement ou qui dure depuis un certain temps. Il est toujours possible de demander des renseignements, d'examiner l'oreille avec soin et d'analyser les symptômes.

Les frissons irréguliers ont pu en imposer pour une fièvre intermittente; mais, avec un peu d'attention, il est facile de ne pas se tromper. On doit se rappeler que l'inflammation des sinus cérébraux peut exister à l'état latent et ne causer aucun symptôme général; de là une grande incertitude, qui peut disparaître par suite de l'examen de l'oreille et quelques questions adressées au malade ou aux parents.

Pronostic. — Il est très-grave, puisque les malades succombent le plus souvent. Cependant la mort n'est pas la terminaison obligée de cette maladie.

On doit concevoir peu d'espérance quand le malade est jeune ou très-affaibli, et que les symptômes très-intenses se succèdent rapidement.

Il en est tout autrement lorsque le malade a un âge moyen, est sanguin et que les symptômes sont survenus rapidement, puisqu'on peut croire à l'efficacité du traitement antiphlogistique, par excellence, les émissions sanguines.

On doit penser que l'inflammation des sinus peut guérir, mais que l'inflammation de l'oreille moyenne, disparue un moment, peut apparaître de nouveau et reproduire les mêmes accidents avec plus d'intensité. Il est donc très-important de réserver toujours son pronostic, car une inflammation de l'oreille moyenne peut causer la mort.

Traitement. — S'il existe une inflammation vive de l'oreille moyenne, qui indique un état morbide des méninges ou du cerveau, il est indispensable de la combattre par des moyens sur lesquels les auteurs sont peu d'accord. Après les avoir essayés, il m'est permis d'indiquer ceux qui me paraissent le plus efficaces. Le traitement de l'inflammation des sinus, à sa première période, doit être antiphlogistique et proportionné à l'âge et la force du sujet. On prescrira des applications de sangsues à l'apophyse mastoïde, on les renouvellera deux fois par jour s'il le faut, et chaque fois on aura soin d'obtenir un écoulement continu durant un certain temps. Aux enfants âgés de moins de cinq ans, on appliquera une ou deux sangsues à la fois, et l'on aura soin de multiplier très-peu les applications. Chez ces malades, on devra surtout insister sur les révulsifs cutanés qui agissent plus activement que chez les adultes; à un malade adulte, on mettra dix, douze, quinze sangsues, en deux ou trois applications consécutives. Quand la réaction inflammatoire sera très-vive et le malade très-sanguin, on pratiquera une saignée; mais on n'insistera pas autant sur ce dernier moyen antiphlogistique que sur le premier. On prescrira des instillations et des fumigations de décoction tiède de tête de pavot dans l'oreille, et des injections fréquentes et peu abondantes. On donnera le calomel à dose fractionnée, 5 à 10 centig. par jour. S'il survenait des symptômes d'infection purulente, on prescrirait des toniques, comme l'extrait de quinquina ou le vin, l'alcool à haute dose, 100 à 200 grammes par jour, et l'alcoolature d'aconit, 2 à 6 grammes par jour. Je passe sous silence une foule de moyens qui sont inutiles et font souffrir le malade sans le sauver. On doit seulement essayer d'endormir les douleurs sans martyriser le moribond, quand tout espoir est perdu.

DE L'OTALGIE.

Ce mot ne doit pas désigner toutes les douleurs d'oreilles, mais seulement les douleurs idiopathiques, c'est-à-dire les névralgies simples.

Hoffmann, le premier, a appelé spasme otalgique cet état morbide. Mais, dans sa description, il a confondu les douleurs symptomatiques d'une otite et celles qui sont idiopathiques. Itard a décrit beaucoup mieux cette affection, mais il a eu le tort de prendre, comme Hoffmann, certaines douleurs inflammatoires pour des douleurs névralgiques.

Symptômes. — Cette névralgie présente les symptômes de toutes celles des autres parties du corps, si ce n'est certaines différences qui tiennent à la région du corps et à l'organe affecté.

L'otalgie vient brusquement et augmente rapidement, pour persister pendant un temps variable et disparaître.

Dans le courant des vingt-quatre heures, les douleurs deviennent très-fortes, diminuent, se calment et reviennent, ou bien la névralgie disparaît pendant un temps variable.

Cette douleur est lancinante ou sourde et diffère d'une douleur inflammatoire, parce qu'elle n'a pas une marche progressive et qu'elle est au contraire capricieuse, en ce sens qu'elle arrive rapidement à son maximum d'intensité, pour disparaître ou diminuer rapidement. Et, après avoir eu des alternatives d'augmentation et de diminution, elle disparaît ou persiste en continuant sa marche capricieuse. La douleur n'a pas de siége spécial; elle parcourt l'oreille et s'y fixe ou s'étend aux parties voisines.

Il y a quelquefois des tintements d'oreille et de la surdité.

L'otalgie peut être sympathique, c'est-à-dire être déterminée par d'autres névralgies de la face, par des gingivites, des caries dentaires, un corps étranger dans l'oreille.

Quelques auteurs, confondant une otalgie avec une otite aiguë, se sont étrangement trompés en disant que la névralgie pouvait causer le délire et des convulsions.

Symptômes objectifs. — En examinant les diverses parties de l'oreille, on ne trouve aucun signe appréciable. Cependant, comme les malades affectés d'une otite chronique peuvent très-bien être affectés d'une otalgie, on ne doit pas attribuer aux modifications pathologiques de l'otite les symptômes qui tourmentent le malade.

Étiologie. — L'otalgie est causée par le froid, mais il ne faut pas la confondre, comme on l'a fait souvent, avec les douleurs qui surviennent pendant les premières périodes de l'otite externe superficielle.

Une carie dentaire produit parfois une otalgie avec hémicrânie qui disparaît en enlevant la cause. Il en est de même de certains corps étrangers maintenus à demeure dans la bouche (râteliers). J'en ai vu deux exemples; ces personnes assez âgées, n'ayant pas le soin d'enlever chaque soir leur pièce artificielle, avaient contracté une gingivite assez intense qui disparut assez rapidement sous l'influence d'un traitement convenable.

La gingivite produite par toute autre cause peut aussi occasionner une otalgie. Itard, dans certaines otalgies, a signalé la présence d'un névrôme situé immédiatement au-dessous de l'apophyse mastoïde.

Cette tumeur n'était pas douloureuse, mais en la comprimant un peu fortement on faisait naître ou l'on augmentait l'otalgie.

Diagnostic. — En tenant compte des symptômes que j'ai indiqués, il sera difficile de confondre une otalgie avec une otite.

On pourrait cependant, au début d'une otite externe superficielle, croire à l'existence d'une otalgie; mais celle-ci étant caractérisée par une douleur intermittente, capricieuse, et les tissus n'étant pas plus colorés qu'à l'état ordinaire, on ne devra pas se tromper. Après avoir examiné l'oreille, il sera nécessaire d'explorer la région mastoïdienne pour tâcher d'y découvrir un névrôme, la région buccale, et de voir s'il n'y a pas une dent cariée ou une dent de sagesse dont la présence peut expliquer l'otalgie.

Traitement. — Hoffmann et Itard ont indiqué de bons et de mauvais modes de traitement.

Il y a à distinguer deux cas bien distincts. L'otalgie paraît idiopathique ou bien elle est symptomatique.

Si elle est idiopathique, il faut maintenir le conduit auditif constamment fermé avec un bourdonnet de coton enduit avec ce mélange qui m'a constamment réussi :

Laudanum de Sydenham	4 gr.
Chloroforme	1 —
Éther acétique	2 —
Huile d'amande douce	20 —

(Maintenir le flacon bien bouché dans un endroit frais.)

Ou bien badigeonner la surface du conduit deux ou trois fois par jour avec ce mélange et maintenir à demeure du coton sec.

On peut encore employer le moyen indiqué par Hoffmann. Il consiste à prendre une fumigation dans l'oreille avec un liquide versé dans un flacon qui est ensuite placé en grande partie dans l'eau chaude. Ce mélange est composé de : 15 gr. d'eau et de 1 gr. de liqueur anodine d'Hoffmann.

Itard a conseillé de maintenir sur la tempe un peu de savon noir étendu sur un morceau de peau de 4 centimètres de diamètre environ. Une mouche à vésicatoire, dit Itard, produirait une action plus sûre. Le fait est certain.

La première médication que j'ai indiquée est la meilleure.

Itard a conseillé à tort les injections et les instillations. A quoi bon, puisqu'on a des médications qui sont meilleures et présentent moins d'inconvénients. J'en dirai autant du moyen qui consiste à éponger la tête avec de l'eau chaude pendant un quart d'heure, et à la frictionner ensuite jusqu'à ce que l'eau soit évaporée, ainsi que des cataplasmes de tiges de verveine appliqués sur la joue et la tempe. Pour le traitement des otalgies symptomatiques, les moyens indiqués plus haut sont plutôt palliatifs que curatifs. Comme il y a une cause qui agit d'une manière plus ou moins active, on doit tâcher de la faire disparaître. C'est ainsi qu'on fera extraire une dent cariée ou une dent de sagesse, qu'on modifiera une muqueuse buccale enflammée, ou qu'on enlèvera un névrôme.

DE LA SURDITÉ NERVEUSE.

Cette affection assez mal connue peut être considérée comme l'un des symptômes d'états pathologiques multiples, qui ont leur siége dans l'oreille interne, le cerveau ou l'appareil circulatoire.

Toynbee, Triquet, Voltolini, ont fait des recherches nombreuses d'anatomie pathologique. Toynbee et Voltolini, par exemple, ont constaté que l'oreille interne était le siége de dépôts plastiques, calcaires et d'autres lésions. Mais ils n'ont pas cherché suffisamment à reconnaître si ces lésions étaient primitives ou secondaires, c'est-à-dire, si elles étaient produites par une inflammation de l'oreille interne ou de l'oreille moyenne.

Bien plus, Voltolini, ne remarquant pas que l'inflammation chronique de la caisse du tympan est l'affection la plus fréquente de l'organe auditif, a confondu souvent les lésions secondaires avec les lésions primitives. Cependant il constate l'état pathologique des fenêtres rondes et ovales, qui dépend de l'état morbide de l'oreille moyenne. Il en conclut seulement que beaucoup de malades atteints d'affections auriculaires souffrent de surdité nerveuse (1).

Je ne dis pas que ces symptômes ne sont pas des symptômes nerveux, mais ils apparaissent seulement à une période très-avancée de la maladie. Et l'on ne peut pas donner à une affection le nom d'un de ses symptômes principaux. S'il en était autrement, il faudrait appeler surdités nerveuses, toutes les inflammations chroniques de la caisse qui ont parcouru une certaine période, et changer le nom d'une maladie dès que celle-ci serait caractérisée par un symptôme principal.

Symptômes. — Les symptômes de cette affection ne sont pas caractéristiques. On remarque des bourdonnements variables, des sensations d'ouïe subjectives et une surdité intermittente ou progressive. C'est seulement par un examen attentif et en procédant par élimination, qu'on peut croire à l'existence d'une surdité nerveuse.

Marche, durée, terminaisons. — La surdité nerveuse a une marche indéterminée, progressive, intermittente, lente ou rapide et une durée fort variable. Elle disparaît d'elle-même ou sous l'influence d'un traitement, ou bien elle augmente de plus en plus.

Étiologie. — Pour connaître les véritables causes de la surdité nerveuse, il s'agit de savoir si les lésions que l'on constate dans l'oreille interne sont primitives ou sont le résultat d'états pathologiques de la caisse. Triquet, Toynbee et d'autres anatomo-pathologistes ont fait de nombreuses recherches sur ce sujet. On doit en conclure que les modifications des parties molles de l'oreille interne sont produites plus souvent par une inflammation de l'oreille moyenne que par une autre cause. On doit donc bien se garder d'appeler surdité nerveuse une inflammation chronique de la caisse.

Les causes véritables de la surdité nerveuse sont : l'hérédité, la méningite, la compression et l'atrophie du nerf auditif, les commotions, les coups, les chutes, le froid, les modifications pathologiques des os du crâne, du cerveau ou de l'appareil circulatoire.

Les causes moins efficaces peuvent être celles-ci : les saignées

(1) De Troeltsch, ouv, cit.

fréquentes, la fièvre typhoïde, la diarrhée chronique, l'hystérie, l'odontalgie, l'âge, le sexe, la colère, le chagrin, etc.

Hérédité. — Cette cause joue un rôle très-important dans la production de la surdité nerveuse. En effet, il est facile de constater l'existence de la surdité qui a atteint plusieurs membres d'une même famille. On en voit qui deviennent sourds à peu près au même âge et éprouvent les mêmes symptômes, c'est-à-dire une surdité et un bourdonnement qui ont une marche progressive.

La méningite détermine des convulsions chez les enfants et fait dire aux parents que la surdité s'est déclarée à la suite des convulsions.

Les commotions, les coups, les chutes, peuvent causer l'apoplexie ou la congestion des parties molles de l'oreille interne, qui produit peu à peu des modifications du nerf auditif.

Le froid peut produire une congestion ou une apoplexie de l'oreille interne, et amener une paralysie incurable en quelques minutes, comme chez les trois malades qui sont venus réclamer mes soins. Il peut aussi déterminer une inflammation vive des autres parties de l'organe, comme je vous l'ai dit en vous parlant des inflammations de l'oreille externe et de l'oreille moyenne.

Les saignées fréquentes, la diarrhée chronique, la fièvre typhoïde ou les autres affections qui causent une chloro-anémie profonde, anémient le cerveau, le nerf acoustique, et peuvent changer la vitalité de l'organe en produisant des modifications passagères ou permanentes qui déterminent la surdité.

L'hystérie, les vers intestinaux, l'odontalgie, agissent sur le système nerveux général ou local, et peuvent produire une perturbation dans la vitalité du nerf auditif en le congestionnant probablement et causer la surdité.

L'âge produit une surdité que je ne considère pas comme nerveuse, parce qu'il agit sur l'organe tout entier. En ne considérant que les lésions de l'oreille interne, on pourrait croire que cette partie de l'organe est la seule atteinte ; mais si l'on constate que l'oreille moyenne, par suite de l'inflammation de la région naso-pharyngienne, est souvent envahie par le processus inflammatoire, on se gardera bien de prendre l'effet pour la cause. Et si l'on ne veut pas admettre que les modifications de l'oreille interne sont produites par le processus qui a envahi l'oreille moyenne, il faut reconnaître que puisque les parties molles de l'oreille sont plus sèches, plus rigides qu'à l'état normal, l'âge a produit dans l'organe tout entier des modifications qui ne sont pas symptomatiques d'une affection nerveuse. On doit donc dire que les surdités nerveuses peuvent affecter le vieillard comme l'enfant et l'adulte, mais qu'elles sont excessivement rares.

Le sexe masculin, d'après Kramer, Wilde, Triquet, prédispose aux surdités nerveuses ; mais les observations de ces praticiens sont incomplètes. Les auteurs que je viens de nommer ont négligé la question importante du diagnostic, parce qu'ils n'ont pas noté l'état physique du tympan à l'état de repos et de mouvement, l'état physique de la région naso-pharyngienne, l'état de la trompe d'Eustache, les caractères des bruits de la trompe, de la caisse et du tympan, etc. Par conséquent, la plupart de ces observations ne peuvent contribuer à l'étude de la surdité nerveuse.

La colère, le chagrin, les veilles prolongées, produisent, dit-on, des surdités que je n'ai jamais pu constater. Seulement j'ai reconnu que les malades atteints d'une inflammation chronique de la caisse étaient influencés par ces causes d'une manière fâcheuse. Bien que ces causes n'aient peut-être jamais été constatées avec certitude, il est facile d'expliquer la surdité, dans ces cas, en disant que la surdité qui survient à la suite d'un accès de colère, ou de veilles prolongées, est produite par la congestion ou l'anémie du cerveau.

Diagnostic. — Du temps d'Itard et de Kramer, on croyait qu'il existait beaucoup de surdités nerveuses. Mais à mesure qu'on a étudié l'anatomie pathologique de l'oreille, on a reconnu que les surdités nerveuses idiopâthiques étaient le plus souvent symptomatiques d'états pathologiques très-prononcés. Aussi en a-t-on restreint peu à peu le nombre.

Pour reconnaître l'existence d'une surdité nerveuse, on doit tenir compte des perceptions crânienne et auriculaire, examiner avec soin l'oreille externe et le tympan, explorer l'arrière-cavité des fosses nasales et la caisse du tympan. Cet examen fait, les renseignements sur la cause probable de l'affection étant connus, on procédera par exclusion et l'on sera forcé d'appeler surdité nerveuse cet état pathologique qui échappe aux investigations. On aura donc d'autant plus de chances de ne pas confondre une surdité nerveuse avec une autre surdité, qu'on aura plus étudié la question et qu'on aura plus d'expérience clinique.

Pronostic. — La surdité nerveuse étant produite par une cause grave ou légère, difficile à reconnaître le plus souvent, il est important de pouvoir la constater avant de porter un jugement. Comme je vous ai parlé suffisamment de cette affection, je n'insiste pas longuement sur ce sujet; mais je vous engage vivement à ne pas vous empresser de répondre au malade ou à la personne qui vous questionnera. Dans la plupart des cas, on doit même dire que cette affection ayant une origine souvent obscure, il est difficile de la diagnostiquer et de savoir si elle est susceptible d'être guérie, améliorée, ou si elle est incurable.

Traitement. — L'étiologie différente de la surdité nerveuse indique la marche que l'on doit suivre pour la guérir.

La surdité héréditaire a une marche sûre qu'on peut retarder par un traitement convenable. Celui-ci consiste à stimuler le nerf acoustique au moyen de vapeurs d'éther acétique. Pour obtenir ce résultat, on introduit la sonde dans la trompe d'Eustache et l'on dirige des vapeurs d'éther acétique au moyen d'un appareil convenable, comme le mien, par exemple. On donne ces douches gazeuses pendant huit à dix jours. Ensuite on en cesse l'emploi pendant une semaine ou deux, pour les reprendre en suivant les mêmes indications.

L'amélioration augmente peu à peu et permet de cesser le traitement au bout de deux mois environ, si la surdité n'est pas prononcée. Mais, si elle est plus accusée, le traitement est beaucoup plus long et échoue souvent.

Pour être plus précis, je vais vous donner quelques indications bonnes à suivre. Toutes les fois qu'un malade vient vous consulter, il faut connaître l'état des perceptions crânienne et auriculaire et le degré de faculté que possède encore le malade pour suivre la conversation à voix moyenne. Si la montre appliquée sur les diverses parties du crâne, ou placée à 10 ou 15 centimètres de l'oreille, est bien entendue, la surdité sera modifiée avantageusement et assez rapidement par les vapeurs d'éther acétique.

La montre appliquée sur les diverses parties du crâne n'est-elle plus entendue qu'à 2 ou 3 centimètres de l'oreille, la surdité est beaucoup plus grave, mais peut être encore modifiée d'une manière très-sensible par les vapeurs d'éther acétique. Quand la montre appliquée sur les parois de la tête et sur le pavillon de l'oreille n'est pas entendue, ou l'est faiblement, il est possible d'obtenir un peu d'amélioration. Il y a aussi des sourds qui ne perçoivent pas les battements de la montre appliquée sur le crâne, et qui entendent beaucoup mieux la conversation après avoir suivi un traitement pendant quelques jours. Il y en a même qui parviennent à entendre la montre lorsqu'elle est appliquée sur le crâne.

On peut encore citer comme exemples curieux certains sourds qui entendent la montre placée à une petite distance de l'oreille et qui sont moins susceptibles d'être améliorés que d'autres atteints d'une surdité plus prononcée, tant au point de vue de la perception crânienne qu'à celui de la perception auriculaire.

Indépendamment de ces cas particuliers, il y en a beaucoup d'autres qui sont intermédiaires. Ceux dont je viens de vous parler vous permettront de porter un jugement plus net sur tous ceux que vous pourriez observer.

Vous devez aussi vous rappeler que la surdité dépend le plus souvent de lésions incurables ou peu susceptibles de modifications, lorsqu'elle n'est pas améliorée, à un degré variable, au bout d'un certain nombre de jours de traitement.

Je vous ai recommandé l'éther acétique parce que c'est le médicament qui réussit le mieux dans le traitement des surdités nerveuses, mais il y en a d'autres que vous pouvez employer; tels sont : l'éther sulfurique, le camphre, le chloroforme, l'ammoniaque, la teinture d'iode, l'acétate d'ammoniaque, la valériane en vapeurs, la strychnine en solution.

Dans d'autres cas symptomatiques d'un état nerveux moins local, on doit employer les courants électriques continus.

Indépendamment des vapeurs dirigées dans la caisse, il y a une autre médication à indiquer, c'est celle qui consiste à prescrire un traitement général et local.

Au point de vue de l'état général du sujet, il faut prescrire les toniques, les antispasmodiques, le repos, la promenade, le calme ou le bruit, dans le cas où celui-ci calme seul et peut guérir le malade. Rappelez-vous l'exemple d'Itard.

Au point de vue de l'état local, il faut conseiller l'usage des révulsifs énergiques sur la région sterno-mastoïdienne, et des émissions sanguines.

Ces indications posées, il me reste à vous indiquer un traitement pour les cas particuliers que j'ai énumérés.

Un enfant qui est devenu sourd ou sourd-muet à la suite d'une méningite est presque toujours incurable. Dans certains cas, on pourra exciter le nerf auditif, faire usage de révulsifs cutanés et autres, et prescrire un traitement général. Je parle d'un enfant que l'on examine quelque temps après le début de la méningite.

Les surdités qui sont le résultat d'une compression du nerf auditif seront combattues par des moyens convenables. Ainsi, une ostéite du canal de Fallope, à la suite d'une inflammation vive des parties environnantes, devra être combattue par des antiphlogistiques et des révulsifs énergiques. Les surdités causées par les chutes, les commotions, seront combattues par les antiphlogistiques, les révulsifs et les moyens locaux tels que les fumigations et les douches gazeuses. Il en est de même de celles qui sont produites par le froid.

Les surdités venant à la suite de modifications du cerveau ou de ses annexes disparaissent lorsqu'on peut modifier ou faire disparaître la cause. On prescrit donc l'iodure de potassium et le sirop de Gibert, etc., toutes les fois que l'on croit reconnaître une cause de nature syphilitique. Dans les autres cas, on échoue complétement.

A la suite des saignées fréquentes, pendant le cours des diarrhées chroniques ou des convalescences de maladies graves comme la fièvre typhoïde par exemple, il survient des surdités qui doivent être traitées par des reconstituants, des toniques, et un peu plus tard par quelques insufflations d'éther acétique, s'il le faut.

L'hystérie produit aussi des surdités que l'on peut guérir au moyen de douches gazeuses dirigées dans la caisse, de médicaments antispasmodiques et de courants électriques continus. On agira de même dans les cas de surdité symptomatique d'une affection dentaire, si la guérison n'a pas été obtenue par l'extraction de la dent. Les surdités vermineuses disparaîtront avec la cause qui les a causées. Dans d'autres cas, les surdités nerveuses seront combattues par les moyens locaux, et surtout par les douches de vapeurs excitantes telles que celles d'éther acétique, de teinture d'iode, d'ammoniaque.

Je n'ai pas insisté sur toutes ces particularités, parce que les notions que vous avez acquises vous permettent de donner toutes les indications nécessaires.

DES CORNETS ACOUSTIQUES.

Vous avez constaté qu'il existe des affections de l'oreille dont la gravité est extrême, en les traitant même à leur début. Parmi elles on doit nommer certaines surdités héréditaires, congénitales, la plupart des surdités rhumatismales, ou celles qui succèdent aux inflammations anciennes de l'oreille moyenne. Comme elles réagissent toutes sur l'oreille interne, elles causent la paralysie complète ou incomplète du nerf auditif. La première est au-dessus des ressources de l'art, la seconde peut être un peu modifiée, parce qu'il est possible d'y remédier en partie en faisant usage de cornets acoustiques. L'origine de ces instruments remonte à la plus haute antiquité, et plusieurs auteurs en parlent dans leurs écrits en termes très-nets.

Les cornets acoustiques sont creux ou pleins et se composent:

1° D'une extrémité auriculaire destinée à être placée dans le méat ;

2° D'une extrémité beaucoup plus large, beaucoup plus évasée, qui est le pavillon et est destinée à recevoir un grand nombre d'ondes sonores ;

3° D'un corps dans lequel les ondes arrivent et convergent vers l'extrémité auriculaire pour pénétrer dans le conduit sous la forme d'ondes condensées.

Les appareils pleins ont été employés par Itard et se composent de tiges pleines ou creuses à parois très-épaisses, dont on applique une des extrémités sur les parois du crâne. Comme on les a employés jusqu'à présent au point de vue expérimental, je ne vous en parle pas plus longuement.

Les diverses substances employées pour la construction des cornets acoustiques sont l'argent, le cuivre, le fer-blanc, la gutta-percha, le cuir bouilli, le bois. Itard s'est servi des coquillages univalves pris dans la classe des enroulés ou des purpurifères (Lamarck) ; tels sont les vis, les buccins, les cônes (1). Les cornets acoustiques ont une forme variée. Ils sont droits ou courbés, un peu contournés ou spiroïdaux. Ils ont un volume très-variable.

Toynbee les a rangés en deux classes, la première : comprenant ceux qui tiennent seuls dans le conduit; la seconde, ceux que l'on tient à la main. Je pense qu'il est peut-être préférable de les classer plutôt d'après leur puissance. C'est pourquoi je les diviserai en trois classes parfaitement distinctes. Dans la première je range tous les instruments qui tiennent seuls dans le conduit et condensent les ondes sonores en assez petit nombre. Tels sont les cornets simples ou doubles d'Itard, les conques de Gateau et autres, destinés à être placés dans l'oreille et à être dissimulés autant que possible sous la coiffure. Dans la deuxième classe je place tous les appareils de puissance moyenne qui se tiennent à la main, parce qu'ils ont un certain volume. Tels sont les cornets de Dunker, les tubes conducteurs, le cornet acoustique de Luer, le cornet métallique à grillage. Dans la troisième je comprends tous les instruments qui ont une puissance fort grande : tels sont les instruments inventés par le père Hautefeuille (2) et par M. Thilorier (3).

Les cornets acoustiques rangés dans la première classe n'ont pas une puissance bien grande et ne rendent pas de grands services aux malades. Parmi ceux-ci, je dois vous signaler surtout ceux que je vous ai déjà nommés tout à l'heure. Le cornet simple d'Itard et la conque de Gateau concentrent très-peu d'ondes sonores dans le conduit et sont plutôt employés pour maintenir écartées les parois de la portion fibro-cartilagineuse du conduit. Car vous savez que ces parois sont quelquefois assez rapprochées l'une de l'autre pour produire un certain degré de surdité, surtout quand il y a des poils et une petite quantité de cérumen dans le conduit. Cette déformation du méat, par suite du relâchement de la portion fibro-cartilagineuse, coïncide là

(1) Itard, *Traité des Maladies de l'oreille*, 2 vol. Paris, 1821.
(2) Itard, ouv. cit.
(3) Bonnafont, *Traité des Maladies de l'oreille*, Paris 1860.

plupart du temps avec une paralysie variable des nerfs acoustiques, mais comme cette paralysie est parfois peu avancée, le malade retire un léger avantage de ces cornets, s'il ne se décide pas à suivre un traitement.

Le cornet double d'Itard est préférable et améliore un peu l'audition de quelques sourds, néanmoins il ne satisfait pas beaucoup les malades, bien qu'il tienne seul dans le conduit et soit en partie masqué par la coiffure, parce qu'il est ennuyeux à placer et à porter.

Les cornets de la deuxième classe ont une puissance beaucoup plus grande que ceux de la première et sont les plus employés. Vous en voyez plusieurs; je pourrais vous en montrer d'autres sans grand intérêt. Les plus connus et les meilleurs sont ceux que je vais vous décrire.

Le premier que vous voyez a été fait de trois grandeurs différentes; il est composé d'un tube dont l'extrémité auriculaire est un peu recourbée et appropriée à son usage, et dont l'extrémité opposée est munie d'une cavité irrégulièrement conique, ouverte à sa base qui est garnie d'un grillage métallique. Le plus petit modèle est le moins puissant et doit être conseillé aux malades dont la surdité n'est pas très-prononcée. Le modèle moyen sera réservé pour les surdités prononcées, le grand pour les paralysies très-avancées du nerf acoustique. Le deuxième instrument que vous examinez est le cornet acoustique de Dunker. Il est composé d'un tronc de cône auquel est adapté un long tube en cuir bouilli ou en caoutchouc revêtu d'un tissu semblable à celui qui double les tubes de clyso-pompes. Il concentre assez bien les ondes sonores et fatigue peu l'organe de l'ouïe. Le troisième instrument que vous voyez en ce moment est le cornet de Dunker modifié par Luer. Il diffère de celui de l'inventeur par deux spirales métalliques, placées l'une en dedans, l'autre en dehors du tube. Ces spirales rendent la conductibilité du cornet plus grande et en augmentent la puissance.

Les cornets de la troisième classe donnent des sons beaucoup trop forts et peuvent causer des ébranlements assez considérables du nerf auditif. Ainsi Comiers, d'après Itard (1), parle

(1) Ouvr. cité.

d'un instrument inventé par le père Hautefeuille et au moyen duquel le bruit que faisaient deux personnes marchant dans la rue était, dit-il, semblable à celui qu'aurait pu produire la marche d'une armée entière. Que devaient alors produire des ondes sonores plus fortes ?

Thilorier, d'après les indications de Bonnafont, construisit un immense cornet acoustique très-puissant.

Je pourrais vous citer d'autres exemples; mais ceux-ci suffisent pour vous prouver que les cornets rangés dans cette classe sont des instruments employés d'une manière tout exceptionnelle.

Il vous est facile maintenant de savoir celui de ces instruments qui peut être le plus utile au malade dans un cas donné.

Il me reste à vous dire quelles sont les conditions générales auxquelles doit satisfaire un bon instrument acoustique, et à vous indiquer à quelle époque ils sont indiqués ou contre-indiqués.

Les conditions auxquelles doit satisfaire un cornet seraient très-nettes si, les lois sur l'acoustique étant connues, on avait perfectionné les instruments acoustiques autant que les instruments optiques. Nous possédons seulement quelques mauvais cornets acoustiques qu'il s'agit encore de choisir d'une manière convenable, selon les cas donnés.

Généralement le cornet ne doit être ni trop volumineux, ni trop lourd, ni trop bon conducteur du son. Itard avait fait cette dernière remarque; c'est pourquoi il avait essayé différentes substances et avait préféré l'argent, le cuivre, le fer-blanc à l'ivoire, au bois, au cuir bouilli, etc. L'instrument acoustique doit concentrer dans l'oreille des ondes sonores à timbre convenable, afin qu'elles ne nuisent pas au fonctionnement de l'organe. Car vous n'ignorez pas que certains malades entendent mieux les sons graves que les sons aigus, la voix articulée lentement et doucement que celle dont le timbre est plus aigu. Rappelez-vous qu'un diaphragme placé au pavillon de l'instrument diminue l'intensité des ondes sonores.

La forme du cornet acoustique doit être droite, de préférence à toute autre. Le tube conducteur simple et le cornet de Dunker modifié par Luër donnent généralement de bons résultats ; il est utile de les faire essayer aux malades.

L'usage du cornet acoustique est indiqué toutes les fois que la surdité est incurable, ou que l'on désire modifier la vitalité de l'organe dans des cas spéciaux et tout à fait exceptionnels. Alors il est nécessaire d'expérimenter différents cornets avec le malade pour lui conseiller de prendre celui qui le fatigue le moins, de ne pas s'en servir continuellement, afin de ne pas diminuer la sensibilité acoustique. Certaines surdités augmentent rapidement sous l'influence fâcheuse de certains cornets acoustiques. On doit donc constater l'effet de ces instruments et en donner un autre si l'organe en paraît incommodé au bout de plusieurs jours. On doit aussi tenir compte du genre de surdité, car il y en a qui sont influencées beaucoup plus que d'autres par des causes générales. C'est ce qui fait que le nerf auditif est plus sensible à certains moments qu'à d'autres, et qu'il faut concentrer dans l'oreille une quantité moins grande ou plus grande d'ondes sonores.

Il est nécessaire de ne pas employer journellement un cornet acoustique trop puissant, pour ne pas produire dans l'oreille des ébranlements trop forts, qui congestionnent l'oreille interne et augmentent la paralysie du nerf auditif. Pour éviter cet inconvénient, il est préférable de conseiller au malade un simple tube conducteur, celui de Dunker, par exemple, qui fatigue moins l'organe que tous les appareils dits perfectionnés. Seulement, le tube de Dunker a l'inconvénient d'empêcher le malade de jouir des charmes d'une conversation générale. Mais cet inconvénient est compensé par le plaisir de conserver plus longtemps un certain degré de sensibilité auditive qui pourrait disparaître en voulant trop bien entendre. Aussitôt que certains malades ont cessé d'entendre convenablement avec les cornets acoustiques moyens, j'ai constaté qu'on leur permettait d'entendre de nouveau avec ces instruments, après les avoir soumis pendant dix à quinze jours, quelquefois un mois, à l'usage des douches de vapeur d'éther acétique ou de teinture d'iode dirigées dans la caisse du tympan. Quand le traitement est continué seulement pendant dix à douze jours, on ne l'interrompt pas. Mais s'il est suivi pendant un mois environ, il est nécessaire de le suspendre pendant dix à douze jours, pour continuer ensuite pendant une semaine ou deux. A la fin du traitement, s'il y a une inflammation notable de la muqueuse de la trompe d'Eustache, on insuffle un peu d'air dans les caisses au moyen du procédé de Politzer, et l'on prescrit la douche naso-pharyngienne. Les cornets acoustiques peuvent encore être utiles à guérir certaines affections analogues à celle dont parle Itard dans la quinzième observation de son second volume (1). Ce fait est curieux, et je tiens à vous le résumer en quelques mots.

Madame de Souvray, jeune femme très-nerveuse, dormait profondément lorsqu'elle fut réveillée tout à coup par un bruit étrange venant d'une pièce voisine. Elle se leva, pénétra dans la chambre qui était celle de son fils, et vit les rideaux du lit dévorés par les flammes. A la suite de cet accident, cette dame fit une maladie nerveuse qui guérit au bout de 18 mois. Mais elle conserva un bourdonnement continuel qui augmentait à l'approche de la nuit, résista à plusieurs traitements et disparut quinze jours après avoir établi son domicile dans un moulin à eau.

Pour essayer d'obtenir la guérison d'une affection analogue, on place un cornet acoustique dans l'oreille de la malade, et l'on dispose près du pavillon de cet instrument un mouvement de montre ou d'horlogerie, dont le bruit continuel est transmis à l'oreille par l'instrument. Si le bourdonnement augmente, le soir, on peut essayer le cornet acoustique, seulement à cette heure de la journée.

Je vous ai proposé ce moyen thérapeutipue que vous pourrez employer à titre d'essai. Telles sont, messieurs, les notions indispensables que je devais vous donner.

DES VICES DE CONFORMATION DE L'OREILLE.

L'oreille, comme toutes les autres parties du corps, peut subir des modifications très-grandes dans son développement. C'est pourquoi l'observation révèle des arrêts de développement, tantôt dans les parties externes et visibles de l'organe, tantôt dans les parties plus profondément cachées, dont les unes sont en partie visibles, et dont les autres échappent complétement à notre investigation.

(1) Itard, t. II, p. 32.

Je vais tâcher de vous résumer ce sujet qui manque de faits assez nombreux pour être complétement élucidé.

Les arrêts de développement affectent une partie ou la totalité de l'organe. C'est pourquoi Thomson les a divisés en différentes classes. Dans la première, il range les arrêts de développement de la portion fibro-cartilagineuse du conduit; dans la deuxième, les arrêts de développement de la portion osseuse du conduit ; dans la troisième, ceux qui intéressent l'oreille moyenne; dans la quatrième, ceux qui intéressent l'oreille interne et les parties malaire, palatine, ou autres.

Première classe. — Les anomalies isolées de la portion fibro-cartilagineuse de l'oreille externe, citées par les auteurs, sont rares et coïncident, la plupart du temps, avec des modifications du conduit auditif externe ou des parties plus profondément situées.

Symptômes. — Dans le jeune âge, il est beaucoup plus difficile d'obtenir des réponses satisfaisantes que dans l'âge adulte. C'est pourquoi on explorera *de visu* l'organe, et l'on tâchera d'obtenir des données sur le degré des perceptions crânienne et auditive. Chez l'enfant en bas âge, on n'obtiendra jamais de renseignements satisfaisants. Chez le jeune enfant auquel on peut parler et faire comprendre l'importance de l'examen, il sera beaucoup plus facile d'obtenir un résultat.

Vous voyez donc, messieurs, que chez l'enfant les symptômes objectifs sont ceux qu'on possède véritablement. Quant aux autres symptômes que donnent l'examen rhinoscopique de la trompe, l'exploration de l'oreille moyenne par la sonde, et l'auscultation de l'oreille par le stéthoscope, ils peuvent manquer complétement.

On le comprend sans peine quand on songe à l'impossibilité ou à la grande difficulté d'explorer la trompe d'Eustache au moyen du miroir ou de la sonde.

Diagnostic. — Pour connaître la manière d'examiner un malade qui présente cette anomalie, on doit tenir compte de l'âge. Si le malade est un enfant en bas âge, on doit répondre aux parents qu'il faut attendre encore pendant plusieurs mois avant de procéder à un examen plus minutieux et à une exploration plus complète. C'est vers l'âge de 8 à 10 ans que l'enfant peut être examiné avec un peu de soin. Encore, à cette époque, rencontre-t-on de grandes difficultés.

On questionnera les parents sur les antécédents du malade, on demandera aux parents s'ils ont entre eux des degrés de parenté, puis on examinera l'enfant.

Après avoir exploré attentivement le malade tout entier, et noté son état général, on verra si la tête est développée, s'il n'y a pas de symptômes indiquant une méningite ancienne ou existant encore.

Après avoir bien noté les différents détails de cet examen général, on tâchera de constater l'état des perceptions crânienne et auditive. Cette exploration, facile en apparence, causera souvent de grands ennuis, si l'on veut la faire soi-même, mais nous fournit le moyen de poser un pronostic plus précis. Confiant dans les renseignements presque toujours faux des parents, si l'on croit que les nerfs auditifs ont conservé une certaine sensibilité, on peut porter un diagnostic erroné, et tenter une opération inutile, nuisible même. Après avoir obtenu des données certaines sur la sensibilité acoustique, on doit explorer l'organe. On examine d'abord le pavillon de l'oreille, c'est-à-dire les saillies et les dépressions qui existent à sa surface, pour savoir s'il n'y a pas une ouverture ou une dépression qui représente ou remplace le méat auditif. On sonde le canal ou le pertuis, s'il existe, en l'éclairant, et l'on tâche de reconnaître la portion osseuse du conduit. On exerce une pression sur la dépression que j'ai signalée, afin de sentir s'il n'y a pas une couche cutanée derrière laquelle se trouve un espace libre ou une couche solide.

Il ne reste plus qu'à examiner l'orifice des trompes avec le miroir, à explorer la trompe avec la sonde, et à ausculter l'oreille au moyen d'un stéthoscope pendant que l'on insuffle de l'air dans la caisse. Les bruits que l'on peut entendre, bien qu'une certaine épaisseur de tissu sépare les cavités de l'oreille du pavillon du stéthoscope, permettent de croire à l'existence de l'oreille moyenne, mais ne peuvent donner une idée de la conformation de cette partie de l'organe.

Après avoir ainsi examiné le malade, on peut, si la perception crânienne existe à un degré satisfaisant, poser un diagnostic sérieux, en disant aux parents quelles sont les difficultés inhérentes au sujet. L'examen du malade adulte affecté d'un arrêt de développement rangé dans la première classe est beaucoup plus facile. Vous suivrez le même *modus faciendi.*

Pronostic. — D'après les faits classés par Thomson, d'après les autres faits connus, il est facile de reconnaître qu'on doit émettre une opinion, seulement après avoir fait un examen sérieux et répété plusieurs fois. L'exemple suivant vous prouvera qu'il faut hésiter dans certains cas, et remettre à une époque plus ou moins éloignée les autres explorations.

Pendant l'année 1869, on m'amena un enfant âgé de quatre mois que j'examinai le mieux possible. Le pavillon de l'oreille droite était remplacé par un appendice cutano-fibro-cartilagineux sur lequel on remarquait l'hélix et une ouverture qui représentait la cavité de l'anthélix, car l'anthélix n'existait pas. L'antitragus et le lobule étaient remplacés par la partie terminale du tragus, qui était fortement incurvé et se confondait insensiblement avec les tissus voisins. La conque, informe et très-petite, présentait sur un point de sa surface le méat auditif. Le conduit auditif, long de 6 millimètres, était terminé par un cul-de-sac tapissé par une peau mince, fine, imberbe, d'une coloration légèrement rosée, semblable à celle des parties voisines.

Le pavillon gauche était un peu moins difforme. On voyait l'hélix épaissi, dont le développement n'était pas proportionné à celui des autres parties du pavillon. L'anthélix et sa cavité étaient réduits à une dépression assez considérable, qui rappelait vaguement la forme normale. A la partie inférieure du pavillon, on remarquait le méat auditif et le conduit auditif qui avait une longueur de 4 millimètres.

Les cris du jeune enfant, pendant mon exploration de l'oreille moyenne avec la douche de Politzer, m'empêchèrent de prolonger un examen inutile. Quelques mois après, je revis l'enfant qui paraissait entendre, et je conseillai aux parents de me le ramener lorsqu'il aurait deux ans.

Dans des cas pareils, je vous engage à agir ainsi et à visiter l'enfant à des intervalles de plusieurs mois, en attendant le moment favorable d'opérer.

Traitement. — Avant de tenter l'opération, qui a pour but de rétablir le conduit auditif, il est utile de considérer l'âge du malade. L'opération n'est pas urgente, puisque l'audition, dans les cas favorables, persiste à un degré suffisant pour que l'enfant ne devienne pas muet. C'est donc vers l'âge de trois à cinq ans que le malade devra être opéré.

On doit songer à créer un conduit auditif par l'instrument tranchant ou le caustique ; l'instrument est préférable. On fait une incision peu profonde à la peau, de manière à couper peu à peu les couches sous-jacentes. On saisit une des lèvres de la plaie avec une pince à griffes, puis on dissèque chaque partie correspondante. Après avoir pénétré dans la cavité du conduit, on enlève une moitié de disque correspondant chacune à une lèvre de la plaie, et l'on a ainsi créé le méat et rétabli le conduit. Il n'y a plus qu'à cautériser la plaie avec une solution de nitrate d'argent au quinzième. Dans les cas où il existe un commencement de conduit, et où la peau forme un cul-de-sac, comme je vous l'ai dit tout à l'heure en vous décrivant les deux oreilles externes du jeune enfant, on opère de la même manière, en prenant garde de faire pénétrer le bistouri trop profondément, de peur de blesser le tympan. L'incision faite, les lambeaux de tissu enlevés, la cautérisation faite, on place dans le conduit auditif un bourdonnet de coton enduit avec du cold cream un peu camphré. Les jours suivants, on examine la surface de la plaie, on excise certaines parties inutiles s'il le faut, et l'on a soin de combattre l'inflammation consécutive, si par hasard elle devient vive. Il pourrait arriver que la portion osseuse du conduit n'existât pas et que le tissu cutané remplaçât la membrane du tympan. Alors on pénétrerait directement dans la caisse. Une perforation simple n'entraînerait pas un grand inconvénient; mais il n'en serait plus de même si l'on enlevait cette paroi cutanée, parce que l'ouverture pourrait ne pas se refermer, et alors la muqueuse de la caisse étant irritée par l'air extérieur suppurerait. C'est pourquoi, avant d'inciser largement la peau, il faut créer une perforation assez large, y maintenir un tube creux, et insuffler de l'air dans la caisse. Si le tympan existe, on entend le bruit de caisse. Si le tympan n'existe pas, ou s'il a été perforé pendant le cours de l'opération, l'air sort en sifflant, au dehors; par conséquent, on doit faire attention d'opérer avec habileté et de tâcher de ne pas confondre une perforation avec une absence ou un défaut de développement du tympan.

Deuxième classe. — Les arrêts de développement rangés dans la deuxième classe se rencontrent plus fréquemment que ceux dont je viens de vous parler. Tantôt le pavillon est tout à fait déformé, et il n'y a pas de conduit, tantôt il n'y a ni conduit ni pavillon. Mais ce cas est plus rare que le premier. Parfois la portion osseuse du conduit existe.

Symptômes. — Il y a d'abord les symptômes objectifs qui sont de peu d'importance dans certains cas, puis les symptômes fournis par l'auscultation de l'oreille au moment où l'on insuffle de l'air dans la caisse.

Diagnostic. — Pour reconnaître l'anomalie, on examine le malade en suivant les règles que je viens d'indiquer tout à l'heure, et en remarquant, comme l'a fait Wirchow, que les anomalies de l'oreille coïncident parfois avec un arrêt de développement du maxillaire inférieur.

Pronostic. — Avant de porter un pronostic, il sera nécessaire d'exciser les téguments et de tâcher de s'assurer de l'état de la portion osseuse.

Traitement. — Il consiste à rétablir le conduit auditif lorsque sa portion osseuse existe, qu'elle soit normale ou rétrécie. Si elle manque ou si elle est obturée par du tissu osseux, il n'y a rien à tenter.

Troisième classe. — Ces anomalies existent en petit nombre dans la science. Tantôt la caisse est déformée, tantôt les osselets de l'ouïe sont modifiés. Quelquefois il y a absence du conduit auditif, des osselets et de la trompe d'Eustache. Très-rarement la caisse est oblitérée par du tissu osseux.

Symptômes. — Ils sont fournis en très-petit nombre par l'auscultation de l'oreille.

Diagnostic. — Après avoir examiné le malade, on tâche de savoir si la trompe et la caisse existent et sont perméables. En tenant compte de la profondeur à laquelle se produit le bruit qui est causé par l'insufflation d'air, en essayant d'apprécier la nature, la lenteur et le timbre de ce bruit, on pourra peut-être acquérir certaines données utiles. Mais il ne faut pas croire que ces nuances soient faciles à saisir ; elles exigent une ouïe très-fine et une grande expérience clinique.

Traitement. — Il consiste à rendre l'accès des ondes sonores à la caisse beaucoup plus facile, toutes les fois que les nerfs acoustiques existent.

Je vous en ai parlé tout à l'heure.

Quatrième classe. — Il existe dans la science un certain nombre de ces anomalies très-curieuses. Tantôt les oreilles externe et moyenne sont bien conformées, mais l'oreille interne n'existe pas. Ce cas est très-rare et a été noté dans la *Gazette médicale* de Strasbourg, de l'année 1863. Tantôt l'oreille interne est représentée par le vestibule seul. D'autres fois certaines parties de l'oreille interne manquent ou sont peu développées, et le nerf acoustique existe, manque ou est atrophié.

Diagnostic. — Comme il existe ordinairement des arrêts de développement des parties malaires, palatines, maxillaires et autres, il est possible de soupçonner l'arrêt de développement de l'oreille interne.

On procède à l'examen du malade, d'une manière générale; on tâche de s'assurer de l'état fonctionnel des nerfs auditifs, et l'on explore les oreilles externe et moyenne si elles existent. Cet examen, renouvelé plusieurs fois s'il le faut, permet de porter quelquefois un diagnostic et un pronostic sérieux.

Traitement. — Il n'y a aucun traitement à prescrire, si la sensibilité acoustique n'existe pas. Dans le cas contraire, comme elle dépend de modifications organiques, je ne vous conseille pas de vouloir l'améliorer.

EXPLICATION DES FIGURES

Toutes les figures qui représentent les tympans : physiologique ou pathologique, et les autres lésions de l'appareil auditif, sont entourées d'une zone dont la coloration est d'un rosé jaunâtre ou rougeâtre. Cette zone représente une petite partie des parois du conduit auditif externe. En dedans d'elle, est le tympan ou la lésion, en dehors est la zone noire qui l'entoure. Cette disposition a été prise à dessein pour le coup d'œil d'ensemble.

Figure 1. Représente le tympan normal.

Cette membrane a une forme généralement circulaire chez l'enfant, ovalaire chez l'adulte.

A la lumière naturelle, sa coloration diffère un peu, suivant l'âge de la personne soumise à l'examen. Dans le jeune âge, le tympan a une coloration d'un gris violacé très-tendre, plus sombre dans ses parties antéro-supérieures. Cette teinte plus sombre est due à ce que l'éclairage de ces parties est souvent imparfait et à ce que la caisse du tympan, au niveau des ces parties, ayant une certaine profondeur, absorbe une plus grande quantité de rayons lumineux. On doit dire que la coloration de la membrane est à peu près la même dans toutes ses parties, lorsque l'éclairage est suffisant. Cependant, derrière le manche du marteau, au niveau de ses deux tiers inférieurs, le tympan qui correspond au promontoire a des reflets jaunâtres très-légèrement verdâtres ordinairement, tantôt faciles, tantôt difficiles à bien voir.

Dans l'âge adulte et dans la vieillesse, la coloration du tympan est d'une coloration violacée plus prononcée et présente, au niveau du promontoire, les teintes indiquées plus haut. Les parties périphériques du tympan sont plus blanchâtres. Parfois même on remarque à la périphérie une zone blanchâtre de un demi-millimètre ou un peu plus de largeur.

A la lumière artificielle, le tympan a une coloration d'un gris tendre. La teinte est plus claire au niveau du promontoire et dans les parties immédiatement situées derrière le manche du marteau. La teinte est d'un gris blanchâtre dans les parties périphériques de la membrane. Toute injection, toute marbrure, tout pommelé indique soit un état physiologique exagéré, soit un état pathologique. Derrière l'apophyse externe (V. plus bas manche du marteau), on aperçoit quelquefois une bande grisâtre qui se dirige transversalement ou à peu près, de l'apophyse externe au cadre osseux où elle disparaît. Cette bande qui présente souvent une concavité tournée en bas est due à l'ombre portée par la poche postérieure du tympan et la corde du tympan. Cette bande existe lorsque le tympan est assez rapproché de ces dernières parties désignées, quel que soit l'éclairage employé.

Si la lumière employée était très-vive, la bande ombrée pourrait être invisible.

Surface. La surface du tympan doit être unie, polie et légèrement brillante.

Courbure. Le tympan a une concavité dirigée vers l'intérieur du conduit auditif externe, si ce n'est dans les parties situées au niveau du triangle lumineux et derrière le manche du marteau. Dans ces points, la membrane est convexe du côté de l'oreille externe ou à peu près plane.

Manche du marteau. Vers la partie supéro-antérieure du tympan, près du cadre osseux auquel il est fixé, on aperçoit à la surface de cette membrane une saillie arrondie ou vaguement conique, d'une coloration d'un blanc demi-opaque à peine jaunâtre. C'est l'apophyse externe du marteau. De sa partie inférieure, part une ligne blanchâtre à peine sinueuse qui s'avance vers le centre de la membrane qu'elle dépasse un peu. C'est le manche du marteau. De la partie antéro-inférieure de l'extrémité inférieure du manche du marteau, on voit partir une tache lumineuse assez étendue et beaucoup plus brillante que le tympan. C'est le triangle lumineux.

Il est isocèle, à sommet tronqué correspondant au manche du marteau, à base correspondant aux parties excentriques de la membrane.

Toute modification sensible dans sa forme, son étendue, sa position, son brillant, indique un état pathologique passager ou permanent.

Figure 2. Représente le tympan gauche d'une dame âgée de 29 ans, pendant le cours d'une inflammation aiguë de l'oreille moyenne. Le tympan présente une perforation qui date de trois jours et qui laisse passer du muco-pus dans le conduit.

La peau de la portion osseuse, en partie visible, est le siége d'une inflammation vive. Le tympan fortement hypérémié et tuméfié paraît avoir des dimensions beaucoup plus petites qu'à l'état normal et se présente sous l'aspect d'une membrane dont la coloration est d'un beau rouge carmin. On ne distingue aucun détail physiologique à la surface de la membrane.

La paroi inférieure de la portion osseuse du conduit et les parties inférieures du tympan sont masquées par une certaine quantité de pus.

Perception avant le traitement...	crân. : crâne gauche...	0.
	aud. : oreille gauche...	faible au contact.
Perception après le traitement...	crân. : crâne gauche...	bon.
	aud. : oreille gauche...	bonne.

Figure 3. Représente le tympan gauche d'une jeune fille de 19 ans, pendant le cours d'une inflammation aiguë de la caisse du tympan. La peau qui recouvre la portion osseuse du conduit est hypérémiée, surtout au niveau des parois supérieure et postéro-supérieure. La moitié postérieure du tympan est projetée vers l'intérieur du conduit par une collection de muco-pus renfermé dans la caisse. Cette partie du tympan est hypérémiée, épaissie, imbibée dans ses parties supérieures, rougeâtre, grisâtre, blanchâtre dans ses parties inférieures. Vers le milieu de cette moitié postérieure de la membrane, on aperçoit une tache qui a une coloration d'un blanc jaunâtre.Cette tache indique que le tympan, en ce point, est plus fortement projeté en dehors que ses autres points et est le siége d'une résorption qui produira bientôt sa perforation. Vers la partie supérieure de la membrane, près du cadre osseux, on aperçoit une saillie blanchâtre qui tranche sur le fond rouge représenté par le tympan : c'est l'apophyse externe qui n'est pas continuée par le manche du marteau. Celui-ci n'est plus visible, mais en avant il limite la partie vascularisée du tympan.

La moitié antérieure du tympan a une coloration d'un gris sombre mat avec des reflets légèrement violacés dans toutes les parties qui avoisinent le manche du marteau.

Perception avant le traitement.	crân. :	crâne gauche..	faible.
	aud.. :	oreille gauche..	faible au contact.
Perception après le traitement.	crân. :	crâne gauche..	bon.
	aud.. :	oreille gauche..	2 mètres.

Remarque. — Il y avait à la surface du tympan quelques grumeaux blanchâtres (pellicules, pus) que j'enlevai avant de dessiner la membrane.

Au lieu de laisser la perforation se faire spontanément, je la pratiquai moi-même au moyen de mon petit couteau lancéolaire. Il s'écoula dans le conduit une certaine quantité de muco-pus sanguinolent qui devint plus abondante lorsque j'eus fait passer de l'air dans la caisse, au moyen de la sonde préalablement fixée dans la trompe d'Eustache, après avoir fait pencher la malade du côté de l'oreille affectée.

J'injectai ensuite dans la sonde dix à douze gouttes de solution potassique faible qui entraîna le muco-pus au-dehors. Il survint des battements aussitôt après l'injection ; mais les douleurs furent instantanément calmées, et l'audition un peu améliorée.

Après avoir prescrit un traitement convenable et continué les insufflations gazeuses ou liquides dans la caisse pendant un mois, la malade recouvra l'ouïe.

Figure 4. Représente le tympan droit d'une jeune fille, âgée de 12 ans, strumeuse, pendant le cours d'une inflammation aiguë de la caisse. La peau de la portion osseuse du conduit, près du tympan, est hypérémiée. Les vaisseaux gagnent la périphérie du tympan où ils forment une couronne de vaisseaux. De celle-ci partent des vaisseaux qui s'irradient vers le centre de la membrane, où plusieurs d'entre eux s'anastomosent avec ceux qui viennent d'autres points. On en remarque un certain nombre derrière le manche du marteau. Celui-ci est porté assez fortement vers l'intérieur de la caisse, et n'est pas coloré par les vaisseaux, puisqu'il apparaît avec sa coloration naturelle ; mais il peut arriver que l'injection pathologique le teinte en rose et même en rouge.

L'apophyse externe est normale. Derrière elle on aperçoit une traînée sombre à concavité dirigée en bas : c'est l'ombre portée par la corde du tympan.

Le tympan a une coloration d'un gris trouble sale. On aperçoit dans son épaisseur des ecchymoses qui apparaissent sous la forme de taches arrondies, d'une coloration d'un beau rouge de sang. Quelques-unes d'entre elles réfractent fortement la lumière. Elles sont produites par la rupture de petits vaisseaux. Il n'y a plus de triangle lumineux. Le dessin représente trois de ces taches ecchymotiques.

Perception avant le traitement...	crân. :	crâne droit....	0.
	aur.. :	oreille droite..	au contact.
Perception après le traitement...	crân. :	crâne droit....	bon.
	aur.. :	oreille droite..	15 centimètres.

Remarque. — Cette jeune fille, excessivement sourde avant le traitement, parvint à suivre assez bien la conversation, mais il est probable que les tissus mous de l'oreille moyenne, modifiés très-profondément depuis quelques années, amèneront la paralysie des nerfs auditifs (par suite de l'extension du processus inflammatoire à l'oreille interne) et l'ankylose d'un ou plusieurs osselets.

Figure 5. Représente le tympan droit d'une jeune fille, âgée de 24 ans, bien constituée, plusieurs jours après le début d'une otite aiguë de la caisse.

La peau de la portion osseuse du conduit a une coloration rougeâtre pâle, si ce n'est à la paroi supérieure où l'on voit des vaisseaux assez volumineux qui gagnent le tympan en passant derrière le manche du marteau. Quelques-uns de ces vaisseaux peuvent être suivis jusqu'à la paroi inférieure du conduit où ils disparaissent. Le tympan a une coloration d'un gris de fer, sombre dans la plus grande partie de sa surface, excepté dans certains points que j'indiquerai plus bas.

Le manche du marteau a une coloration normale ainsi que l'apophyse externe derrière laquelle on voit la corde du tympan se dessiner vaguement (V. fig. 4 et 9 où ce détail est assez visible).

En avant de l'extrémité inférieure du manche du marteau, on voit deux taches lumineuses à bords vaguement limités. Ces taches lumineuses, qui dépendent de la courbure anormale de la membrane, sont situées à la partie supérieure d'une dépression assez forte qui se confond, en haut, avec la membrane, mais qui, en bas, est limitée par le tympan brusquement courbé. Cette dépression est causée par des adhérences en voie de formation. Les parties de la membrane immédiatement situées au-dessous de l'angle ont une coloration jaune rougeâtre pâle.

Perception avant le traitement...	crân. :	crâne droit....	assez bon.
	aur.. :	oreille droite..	au contact.
Perception après le traitement...	crân. :	crâne droit....	bon.
	aur.. :	oreille droite..	bonne.

Remarque. — Au moyen de douches d'air, je détruisis les adhérences, ou je leur donnai une plus grande longueur, ce qui rendit la courbure du tympan beaucoup moins prononcée dans les parties correspondant à la dépression, et donna une mobilité assez grande à ces parties.

Après avoir donné quelques douches gazeuses, et avoir constaté que les mucosités renfermées dans la caisse ne se résorbaient pas assez rapidement, je perforai la membrane, et, après avoir fait pencher la malade du côté de l'oreille affectée, j'injectai dans la caisse plusieurs gouttes de solution potassique au moyen de la sonde préalablement fixée dans la trompe d'Eustache. Il s'écoula dans le conduit une assez grande quantité du mucus. Je fis trois fois le même pansement à quatre jours d'intervalle.

Figure 6. Représente le tympan droit d'une jeune fille bien constituée, âgée de 25 ans, et atteinte d'une inflammation chronique de la caisse, avec hypérémie considérable et persistante de la muqueuse de la caisse. La peau de la portion osseuse n'est pas hypérémiée. A la paroi supérieure du conduit seulement, on distingue plusieurs vaisseaux qui gagnent le tympan. Quelques-uns disparaissent au niveau du centre de cette membrane.

Le tympan a une coloration d'un gris blanchâtre et présente un reflet rosé, peu visible dans ses parties périphériques, très-prononcé dans ses parties centrales. Cette coloration est produite par l'hypérémie de la couche muqueuse. Le tympan est un peu porté vers l'intérieur de la caisse, et touche, par sa partie postéro-supérieure, la grande branche de l'enclume qui apparaît derrière le manche du marteau sous la forme d'une ligne blanchâtre.

Au-dessous de l'extrémité inférieure du manche du marteau, on aperçoit deux taches lumineuses qui remplacent le triangle lumineux.

Perception avant le traitement....	crân. :	crâne droit....	faible.
	aur.. :	oreille droite..	au contact.
Perception après le traitement...	crân. :	crâne droit....	bon.
	aur.. :	oreille droite..	15 centimètres.

Remarque. — Les malades qui ont un tympan présentant une physionomie pareille sont tourmentés par des bourdonnements fort incommodes et une surdité prononcée. Il est donc important de faire une exploration attentive afin de reconnaître la maladie et de ne pas porter un pronostic trop favorable.

Le traitement consiste à perforer la membrane et à injecter dans la caisse des solutions médicamenteuses.

Figure 7. Représente le tympan gauche d'un homme âgé de 46 ans, un peu lymphatique, pendant le cours d'une inflammation chronique de la trompe d'Eustache.

La peau de la portion osseuse du conduit auditif externe a une coloration normale. A la paroi supérieure du conduit, on voit seulement quelques vaisseaux dont deux longent le manche du marteau et dont un n'arrive qu'à l'apophyse externe. Ces vaisseaux sont dus à la tension exagérée du tympan.

La membrane du tympan a une coloration d'un gris de fer assez prononcé. Elle a une concavité exagérée qui dépend de l'obstruction de la trompe d'Eustache et forme deux plans : un plan externe formé par les parties périphériques de la membrane, un plan interne formé par les parties centrales de la membrane qui sont projetées vers l'intérieur de la caisse.

L'apophyse externe est très-saillante; derrière elle on voit une saillie blanchâtre à peine jaunâtre à bord inférieur concave. Cette saillie indique la corde du tympan et la poche postérieure du tympan.

Le manche du marteau, fortement porté vers l'intérieur de la caisse, est vu en raccourci. Derrière lui, on aperçoit une partie de la longue branche de l'enclume.

Le triangle lumineux est un peu plus large qu'à l'état normal.

Perception avant le traitement....	crân. :	crâne gauche..	bon.
	aur.. :	oreille gauche.	au contact.
Perception après le traitement...	crân. :	crâne gauche..	bon.
	aur.. :	oreille gauche.	3 mètres.

Remarque. — Ce malade avait une suppuration chronique de l'oreille droite qui céda à mon traitement.

Après avoir fait quelques insufflations gazeuses et avoir commencé le traitement de la pharyngite granuleuse dont ce malade était atteint, le tympan reprit sa courbure physiologique et l'audition s'améliora progressivement.

Figure 8. Représente le tympan gauche d'un jeune homme âgé de 18 ans, et affecté d'une inflammation chronique de la trompe et de la caisse avec obstruction de la trompe.

Le tympan a une coloration d'un gris blanchâtre opaque sombre et terne dans ses parties centrales, plus blanchâtre dans ses parties périphériques.

Les parties du tympan, situées au-dessus de la plicature qui part de l'apophyse externe, ont une coloration d'un gris blanchâtre légèrement jaunâtre. Celles qui sont comprises entre cette plicature et le manche du marteau ont une coloration d'un gris sombre, plus prononcée au niveau des parties plus déprimées.

Le tympan est divisé en deux plans beaucoup plus accusés que dans la figure 7; et ses parties centrales sont beaucoup plus portées vers l'intérieur de la caisse que ses parties externes, surtout la moitié postérieure. Il en résulte que la grande branche de l'enclume, le sommet et la branche antéro-inférieure de l'étrier proéminent à la surface du tympan.

L'apophyse externe est très-saillante; le manche du marteau fortement porté en dedans et en haut est vu en raccourci. Le triangle lumineux est petit, irrégulier.

Perception avant le traitement...	crân. :	crâne gauche..	assez bon.
	aur.. :	oreille gauche.	0.
Perception après le traitement...	crân. :	crâne gauche..	bon.
	aur.. :	oreille gauche.	2 mètres.

Remarque. — Malgré l'épaississement de la muqueuse, l'ouïe redevint excellente. Comme les fibres élastiques qui entourent le tendon réfléchi du muscle tenseur du tympan étaient trop profondément modifiées, la rétraction du tendon réfléchi subit peu de changements.

Cet exemple pris parmi tant d'autres du même genre prouve que le tympan peut subir un grand changement de courbure, et la chaîne des osselets une tension assez forte sans causer beaucoup de trouble à l'ouïe.

Figure 9. Représente le tympan gauche d'un jeune homme scrofuleux, âgé de 18 ans et affecté d'une inflammation chronique de la caisse.

La coloration de la peau qui recouvre la portion osseuse du conduit n'offre aucune particularité. La membrane du tympan est opaque. Elle a une coloration d'un gris blanchâtre. Elle présente des parties beaucoup plus grisâtres qui paraissent déprimées et sont peu modifiées par le processus morbide.

Toute la partie du tympan située derrière le manche du marteau est rendue proéminente par l'apophyse externe et le manche du marteau qui font une saillie assez forte à la surface de la membrane. Cette partie de la membrane a une coloration d'un rosé jaunâtre.

Le triangle lumineux est pâle, à peine visible.

Perception avant le traitement...	crân. :	crâne gauche..	assez bon.
	aur.. :	oreille gauche.	au contact.
Perception après le traitement...	crân. :	crâne gauche. .	bon.
	aur.. :	oreille gauche.	60 centimètres.

Remarque. — Le malade était affecté d'une inflammation chronique des deux caisses du tympan et suivait la conversation avec beaucoup de difficulté. L'ouïe redevint meilleure à droite qu'à gauche, et le malade entendit d'une manière très-satisfaisante.

Chez tous les malades strumeux, affectés d'une inflammation aiguë ou chronique de la caisse du tympan, avec ou sans suppuration de cette partie de l'organe, les récidives sont fréquentes. On doit donc en avertir les malades et les engager, même après la guérison souvent apparente, à suivre une hygiène convenable.

Figure 10. Représente le tympan droit d'une jeune fille âgée de 20 ans et affectée d'une suppuration de la caisse pendant quinze ans.

La coloration de la peau de la portion osseuse du conduit est rouge dans la paroi supérieure. Le tympan n'est plus perforé. Il est recouvert de pellicules grisâtres, noirâtres, qui masquent les différents détails qu'on pourrait distinguer à sa surface. En avant de l'apophyse externe, on distingue des dépôts calcaires qui donnent une coloration d'un blanc crayeux à cette partie de la membrane.

Après avoir enlevé les pellicules, on voit le tiers supérieur de la moitié antérieure de la membrane présenter cette coloration calcaire. Les parties périphériques de la membrane moins masquées par les pellicules ont une coloration opaque d'un gris blanchâtre sale. Le manche du marteau, en partie voilé par les pellicules, est très-saillant et très-vasculaire.

Perception avant le traitement...	crân. :	crâne droit....	bon.
	aur.. :	oreille droite..	3 centimètres.
Perception après le traitement...	crân. :	crâne droit....	bon.
	aur.. :	oreille droite..	40 centimètres.

Remarque. — A la suite des suppurations de la caisse du tympan, on voit souvent se former des amas de pellicules et parfois des grumeaux de cérumen à la surface du tympan et de la portion osseuse. On doit attribuer la formation de ces pellicules à un état eczémateux qu'il est nécessaire de combattre par un traitement approprié. Cet état, dont il faut connaître la valeur diagnostique, peut persister pendant un temps assez long, après la guérison.

Figure 11. Représente le tympan droit d'un jeune homme âgé de 29 ans et atteint d'une inflammation chronique de la caisse du tympan.

La coloration de la peau de la portion osseuse du conduit n'offre aucune particularité à noter.

Le tympan, assez concave dans sa moitié antérieure, a une courbure moins prononcée dans sa moitié postérieure. Il a une coloration opaque d'un gris blanchâtre terne et n'a pas de triangle lumineux. Ses parties périphériques sont plus blanchâtres que ses parties centrales.

Le manche du marteau est porté en dedans et en arrière. Il a entraîné les parties centrales du tympan, du côté de la caisse du tympan, et son extrémité inférieure est masquée par les parties postérieures de la membrane auxquelles il donne une courbure brusque.

Derrière le manche du marteau, on remarque des vaisseaux assez volumineux qui se gorgent de sang lorsqu'on fait exécuter des mouvements à la membrane.

Perception avant le traitement...	crân. : crâne droit....	faible.
	aur.. : oreille droite..	0.
Perception après le traitement...	crân. : crâne droit....	moyen.
	aur.. : oreille droite..	20 centimètres.

Remarque.—Pendant la durée des inflammations chroniques de la caisse, il est fréquent de voir un ou plusieurs vaisseaux relativement volumineux, derrière le manche du marteau. Ces vaisseaux augmentent de volume et de nombre lorsqu'on active la circulation de cette partie de l'organe en faisant exécuter des mouvements à la membrane du tympan ou à la chaîne des osselets.

Ces vaisseaux volumineux et persistants indiquent toujours un état hypérémique chronique ou inflammatoire ou bien une congestion passagère qui n'offre aucune gravité.

Figure 12. Représente le tympan droit d'un jeune homme scrofuleux, âgé de 19 ans et affecté d'une inflammation chronique de la caisse. La coloration de la peau de la portion osseuse n'offre aucune particularité à noter.

Le tympan a une coloration opaque d'un gris de fer, plus foncée dans ses parties centrales que dans ses parties périphériques. Il a une concavité exagérée dans certains points qui ont contracté des adhérences avec la grande branche de l'enclume et l'étrier.

Le triangle lumineux est trouble, déformé, et beaucoup plus petit qu'à l'état normal.

Le manche du marteau est saillant. A la paroi supérieure du conduit on voit trois vaisseaux qui se réunissent en un seul au niveau de l'apophyse externe. Derrière le manche du marteau on aperçoit la grande branche de l'enclume. La branche antéro-inférieure de l'étrier apparaît vaguement à la surface du tympan et forme, avec la grande branche de l'enclume, un angle obtus ouvert en haut et en arrière. La membrane du tympan adhère à ces deux osselets, c'est pourquoi les parties de cette membrane comprises entre la grande branche de l'enclume et le manche du marteau sont très-déprimées et ont une teinte assez foncée.

Au-dessous et un peu en avant de l'extrémité inférieure du manche du marteau, on aperçoit une tache lumineuse moyennement brillante, qui a la forme d'un fer de flèche et remplace le triangle lumineux. L'existence de cette tache lumineuse trouble prouve que le tympan n'a plus qu'un certain degré de poli.

Perception avant le traitement...	crân. :	crâne droit....	moyen.
	aur.. :	oreille droite..	au contact.
Perception après le traitement...	crân. :	crâne droit....	bon.
	aur.. :	oreille droite..	60 centimètres.

Figure 13. Représente le tympan gauche d'un homme âgé de 63 ans et affecté d'une surdité graduelle consécutive à des bruits. (Ce malade a travaillé pendant 40 ans et quelques mois dans un atelier de forge.) La coloration de la peau de la portion osseuse est normale.

Le tympan, peu concave, a une coloration d'un gris bleuâtre (glauque) dans ses parties centrales et d'un gris blanchâtre dans ses parties périphériques. Certaines parties plus profondément modifiées que les autres sont beaucoup plus blanchâtres et donnent à la membrane un aspect marbré ou pommelé qu'on remarque souvent pendant le cours de l'inflammation interstitielle de la caisse.

Perception avant le traitement...	crân. :	crâne gauche..	0.
	aur.. :	oreille gauche.	0.
Perception après le traitement...	crân. :	crâne gauche..	faible.
	aur.. :	oreille gauche.	6 centimètres.

Remarque. — Ce malade était très-sourd des deux oreilles et suivait difficilement la conversation à haute voix. Il put suivre la conversation en tête à tête et à une certaine distance sur un ton ordinaire, mais quand on lui parlait à distance, pendant le cours d'une conversation générale, la parole lui paraissait confuse.

Cet exemple prouve qu'on ne doit pas désespérer toujours d'obtenir une amélioration permanente ou durable, malgré l'âge du malade, l'ancienneté de la maladie, la paralysie avancée des nerfs auditifs et la sécheresse des membranes de l'organe de l'ouïe.

Les modifications survenues dans l'organe de l'ouïe, par suite d'ébranlements peu violents et souvent répétés, sont souvent les mêmes que celles qui sont produites par l'inflammation interstitielle de la caisse.

Figure 14. Représente le tympan gauche d'un jeune homme strumeux âgé de 29 ans et affecté d'une suppuration de la caisse datant de 14 ans.

La coloration de la peau de la portion osseuse n'offre aucune particularité à noter.

La membrane du tympan a une coloration opaque d'un blanc jaunâtre grisâtre dans toutes les parties situées au-dessous du manche du marteau et d'un blanc jaunâtre dans son quart supérieur. Elle a une surface extérieure dépolie, et présente, à sa partie inférieure près du cadre osseux, une perforation à travers laquelle sort un liquide noir qui répand une odeur infecte.

La membrane du tympan est très-concave dans ses trois quarts inférieurs : c'est ce qui fait qu'il y a au-dessous du manche du marteau une ombre projetée très-forte.

Le quart supérieur du tympan est très-saillant et est soutenu par le manche du marteau qui est petit, vu en raccourci et diminué de volume. Cette diminution de volume dépend de la résorption d'une partie des corpuscules osseux qui le forment.

La concavité du tympan et la position anormale du manche du marteau ont déterminé la formation de trois plicatures profondes, une au niveau de l'apophyse externe, une au-dessus du manche du marteau et la troisième au niveau de l'extrémité inférieure du manche du marteau.

Perception avant le traitement...	crân. :	crâne gauche..	faible.
	aur.. :	oreille gauche.	au contact.
Perception après le traitement....	crân. :	crâne gauche..	assez bon.
	aur.. :	oreille gauche.	15 centim.

Remarque. — De plus ce malade était atteint d'une inflammation chronique de la caisse droite qui fut traitée avec succès; après un traitement de cinq mois, la suppuration disparut et la perforation du tympan gauche se cicatrisa.

Figure 15. Représente le tympan gauche d'un homme âgé de 65 ans et affecté d'une suppuration de la caisse depuis 40 ans.

On voit à la paroi supérieure de la portion osseuse des grumeaux durcis de cérumen.

La membrane du tympan se présente sous l'aspect d'un disque ayant une coloration d'un blanc opaque qui présente des reflets légèrement jaunâtres et grisâtres qu'on peut apercevoir en faisant un examen attentif. Cette coloration anormale est due à des modifications profondes des tissus qui forment le tympan (lymphe plastique, dépôts calcaires). Vers le centre de la membrane, on aperçoit une tache qui a une coloration d'un rouge sombre : c'est une perforation intéressant toutes les couches du tympan. Cette perforation est entourée par une aréole irrégulière qui a une coloration rosée et une surface granuleuse. Cette partie granuleuse est la couche dermique mise à nu.

On ne voit aucune trace du triangle lumineux ni du manche du marteau.

Perception avant le traitement...	crân. :	crâne gauche..	0.
	aur.. :	oreille gauche.	0.
Perception après le traitement...	crân. :	crâne gauche..	0.
	aur.. :	oreille gauche.	0.

Remarque. — Ce malade vint me consulter, bien plus pour faire traiter son oreille droite que son oreille gauche qui suppurait peu.

Au bout de quatre mois de traitement, ce malade entendit assez bien de l'oreille droite pour suivre passablement la conversation. L'oreille gauche ne recouvra pas ses fonctions.

Figure 16. Représente le tympan gauche d'une jeune fille strumeuse âgée de 21 ans et affectée depuis 17 ans d'une suppuration de la caisse du tympan. La peau de la portion osseuse est hypérémiée. La membrane du tympan a une coloration d'un gris sombre un peu violacé. Cette teinte légèrement violacée est due à l'hypérémie de la muqueuse de la caisse. Les parties périphériques de la membrane ont une coloration d'un gris beaucoup plus blanchâtre. L'apophyse externe est assez grosse et a une coloration d'un blanc jaunâtre opaque.

Le manche du marteau est masqué par des vaisseaux qui viennent de la portion osseuse du conduit. A l'extrémité inférieure du manche du marteau, on remarque une perforation allongée, à grand diamètre vertical, à travers laquelle on voit la muqueuse hypérémiée de la caisse. Les bords de la perforation sont couverts de granulations rouges et fongueuses.

Perception avant le traitement...	crân. :	crâne gauche..	bon.
	aur.. :	oreille gauche.	3 centimètres.
Perception après le traitement...	crân. :	crâne gauche..	bon.
	aur.. :	oreille gauche.	40 centimètres.

Figure 17. Représente le tympan droit de la malade dont le tympan gauche est représenté dans la figure 16.

La coloration de la peau de la portion osseuse est hypérémiée.

La membrane du tympan, projetée fortement vers l'intérieur de la caisse, paraît détruite et est en partie recouverte de pus ainsi que les parois inférieure et supérieure. Le pus est crémeux et forme une couche luisante qui réfracte fortement la lumière sur certains points de sa surface.

La moitié antérieure du tympan est recouverte d'un pus noirâtre, brunâtre ; on voit seulement ses parties les plus périphériques qui apparaissent sous l'aspect d'une zone linéaire dont la coloration est blanchâtre.

Le manche du marteau est saillant, épaissi, déformé et paraît être complétement distinct de la membrane du tympan. Il est côtoyé par quelques vaisseaux. Derrière le manche du marteau, près du cadre osseux du tympan, on aperçoit un mamelon polypeux qui a une coloration carminée très-prononcée. Un peu plus bas et en arrière, on voit une série de granulations rouges, assez saillantes, qui saignent au moindre contact.

Perception avant le traitement...	crân. :	crâne droit....	assez bon.
	aur.. :	oreille droite..	0.
Perception après le traitement...	crân. :	crâne droit....	bon.
	aur.. :	oreille droite..	25 centim.

Remarque. — Après avoir enlevé le pus au moyen d'une injection aqueuse et des bourdonnets de coton, le tympan se présente sous l'aspect d'une membrane opaque, blanchâtre, très-concave, unie au manche du marteau, et perforée seulement au niveau de la granulation que j'ai signalée.

Dans ce cas et dans d'autres du même genre, si l'on se contentait de faire un examen objectif, on pourrait croire que le tympan est complétement soudé à la paroi interne de la caisse, que la chaîne des osselets est immobile et que l'étrier est immobilisé dans la fenêtre ovale. Mais si l'on emploie le spéculum pneumatique ou si l'on fait passer de l'air dans la caisse, au moment où l'on examine la membrane du tympan, on voit celle-ci, dans une assez grande étendue, exécuter des mouvements et proéminer vers l'intérieur du conduit, ou être immobile et concave dans d'autres points. Les parties mobiles sont libres d'adhérences ou ne sont fixées que par des adhérences assez lâches, tandis que les points immobiles sont retenus par des adhérences.

Dans cet examen, le point important est de savoir si les parties du tympan, qui sont situées au niveau de l'étrier, sont soudées ou non à cet osselet et l'immobilisent. Cette donnée, importante à connaître au point de vue du pronostic, ne peut être acquise le plus souvent qu'après avoir insufflé plusieurs fois de l'air dans la caisse. Si l'audition ne varie pas, on peut à peu près dire qu'il y a une ankylose vraie ou fausse de l'étrier.

Dans le cas où il y a des granulations ou un polype, on ne doit porter un pronostic qu'après avoir détruit ces masses morbides et avoir fait disparaître l'hypérémie de l'organe.

Figure 18. Représente le tympan droit d'un homme âgé de 36 ans et affecté d'une suppuration de la caisse du tympan depuis douze ans.

Le tympan est épaissi, a une coloration opaque d'un blanc jaunâtre, et présente une large perforation qui intéresse toutes ses parties centrales. A travers la perforation, il est facile de voir la muqueuse qui tapisse la paroi interne de la caisse, hypérémiée, granuleuse. L'apophyse externe est saillante ; on en voit partir des plicatures profondes. Le manche du marteau, fortement projeté vers l'intérieur de la caisse, est disséqué dans sa partie inférieure.

Perception avant le traitement...	crân. :	crâne droit....	bon.
	aur.. :	oreille droite..	1 centimètre.
Perception après le traitement...	crân. :	crâne droit....	bon.
	aur.. :	oreille droite .	20 centimètres.

Remarque. — Ce malade suivit le traitement pendant un mois et ne revint plus me consulter.

Lorsque la perforation intéresse la plus grande partie du tympan, elle peut se cicatriser, même dans les cas où elle est ancienne. Malgré ces cas de guérison, il est important de donner peu d'espoir au malade relativement à la cicatrisation.

Figure 19. Représente le tympan droit d'une femme âgée de 38 ans et affectée de suppuration de la caisse du tympan depuis 20 ans.

Le tympan a une coloration opaque, d'un gris blanchâtre sale.

L'apophyse externe est très-saillante ; derrière elle on remarque quelques grumeaux de cérumen.

A l'extrémité inférieure du manche du marteau qui est très-saillant, on remarque une perforation allongée à travers laquelle on voit la muqueuse de la caisse. Le bord supérieur de la perforation présente des adhérences blanchâtres soudées à la paroi interne de la caisse. Ces adhérences ont attiré vers l'intérieur de la caisse la partie postérieure correspondante du tympan. Le bord inférieur de la perforation, libre d'adhérences, est blanchâtre, aminci, résistant ; il est situé sur un plan plus externe que celui du bord supérieur, si ce n'est vers l'extrémité antérieure de la perforation, où les bords sont situés dans le même plan.

Perception avant le traitement...	crân. :	crâne droit....	bon.
	aur.. :	oreille droite..	1 centimètre.
Perception après le traitement...	crân. :	crâne droit....	bon.
	aur.. :	oreille droite..	35 centimètres.

Remarque. — Le bord supérieur de la perforation offre un intérêt tout particulier à cause des adhérences grisâtres, très-visibles, qui le fixent à la paroi interne de la caisse.

La coloration de la membrane est d'un gris sale opaque : elle est terne. Mais lorsque la suppuration est tarie depuis un certain temps, on voit la membrane s'amincir beaucoup dans certains cas et sa surface devenir assez polie et assez brillante.

Figure 20. Représente le tympan gauche d'un homme âgé de 35 ans et affecté d'une suppuration de la caisse depuis un nombre d'années que le malade ne peut déterminer exactement.

Le tympan, largement perforé, est épaissi (comme cela arrive lorsqu'il y a une suppuration de la caisse), a une coloration opaque d'un blanc légèrement jaunâtre et grisâtre.

A travers la perforation qui est limitée dans une certaine étendue de son périmètre par le bord antérieur du manche du marteau, on aperçoit la muqueuse hypérémiée et un polype d'un volume moyen qui ne dépasse pas la perforation et a son insertion à la paroi supéro-antérieure de la caisse.

L'apophyse externe et le manche du marteau sont assez saillants ; derrière eux, on voit des vaisseaux qui viennent de la paroi supérieure de la portion osseuse du conduit.

Remarque. — Ce malade, dont la perception crânienne était bonne, vint seulement deux fois à mon dispensaire. C'est pourquoi il m'est impossible de donner le résultat obtenu par le traitement. Le polype fut opéré par arrachement et torsion ; il s'écoula une très-petite quantité de sang par le conduit, et la perception auriculaire fut améliorée immédiatement.

Figure 21. Représente le tympan gauche d'une dame âgée de 31 ans et tourmentée par des bourdonnements déterminés par une inflammation chronique de la caisse.

Ce dessin représente le tympan, le lendemain du jour où j'ai perforé le tympan.

La peau de la portion osseuse du conduit est très-hypérémiée au niveau des parois supérieure, postérieure et inférieure.

La membrane du tympan a une surface trouble, dépolie. Sa coloration est d'un gris blanchâtre jaunâtre dans la plus grande partie de son étendue. On voit seulement en avant des parties inférieures du manche une petite tache lumineuse. Un peu au-dessous de l'extrémité inférieure du manche du marteau, on aperçoit une perforation qui est comblée par un caillot sanguin et apparaît sous la forme d'une tache brune, arrondie. Les lèvres de la perforation sont jaunâtres, rougeâtres, tuméfiées.

Perception avant le traitement...	crân. :	crâne gauche..	faible.
	aur.. :	oreille gauche.	au contact.
Perception après le traitement...	crân. :	crâne gauche..	assez bon.
	aur.. :	oreille gauche.	20 centimètres.

Remarque. — Quelques instants après avoir perforé le tympan, l'audition fut améliorée. Je pratiquai la perforation artificielle du tympan après avoir fait suivre à la malade un traitement pendant trois mois ; mais je n'obtins pas un résultat durable. Plus tard, je modifiai le mode de perforation.

Pour obtenir une amélioration durable, il est nécessaire de maintenir l'ouverture béante.

Figure 22. Représente le tympan gauche d'un jeune homme âgé de 27 ans et affecté d'une perforation accidentelle du tympan, produite par le moucher.

La peau de la portion osseuse du conduit est hypérémiée au niveau de la paroi supéro-postérieure.

La membrane du tympan a une coloration d'un gris un peu terne dans une grande partie de son étendue. Cependant la partie située derrière le manche du marteau est opaque et a des teintes différentes. On remarque une rougeur diffuse assez prononcée et une tache allongée, noirâtre, qui est la perforation comblée par un caillot sanguin.

Les parties situées au-dessous de la perforation ont une coloration opaque d'un blanc jaunâtre ; cette opacité a été produite par suite d'une imbibition prononcée des tissus.

Le triangle lumineux, dont on ne voit qu'une partie à cause de la courbure de la partie antérieure du conduit, est transformé en une tache lumineuse un peu trouble.

Perception avant le traitement...	crân. :	crâne gauche..	faible.
	aur.. :	oreille gauche.	6 centimètres.
Perception après le traitement...	crân. :	crâne gauche..	bon.
	aur.. :	oreille gauche.	bonne.

Remarque. — Il est utile de signaler le siége anormal de cette perforation. Généralement la perforation, dans des cas reconnaissant cette cause ou une cause analogue, intéresse la partie postéro-moyenne ou inférieure de la membrane, et très-rarement la partie antéro-inférieure de la membrane. Il sera donc nécessaire d'explorer ces parties avec soin dans des cas analogues.

Figure 23. Représente le tympan gauche d'une femme âgée de 36 ans, à qui je fis la perforation artificielle. Pour maintenir celle-ci béante, j'y plaçai un œillet métallique. La peau de la portion osseuse du conduit est vasculaire. La membrane du tympan a une coloration variable. Sa moitié antérieure a une coloration prononcée d'un gris terne; sa surface est en partie couverte de bandes blanchâtres, légèrement saillantes, qui sont formées par l'épiderme desquamé.

La partie postéro-inférieure du tympan, en partie masquée par une nappe de pus épais, jaunâtre, est très-épaissie, hypérémiée. Vers la partie inféro-postérieure du tympan, on aperçoit le disque externe de l'œillet métallique qui est à cheval sur la lèvre inférieure de la perforation.

Perception avant le traitement...	crân. :	crâne gauche..	assez bon.
	aur.. :	oreille gauche.	2 centimètres.
Perception après le traitement...	crân. :	crâne gauche..	assez bon.
	aur.. :	oreille gauche.	12 centimètres.

Remarque.—Ces œillets en métal ou en toute autre substance sont destinés à s'opposer à la cicatrisation malheureusement trop rapide des perforations artificielles du tympan. Mais l'expérience clinique a prouvé que la présence de ces corps étrangers détermine toujours au début une inflammation variable, entretient une certaine hypérémie et cause des exacerbations variables, coïncidant ou non avec une suppuration nouvelle. Celle-ci est en effet un des symptômes physiques de la présence de ces corps étrangers.

De plus il arrive un moment où l'œillet est chassé dans le conduit par le pus ou pendant une expiration forcée.

En résumé, l'application de cet appareil est difficile et ne me paraît pas remplir les indications. J'ai renoncé à l'employer après avoir tenté des essais nombreux et variés, et je n'adopte pas l'opinion contraire du savant docteur Politzer.

Figure 24. Représente la membrane du tympan gauche d'une femme âgée de 40 ans, pendant le cours d'une inflammation chronique de la caisse. La caisse a suppuré pendant plusieurs années, et le tympan a contracté des adhérences nombreuses avec les parois de la caisse. Le tympan a une surface très-concave dans ses parties centrales et a une coloration assez brillante d'un gris foncé, mélangé à des reflets légèrement rosés. Il est divisé en deux plans bien distincts : l'un externe est formé par les parties périphériques très-épaissies de la membrane et a une coloration opaque d'un gris blanchâtre ; l'autre interne est formé par les parties centrales qui paraissent portées vers l'intérieur de la caisse beaucoup plus qu'elles ne le sont en réalité, à cause de la teinte blanchâtre des parties périphériques.

Le manche du marteau, très-saillant, est fortement incliné du côté de la caisse. Derrière l'apophyse on remarque une tache ovale qui a une coloration foncée : c'est une partie atrophiée de la membrane. A l'extrémité inférieure du manche du marteau, on voit le triangle lumineux qui est déformé.

Perception avant le traitement...	crân. :	crâne gauche..	assez bon.
	aur.. :	oreille gauche.	10 centimètres.
Perception après le traitement...	crân. :	crâne gauche..	assez bon.
	aur.. :	oreille gauche.	25 centimètres.

Remarque.—Dans des cas du même genre, on doit concevoir peu d'espoir lorsque le traitement local ne produit pas une amélioration sensible. Le pronostic est à plus forte raison défavorable toutes les fois qu'il existe des bourdonnements assez forts dont le début remonte à une date déjà ancienne. Il y a de rares exceptions.

Figure 25. Représente le tympan droit de la malade dont le tympan gauche a été représenté dans la figure 24.

La caisse droite a suppuré pendant longtemps, et la partie antérieure du tympan a contracté des adhérences avec différentes parties de la caisse. Les parties adhérentes sont très-déprimées, ont une coloration d'un gris blanchâtre et forment un angle assez prononcé avec les parties environnantes qui sont épaissies et ont une coloration plus blanchâtre.

Au premier abord, on dirait que cette dépression est une perforation.

La moitié postérieure du tympan est grisâtre et est recouverte en partie de pellicules grisâtres, brunâtres. On voit même un grumeau noirâtre de cérumen, derrière l'apophyse externe.

L'apophyse externe et le manche du marteau sont très-saillants.

Perception avant le traitement...	crân. :	crâne droit....	assez bon.
	aur.. :	oreille droite..	1 centimètre.
Perception après le traitement...	crân. :	crâne droit....	assez bon.
	aur.. :	oreille droite..	30 centimètres.

Remarque. — Lorsque la membrane du tympan forme plusieurs plans distincts et que les parties de la membrane qui les composent ont des colorations différentes, il faut tenir compte de ces teintes. Celles-ci font paraître certains points de la membrane beaucoup plus déprimés ou beaucoup plus saillants qu'ils ne le sont réellement.

On juge de ces positions relatives, d'autant plus difficilement qu'on examine la membrane en face et non dans des positions obliques qu'on pourrait varier beaucoup, comme on le fait en examinant l'iris et l'ouverture pupillaire.

Figure 26. Représente le tympan gauche d'une femme âgée de 21 ans et affectée d'une inflammation chronique de la caisse. Cette malade nous a affirmé que son oreille n'avait jamais suppuré. La membrane du tympan est divisée en deux plans forts distincts : le plan externe représente les parties périphériques du tympan qui apparaissent sous la forme d'une zone ayant une coloration d'un gris blanc opaque et une largeur plus considérable au niveau de l'apophyse externe du marteau ; le plan interne est formé par toutes les parties centrales du tympan. Ces parties, soudées à la paroi interne de la caisse, permettent de distinguer vaguement la saillie du promontoire et diverses anfractuosités situées à la partie inférieure de la paroi interne de la caisse du tympan. Elles ont une coloration opaque blanchâtre et présentent des reflets rosés manifestes. On distingue, même à travers la membrane, des vaisseaux du promontoire, sous la forme de lignes rouges assez accusées.

Le manche du marteau, très-abaissé, est projeté fortement du côté de la caisse du tympan et est côtoyé par des vaisseaux divisés en deux faisceaux jusqu'à l'apophyse externe et venant de la portion osseuse du conduit.

Perception avant le traitement...	crân. :	crâne droit....	bon.
	aur.. :	oreille droite..	1 centimètre.
Perception après le traitement....	crân. :	crâne droit....	id.
	aur.. :	oreille droite..	id.

Remarque. — Lorsque le tympan a contracté, avec les différentes parties de la caisse, des adhérences nombreuses qui l'ont déformé, il est important de savoir si la trompe d'Eustache est libre et si l'étrier, mobile dans la fenêtre ovale, peut transmettre les vibrations sonores à l'oreille interne.

Le moyen de connaître ces détails cliniques est de faire passer de l'air dans la caisse. Si l'audition ne devient pas meilleure, au bout de plusieurs jours de traitement, on peut certainement affirmer que tout traitement est impossible. On doit aussi employer le spéculum pneumatique pour savoir quels sont les points de la membrane complétement adhérents.

Figure 27. Représente l'oreille droite d'une femme âgée de 40 ans et affectée d'une suppuration de la caisse du tympan durant plusieurs années.

Le tympan a une coloration opaque d'un gris trouble jaunâtre dans sa moitié antérieure si ce n'est dans une partie assez étendue où l'on remarque un dépôt calcaire qui se présente sous l'aspect d'une bande blanche. La moitié postérieure du tympan, profondément excavée et soudée à certaines parties de la caisse, a une coloration d'un gris sombre trouble dans les parties déprimées et d'un gris plus clair dans les parties plus externes.

On distingue à la partie postéro-moyenne de la membrane une partie ombrée, petite, arrondie, qui simule une perforation. C'est seulement une partie atrophiée du tympan ou une ancienne perforation comblée par du tissu cicatriciel.

L'apophyse externe et le manche du marteau sont très-saillants et ont une coloration d'un rosé jaunâtre. Derrière l'apophyse externe on voit se diriger en arrière et en bas une saillie allongée qui a la même coloration que le manche du marteau. Cette saillie est produite par la grande branche de l'enclume et est terminée à son extrémité inférieure par une saillie arrondie qui est le sommet de l'étrier.

Remarque.—Je n'ai pu retrouver le numéro d'ordre de cette observation ; c'est ce qui m'a empêché de noter le degré des perceptions crânienne et auriculaire. Lorsque le tympan adhère à la grande branche de l'enclume et à l'étrier, et que les osselets sont saillants à la surface du tympan, ils se présentent sous des formes un peu variables mais très-reconnaissables. La grande branche de l'enclume forme une saillie d'une coloration blanchâtre jaunâtre, plus ou moins longue suivant que les adhérences à cette partie de l'osselet sont plus ou moins intimes et étendues. L'étrier apparaît sous trois aspects différents qu'il est utile de faire remarquer.

1° L'étrier est articulé avec la grande branche de l'enclume, et tous les deux adhèrent au tympan. On voit alors, comme dans la figure 27, la saillie allongée de la branche de l'enclume située derrière le manche du marteau, et terminée inférieurement par une saillie arrondie qui est le sommet de l'étrier.

2° La branche de l'enclume et l'étrier sont encore articulés ensemble ; mais ce dernier osselet a contracté des adhérences étendues avec le tympan.

La grande branche de l'enclume présente sa physionomie indiquée plus haut ; seulement on ne voit plus une saillie arrondie à l'extrémité inférieure de la branche de l'enclume, mais une bande blanchâtre généralement un peu saillante qui se dirige en haut et en arrière et forme un angle obtus avec la partie désignée de l'enclume. (V. figure 8.)

3° L'étrier n'est plus articulé avec l'enclume. On voit alors à peu près au niveau du cadre osseux du tympan, vers la partie postéro-supérieure de la membrane, une ligne blanchâtre, saillante et de peu de longueur. Ordinairement on ne voit que la branche antéro-inférieure de l'étrier, parfois on distingue sa branche postéro-supérieure.

Quelquefois l'étrier forme, à la surface du tympan, une saillie informe. (V. figure 26.)

Il existe encore d'autres physionomies pathologiques que je n'ai pas représentées dans ces dessins. Mais comme elles sont beaucoup plus rares, elles ont une importance moins grande.

Figure 28. Représente le tympan gauche d'une jeune fille âgée de 19 ans et affectée d'une suppuration de l'oreille pendant le cours de la dentition.

La coloration du tympan est d'un gris blanchâtre demi-brillant assez beau. Au-dessous de l'extrémité inférieure du manche du marteau, on voit une partie très-déprimée qui a contracté des adhérences avec les parties voisines de la caisse. Le bord supérieur de la dépression, concave en bas, coudé brusquement avec le reste de la membrane, tandis que son bord inférieur forme un angle beaucoup moins prononcé.

La partie de tympan comprise dans cette dépression est peu luisante, si ce n'est près de son bord supérieur où l'on aperçoit une tache irrégulière qui est lumineuse.

L'apophyse externe et le manche du marteau sont très-saillants. Celui-ci est un peu oblique.

Perception avant le traitement...	crân. :	crâne gauche..	bon.
	aur.. :	oreille gauche.	bon.

Remarque. — Cette jeune fille m'avait été envoyée pour donner des soins à son oreille droite qui était affectée d'ostéo-périostite et suppurait depuis seize ans.

Malgré l'étendue des adhérences, malgré la présence des dépôts calcaires dans l'épaisseur du tympan, cette jeune fille entendait parfaitement de cette oreille et appréciait bien les sons musicaux.

Figure 29. Représente le tympan gauche d'un jeune homme âgé de 18 ans et affecté d'une suppuration de la caisse pendant plusieurs années.

La membrane du tympan est divisée en deux plans qui forment un angle peu prononcé : l'un externe est formé par les parties périphériques de la membrane, qui sont épaissies, rigides et ont subi une transformation calcaire et graisseuse. Ces parties ont une coloration opaque d'un blanc jaunâtre; le plan interne est formé par les parties centrales du tympan. Celles-ci ont une coloration d'un gris blanchâtre demi-trouble, plus foncée dans les parties très-déprimées, comme celles qui correspondent à la partie supéro-postérieure du tympan, que dans celles qui le sont moins.

L'apophyse externe et le manche du marteau, derrière lesquels on voit plusieurs vaisseaux, sont très-saillants et ont une coloration jaunâtre. Derrière l'apophyse externe, on voit une saillie allongée, d'une coloration jaunâtre claire, à l'extrémité inférieure de laquelle on aperçoit la saillie d'une partie de l'étrier.

Ce dernier osselet est invisible; mais en obliquant le pavillon du spéculum en avant et en bas, lorsque cet instrument a été placé dans le conduit, et en se penchant un peu en avant, de manière à voir les parties postéro-supérieures du conduit, on voit la membrane du tympan très-déprimée en dedans du cadre osseux du tympan. Alors on aperçoit une partie peu saillante, à l'extrémité visible de la grande branche de l'enclume; c'est le sommet de l'étrier auquel le tympan, immobile en ce point, est fixé solidement.

Perception avant le traitement...	crân. : crâne gauche..	assez bon.
	aur.. : oreille gauche.	5 centimètres.
Perception après le traitement...	crân. : crâne gauche..	assez bon.
	aur.. : oreille gauche.	5 centimètres.

Remarque.—Après avoir cathétérisé trois fois la trompe d'Eustache qui était libre, je pensai qu'il était inutile de tenter un traitement, puisque le tympan maintenait l'étrier peu mobile dans la fenêtre ovale. Lorsque le tympan a des teintes claires et sombres, on est porté à croire que les parties claires sont beaucoup plus saillantes que les parties sombres. Cependant il n'en est pas toujours ainsi. Pour s'assurer de la position relative de ces diverses parties, on doit leur faire exécuter des mouvements. (Douche d'air dans la caisse au moment de l'exploration *de visu*, spéculum pneumatique.). Alors on voit si les parties sombres sont les plus déprimées.

Figure 30. Représente le tympan droit d'une femme âgée de 40 ans et affectée d'une suppuration de la caisse pendant sept ou huit ans.

Le tympan a une coloration opaque d'un gris blanchâtre, terne dans certains points. Sa moitié antérieure présente une partie adhérente, concave, qui a une forme ovale et une surface légèrement ridée qui a des reflets rougeâtres prononcés. Ces reflets rougeâtres sont produits par la muqueuse hypérémiée de la caisse. Au-dessus de cette adhérence est une petite tache calcaire. La moitié postérieure du tympan présente une tache calcaire assez grande, dont la forme est anomale. L'apophyse externe et le manche du marteau sont très-saillants.

Perception avant le traitement...	crân. : crâne droit....	bon.
	aur.. : oreille droite..	3 centimètres.
Perception après le traitement....	crân. : crâne droit....	bon.
	aur . : oreille droite..	40 centimètres.

Remarque. — Toutes les fois que les adhérences du tympan à des parties variables de la caisse immobilisent peu la membrane du tympan et la chaîne des osselets, il est fréquent de constater que l'audition n'est pas sensiblement diminuée. D'autres fois, au contraire, la surdité est très-prononcée et doit être attribuée à l'immobilisation de l'étrier par les adhérences, ou à une ankylose véritable de l'étrier. C'est la supposition qu'on doit toujours faire lorsque l'audition ne s'améliore pas sous l'influence des douches d'air ou de vapeurs dirigées dans la caisse du tympan.

Figure 31. Représente un polype de l'oreille droite ayant son insertion près du tympan à la paroi supéro-postérieure de la portion osseuse du conduit auditif externe.

La malade était une enfant âgée de 7 ans. Le polype a la forme d'une tumeur allongée, rouge, à surface lisse ou à peine granuleuse. Il s'insère à la paroi supéro-postérieure du conduit par une base assez large, remplit une partie de la lumière du conduit et est très-rapproché de la surface du tympan. Celle-ci a une coloration blanchâtre opaque et est couverte de pellicules qui la rendent irrégulière. Vers la partie inférieure du polype, on aperçoit quelques taches noirâtres qui représentent des pellicules noircies et des grumeaux de cérumen :

Perception avant le traitement...	crân. :	crâne droit....	bon.
	aur.. :	oreille droite..	au contact.
Perception après le traitement...	crân. :	crâne droit....	bon.
	aur.. :	oreille droite..	2 mètres.

Remarque. — Les polypes de la même espèce sont ordinairement peu volumineux et disparaissent rapidement sous l'influence d'un traitement convenable, lorsqu'ils sont idiopathiques. Mais lorsque ce sont des granulations qui reposent sur un séquestre osseux, ils se forment de nouveau, quand on les a détruits, et la suppuration persiste malgré leur extirpation, tant que les parties cariées n'ont pas été éliminées.

Figure 32. Représente un polype volumineux sortant du conduit auditif droit et faisant au dehors une saillie de 1 centimètre. La malade était âgée de 32 ans et était affectée d'un écoulement de l'oreille depuis trois ans. La portion de polype, située en dehors du conduit, a une surface lisse, si ce n'est quelques granulations à sa partie supérieure, et a une coloration violacée très-prononcée.

Perception avant le traitement...	crân. :	crâne gauche..	assez bon.
	aur.. :	oreille gauche.	0.
Perception après le traitement...	crân. :	crâne gauche..	bon.
	aur.. :	oreille gauche	1 mètre.

Remarque. — Il était difficile de savoir si ce polype venait de la caisse. Mais on pouvait cependant croire qu'il était inséré sur les parois de la caisse, en tenant compte de son volume et du passage de l'air de la caisse dans le conduit auditif externe. En le déprimant fortement, on s'assurait de sa consistance et de sa longueur approximative.

Quelques jours après avoir enlevé le polype qui fut opéré par torsion, il fut facile de constater qu'il avait son insertion aux parois de la caisse, et que le tympan, largement perforé, n'était pas détruit.

Quand la torsion est faite lentement, on n'a pas à craindre l'arrachement de la muqueuse qui tapisse les parois de la caisse, contrairement à ce que les praticiens allemands ont affirmé.

Figure 33. Représente un polype sortant du conduit auditif externe et faisant une saillie de un demi-centimètre environ en dehors du méat. La malade était une jeune fille lymphatique âgée de quatorze ans et demi.

La surface de la portion de polype située à l'extérieur du conduit est consistante, granuleuse, sèche et tend à prendre les caractères physiques de la peau. Elle a une coloration d'un blanc rosé légèrement jaunâtre.

Perception avant le traitement...	crân. :	crâne gauche..	moyen.
	aur.. :	oreille gauche.	2 centimètres.
Perception après le traitement...	crân. :	crâne gauche..	bon.
	aur.. :	oreille gauche.	60 centimètres.

Remarque. — Ce polype, qui était fibreux, était inséré à la paroi antéro-supérieure de la caisse. Il fut opéré par torsion. Sa base d'insertion fut cautérisée avec des solutions de nitrate d'argent, de chlorure de zinc, de sulfate d'alumine et de zinc, d'acétate de zinc. La perforation du tympan ne se referma point, mais l'écoulement disparut.

Malgré l'obstruction à peu près complète du conduit par le polype, cette malade entendait ma montre à deux centimètres. Cette persistance de la perception auriculaire à un faible degré dépendait probablement de la bonne conductibilité de la tumeur ou d'interstices dans le conduit laissés libres par le polype.

Figure 34. Représente un polype remplissant la portion osseuse du conduit auditif de l'oreille droite et arrivant à peu près au niveau de l'extrémité interne de la portion fibro-cartilagineuse.

Le malade était un homme lymphatique âgé de 34 ans et affecté d'un écoulement purulent de l'oreille depuis sept ans. Le polype est divisé en deux lobes inégaux et remplit toute la lumière du conduit. Il a une surface granuleuse, ferme et une coloration d'un blanc jaunâtre rosé. A la paroi supérieure du conduit on aperçoit une saillie à surface lisse, rougeâtre, résistante, douloureuse à la pression. Cette saillie est produite par une ostéo-périostite qui a déformé et rétréci notablement la portion osseuse du conduit.

Perception avant le traitement...	crân. :	crâne droit....	faible.
	aur.. :	oreille droite..	0.
Perception après le traitement...	crân. :	crâne droit....	assez bon.
	aur.. :	oreille droite..	15 centimètres.

Remarque. — On voit fréquemment les perceptions crânienne et auriculaire faibles tant qu'il existe une hypérémie de l'organe. Mais lorsqu'on a opéré le polype, ou qu'on y a pratiqué une saignée, l'écoulement sanguin, ordinairement insignifiant, qui a lieu dans des cas analogues, produit une amélioration sensible. Et peu à peu la perception crânienne se modifie avantageusement, à mesure que la circulation devient moins active dans l'organe auditif. Cette hypérémie symptomatique si variable doit donc empêcher le praticien de porter un pronostic dès la première séance. Dans la plupart des cas, on ne doit pas cautériser la section du polype, le jour même de l'opération. On doit au contraire rendre l'écoulement sanguin plus abondant par des liquides émollients instillés dans le conduit et maintenus à demeure pendant plusieurs minutes.

Figure 35. Représente le tympan droit d'une enfant âgée de 11 ans et affectée d'une suppuration chronique du conduit auditif externe droit.

Le tympan est rougeâtre et présente à sa surface des granulations assez volumineuses qui fournissent une suppuration abondante et fétide.

A la partie supérieure du tympan, on remarque une saillie rougeâtre, assez volumineuse, formée par l'os et le périoste du conduit (ostéo-périostite) et suppurant beaucoup.

Perception avant le traitement...	crân. :	crâne droit....	moyen.
	aur.. :	oreille droite..	0.
Perception après le traitement...	crân :	crâne droit....	bon.
	aur.. :	oreille droite..	60 centimètres.

Remarque. — Les granulations du tympan qui se développent surtout pendant le cours d'une suppuration chronique du conduit auditif sont assez rares, quand elles sont développées comme celles qui sont représentées dans la fig. 35. On ne doit jamais considérer les granulations du tympan comme la cause principale de la maladie puisqu'il existe des états morbides antérieurs tels que : un polype de la caisse, une suppuration de la caisse, une ostéo-périostite du conduit ou de la caisse.

Figure 36. Représente une tumeur osseuse située dans l'oreille droite d'un homme âgé de 29 ans.

La tumeur a sa base d'implantation sur la paroi postérieure de la portion osseuse du conduit auditif externe et remplit une partie de la largeur du conduit. Elle a une surface lisse, cutanée, bilobée, résistante, osseuse, un peu sensible au toucher avec un stylet métallique. Sa coloration, qui n'est pas opaque mais paraît un peu translucide, est à peu près celle de la peau du conduit. En explorant cette tumeur, il est impossible de passer un stylet entre elle et la paroi supéro-antérieure du conduit. Je savais par expérience que cette production morbide ne disparaîtrait jamais sous l'influence des badigeonnages à la teinture d'iode. C'est pourquoi le 6 septembre 1869 je me décidai à la trépaner en présence de deux de mes élèves, le docteur de Capdeville (il doit exercer maintenant la médecine à Marseille) et un docteur russe dont j'ai oublié le nom à regret.

Perception avant le traitement...	crân. :	crâne droit.. .	bon.
	aur. :	oreille droite..	au contact.
Perception après le traitement...	crân :	crâne droit....	bon.
	aur.. :	oreille droite .	2 mèt. 30.

Au mois de février 1870, l'audition était aussi bonne.

Remarque. — Je crois être le premier qui ai pratiqué une pareille opération.

Pour entamer la tumeur, on doit se servir de perforateurs bien trempés, en forme de vrille, et avoir soin de soutenir l'instrument avec la main gauche pendant que l'instrument pénètre dans la substance osseuse. Mais comme celle-ci est très-dure (tumeur éburnée) l'instrument peut glisser et pénétrer dans les parties avoisinantes. Quelquefois l'instrument chemine lentement en glissant sur la tumeur et en pénétrant dans la paroi supéro-antérieure et même dans la paroi antéro-inférieure. C'est pourquoi il est nécessaire d'examiner souvent l'intérieur du conduit pour se rendre un compte exact des positions relatives de l'instrument et de la tumeur.

On est porté à croire qu'il est difficile de perforer une des parois du conduit au lieu d'entamer la substance de la tumeur. Mais en tenant compte de la densité et du peu de sensibilité de la tumeur, il est facile de remarquer qu'il est nécessaire de développer une force assez grande pour mener l'opération à bonne fin.

Pendant le cours de l'opération, l'écoulement sanguin est insignifiant ou peu abondant, les douleurs faibles ou peu intenses. Les suites sont négligeables. On se contente de recommander le repos au malade, de prescrire un drastique peu énergique, quelques pédiluves, un calmant léger (la poudre de Dower par exemple) et des instillations fréquentes de décoction tiède de tête de pavot.

Au moment où la tumeur est à peu près perforée, il est nécessaire de maintenir l'instrument avec la main gauche de peur de pénétrer dans l'oreille moyenne. Il est important de ne pas faire pénétrer trop profondément l'instrument dans la substance osseuse afin de ne pas faire éclater la tumeur, fait qui pourrait produire une pression très-douloureuse sur les parois osseuses du conduit.

En terminant, je dois dire que ces tumeurs sont très-rares, qu'elles sont très-distinctes des tumeurs formées par un gonflement inflammatoire de l'os (ostéo-périostite) et ne reconnaissent pas toujours pour cause la syphilis, comme des auteurs l'ont affirmé. Ce malade n'avait jamais eu la syphilis, ni la goutte, ni aucune affection auriculaire.

Figure 37. Représente le tympan droit perforé et une tumeur osseuse bilobée ayant son siége dans la portion osseuse du conduit. La malade était une femme strumeuse, âgée de 29 ans et affectée d'une suppuration de la caisse depuis l'âge de 15 ans.

Le tympan est épaissi, violacé. Il est largement perforé et laisse voir la muqueuse de la paroi interne de la caisse, rouge, granuleuse, fournissant un pus abondant et fétide.

En dehors du tympan, on voit une tumeur osseuse bilobée qui s'insère par une base large à la paroi postérieure de la portion osseuse du conduit. Cette tumeur a une coloration plus claire que celle de la peau du conduit, et une surface lisse, dure, osseuse.

Comme cette tumeur était le résultat d'une ostéo-périostite et qu'elle s'était développée rapidement en une nuit, à la suite d'une cautérisation énergique qu'on avait faite, je pensai qu'elle pouvait être peu résistante. C'est ce qui me décida, quelque temps après, à trépaner cette tumeur qui s'affaissa peu à peu après l'opération.

Perception avant le traitement...	crân. :	crâne droit.. .	moyen.
	aur.. :	oreille droite..	1 centimètre.
Perception après le traitement...	crân. :	crâne droit....	bon.
	aur.. :	oreille droite..	1 mèt. 15.

Remarque. — Cette malade avait suivi le traitement du docteur Ménière pendant un an sans ressentir une amélioration sensible. Elle cessa tout traitement pendant deux ans et vint consulter le docteur Blanchet qui la soigna pendant un mois et obtint une légère amélioration. Cette amélioration si rapidement obtenue ne veut pas dire que le traitement du second praticien était préférable à celui du premier. Il signifie dans ce cas particulier que la maladade s'était fortifiée un peu par suite de changements importants dans son hygiène et dans le traitement général qui lui avait été conseillé.

Au mois de juillet 1866, elle commença mon traitement qui produisit une amélioration sensible que j'attribue au traitement local, mais principalement au traitement général. Je dois dire que mon traitement général fut beaucoup plus complet qu'il ne l'avait été auparavant, car certaines indications particulières avaient été négligées.

Dans toutes les ostéo-périostites le traitement général passe en première ligne. Dans la plupart des cas, les révulsifs puissants derrière les oreilles (région mastoïdienne) ont une action très-efficace.

En terminant, je dirai que la perforation se cicatrisa et que l'écoulement disparut. Le tympan était alors assez mince au niveau de la perforation ancienne, et, quoique blanchâtre, il présentait des reflets rosés très-manifestes produits par la réflexion des rayons lumineux sur la muqueuse hypérémiée. Il avait contracté de plus des adhérences nombreuses avec diverses parties des parois de la caisse.

Figure 38. Représente le tympan droit d'une jeune fille âgée de 29 ans et affectée d'une inflammation chronique de la caisse.

Le tympan forme deux plans distincts : l'un interne est représenté par la moitié antérieure de la membrane et présente des teintes d'un gris trouble brunâtre, jaunâtre. A la partie supérieure, on aperçoit l'apophyse externe et le manche du marteau qui est caché en partie par la moitié postérieure du tympan. A la partie inférieure on voit quatre lignes blanchâtres, brillantes, qui sont séparées par des intervalles ombrés. Les points lumineux sont saillants, les autres sont déprimés. Elles indiquent des plicatures de la membrane et apparaissent encore plus manifestes au moment où l'on fait pénétrer de l'air dans la caisse.

Le plan externe est formé par la moitié postérieure de la membrane qui bombe fortement en dehors et qui présente une teinte d'un gris blanchâtre à sa périphérie et d'un gris jaunâtre blanchâtre à son centre. Cette espèce de tumeur est convexe en dehors; la paroi représentée par une cloison mince et atrophiée : le tympan a une coloration diaphane toute spéciale. On devine aisément, en l'examinant, que la lumière traverse facilement cette paroi.

Perception avant le traitement...	crân. :	crâne droit ...	0
	aur.. :	oreille droite..	0.
Perception après le traitement...	crân. :	crâne droit....	faible.
	aur.. :	oreille droite..	5 centimètres.

Remarque. — Dans ce cas particulier, comme la moitié antérieure du tympan est moins éclairée que sa moitié postérieure, on doit avoir soin de diriger convenablement les rayons lumineux afin qu'elle n'ait pas cette teinte terne obscure que donne l'éclairage insuffisant. (Remarque qui n'a rien de spécial et s'applique aussi bien à la membrane physiologique qu'à la membrane pathologique.) Les teintes blanchâtres, jaunâtres de la moitié postérieure de la membrane sont produites par la réflexion des rayons lumineux sur la muqueuse blanchâtre, épaissie, couverte de dépôts plastiques.

L'atrophie du tympan est le résultat ordinaire de l'inflammation chronique de la caisse.

BIBLIOGRAPHIE

BONNAFONT. Des mouvements de la chaîne des osselets de l'ouïe, sous l'influence du muscle interne du marteau et de l'étrier. Broch. Montpellier, 1834.

— Des mouvements de la membrane du tympan et de la chaîne des osselets. *Gaz. médicale*, 1842.

— De la transmission des ondes sonores à travers les parties solides de la tête, servant à juger le degré de sensibilité des nerfs auditifs. Broch. Paris, 1851.

— Des polypes de l'oreille. Broch. Paris, 1851.

— Traité pratique et théorique des maladies de l'oreille. Paris, 1860.

BLANCHET. Plan d'éducation à suivre dans un institut de sourds-muets pour le développement de l'ouïe et de la parole. Broch. Paris, 1848.

— De l'impression tactile des ondes sonores. Broch. Paris, 1849.

— De la possibilité de donner la parole aux sourds-muets. Broch. Paris, 1852.

— De la surdi-mutité. 2 vol. Paris, 1852.

BOECK. Abcès du tympan. *Arch. d'Otol.*, t. II.

BISCHOP. De l'introduction des liquides pulvérisés dans la caisse. Londres, 1866.

BOUDET. Recherches sur une variété de bourdonnements d'oreille sans lésion. *Journ. de physiol.*, janv. 1862.

BOUGARD. Surdité nerveuse, de l'emploi de l'électricité. *Annales de l'électricité*, nov. et déc., 1862; janv. et fév., 1863.

CONTA. Du degré de sensibilité du nerf auditif. *Arch. d'Otol.*, t. I, p. 3.

COUSIN. Traitement des maladies de l'oreille. Paris, 1868.

CZERMAK. Du laryngoscope. Paris, 1860.

DELEAU. Du traitement et de l'éducation auriculaire et orale des sourds-muets. Paris, 1838.

— Du tympan artificiel. *Gaz. des hôp.*, 1840.

DUPLAY. Résumé d'Otol. *Arch. génér. de méd.*, 1863, 1866.

ERHARD. Der künstlicher tenser Tympan oder tamb. *Deutsch Klinik*, 1854.

FOLEY. Du travail dans l'air comprimé. Broch. Paris, 1863.

GARIEL. Des phénomènes physiques de l'audition. Broch. Paris, 1869.

GRUBER. Absence du conduit, des osselets et de la trompe. *Arch. d'Otol.*, t. II.

HAGEN. De l'électro-otiatrique. *Journ. de Vienne*, 1866.

HEUSSY. Phlébite des sinus cérébraux. Zurich, 1855.

HOUSSELLE. Mittheilung über Toynbee's künstlicher Trommelfell. *Deutsche Klinik*, 1854.

H. VALLEROUX. Mémoire sur l'abus et les dangers de la perforation du tympan. Broch. Paris, 1843.

— Mémoire sur le catarrhe de l'oreille moy. Broch. Paris, 1845.

— Essai théorique et pratique sur les maladies de l'oreille. Paris, 1846.

HYRTL. De la déhiscence spontanée de la voûte du tympan et des cellules mastoïdiennes (Comptes rendus de l'Académie de Vienne, 1858, t. XXX).

ITARD. Traité des maladies de l'oreille. 2 vol. Paris, 1821.

KRAMER. Traité des maladies de l'oreille; trad. de l'allemand par Ménière. Paris, 1848.

LERICHE. De la surdité et de quelques nouveaux moyens propres à guérir cette affection. Broch. Paris, 1862.

LUCAE. Oblitération de la caisse. *Arch. de Wirchow*, t. XXIX, p. 62.

MAESTRE. Absence du conduit (*El siglo med.*, 546, Agosta, 1866.

MACKENSIE. Du laryngoscope, etc. Broch. Paris, 1867.

MALGAIGNE. Traité d'anatomie chirurgicale, t. I. Paris, 1859.

MAILLOT. *Gaz. des hôp.* Otite aiguë, caisse sans perforation tympanique. mort. Paris, 1852.

MAISONNEUVE. *Gaz. des hôpitaux*, 1851, id.

MÉNIÈRE. De l'auscultation appliquée au diagnostic des maladies de l'oreille. *Gaz. méd.*, 1859.

MÉNIÈRE (Em.). Des moyens thérapeutiques employés dans les maladies de l'oreille. Thèse. Broch. Paris, 1868.

MOURA-BOUROUILLON. Cours de laryngoscopie. Paris, 1861.

PILCHER. La membrane du tympan sous le rapport physiologique. *Med. Times and Gaz.*, fév. 1854.

POLITZER. Variations de pression dans la caisse. *Journ. de méd. de Vienne*, 1862.

— Méthode. *Gazette de Vienne*, 1863.

— Du tympan physiologique et pathologique. Broch. Vienne, 1865.

SAISSY. Essai. Paris, 1827.

SCHWARTZE. Hémiplégie produite par un polype de l'oreille. *Arch. d'Ot.*, tome I.

— Cryptogames dans le conduit. *Arch. d'Ot.*, t. II.

SEE. Ulcération carot. interne consécutive à une carie du canal carotid. *Bull. Soc. anat.* 1856.

SELIGMANN. Des oblitérations osseuses du conduit. Arch. de l'Acad. des belles-lettres de Vienne, 1856.

SEMELEDER. De la rhinoscopie, etc. Leipsig, 1862.

THOMSON. Édimburg., *Journ. of med. sciences*, 1847.

TOYNBEE. Traité des maladies de l'oreille. Londres, 1862.

TRIQUET. Traité pratique et théorique des maladies de l'oreille. Paris, 1857.

— Leçons cliniques sur les maladies de l'oreille. Paris, 1863.

TROELTSCH (DE). Traité des maladies de l'oreille, trad. par Kuhn et Lévy. Paris, 1857.

— Action du muscle tenseur du voile du palais. *Arch. d'Ot.*, t. I.

TÜRCK. Méthode pratique de laryngoscopie. Paris, 1861.

TURNBULL. Report of the cases of otitis interna success. fally treated. *Med. and surg. rep.* Philadelphie, 1862.

VIDAL. Traité de pathologie externe et de médecine opératoire, t. II. Paris, 1861.

WEBER. De la douche naso-pharyngienne. *Arch. de Muller*, 1847.

WEILL. Phlébite des sinus cérébraux. Strasbourg, 1850.

WELCKER. Oblitération osseuse de la caisse. *Arch. d'Otol.*, t. I.

WILDE. Practical observation on aural surgery. London, 1853.

WOLTOLINI. Die Rhinoscopie und Pharyngoscopie. Breslau, 1861.

VOLTOLINI. Anat. und path. anat. Untersuchungen die Gehörorgans Virchow's Arch., 1860.

TABLE DES MATIÈRES

Préface.

Anatomie de l'oreille.. 1
Du pavillon.. 2
Du conduit auditif externe.. 3
De l'oreille moyenne.. 6
De l'oreille interne.. 16
De la physiologie de l'oreille.. 18

Des maladies de l'oreille en général.. 23
De la symptomatologie.. 23
De l'étiologie.. 27

Du diagnostic : quatre parties.. 30

1re *partie* : Du spéculum et de l'éclairage.. 31
Des spéculums bivalves.. 32
Mode d'emploi des spéculums bivalves à branches.. 35
Des spéculums bivalves sans branches.. 37
Des spéculums pleins.. 38
Du spéculum pneumatique.. 43
De l'éclairage.. 48

2e *partie* : De la sonde, des bougies, du cathétérisme.. 52
a. De la sonde.. 52
Avantages des sondes métalliques.. 54
Des sondes en gomme, en caoutchouc durci.. 55
b. Des bougies.. 55
c. Du cathétérisme.. 58
Méthodes de cathétérisme.. 58
Précautions à prendre en pratiquant le cathétérisme.. 63
Bonne position de la sonde.. 64
Fixation de la sonde.. 64
Accidents du cathétérisme.. 65

Méthode de Valsava........ 68
Méthode de Politzer........ 68
d. Du cathétérisme du tympan........ 71
e. De la rhinoscopie........ 72

3ᵉ *partie*: *a.* De l'auscultation de l'oreille moyenne........ 75
b. De l'exploration fonctionnelle du sens de l'ouïe........ 80

4ᵉ *partie*: *a.* De l'aspect des parties normales........ 82
b. De la manière d'examiner un malade........ 90
Du pronostic des maladies de l'oreille........ 91
Du traitement — — 92
a. Moyens généraux........ 93
b. Moyens locaux........ 99

MALADIES DU PAVILLON........ 121
Anomalies........ 122
Plaies........ 124
Contusions........ 125
Brûlures........ 126
Engelures........ 127
Furoncles, anthrax........ 128
Inflammation symptomatique, gangrène........ 130
Érysipèle........ 131
Affections diverses........ 131
Cancer, hypertrophie, tumeurs........ 132
Déformations........ 136
Autoplastie........ 137

DES MALADIES DU CONDUIT AUDITIF EXTERNE........ 138
Corps étrangers dans l'oreille........ 138
Symptômes........ 139
Diagnostic........ 143
Pronostic........ 145
Traitement........ 148

DES FRACTURES DU CONDUIT........ 155

DE L'ENGOUEMENT CÉRUMINEUX........ 156
Symptômes........ 157
Étiologie. Diagnostic........ 159
Pronostic........ 160
Traitement........ 162

OTITE EXTERNE SUPERFICIELLE........ 163
Etiologie. Diagnostic........ 165
Pronostic. Traitement........ 166

DE L'OTITE PHLEGMONEUSE. SYMPTOMES........ 168
Étiologie........ 169
Diagnostic. Pronostic........ 170

De l'ostéo-périostite. Symptomes 171
Étiologie 173
Diagnostic. Pronostic 174
Traitement 175

Des scrofulides de l'oreille en général. De l'otite scrofuleuse en particulier 178
Symptômes 179
Étiologie. Diagnostic. Pronostic 181
Traitement 182

Observations. — Carie scrofuleuse de l'oreille 185

De l'otite eczémateuse 187
Symptômes 188
Étiologie 189
Diagnostic 189
Pronostic 190
Traitement 191

De l'otite furonculeuse 193
Étiologie 194
Diagnostic 195
Traitement 195

Des maladies de l'oreille moyenne 197
Inflammation de la trompe d'Eustache 198
Étiologie. Diagnostic 200
Pronostic 204
Traitement 205

De l'inflammation aigue de la caisse du tympan 207
Étiologie. Diagnostic 212
Pronostic 214
Traitement 215
Observation 217
Observation 220

De l'inflammation chronique de la trompe et de la caisse (forme humide) 222
Symptômes 223

De l'inflammation chronique de la trompe et de la caisse (forme sèche), ou de l'inflammation interstitielle de la caisse 225
Symptômes objectifs 228
Étiologie 235
Diagnostic 238
Pronostic 241
Traitement 242
Observation 251

De la pharyngite granuleuse. Symptomes........................ 253
Étiologie.. 255
Diagnostic. Pronostic................................ 256
Traitement.. 256

De la perforation artificielle du tympan........................ 259
Indications.. 260
Contre-indications.. 264
Procédés divers pour perforer le tympan.................. 267

De la suppuration de l'oreille, en général........................ 270
Étiologie.. 286
Diagnostic.. 286
Pronostic.. 288
Traitement.. 290
Observation.. 295
Observation.. 299
Observation.. 302

Des perforations du tympan.. 308
Symptômes.. 309
Marche. Durée. Terminaisons................................ 316
Étiologie.. 317
Diagnostic.. 319
Pronostic.. 320
Traitement.. 321

Du tympan artificiel.. 323

Des écoulements sanguins de l'oreille........................ 330
Symptômes.. 330
Étiologie.. 332
Diagnostic.. 333
Pronostic. Traitement................................ 334

Des dépots calcaires du tympan................................ 335
Étiologie.. 337
Diagnostic. Pronostic. Traitement........................ 338

Des adhérences du tympan aux parties voisines.................. 338
Étiologie. Diagnostic................................ 342
Pronostic.. 347
Traitement.. 348

De l'ankylose des osselets.. 348
Anatomie pathologique................................ 349
Symptômes.. 351
Diagnostic.. 355
Étiologie.. 355
Pronostic.. 355
Traitement.. 356

DES GRANULATIONS ET DES POLYPES DE L'OREILLE.................... 357
Classification des polypes.................... 358
Symptômes physiologiques.................... 360
Marche. Durée. Terminaisons.................... 361
Diagnostic.................... 364
Pronostic.................... 365
Traitement.................... 367
Du procédé à employer dans un cas donné.................... 373

DES DÉFORMATIONS OSSEUSES DU CONDUIT.................... 376
Symptômes.................... 376
Marche. Durée. Terminaisons.................... 378
Étiologie.................... 380
Diagnostic. Pronostic.................... 381
Traitement.................... 382
Observation.................... 384

DE L'INFLAMMATION DE L'APOPHYSE MASTOÏDE.................... 385
Symptômes.................... 385
Marche. Durée. Terminaisons.................... 386
Étiologie.................... 386
Diagnostic.................... 387
Pronostic.................... 389
Traitement.................... 389

DE LA TRÉPANATION DE L'APOPHYSE MASTOÏDE.................... 390
Manuel opératoire.................... 391
Observation.................... 392
Observation.................... 395
Observation.................... 396

DE LA PARALYSIE FACIALE.................... 398
Étiologie.................... 398
Diagnostic.................... 398
Pronostic.................... 398
Traitement.................... 399

DE L'INFLAMMATION DES SINUS CONSÉCUTIVE A L'OTITE.................... 399
Forme méningée.................... 400
Forme pyohémique.................... 401
Étiologie.................... 402
Diagnostic.................... 403
Pronostic. Traitement.................... 404

DE L'OTALGIE.................... 405
Symptômes.................... 405
Étiologie.................... 406
Diagnostic. Traitement.................... 407

De la surdité nerveuse 408
Symptômes. Étiologie 409
Diagnostic 411
Pronostic. Traitement 412

Des cornets acoustiques 415
Classification 416

Des vices de conformation de l'oreille 420

FIN DE LA TABLE DES MATIÈRES.

Corbeil. — Typ. et stér. de Crété fils.

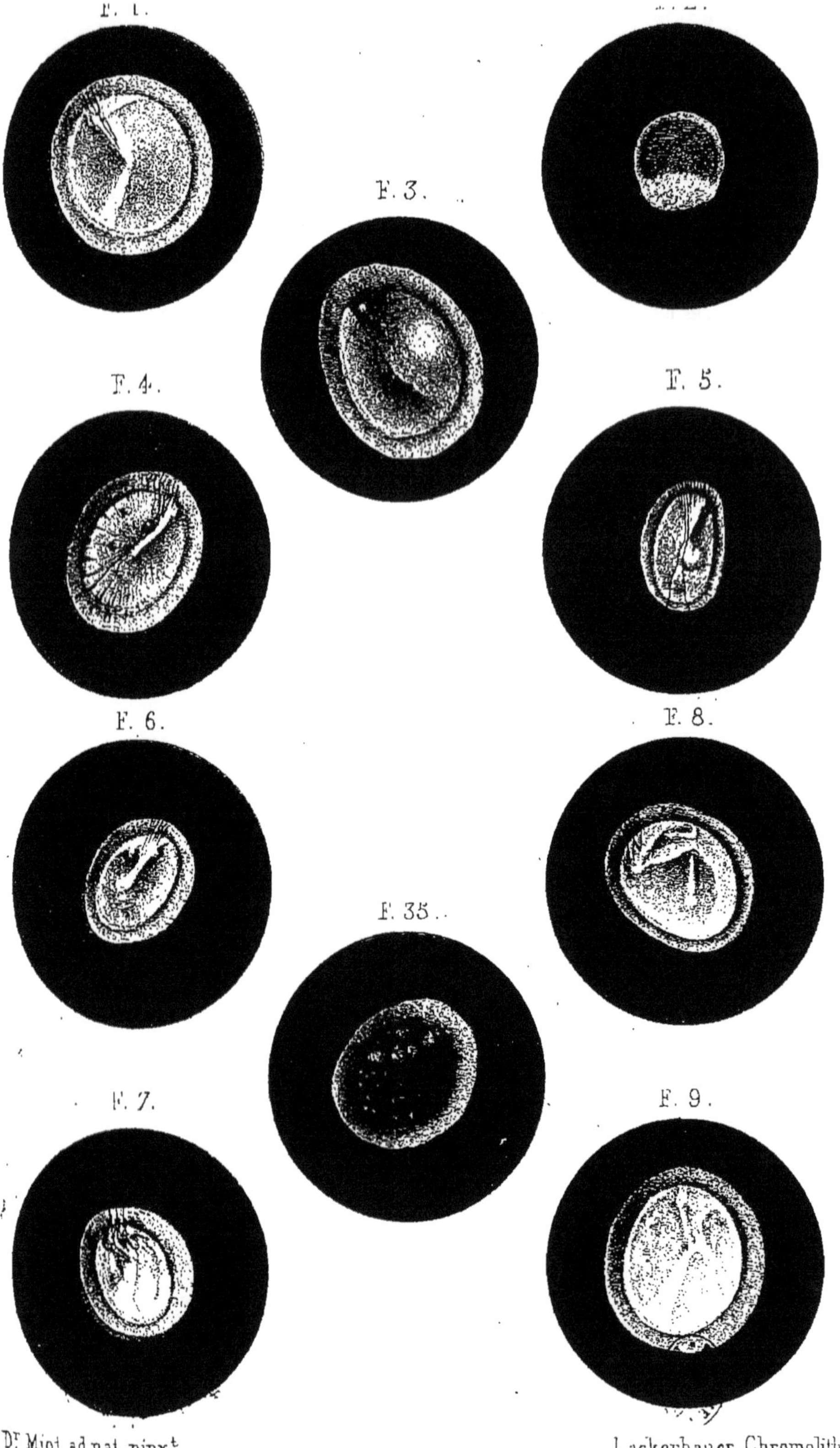

Dr Miot ad nat. pinx^t

Lackerbauer Chromolith.

Publié par F. Savy à Paris.

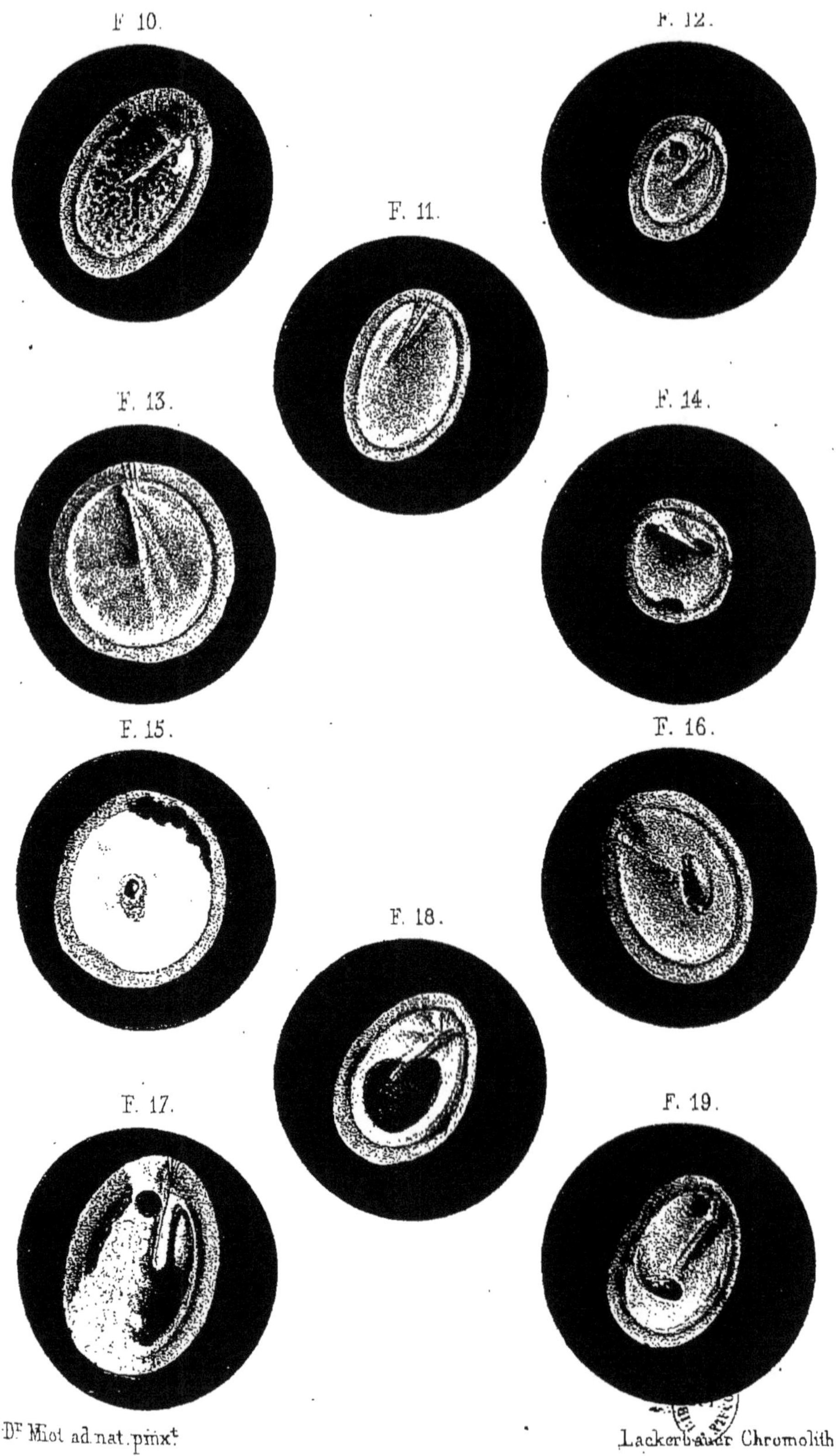

Dr Miot ad nat. pinxt

Lackerbauer Chromolith.

Publié par F. Savy à Paris.

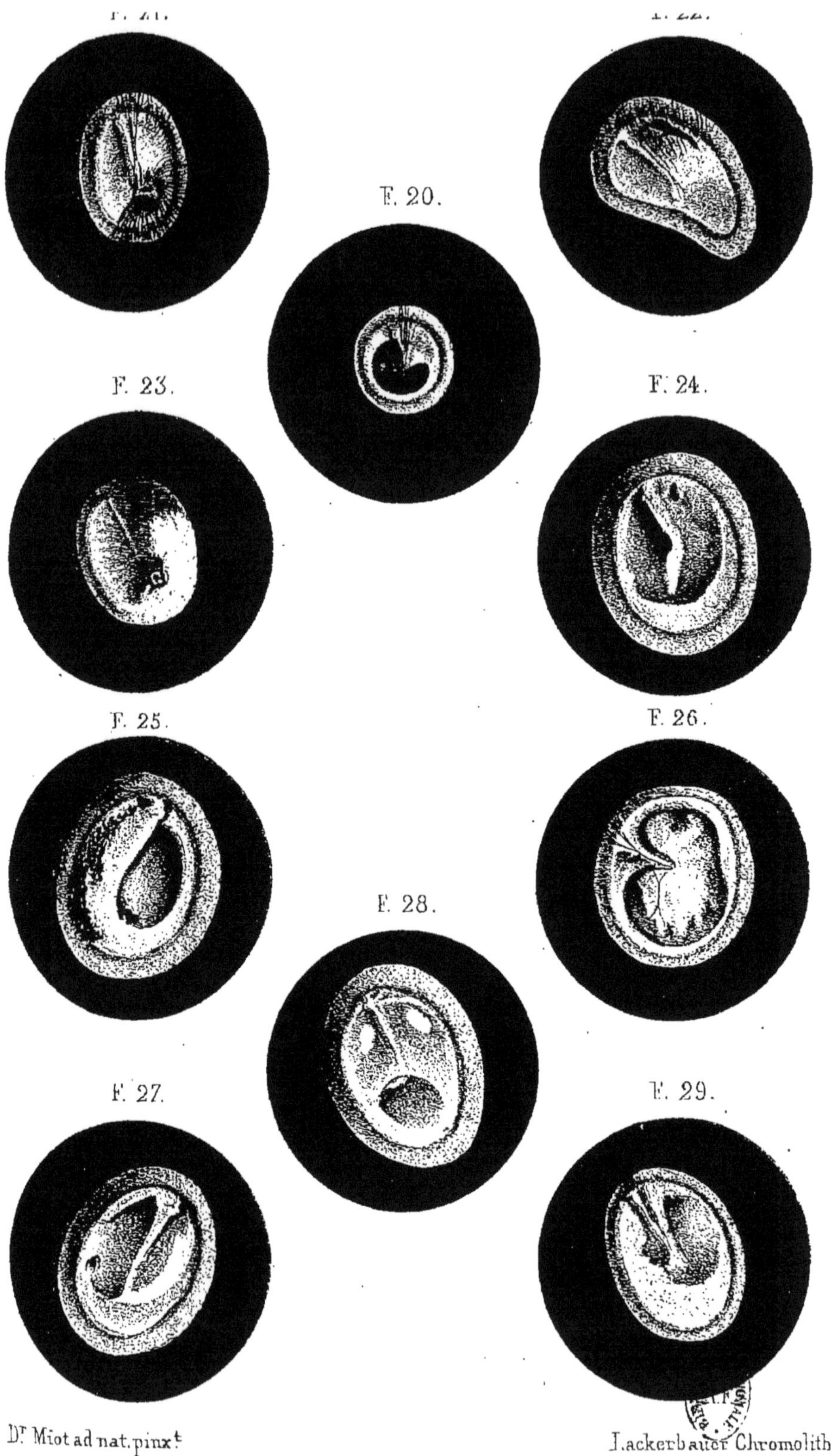

Dr Miot ad nat. pinxt

Lackerbauer Chromolith.

Publié par F. Savy à Paris

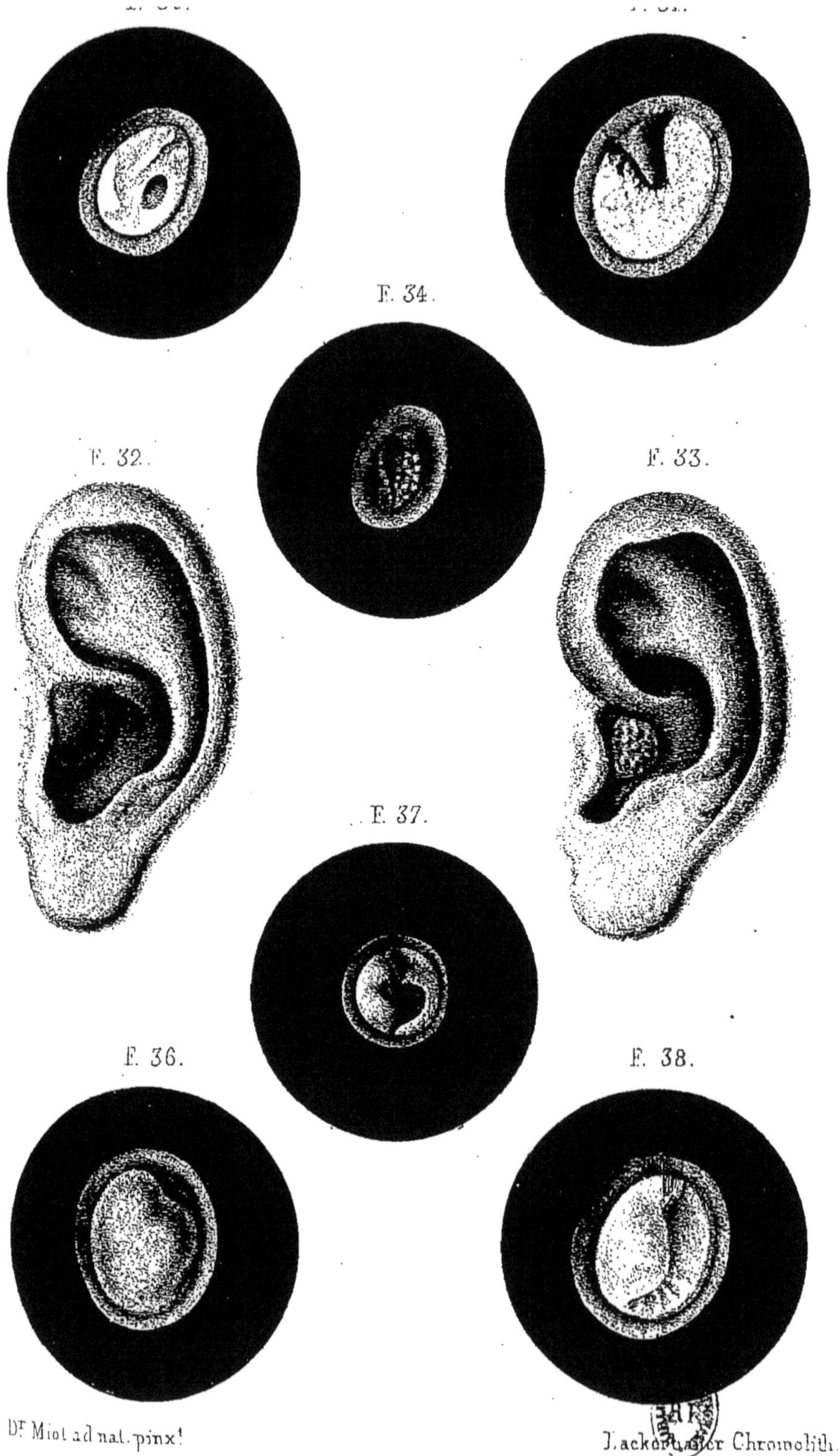

Dr Miot ad nat. pinxt

Lackerbauer Chromolith.

Publié par F. Savy à Paris

www.ingramcontent.com/pod-product-compliance
Ingram Content Group UK Ltd.
Pitfield, Milton Keynes, MK11 3LW, UK
UKHW020151250726
13967UKWH00003B/1002